보건학원론

김종인 · 윤치근 · 고민석 · 조백현 공저

계 축 문 화 사

□ 공저자 소개

김 종 인 Kim Jong-In 서울대학교 보건학박사

원광대학교 장수과학연구소장(현)

원광대학교 보건환경대학원장
원광대학교 사회과학대학장
원광대학교 사회과학대학 복지보건학부 교수(현)

미국 하버드대학교 Visiting Scientist
호주 호주국립대학교 Visiting Fellow
일본 도쿄대학교 Visiting Researcher
뉴질랜드오클랜드대학교 Visiting Professor

한국보건복지학회장(현)
한국보건대학원장 협의회장
전국대학보건학교육협의회장

대통령직 인수위원회 국정지표심의위원
대통령자문 정책기획위원
대통령자문 정부혁신지방분권위원회 자문위원

민주화를 위한 전국교수협의회 공동의장
전국NGO연합 상임공동대표
사단법인 국민화합시민연대 사무총장(현)

환경부 시민환경감사관(현)
보건복지부 의료기기위원
식품의약품안전청 식품공전개선위원
국가보훈처 서울보훈병원장 추천위원장
국민건강보험공단 심의위원
보건직공무원 출제위원

윤 치 근 Yoon Chi-Keun 서울대학교 보건학박사

한국보건사회연구원 연구원
국민건강보험 국민의료비통계센터장
원광대학교 교무부처장
원광대학교 사회과학대학장
(현) 한국보건정보통계학회 학술위원장
(현) 한국보건사회학회 이사
(현) 원광대학교 복지보건학부 보건행정전공 교수

고 민 석 Ko Min-Seok 원광대학교 보건행정학박사

전주비전대학교 보건행정학과 교수(현)
국민건강보험공단 장기요양등급판정위원회 위원(현)
한국보건복지학회 총무이사·편집위원(현)
한국보건의료행정학회 편집위원(현)
대한보건협회 전북지부 총무이사(현)
대한병원행정관리자협회 산학협력교수(현)
대한병원코디네이터협회 운영이사(현)

조 백 현 Cho Baek-Hyun 원광대학교 보건행정학 박사

국민건강보험공단 지사장
국립암센터 국가암 관리사업 자문위원
전라북도 소방본부 무선페이징 선정위원
전라북도 노인사회복지관 운영위원
원광대학교 복지보건학부 초빙교수(현)
원광대학교 장수과학 연구소 감사(현)
한국보건복지학회 학술위원(현)

머리말

보건학은 국민의 건강관리와 건강증진을 위한 학문이다. 국민건강은 특정인을 위한 서비스가 아니고 모든 이들에게 제공해야하는 보건의료서비스다. 특히 보건의료는 계층과 지역을 초월하여 누구에게나 평등하게 제공되어야 한다는 명제는 지상의 과제라고 할 수 있다. 이러한 과제의 해결은 보건의료분야의 학문적 발전과 국민의 욕구에 대한 충족을 어떻게 만족시키느냐에 달려 있다 할 수 있다.

그간 저자들이 보건의료 관련 교과목을 강의해오면서 나름대로 보건학의 내용과 체계를 정리한 교과서의 필요성을 느껴왔다. 시중에 보건학의 서적은 많이 출간되어 나왔지만 강의하기에 적합지 않아 고심하던 중 마침 원광대학교 출판국에서 강의노트를 책으로 출간할 수 있다는 제안을 받고 관련서적을 장별로 참고하고 저자들의 논문 등을 편집하여 출간하였다. 그 후 15년을 지나 저서를 대폭 보충 및 정리하여 정식 교과서를 펴내게 되었다.

본서는 거시적 접근으로 제5편의 내용과 미시적 접근으로 제26장의 내용으로 구분하여 제1편은 보건학의 기초이론을 다루고 제2편은 보건관리, 제3편은 역학 및 건강증진, 제4편은 보건사업, 제5편 환경보건사업 등으로 흐름을 잡았다. 특히 그 간의 보건학 서적에서 다루지 않았던 보건행정분야를 보강했으며, 각 보건학 서적의 특징적인 내용과 가능한 모든 내용을 분야별로 누락되지 않도록 독창적으로 편집하고자 노력하였다. 또한 각 장의 분야별 내용은 참고문헌의 각주를 명시하여 원저를 밝혔다.

제2판에서는 오래된 통계자료를 최신자료로 수정 보완하였고, 또한 시대적으로 맞지 않는 부분은 과감히 삭제하여 참신성을 더하려고 노력하였다.

아무쪼록 강의를 수강하는 학생들에게 많은 도움이 되었으면 한다. 그리고 해를 거듭할수록 계속적인 내용의 보강 및 수정을 게을리 하지 않고 재출간 할 것을 약속드린다. 끝으로 본서를 출간하게 해준 계축문화 사장과 출판 관계자에게 진심으로 감사드린다.

2017년 2일

저자

차　　례

제1편 보건학 기초

제2편 보건관리

제3편 역학 및 건강증진

제4편 보건사업

제5편 환경보건사업

제1편 보건학 기초

제1장 건강과 보건

제1절 건강의 개념

1. 건강개념의 변천

건강(Health)이란 일반적으로 신체적·정신적으로 병이 없는 상태라고 말할 수 있다. 시대의 변천에 따라서 건강과 질병(disease)에 대한 개념도 변화하고 있다.

현재 사용하는 건강이란 단어 'Health'의 어원은 'Hoelth'에서 유래된 것으로서, 건전한 상태 혹은 전체성(holism)을 의미한다. 고대 그리스의 건강개념은 B.C. 400년경 Hippocrates에 의해 형성되었다. 인간의 안녕상태는 생활습관과 기후, 공기의 질, 물과 음식 등 환경적 요소 전체에 의해서 영향을 받게 되므로, 건강은 신체적 요소, 환경적 요소, 생활양식의 조화에서 비롯된다는 총체적 관점으로 보았다.

이러한 총체적 관점은 17세기의 데카르트 혁명 때까지 지속되다가 데카르트시대에 이원론이 등장하면서, 육체와 정신은 분리되어 있으며 육체는 마치 기계와 같아서 인간의 지식에 의하여 변조될 수 있으나 정신은 신의 몫이기 때문에 과학의 영역이 될 수 없다고 생각하였다. 이러한 이분적 관점에서 건강은 육체에 질병이 없는 상태를 의미하였고, 건강과 질병을 보는 시각도 일직선상의 양 극단으로 생각하여 한쪽의 부재는 다른 한쪽의 출현을 나타내는 개념으로 보았다. 이와 같이 19세기 이전의 건강개념은 신체적 개념이었으며, 19세기에 들어오면서 심신적 개념으로 확대되었다. 그러나 20세기 중반 이후는 세계보건기구가 규정한 바와 같이 정신, 신체개념의 건강은 물론 생활개념의 건강에 무게 중심을 두고 있으며, 최근에는 영적(靈的) 건강의 개념이 도입되어야 한다는 주장도 하고 있다.

2. 건강의 정의

건강은 인간이 행복한 삶을 영위하는데 가장 기본이 된다. 그러나 어떤 상태를 건강이라고 할 것이냐는 매우 어려운 문제이다.

학자에 따라서 건강을 다양하게 정의하고 있지만 일부 학자들의 건강의 정의를 살펴보면, 미국의 사회학자 Parson은 "건강이란 각 개인이 사회적인 역할과 임무를 효과적으로 수행할 수 있는 최적의 상태"라고 정의하였으며, 프랑스의 Bernard는 "건강이란 외부환경의 변화에 대하여 내부 환경의 항상성(homeostasis)이 일정하게 유지되는 상태"라고 하였다. 또한 Dubos는 "건강이란 기능할 수 있는 능력"이라고 정의하였다. 이는 원하는 대로 움직일 수 있는 신체적 조건이 바로 건강을 의미하며, 주어진 사회적 역할을 정상적으로 수행할 수 있느냐에 따라서 건강여부가 판단된다.

건강의 정의 중 일반적으로 많이 사용하고 비교적 체계적인 정의는 1948년 세계보건기구(WHO) 헌장에 명시한 것이라 할 수 있다. WHO의 건강에 대한 정의는 다음과 같다.

> "Health is a complete state of physical, mental and social well-being and not merely the absence of disease or infirmity."
>
> 건강이란 단순히 질병이 없고 허약하지 않은 상태만을 의미하는 것이 아니라, 육체적·정신적·사회적으로 완전히 안녕한 상태이다.

이는 '건강한 정신은 건강한 육체에 있다'라는 격언과 같이 육체와 정신은 불가분의 관계에 있기 때문에 어느 한 쪽의 불건강도 건강한 상태일 수 없으며, 사회적 안녕이 이루어진 상태로 사는 동안만 건강한 삶이라는 의미이다. 여기서 '사회적 안녕'이란 복잡한 사회환경 속에서 각자의 기능과 역할을 충실히 수행할 수 있는 만족스러운 상태의 생활을 의미하는 것이다. 즉 인간의 건강이란 동식물의 건강과는 달리 신체적으로나 정신적으로 이상이 없는 상태만을 의미하는 것이 아니라 삶의 가치를 실현해 갈 수 있도록 각자의 역할과 기능을 충실히 수행할 수 있는 상태를 건강하다고 보는 것이다.

WHO는 다시 1957년에 건강에 대한 실용적인 정의를 내린 바 있는데, '건강이란 유전적으로나 환경적으로 주어진 조건 하에서 적절한 생체기능을 나타내고 있는 상태'라고 하였다. 좀 더 구체적으로 말하면 연령, 성, 지역사회 및 지리적 조건 등 기본적인 특성에 따라 정해진 기준가치의 정상범위 내에서 정상적으로 기능을 영위하고 있는 사람을 건강하다고 할 수 있다.

그 후 WHO 집행이사회에서는 1998년에 보건헌장에 규정된 건강의 개념에 관한 지금까지의 정의에 영적(靈的) 안녕을 추가하기로 결정하고 "Health is a dynamic state of physical, mental, social and spiritual well-being and not merely the absence of disease or infirmity.-건강이란 단순이 질병이 없고, 허약하지 않은 상태만을 의미하는 것이 아니라, 육체적·정신적·사회적 안녕과 영적 안녕이 완전하여 활력적인 상태를 뜻한다."라고 규정하였으나 1999년 총회에서 인준되지 않았다.

제2절 보건학의 어원 및 개념

1. 보건학의 어원

보건학의 어원을 보건학의 발달사 측면에서 살펴보면, 의학의 영역이 확대됨에 따라 의학의 한 부분인 예방의학이 발달하면서 공중보건학 또는 보건학이 발달되었다고 보는 주장이 있으나, 학문의 성격으로 볼 때 보건학의 영역 속에 의학이 포함된다고 보는 주장이 타당하다.

보건학은 연구대상과 접근방법상 개인위생(personal health)과 공중보건(public health)으로 분류할 수 있다. Health Science를 보건학 또는 보건과학으로 명명하고 있는 바, health care, hygiene, sanitation, public health와 혼용하여 사용하고 있다. Health를 어원적 차원에서 보면, 불어의 health 즉, hale(원기왕성)이라는 뜻에서 유래된 것으로, sanitation은 라틴어의 sante로 sanititas 즉, sanity(건전)이라는 뜻에서 온 것이다. Hygiene은 그리스의 신화에서 온 것으로 Apollo의 딸 Hygeia(건강의 여신)에서 유래된 것으로, 독일 등에서는 health 대신 hygiene을 많이 사용하고 있으며, 우리나라에서도 환경보건을 환경위생으로 사용하는 경우도 있다. Hygiene이라는 단어가 위생이라고 번역된 것은 중국의 고서인 장자 속에 있는 위생의 개념이 hygiene과 상응한 데서 유래된 것이다. 공중보건학은 나라에 따라서 즉, 그 나라의 보건학의 발달사에 따라 다른 어원을 사용하고 있는 바, 건강을 사회 자체의 책임으로 관리하려는 영국식 socialized medicine 또는 구 소련식 state medicine, 지역사회가 중심이 되는 미국식 community health가 있다.

2. 보건학의 개념

보건학에 대하여 한마디로 설명하기란 쉬운 일이 아니다. 비슷한 용어로 위생학, 예방의학, 공중위생학, 사회의학, 지역사회의학 등 여러 가지로 불리고 있다. 이러한 용어들은 사용하는 사람에 따라 약간 그 의미를 달리하는 수도 있다.

위생이란 이탈리아의 의학자 Galenus가 처음으로 Hygiene이란 말을 사용하기 시작하였다고 한다. 초기의 위생학은 주로 개인의 건강을 중심으로 하는 개인위생학의 범주에서 크게 벗어나지 못하였으며, 개인위생 중에서도 환경위생에 그 중점을 두고 있다.

예방의학은 각 개인을 질병으로부터 예방하고 건강을 증진시키는 데 필요한 의학적 지식과 기술을 포함하는 것으로, 위생학보다 광범위한 뜻으로 사용되고 있으나, 그 대상은 역시 개인이 중심이다. 환자의 질병치료를 주 임무로 하는 전통적 의학에 있어서도 근래에 이르러 질병 예방의 중요성이 인정됨에 따라서 각 의과대학 교과과정에 예방의학을 추가하기에 이르렀다.

사회가 발전함에 따라 개인의 건강 문제는 점차로 사회 전체의 환경 변화에 따라 영향을 받게 됨으로써 개인위생에 대응하여 보다 많은 사람들의 집단을 대상으로 하는 공중위생학이란 말을 사용하게 되었으며, 공중위생학이 물리적 환경위생에 치중하는 감이 없지 않아 보건학이라 하여 집단의 질병예방 건강증진을 위한 보다 폭넓은 관리를 포함시키고 있다.

일찍이 근대 보건학 창시자의 한 사람이라고 할 수 있는 E. A. Winslow는 1920년에 공중보건에 관한 정의를 폭넓은 관점에서 제시하였으며, 이 정의는 그 후 세계적으로 널리 인정받게 되었다. 그는 공중보건을 다음과 같이 정의하였다.

"Public Health is the art and science of preventing disease, prolonging life and promoting physical and mental efficiency through organized community effort for

(a) the santitation of the environment,

(b) the control of communication infections,

(c) the education of the individual in personal hygiene,

(d) the organization of medical and nursing services for early diagnosis and preventive treatment of disease, and

(e) the development of the social machinery to insure everyone a standard of living adequate for the maintenance of health, so organizing these benefits as to enable every citizen to realize his birthright of health and longevity."

"공중보건이란 조직적인 지역사회의 노력을 통하여 질병을 예방하고 생명을 연장시키며, 신체적·정신적 효율을 증진시키는 기술이며 과학이다. 즉 (a) 환경위생 향상, (b) 전염병 관리, (c) 개인위생에 관한 보건교육, (d) 질병의 조기발견, 조기진단을 위한 의료와 간호봉사의 조직화, (e) 모든 사람들이 자신의 건강유지에 적합한 생활수준을 보장받도록 사회제도를 발전시킴으로써 건강과 장수라는 생득권을 실현할 수 있도록 하는데 있다.

이 정의에서의 중점은 조직적인 지역사회의 노력에 두고 있다. 개인의 건강은 그가 속하는 집단 전체의 건강문제와 직·간접적으로 영향을 받고 있기 때문에 우리들의 건강의 유지 내지는 증진을 위해서는 보다 다각적인 접근 방법이 요구되며, 지역사회 전체의 노력과 참여가 불가결하다. 지역사회의 효과적인 참여를 유발하기 위하여 지역사회 조직을 통한 체계적이고 적극적인 활동이 필요한 것이다.

한편, 오늘날 우리가 살고 있는 사회는 점차 더 복잡화되어 가고 질병을 일으키는 원인도 과거 단순한 사회생활에서와 같이 간단하지가 않다. 따라서 인간의 질병 또는 건강문제를 취급할 때에도 단순히 생물학적인 측면에서의 접근 방법만 가지고서 해결이 불가능하게 되었다. 이에 따라 질병에 관여하는 사회 환경, 경제적, 심리적, 문화적 요인을 포함하는 보다 광범위한 접근 방법이 요구되며, 따라서 보건학을 일종의 사회과학으로 생각하여 사회의학이라고 부르기도 하였다.

보건학이 이렇게 다각적이고 광범위한 접근 방법을 채택하여 질병예방 및 건강증진 등 예방의학적 면에 중점을 둠에 따라 종래의 임상의학에 대응하는 학문 분야로 발전하여 왔다.

최근 환자의 치료, 개인의 건강증진을 위한 예방의학적 접근방법 및 집단의 건강관리를 지향하는 공중보건을 포괄하는 지역사회의학의 새로운 개념이 대두하기 시작하였으며, 이는 의료를 제공하는 측과 의료를 받는 측, 그리고 이 양자의 상호작용을 뒷받침하고 돕는 정부(또는 지역사회)가 지역 사회의 보건문제를 해결하고 건강을 증진시키기 위하여 상호 협력하여 노력하는 것을 의미한다. 또한 지역사회 의학은 예방, 치료, 재활 및 건강증진을 포함하는 보다 광범위한 포괄의학이라 할 수 있으며, 이의 효과적인 성취를 위해 지역사회 주민들의 자발적이고 적극적인 참여와 협력이 요망된다.

제3절 보건학의 내용

보건학은 의학, 위생공학, 질병관리학 및 보건관리학 등을 지역사회에 응용하는 학문으로 볼 수 있으며, 지역사회의 사회적·문화적 요인과 환경적 요인들이 지역주민의 건강에 적합하도록 합리화함으로써 궁극적으로 건강과 장수의 생득권을 실현하는데 목표를 두고 연구하는 학문이기 때문에 "포괄의료과학"이라는 특성을 가지고 있다. 따라서 인간의 질병을 단순히 생물학적인 장애만을 대상으로 해서는 안 되며, 질병을 발생시키는 사회 환경을 충분히 고려하여야 하며, 질병의 치료보다는 예방에 중점을 두어야 한다.

현재 보건학이 다루는 내용들로는 「질병관리, 환경위생, 역학, 보건통계, 모자보건, 산업보건, 보건교육, 학교보건, 우생(優生), 정신보건, 보건영양, 보건행정, 보건정책과 관리, 보건기획, 보건간호, 공해, 가족계획, 국민의료, 의료보장, 지역사회 보건, 사고예방, 구강보건, 노인보건, 보건사회사업, 국제보건 등」이 있는데 그 범위는 계속 확대되고 있다.

질병관리는 공중보건에 있어서 질병이 차지하는 위치가 막중하기 때문에 이들 질병을 어떻게 관리하느냐 하는 것을 다루는 학문이다. 과거에는 전염병을 위주로 다루었으나, 점차 전염병이 감소됨에 따라 만성질환의 관리에 역점을 두기 시작하였다.

현대의학의 가장 위대한 성과는 과거 반세기에 걸쳐 이룩한 전염병의 정복이라고 해도 과언이 아니다. 예컨대 천연두는 1977년에 박멸되었음을 세계보건기구에서 천명하였다. 이와 같은 전염병의 정복은 이들 전염병이 갖는 전파상의 특성이나 숙주인 인간의 감수성 등에 관한 과학적 연구와 이를 통한 보건학적 실천 원리에 따라 그 퇴치에 성공을 거두었기 때문이다.

환경위생학은 인간을 둘러싼 물리적, 생물학적 그리고 사회적 환경이 어떻게 질병발생과 관련이 있느냐 하는 것을 따져 이들 환경적 요인에 대해 과학적인 조치를 가함으로써 질병 발생의 예방을 체계화한 것이다. 이와 같은 환경위생학적 이론은 지역사회 조직을 통한 집단행사로 일정 인구집단의 건강을 증진시키고 질병발생으로부터 막는 공중보건활동의 기본을 이루는 것이다. 과거 우리나라에서 보건학은 위생학의 비중이 컸다.

역학은 질병의 발생 그 자체에 초점을 맞추고 이들 질병이 발생되는 제한과정과 이에 관여하는 여러 인자들에 대해서 연구하는 학문으로서, 특수 인구집단에 있어서의 특수질병 발생을 예측하고 이를 미리 막도록 집단적으로 노력을 하는 공중보건활동에 기본적인 내용이 되는 것이다.

보건통계학은 보건에 관한 여러 가지 현상과 대상물을 대량 관측 또는 계측하고 이를 통해 얻어진 자료를 정리해서 보건활동이 가능하게 하는 어떤 결론을 유도하는 학문으로서, 경제적이고 효과적인 공중보건활동을 가늠하는 중요한 분야이다.

모자보건, 산업보건, 학교보건 등은 각기 이들 학문이 대상으로 하는 인구집단, 예컨대 임산부나 영유아, 사업장 근로자, 학생 등의 건강이 갖는 보건학적, 사회적 중요성 때문에 별도 내용과 방법론을 가지는 분야로서 공중보건활동의 많은 부분을 차지하는 내용이다.

보건교육은 그 자체가 공중보건이라고 할 만큼 지역사회 주민들로 하여금 질병을 예방하고 건강을 유지, 증진시키는 모든 활동의 기초가 되는 분야이다. 실제로 지역사회 주민에 대한 공중보건의 접근방법에 있어서 보건교육은 가장 효과적이고 장기적인 효력을 발휘한다. 따라서 보건교육의 이론과 방법론은 공중보건의 최종 목표달성을 위해서 무엇보다 중요한 내용으로 다루어지고 있다.

우생학이나 정신보건 그리고 보건영양도 집단적인 활동을 통한 지역주민의 건강증진을 도모하는 공중보건활동에 있어서 중요한 이론과 지침을 제공함으로써 공중보건학 분야에서 뺄 수 없는 내용이 된다. 보건행정, 보건간호, 공해, 가족계획, 국민의료, 의료보험 등은 특히 최근에 의료의 양적, 질적 변화와 사회구조의 변천에 따라 생겨난 보건학적 문제를 다루는 것들로서 보건학 분야에서 큰 비중을 차지하고 있으며 지역사회 보건활동을 제시하는 지역사회의학의 이론적 체계화는 앞으로 공중보건활동을 좀 더 총괄적인 보건활동으로 이끄는 데 큰 기여를 할 것으로 기대되기도 한다.

이와 같이 보건학은 매우 광범위한 분야로 그 필요성은 더욱 강조되고 있으며, 이 외에도 다양한 분야가 특정 개인이 아닌 지역사회를 단위로 한 인간집단을 중심으로 연구되고 있으며, 앞으로 더 넓은 보건분야가 계속적으로 다루어져야 할 것이다.

제4절 보건학의 역사

1. 서양 보건학의 역사

1) 고대기

B.C 5000~1000년의 Creta인들은 변소나 배수시설을 갖추고 있었으며, B.C 1000년의 Egypt인들은 개인의 청결관념과 약물처방법, 그리고 변소시설을 갖추고 있었고, B.C 1500년경 Leviticus(구약성서의 일부)에 의한 위생법전(Hygienic Code)이 저술되었다. Babylon Assyria 시대에는 도시계획이나 상·하수도 시설의 유적, Greek와 Egypt시대의 도시보건을 위한 위생시설의 흔적들이 있으며, Rome 시대에는 대규모적인 상·하수도 공사가 이루어졌고 당시의 공중목욕탕 시설은 오늘날에도 일부 사용하고 있다. 그리스의 의성(醫聖) Hippocrates(B.C 460~377)의 저서 Corpus Hippocraticum(전집)은 우생과 보건에 관한 많은 내용이 수록되었고 특히 4액체설(혈액, 점액, 황담즙, 흑담즙)은 질병론(humoral pathology)으로 유명하다. 그는 의학을 인간과학이라고 하여 자연과학에서 독립시키기도 하였다.

2) 중세기

중세기는 소위 암흑시대로 의학은 물론 다른 학문도 크게 발전하지 못하였다. 13세기에는 한센병, 14세기에는 페스트, 15세기 말에서 16세기에는 매독이 유럽 전역에 유행하였다. 특히 페스트는 1346년부터 1353년에 걸쳐 유럽 인구의 1/3의 인명을 빼앗아갔다. 14세기 페스트의 유행때는 병원균을 생각하지는 못했지만 접촉전염설이 대두된 것은 주목할 만하다. Scholar 철학이 지배적인 시대에는 방여의사, 빈민구제의사, 경찰의, 감정의 등의 활동이 주목의 대상이 되었으며, Friedrich 2세 때에는 불결물제거법, 급수, 식품경찰, 시가청소법, 건축위생법 등이 등장하였다. 또한 1383년 Marseilles에서 최초의 검역법이 통과되어 검역소가 설치되었다. 40일간의 교통차단과 검역(quarantine)은 페스트의 대유행에 따른 산물이었다. 중세기에는 질병은 인간의 죄에 대한 신의 벌로서 악마에 사로잡힘으로 발생한다고 믿었던 시대였고 이에 대한 대책은 기도와 회개뿐이었다. 수도원, 사원, 학교가 교회의 보호와 감독 하에서 의료 및 보건위생의 학습장으로 사용되었다.

3) 여명기(1760~1850)

이 시기는 요람기라고도 하며 중세와 근대의 일부에 해당하는 시기로 볼 수 있다. 문예부흥으로 봉건사회가 붕괴되고 근대과학기술이 태동한 이후 계몽사상과 유럽제국의 혁명을 거쳐 이성과 경험에 기인한 과학정신이 강조된 시기이다. 이성과 경험의 확대는 산업혁명(1760~1830)이라는 인류 최초의 대변혁을 초래하였으며 이러한 산업혁명의 소산으로 보건문제의 과학화가 시도되었다. 그러나 당시의 도시 주변은 비위생적이었으며 오물, 오수, 불량주택으로 환경이 열악하였고, 빈곤과 질병이 만연됨으로써 환경개선을 위한 많은 노력이 경주되었다. 1764년 Hargreaves(1745~1778)의 제니방적기(Spining Jenny) 발명과 1785년 Watt(1736~1819)의 증기기관(steam engine) 발명은 산업의 급진적 발전을 가져왔다. 당시 J. P Frank(1749~1823)는 "위생행정"이란 저서에서 지역 사회적 규모의 의학과 조직 관리의 필요성을 역설하였다. 그리고 Jenner(749~1823)는 종두법을 개발(1798)하여 근대의학의 신기원을 이루었다. 산업혁명의 발상지인 영국은 빈부의 격차가 심해지고 노동자계급은 빈곤과 질병 특히 열병으로 이중의 고통을 받게 되었다. 이에 E. Chadwick(1800~1875)은 열병을 조사하여 Fever Report 즉, "Report on the sanitary condition of the laboring population of Great Britain"를 작성하였다. 이 보고서는 위생개혁의 중요성과 중앙과 지방을 총괄하는 보건행정기구의 필요성을 역설하여 1848년에는 세계최초로 공중보건법(Public Health Act)이 제정되었고 이를 근거로 공중보건국과 지방보건국이 설치되어 많은 나라가 뒤를 따랐다. 여명기는 사회의학이 싹트기 시작한 시기로 산업보건의 시조인 Ramazzini와 보건통계의 시조인 Graunt도 이때 활약한 사람들이다.

4) 확립기(1850~1900)

E. Chadwick이 중심이 된 영국의 구빈법 위원회가 1848년에 작성한 보고서(노동자계급의 거주상태 보고)에 의해 공중보건법(Public Health Act)이 제정되었고 이 법을 근거로 정부는 중앙보건국(General Board of Health)을 설립하여 보건행정의 기초가 확립되었다. 영국의 J. Snow(1813~1858)의 콜레라에 대한 역학조사보고서(1855)는 장기설(miasma theory)의 허구성을 밝혀 전염병 감염설을 입증하는 계기를 마련하였다. 또한 독일의 Bismarck는 세계최초로 근로자를 위한 질병보호법을 제정하여 현대적 의미의 사회보장제도를 만드는 데 공헌을 하였다. Max von Pettenkofer(1818~1901)는 뮌헨 대학에 1866년 위생학 교실을 창립하여 실험위생학의 기초를 닦았다. 또한 현대의학의 창시자인 프랑스의 L. Pasteur(1823~1895 : 건열멸균법, 고압증기멸균법, 저온멸균법, 가금 콜레라·탄저예방, 광견병백신), 독일의 R. Koch(1843~1910 : 승홍수소독, 고온유통증기소독, 파상풍균, 결핵균, 탄저균 발견), 영국의 J. Lister(1827~1912 : 석탄산살균법, 기계·기구·의복의 고온멸균)는 세균학, 면역학의 기초를 확립하여 1,800년간 지속된 장기설은 자취를 감추게 되었다. 세균의학의 발전으로 인류의 오랜 역사 동안 수많은 인명을 앗아간 여러 가지 전염병의 본체가 규명되어 예방의학 발생의 기초가 되었다. 즉, 확립기에는 세균학 및 면역학의 기초가 확립되어 세균학, 면역학, 예방의학의 발전을 가져왔고, 생물학, 동물

학, 호학 등 근대과학의 발전과 행정 활동의 확고한 기반도 확립되었다.

5) 발전기(20세기 초 이후)

1900년 이후 영국과 미국을 중심으로 현대의학이 발전하여 근대 공중보건의 급진적 발전을 가져왔다. 또한 공중보건학의 전문적 분화와 체계가 구축되었고 환경위생학 및 보건행정조직의 확립과 보건소가 보급되었다. 지역사회보건과 의료보호나 건강보험 등의 사회보장제도가 발전하여 질병에 대한 국가의 제도적 장치가 마련되기 시작하고 자리를 잡아가고 있다. 최근에는 환경보호대책으로 공해문제 해결을 위한 노력을 거의 모든 나라가 경주하고 있으며, 성인병 중 암 등의 악성 신생물을 극복하기 위한 노력에 모든 의학과 기술이 집중되고 있다. 그리고 20세기의 흑사병이라고 불리는 AIDS 등과 같은 새로운 질병의 퇴치를 위한 범세계적인 공동노력을 경주하고 있다.

2. 우리나라 보건의 역사

지리적으로 우리나라는 많은 외국 문화의 영향을 받아왔다. 따라서 보건사업의 발달도 우리나라 고유의 보건사상 및 미국에서 들어온 서양과 대륙적 보건사상들이 혼합되어 이루어졌다. 그러나 우리나라 공중보건에 대한 정책은 근세에 와서 수립되었다.

1) 고대(삼국시대~통일신라)

고대의 개인위생이나 집단위생에 대해서는 거의 알려진 바가 없지만 일상생활에서의 화장실이나 배수시설과 같은 기본위생에 관심을 가졌으리라는 짐작을 할 뿐이다. 질병의 치료에 있어서도 발달된 의술보다는 자연으로부터 채취한 약초 등을 이용한 민간요법 차원에서의 치료가 더 많은 발전이 이루어졌으며 자연과 밀접한 스님 명의가 많았다.

당시 질병을 다스리는 방법으로는 기고(祈禱), 주원(呪願) 및 금기(禁忌)등과 같은 주술적 방법 등이 주로 동원되었으나 마늘과 쑥 등의 약초이름이 당시에 등장하는 것으로 보아 비록 소박하지만 경험적 약물요법이 존재했던 것으로 여겨진다.

① 고구려

고구려의 경우, 정비된 의료 제도위 내용을 파악할 수 있는 자료가 거의 없고, 다만 왕족을 치료하는 시의(侍醫)라는 직제가 있었고, 덕래(德來), 지총(知聰), 모치(毛治) 등의 명의(名醫)가 있었다.

② 백 제

백제는 약부, 의박사, 채약사, 주금사(呪禁師) 등이 있었는데 약부는 질병의 치료 및 약제를 조달하고 의약에 관한 일체의 업무를 관리하던 기관이었으며, 의박사는 의료에 종사하였으며, 채약사는 주로 약초를 취급하여 의약 업무가 분화된 특징적인 모습을 띠고 있다.

백제는 고구려보다 더 늦게 한의학이 도입되었으나 오히려 의료제도가 잘 발달되었고 일본에 의박사, 채약사 등을 파견하고 『백제신집방(百濟新集方)』을 편찬하기도 하였다.

③ 신 라

신라는 삼국 중 중국의학이 가장 늦게 도입되었는데 김무, 법탕 등과 같은 명의가 있었고 김무는 『김무약방(金武藥房)』을 저술하기도 하였다. 의료행정 기관으로는 약전(藥典)이나 보명사(保命司) 등이 있었고, 약전에서 의료를 담당하던 의사를 공봉의사(供奉醫師), 왕실에서 의료를 담당했던 의사를 내공봉의사(內供奉醫師)라고 칭했다.

2) 고려시대

고려 시대의 의료 제도는 신라의 것을 계승하고 당나라 제도를 모방 하여 더욱 발전된 제도를 갖추었으며, 전염병의 유행에 관한 내용과 고대와는 달리 질병발생시 의원을 파견한 점들로 미루어 보아 의료의 조직화 등의 발전이 있었음을 알 수 있다. 고려 성종 때에는 지방에 의박사(醫博師)를 파견하여 의육을 담당하였다. 중앙에는 의약을 총괄하는 대의감(大醫監)이 있었으며, 궁내의 어약(御藥)을 담당하는 상약국(尙藥局)과 노병, 빈자의 구료 및 역병 유행 시 방역도 담당했던 제위보(濟危寶)를 설치하고, 상식국(尙食局)에는 임금의 음식을 담당하는 식의(食醫)가 배치되기도 하였다. 의학교육은 중앙과 서경에 의학원을 두었고 지방에는 의박사를 두어 교육하였다. 구료제도로는 제위보를 설치하여 서민의 구료사업을 담당하였으며, 대비원(大悲院)은 빈민의 질역자(疾疫者 : 전염병환자)를 구료하는 기관으로 의약공급 및 전염병으로 죽은 환자의 시체를 처리하기도 하였다. 고려시대의 명의로는 이상로, 설경성 등이 있었다.

3) 조선시대

조선시대에는 전염병(장티푸스, 천연두, 성홍열, 콜레라)으로 인한 사망자 수가 몇십만명을 넘을 정도로 규모나 종류가 많았으나 의료제도 면에 있어서는 고려시대와 커다란 차이가 없었던 것으로 보인다. 조선시대의 중앙의료기관은 고려시대의 직제가 대부분 이어졌으며 태종(1392) 때에는 대민업무를 관장하는 제생원(濟生院)을 만들고 의녀제도(醫女制度)를 만들어 제생원에 근무토록 하였는데, 이는 오늘날의 간호사제도와 같은 것으로 생각할 수가 있다. 조선시대의 보건담당 기관으로는 내의원(內醫院), 전의감(典衣監), 전형사(典亨司), 혜민서(惠民署), 활인서 등이 있었다.

또, 선조 때의 허준이 집필한 『동의보감』(東醫寶鑑 : 1596~1608)은 한의학을 집대성한 것으로서 한의학사에 커다란 업적을 남겼다. 실학사상의 도입으로 서양의학이 소개 되었으나 실용화되지는 못하였다. 지석영은 우두신설(牛痘新說)을 지어 우두법의 보급에 노력하였다. 그러나 우리나라의 보건의료사업이 본격적으로 활동하게 된 것은 Allen이 궁중전의(宮中典醫)로 임명된 후이며 최초의 병원인 광혜원(廣惠院 : 후에 재중원으로 개칭)이 설립되었다.

조선시대의 보건담당 기관의 역할은 다음과 같다.

① 내의원(內醫院) : 내의원에서는 왕실의 의료를 담당하였다.
② 전의감(典衣監) : 전의감은 일반 의료행정과 의사고시를 관장하였다.
③ 전형사(典亨司) : 전형사는 의약, 제사 등의 업무를 관장하였다.
④ 혜민서(惠民署) : 혜민서에서는 일반서민의 의료를 담당하였다.
⑤ 활인서 : 활인서에서는 도성 밖의 동·서에 배치되어 도성내의 전염병환자를 치료하였다.

4) 현대(갑오경장 이후~현재)

조선시대 말엽 고종시대 갑오경장(1894)으로 내부에 위생국이 신설되었으며 1895년 내부위생국이 의무과와 위생과로 분리되었다. 1899년 의학 관계가 공포되고 신 의학교육이 시작되었으며 서양식의료기관인 광혜원은 재중원으로 개칭되고 정부의 재정상 미국선교회에 의한 최초의 서양식 세브란스의학교가 설립되었다. 1910년 구축된 일제의 보건의료제도는 일제하에서 35년간 거의 변화가 없었으며 경찰국에 위생과를 두어 공중위생업무, 의사, 병원 및 의약품관리업무를 수행토록 하였다. 일제하 시대의 경찰행정은 1945년 해방과 동시에 종식이 되고 미 군정장관은 "위생국 설치에 관한 건"에 의하여 위생국을 설치하였다. 그 후 위생국은 보건후생국으로 개편되고 각 도에 보건후생부가 설치되었다.

대한민국 정부수립 이후 보건은 정부보건사업조직을 개편하는 것으로 시작되었다. 1948년 8월 보건후생부가 사회부로 개칭되고 여기에 보건국이 설치되었다. 이로서 보건행정은 다시 후퇴의 길을 걷게 되었으며, 간호사업국도 간호사업과로 되었다. 1949년 3월 정부조직법이 개정되어 보건부가 독립되었으며, 동년 5월에는 세계보건기구(WHO)에 가입하였다. 1955년 2월 보건부와 사회부가 통합되어 보건사회부가 되었으며, 1994년 정부조직 개편으로 보건복지부가 되었다. 2008년 2월 보건위생, 방역, 의정, 약정, 생활보호, 자활지원 및 사회보장, 아동(영·유아 보육을 포함), 청소년, 노인, 장애인 및 가족에 관한 사무를 관장하기 위해 보건복지가족부로 개편하였으며, 2010년 3월 보건복지가족부의 청소년·가족 기능을 여성부로 이관하고 보건복지정책 중심의 사무를 관장하기 위해 보건복지부로 개편하였다.

제2장 지역사회와 보건

제1절 1차 보건의료

1. 1차 보건의료의 배경

최근의 보건의료는 국민의 기본 권리로 인식되고 있고 치료 위주에서 예방 위주로 점진적인 변화를 하고 있으며, 정부에서는 과거 20여 년간 많은 노력과 투자를 하고 있다. 그럼에도 불구하고 아직도 해결되지 못한 과제가 많이 있으며 그 가운데서도 보건의료 요구의 증가에 따라 이를 충족시켜야 할 보건의료자원의 부족 또는 불균형 분포에 문제가 있다.

이는 우리 사회가 직면한 가장 심각한 문제이며 비단 우리에게만 국한된 문제가 아니라 전 인류가 안고 있는 공통된 과제라 할 수 있다.

이러한 과제는 병원 및 의사 중심인 기존의 병원의료전달체계 만으로는 해결될 수 없는 것으로서 의료비의 부담을 가중시킴으로써 의료공급을 가장 필요로 하는 지역사회주민과 보건의료 전달 조직 간에 더욱 큰 문제점을 노정시키고 있다.

따라서 많은 개발도상국은 물론 선진국에서도 새로운 보건의료전달체계의 개발을 서두르고 있으며 그러한 노력의 결과 지역사회가 자체의 건강을 위해 강구한 방안과 자발적으로 사업을 추진하는 지역사회개발 접근 안 등이 소기의 성과를 거두고 있다.

이에 세계보건기구는 새로운 보건의료질서를 위한 전 인류를 대상으로 하는 새로운 접근방법 모색에 앞장섰는데 이를 "1차 보건의료 접근방안"이라 부르고 있다. 새로운 개념인 "1차 보건의료(primary health care)"에서는 의료공급자보다는 지역사회가 자주적으로 보건・의료 체계에 대한 책임을 수행하며 그 책임을 수행함에 있어서 지역사회가 어떻게 결정하는가를 중요시하고 있다.

1978년 9월 6일부터 12일까지 소련의 알마아타(Alma-Ata)에서 WHO와 UNICEF 공동 주최로 세계 134개국에서 500명의 정부대표 및 관계자가 약 1,200명 참석하여 "서기 2000년까지 모든 인류에게 건강을" 기조로 하여 국제회의가 개최된 바 있는데 이 회의에서 건강은 인간의 기본 권리이며 건강의 향상은 오늘날 전 세계가 당면한 사회개발의 으뜸가는 목표이고 1차 보건의료는 이 목표달성과 사회정의구현의 중요한 한 방법임을 확립하였으며 알마아타 선언에 1차 보건의료의 기본 개념을 명시하였다.

2. 1차 보건의료의 개념

1) 1차 보건의료의 기본 개념

① 1차 보건의료란 필수적 보건의료(essential health care)로서 실질적이며 과학적인 면에서도 합당하고 사회적으로도 받아들일 수 있는 방법과 기량에 바탕을 두어서 지역사회주민의 적극적 참여하에 개개인, 가족 단위나 모두가 쉽게 이용할 수 있는 방법이어야 하며, 재정면에서도 그 국가나 지역사회의 부담가능한 방법이라야 한다.

② 1차 보건의료는 국가보건의료 체계의 중추적 기능과 핵심이 되어야 하며, 지역사회의 전체 개발 정책의 일환으로 유지되어야 한다.

③ 1차 보건의료는 국가보건의료의 체계적 활동이 국민이 살고 일하는 고장의 최말단 지역까지 도달케 하여 개인 또는 가족 단위 더 나아가 지역사회와 최초로 접촉하는 기점으로 전체 보건의료를 연속적인 과정으로 볼 때 첫 부분을 구성하는 가장 중요한 요소이다.

④ 1차 보건의료는 지역사회의 최첨단인 마을 단위의 건강보호에 주목표를 둔 것으로서 치료뿐만 아니라 예방, 환경위생, 나아가서 신체적·정신적 안녕을 가져오는 건강은 물론 생활의 질적 향상을 도모하는 온갖 활동이 포함된다.

⑤ 1차 보건의료 개념의 기본 원칙
- 다각적인 접근(multilateral approach)
- 지역사회 참여(community involvement)
- 균형된 분배(equitable distribution)
- 적절한 기술(appropriate technology)

2) 우리나라에서 1차 보건의료의 개념

우리나라에서는 알마아타 선언에 앞서 1977년 9월에 개최된 한국보건개발원 세미나에서 우리나라에서의 1차 보건의료의 개념을 다음과 같이 설정한 바 있다.

① 전 국민을 대상으로 하는 전체 보건의료전달체계의 하부 기초 보건의료 단위 및 기능이다.

② 일정 지역사회(가정, 부락, 행정리 포함)내에서 보건의료 요원과 주민의 적극적인 참여로 이루어지는 보건의료 활동이다.

③ 1차 보건의료 활동은 지역사회의 자주적인 활동과 공공보건의료기관의 활동으로 구성된다.

④ 1차 보건의료 활동은 지역사회의 기본적 보건의료 욕구를 충족시켜야 하므로 전체 보건의료 스펙트럼에서보다 예방 측에 치중한다.

⑤ 1차 보건의료 활동은 각종 보건의료요원(의사, 간호사, 기타 보건요원)의 협동과 부락의 자조 요원의 협동으로 이루어지며, 각 요원은 치료, 예방 및 기타 기능이 부여된다.

⑥ 1차 보건의료 활동은 전체 지역사회 개발계획의 일부로서 이루어짐이 바람직하다.

여기에서 말하는 보건의료(health care)란 치료, 예방, 재활 및 건강증진을 포함하는 총괄적 의료를 말한다.

3. 1차 보건의료의 정의

1차 보건의료라 함은 예방 치료가 포함된 보건의료개념을 기본으로 한 2차 보건의료가 있음을 암시하는 서비스구분의 결과로 이해되ㅁ', 지역사회보건의료의 일부분을 차지하는 가장 기본적인 건강요구를 충족시키는데 필요한 보건의료를 뜻한다. 즉 필수보건의료(essential health care)를 지역사회의 각 개인과 가족이 받아들일 수 있고 비용지불이 가능한 방법으로 그들의 적극적 참여하에 골고루 활용할 수 있도록 하는 실제적 방법이다.

1차 보건의료는 건강한 일상생활을 영위하는데 필요한 가장 기본적인 요구를 충족시켜 주기 위하여 건강증상 또는 건강문제의 경중을 막론하고 주민 또는 환자가 가장 먼저 보건진료제도에 접촉하는 첫 관문이 되며, 그 주어진 건강상태가 질병이라는 부정적 측면으로 진전되는 것을 저지하기 위하여, 예방과 진료기술을 동원하여 1차적으로 관리하는 것을 말한다. 즉 사람의 건강상태를 향상 시키는데 필요한 모든 요소를 지역수준에서 통합하는 수단을 말하며, 이는 국가의 보건제도에 포함시켜 예방, 건강증진, 치료, 사회복지, 지역개발활동 등 보건관련분야를 포함한다.

다시 말해서 1차 보건의료는 건강의 1차적인 문제를 해결하기 위한 보건의료 활동으로 지역사회보건사업의 한 실천적 접근방법이라 할 수 있다. 1차 보건의료라 함은 제도적으로는 주민이 보건 의료 제도에 처음 접하게 되는 관문이고 기술적으로는 예방과 치료에 있어 그 경계가 불확실한 수준에서의 포괄적 건강보호와 관리라는 양측 면이 포함된다. 따라서 1차 보건의료는 제도적으로 모든 보건진료의 현관이므로 2차 보건의료 요구를 사정하는 「스크리닝(screening)」의 기능을 갖는다.

4. 1차 보건의료의 필수사업 내용

전술한 바와 같이 1차 보건의료라는 개념 존재는 2차 보건의료의 존재를 상대적으로 암시함으로서 성립한다. 1차 보건의료의 범위가 건강 보전을 위한 기본적 수준에서 이루어지는 것이기 때문에 대개의 경우 통원 가능한 외래진료라고 볼 수 있다. 그러나 더 깊이 생각해보면 교육과 예방처치 및 예방적 진료 제공은 병원외래나 보건소 등 특정 시설을 가진 기관이 아닌 곳, 즉 일반주민의 거주 지역인 마을단위나 가정에서도 가능한 내용이 대부분일 것이다. 물론 정상분만 개조를 위한 입원분만 등 입원을 요하는 1차 진료의 사업내용도 상당히 있을 수 있다.

우리 인간의 보건문제는 대부분이 1차적인 경미한 건강상 문제로서 이는 전체 건강문제의 80% 이상을 점유한다고 한다. 따라서 1차적인 보건문제는 조기에 적절한 진료를 받아 치료를 하거나 그 문제의 원인(사회적, 경제적, 환경적 요인)을 지역사회 공동노력으로 대처할 때 그 1차적인 문제가 쉽게 해결되어 이차적인 중증의 문제는 진전되지 않게 됨으로써, 결과적으로 지역사회주민의 건강유지와 증진은 물론 의료비의 절감을 가져올 수 있도록 지역사회가 적극적으로 참여하여 보건문제를 해결하는 것이 1차보건의 철학적 근본원리이다. 즉 1차 보건의료의 정의를 요약하면 지역사회의 보건의료를 위한 사업방향, 접근방향, 사업내용을 제시한 실제적 보건의료의 접근방법이다.

1) 사업방향

지역사회에서 요구되는 essential health care를 지역사회주민과 보건의료인의 공동 참여로 수행한다. 이에 한걸음 나아가 지역사회주민의 건강유지 및 증진을 위해 적극적 보건서비스를 전개함으로써 환경위생개선을 비롯한 보건예방 활동을 적극적으로 추진한다.

2) 접근방향

Alma-Ata선언에서 제기된 기본적인 접근방법은 다음의 4가지이다.

① 접근성 제고(accessibility)

② 수용성 제고(acceptability)

③ 지역사회참여(full community participation)

④ 지역사회의 자금 조달(a cost that the community can afford)

3) 필수사업내용

본래 Alma-Ata선언에서는 8가지였으나 추후 한 가지가 추가되었다.

① 보건교육 : 널리 퍼져가는 보건문제인식과 예방방법

② 적절한 식생활 및 영양개선

③ 안전식수 공급, 기본적 환경위생 및 적당한 주거생활

④ 모자보건사업(가족계획포함)

⑤ 예방접종관리

⑥ 지방풍토병 예방 및 관리

⑦ 질병의 조기 진료

⑧ 필수의약품 공급
⑨ 심신장애자의 사회 의학적 의료(추가내용)

이와 같이 1차 보건의료에 대한 포괄적인 개념이 정리되면, 1차보건의료 요원에 대한 종류는 보다 다양해질 것이며 책임 범위는 각 직종별 요원의 교육 배경과 가능성에 따라 적절히 결정될 수 있다.

치료라는 말을 의사의 기능에 한정해서 사용하는 고정적인 개념 때문에 비의사의 의료인이 1차 진료요원으로 등용되었을 때 갖가지 문제가 발생되고, 의료법 위반이라는 극한적 상황으로까지 발전된다. 무의면에 대한 개념이 무의사면에서 무 의료 지역으로 변천하고 있는 것은 의료가 의사 만에 의해서가 아닌, 무 의료인 및 보건의료에 관여하는 전문직 또는 비전문 직종이 모두 참여해서 보건이 이루어진다는 개념적 변화에도 관계가 된다.

건강의 결정요소가 복합적이고 따라서 건강문제가 복잡화되기 때문에 그 해결에 있어 다변적 접근법이 시도되어야 한다. 진료와 의료에 대한 개념이 보다 포괄적인 성격을 띠어야 함은 복잡화 되어가는 시대적 요구이기도 하다.

1차 보건의료의 요구는 건강보건에 관련된 가장 기본적인 것으로 구성되기 때문에 삼각형(피라미드)의 개념 모형을 적용한다면, 그 삼각형의 저변을 차지한다고 표현할 수 있다. 1차 진료요구를 저변으로 하는 주민들의 건강요구는 차차로 발전될 수 있어 피라미드를 형성 한다고 할 수 있다(그림 1-2-1).

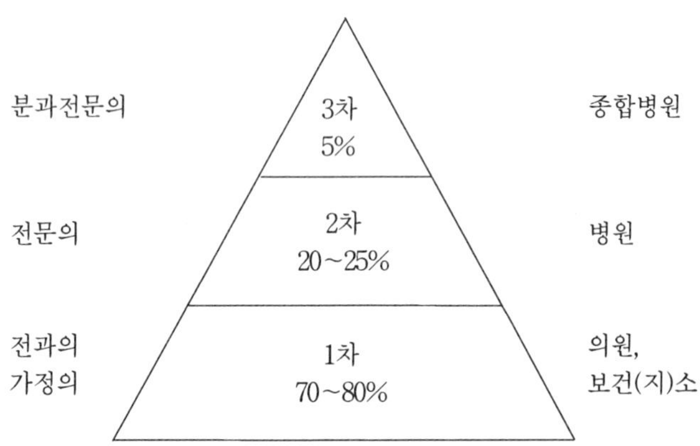

<그림 1-2-1> 의료서비스 수준별 인력 및 시설구조

이 피라미드 형태의 건강요구 모형에서 암시하는 것은 기본건강요구에 가까울수록 그 요구범위나 요구량이 크다는 것과 상대적으로 2차, 3차로 올라갈수록 그 요구량이 감소된다는 것이다. 이 건강요구를 충족시키는데 필요한 사업과 그 사업을 집행해 나가는 인력이 기술수준에 따

라 잘 혼합되어야 한다. 다시 말해서 건강상태에 일치하는 기술 수준의 대비 즉 건강상태에 따른 기술 수준의 단계적 활용이 합리적인 것이다. 이러한 개념이 정립되면 주민의 1차 보건의료 요구의 내용에 따라, 1단계, 2단계 또는 3단계로 구분하여 각 단계별로 적절히 준비된 1차 보건의료요원, 예를 들면 보조원, 간호사, 의사를 활용할 수 있을 것이다. 이와 같은 1차 보건의료 제도에서는 1차 진료권 안에서 각 단계별 진료기능을 수행하는데 있어 각 하향 단계에 대한 기술적·행정적 지원 체제가 되어야 함은 물론 환자를 상호 의뢰하는 제도적 장치와 더불어 1차 진료 요원간의 팀웍(team work)이 이루어져야 한다. 이 지원 장치제도는 1차 진료권 내의 각 단계 간에 해당 될 뿐만 아니라 지역사회 보건진료의 시혜 구분인 1차, 2차, 그리고 3차 진료권 간에서 반드시 마련되어야 함은 물론이다.

요약한다면 1차 보건의료는 포괄적 지역사회 보건진료 시혜구분에 의해서 분류된 가장 필수적 건강요구를 충족시키기 위하여 필요한 사업이다. 1차 보건의료는 보건진료제도에 주민건강문제 해결을 위하여 최초로 접하는 관문역할을 하며(제도상), 예방과 진료기술(기술상)을 적용하여 건강보호를 위하여 1차적으로 관여(intervention)한다.

1차 보건의료는 지역사회에서 건강한 일상생활을 영위하는데 근본적으로 필요한 지식과 기술의 제공, 예방과 치료요구가 혼합되고 중복되는 수준에서 진료 봉사의 제공과 건강 상태의 스크리닝, 2차 진료 요구가 있는 환자의 전문시설에 대한 의뢰 등이다.

1차 보건의료는 지역사회 보건의료라는 포괄적 개념 배경이 필수적이기 때문에 1차 보건의료 개념을 실제 사업에 적용하는데 있어서의 기본 전략은 지역사회 참여와 개입이 중심이 된 지역사회 개발사업의 일환으로 또는 통합된 부분으로 추진되어야 한다.

제2절 지역사회보건

1. 지역사회보건의 정의

지역사회 보건학은 전통적인 의학의 방법론 이외에 일정 지역 내의 구성원 모두에게 생물학적인 측면은 물론 건강에 영향을 미치는 문화, 사회, 경제, 환경, 자원 등 제요소를 종합하여 만족할 만한 수준까지 건강을 적극적으로 증진시킬 수 있는 접근방법에 관한 학문으로서 이러한 배경에는 지역사회 의학의 개념이 정립되어 있다.

지역사회의학(community medicine)의 개념은 사회 변화에 따라 변화되고 영역이 확대발전하여 왔으며, 그 정의에 대해서도 논의가 계속되고 있으나 "의료제공자와 지역사회주민의 자발적인 상호 작용을 기반으로 하여 모든 주민에게 포괄적인 의료를 효율적으로 제공하는 것"이다.

보건학이 지니는 학문의 목적은 질병의 예방(Preventing disease), 수명의 연장(Prolong-ing life), 건강과 안녕상태의 증진(Promoting health)에 있다. 이는 보건사업을 실시해야 하는 태도 면에서 고찰할 때, 질병예방의 목적이 소극적이며 부정적인 입장을 취하는 것이라면, 수명연장과 건강증진의 목적은 그보다 적극적이며 긍정적이라는 입장의 진취성을 내포하고 있다고 평가되고 있다.

위 목적을 달성할 수 있는 수단은 곧 조직화된 지역사회 공동노력(Organized community efforts)이 된다. 이 개념은 개인보다는 집단적 전략을 중요시하고 있음을 보여주고 있다. 즉 사회의 구성원인 개인으로서 보다는 지역사회를 형성한 인구집단으로서 공동 참여하고 협조하는 집단효율이야말로 최상의 수단임을 천명하고 있는 셈이다.

1986년 Green은 지역사회 보건학(Community health)을 좀 더 적극적으로 지역사회 건강증진(Community health promotion)이라는 용어를 사용하며 모든 시민의 필수적인 건강 학문의 결실로써 다음과 같이 정의하고 있다.

"Community health promotion in any combination of educational, social and environmental supports for behavior conductive health."

즉 지역사회 건강증진이란 건강을 유도하는 행위를 위해 필요로 되는 교육적·사회적·환경적인 제 지원의 조화로써 규정하고 있다. 따라서 여기서 제시하고 있는 건강증진이라는 목적 달성에 도달하는 세 가지 접근전략이란 아래에 기술되는 활동이다.

① 교육적 접근 : 고 위험 수준에 처해 있는 개인, 가족, 지역사회에 대하여 대중매체, 학교, 산업장, 조직체를 통하여 지원한다.

② 사회적 접근 : 건강을 유도하는 활동을 지원하기 위하여 고안된 경제적·정책적·법적·조직적 변화를 시도한다.

③ 환경적 접근 : 물리적·화학적·생물학적 자원, 시설의 구조 및 그 적정배분, 건강보호에 요구되는 물질로 지원한다.

이상에서 살펴본 공중보건 또는 지역사회보건에 대해 이를 효율적으로 집행하는 사회과정을 공중보건사업 또는 지역사회보건사업이라고 흔히 명명하고 있다. 이는 용어표현의 차이에 따라 사업의 수행 상에 다소 차이를 보이고 있음을 알 수 있다.

상술한 바를 간추려 볼 때, 지역사회보건은 논리적으로 지역사회의학의 실천과학이라 할 수 있으며, 결론적으로 일정한 지역사회에서 보건의료 공급자·지역사회주민 그리고 사회 또는 국가가 협동으로 양질의 포괄보건의료를 효율적으로 제공하기 위한 실천과학으로서, 국가 보건의료체계 내에서 사회, 경제개발계획에 부응하여 환경, 자원의 수용성을 고려한 지역주민 건강증진을 위한 적극적인 보건활동이라고 정의할 수 있다.

2. 지역사회보건진단

1) 지역사회 보건요구의 발견

의학의 선구자로 일컬어지는 Hippocrates의 “의사가 어느 지역사회에서 의료활동을 하려면 지역사회 환경을 먼저 진단하고 나아가 주민의 보건형태를 파악하여야 된다”는 유명한 태고의 가르침을 먼저 상기하여 보자.

“의사가 기왕에 알지 못하는 어느 지역에 부임하였을 때, 그 지역사회의 위치와 풍향에 관한 정세를 고려해야만 한다. 이것은 대단히 중요한 사항으로 각 계절별 영향이 연구되어져야 한다. 동시에 수자원 공급의 특성이 고려되어져야 하며, 토양이 식물이 없어 벌거벗었는지 아니면 메마를지 또는 실물과 더불어 두텁게 덮어져 있는지 고려되어져야만 할 것이다. 그리고 그 지역이 공허하고 답답하지 또는 노출되고 한랭한지도 고려되어져야 한다. 즉 그들의 식습관이 많이 마시고 먹는 사람인지 그에 따라서 노고에 잘 견디지 못하는지, 아니면 노동과 운동을 좋아하며 슬기롭게 먹고 절제하며 마시는지 등이 고려되어져야 한다.”

병(sickness)에 관한 지역사회진단은 5가지 주요 질문이 요망된다. 즉 who, where, when, with what and why이다. 즉 누가 병이 났으며, 어디서, 언제, 어떤 질환이 왜 일어났는지 알아보아야 할 것이다. 이와 같은 5가지 질문은 보건의료자원을 파악하는 데에도 적용되어진다. 누가 보건의료를 제공할 것인가, 그리고 어떤 서비스를 어디서 언제 제공할 것인지, 그리고 왜 그러한 서비스가 필요한가 질문해야 한다. 보건서비스가 각기 다른 형태로 개발되는 데에는 많은 다양한 이유가 있는 것이다. 한 지역사회에 요구되어지는 어떤 활동을 결정하기 위해서는 이러한 상기의 두 영역 즉 질병과 자원에 관한 질문이 요구되는 것이다. 이에 부연해서, 지역사회진단을 질병의 단순한 형태뿐만 아니라 그 발생원인에 관하여 파악해야 한다. 그 발생원인은 전염병균(infection agents)의 이환, 식품생산, 생활양식, 신념과 태도 등등이다. 이러한 질문의 한 예로서 주민들이 충분한 식품을 재배하지 못하는 이유로서 토양이 적절치 못 하냐, 경작할 토양이 부족해서 냐, 그리고 지역사회의 변화를 도모하는데 연성 또는 강성요인과 관련한 그 이상의 영역이 있는지에 관한 질문이다.

지역사회의 보건요구의 발견을 위한 질문사항은 다음과 같다.

가. 5가지 질문(5W)

(1) Who

① 인구분석 : 인구구조 및 인구동태와 각 연령별 인구증감

② 누가 질병을 앓고 있으며 누가 사망하느냐?

③ 모성보건 대상자는 누구냐?

(2) What : 보건문제들은 무엇이냐?

(3) Where : 지역사회 내 보건문제는 어느 곳에서?
(4) When : 불 건강이 언제 발생하였느냐?
(5) Why : 불 건강의 발생요인은 무엇인가?

나. 기존 보건서비스의 취약점

① 보건서비스 활동은 주민의 보건요구에 적절히 대처하고 있는가?
② 보건서비스의 대상자 선정은 잘 되어 있는가?
③ 주민들은 그 서비스를 잘 이용하고 있는가?
④ 특별보건의료를 제공해야 할 불 건강의 위험에 직면한 개인 및 가족의 선정을 위한 "at risk"개념이 잘 적용되고 있는지?
⑤ 양질의 보건의료가 제공되고 있는지?
⑥ 보건의료서비스는 정규적으로 평가되고 있는지?

다. 지역보건의료자원 파악

① 보건의료의 제공자는 누구인가? 누가 주민을 권고하러 갈 것인가?
② 어디서, 언제, 무슨 경비로?
③ 자원으로서 보건의료인력 이외의 사람들은 누구인가?
④ 재료와 노동력의 자원?
⑤ 재원조달?
⑥ 자연자원?

2) 지역사회보건진단방법

(1) 지역사회보건조사

지역사회보건조사를 계획하고 수행하는 기본목적은 질병관리와 건강증진에 주요한 영향을 미치는 환경적, 사회경제적 그리고 인간 행태적 상황의 발생과 분포를 파악하는 것이다. 조사는 지역사회의 기본 통계자료가 부족할 때에 분석을 위한 자료는 부족하기 때문에 지역사회보건을 분석하기 위해 가장 중요한 역할을 하는 것이다. 보건 분석을 위한 국가적, 지역적, 도 및 군 단위 생정 통계자료가 제공될 수 있지만, 지역사회보건조사는 지역사회에 특정한 정보를 얻는 유일한 방법인 것이다. 이 조사는 보건계획을 잘 할 수 있도록 중요한 수단을 제공하는 것이다. 지역사회 보건조사는 ① 예방접종, ② 질병발생 및 이환, ③ 보건의료서비스 이용양상, ④ 인구학적 특성, ⑤ 주거특성, ⑥ 주민의 보건에 관한 태도, ⑦ 실천 및 신념 등과 같은 주요사항을 결정하기 위한 것이다.

보건조사(Health Survey)는 중앙의 통계담당부서(우리나라의 경우, 경제기획원 조사통계국, 보사부 보건통계관실, 보건사회연구원, 국립보건원 등)에서 주로 이루어지며 때로는 지방보건기관에서도 수행해야 하는 바, 이는 건강대인면접조사(Health interview survey), 건강시험조사(Health examination survey)그리고 통원진료조사(Ambulatory care survey) 등을 포함한다.

보건조사를 하기 전 조사계획가는 조사방법에 대해서 알아야 하는데 참고로 Weiss와 Hatry가 조사를 설계하고 수행하는 기본적인 단계를 제시하였는데 그 과정은 9단계로 아래의 내용과 같다.

① 1단계 : 조사목적결정

조사하는 목적이 무엇인지를 결정한 다음에 어떤 정보가 필요하고 자료는 어느 정도의 정확성을 가져야 하는지를 결정

② 2단계 : 조사대상 집단 결정

연구되어질 대상 집단을 결정해야 한다. 대상자가 供家人(tenants)인지 집주인인지 또는 양쪽 전부인지? 조사대상자의 연령은 21세 이상인지 18세 이상인지 아니면 어떤 연령계층인지?

③ 3단계 : 수집할 자료와 조사방법 결정

수집할 자료와 이를 얻을 조사방법을 결정해야 한다. 이에는 주민의 태도, 가치관 또는 의견이 조사되어야 하는지? 보건에 관한 정보가 주민에게 질문을 해서 얻어야 할지 아니면 진료기록으로 조사해야 할지? 다른 연구에서 이미 얻은 자료를 이용할 수 있는지 혹은 이 자료가 본 조사목적을 위해 수정되어 적용할 수 있는지? 등에 대해서 결정을 해야 한다.

④ 4단계 : 조사표본단위 선정

표본의 단위를 개인으로 할 것인지 혹은 가정이나 도시로 해야 할지? 표본의 크기를 얼마로 해야 하는지? 무 응답자는 어떻게 처리해야 할지? 어떤 sampling 방법이 가장 적절한지?

⑤ 5단계 : 조사방법의 결정

조사하는 방법을 개인면담으로 할지, 우편설문조사를 할지, 전화로 할지? 조사장소는 어디로 정해야 할지?

⑥ 6단계 : 설문지 작성

바람직한 정보를 얻기 위한 이해하기 쉽고 명확한 조사표를 작성해야 한다.

⑦ 7단계 : 조사를 위한 조직 및 면담 실시

설문지를 작성한 다음에는 조사를 하기 위해 필요한 조사자와 감독관을 정한 다음에 이들에 대한 훈련을 시키고, 설문지에 대한 field test를 해서 필요한 경우는 설문지 내용은 조정해서 조사가 효과적으로 되도록 한다.

⑧ 8단계 : 자료를 정돈하고 분석

코딩하고, key punching하고, 도표를 만들고, 통계적 분석을 한다.

⑨ 9단계 : 결과보고

조사의 결과를 보고해야 한다.

적절한 설계는 요구되는 결과를 얻을 가능성을 증가시키기 때문에 조사 설계는 조사에 있어서 가장 중요한 부분이다. 적절하지 못한 조사 설계는 조사를 실패하게 만든다. 위에서 언급된 단계적 접근법은 조사를 설계하는 한 방법이다. 비록 몇몇 단계들이 사소하게 보일지라도 각 단계에서 주의 깊게 고려되어야 한다.

(2) 현장조사(Field Study)

최근 ESCAP에서 1차 보건의료지도자를 위한 국제 훈련과정에서 적용하고 있는 현장조사의 정보내용을 소개하기로 한다. 이는 작은 village의 보건기획을 위한 자료수집의 사전 조사활동 즉 지역사회보건진단으로 수행하고 있는 내용이다. 이 조사내용은 각 항목별로 구체적인 설문이 작성되어 있지 않은 채 조사자 동표에서 제시된 8가지 주요사항과 구체적인 세부사항(sub-items)에 대해 현장을 방문하여 지역사회 내 보건기관, 관련행정기관, 기타 관련민간기관이나 단체 또는 의료인 등을 방문하여 자료를 구하고, 나아가서 각 조사 그룹별로 각 가정을 방문하여 면담을 통해 조사자의 주관적 판단 하에 구체적인 내용별로 자료를 수집하여 그 결과를 모아서 각 그룹별로 정리하여 발표를 하고 서로 비교 검토하는 것으로 되어 있다. 조사내용의 주요 8가지 내용은 다음과 같다.

① 지역사회 자연환경 및 주민생활양상
② 공식적 비공식적 교육시행
③ 실제 적용되고 있는 1차 보건의료서비스(특히, 영양과 영유아 관리)
④ 경제활동, 특히 농촌의 수공업
⑤ 레크리에이션과 교통수단
⑥ 지역사회보건문제 파악
⑦ 지역사회 메커니즘 분석
⑧ 지역사회의 종합적 평가

제2편 보건관리

제1장 보건관리와 보건의료체계

제1절 보건관리의 개요

1. 보건관리의 정의

보건관리가 무엇인가에 관하여 명쾌하게 설명하고 있는 문헌은 많지 않다. Rhea 등(1998)은 그들이 발간한 보건관리학사전에서 "보건관리(health care management)란, 보건사업(health care program)이나 보건보직(health care organization)이 그 목적을 달성하도록 유도하는 것(guidance)"이라고 정의하고 있다.

이 정의에 의하면 보건관리의 대상은 보건과 관련이 있는 사업과 조직이고, 기능은 목적을 달성하도록 유도하는 것이다. 이 기능은 보건관리에 있어서 "관리"의 본질이라고 할 수 있다. 목적이 달성되도록 유도하기 위해서는 구체적으로 목표를 설정하고 이를 달성하기 위하여 다양한 관리행위를 취해야 한다. 보건관리의 기능을 수행하는 사람은 보건관리자라고 부를 수 있으며, 관리자는 통상적으로 사업과 조직의 관리를 담당하는 감독직 이상의 직위에 있는 자를 말한다.

앞의 정의에서 보건관리는 보건사업과 보건조직의 관리라는 의미로 사용되었다. 이때 이 용어는 우리말의 건강관리라는 용어와 혼동될 가능성이 있는데, 전자가 사업과 조직의 관리를 의미하는 데 비하여 후자는 개인의 건강관리(self health care)를 의미한다는 점에서 차이가 있다. 그러므로 어의에 있어서 보건관리와 건강관리는 구별하여 사용하여야 한다. 그러나 그렇다고 해서 건강관리가 보건관리의 범주에서 벗어나는 것은 아님을 주의할 필요가 있다. 즉, 개인의 건강관리 그 자체는 보건관리의 대상이 아니지만 이를 유지, 증진시키기 위하여 조직을 편성하고 사업을 전개한다면 그 사업과 조직은 마땅히 보건관리의 대상에 포함된다고 보아야 한다.

다음으로 문제가 되는 것은 보건관리의 대상이 되는 사업의 조직의 영역이다. 국내의 학계에서는 보건학을 대별하여 보건관리학과 환경보건학으로 구분하고, 보건관리학의 영역 내에 각종 보건사업 즉, 보건의료사업, 보건교육사업, 보건영양사업, 학교보건사업, 노인보건사업, 보건행정 및 건강증진 등의 관리에 관한 연구를 포함시키고 있다. 문제는 이때 환경보건의 영역에 속하는 각종 사업과 조직의 관리가 보건관리의 영역에 포함 되는가 아닌가의 여부이다. 결론부터 말한다면 환경보건의 영역에 속하는 사업 중에서 인간을 대상으로 하지 않고 산업장, 식품, 수질, 대기와 같은 물적·자연환경을 일차적 대상으로 하는 사업과 그 조직의 관리는 보건관리의 영역에서 제외되어 온 것이 지금까지의 관례이다.

이와 같은 관례가 생기게 된 이유는 영어의 health care management에서 health care라는 용어가 물적·자연환경이 아닌 인간 그 자체를 대상으로 건강을 돌보아준다(care of health)는 의미로 사용되고 있고, 이러한 용법이 국내의 보건학계에서 그대로 수용되었기 때문이다. 앞에서 예를 든 보건의료사업, 보건교육사업, 보건영양사업, 학교보건사업, 노인보건사업은 물론이고 그 외에도 예방접종이나 의료보장, 의약업소 관리 같은 사업이 보건관리의 대상 영역에 포함되는 이유는 이들 사업이 인간을 직접적 대상으로 보건서비스를 제공하는 사업이기 때문이다. 물적·자연환경을 직접적 대상으로 하는 환경보건사업도 궁극적으로 인간의 보건을 목표로 하고 있지만 그 일차적 대상이 사람이 아니라는 점에서 보건의료사업들과는 차이가 있다.

그러나 이러한 영역의 구분이 이론적으로 타당한가에 대해서는 의문이 제기된다. 왜냐하면, 물적·자연환경을 대상으로 하는 환경보건사업과 그 조직의 관리도 궁극적으로 인간의 보건을 목적으로 하고 있고, 이들 사업과 조직에 대한 관리의 접근 방법과 내용이 전술한 보건의료사업들과 달라져야 할 이유가 없다고 보기 때문이다. 그러므로 이에 대해서는 추후 보다 면밀한 검토를 거쳐 명확한 해석을 내릴 필요가 있다고 생각된다.

마지막으로 보건관리의 대상에 포함되는 사업과 조직을 살펴보면 그 범위가 매우 넓다. 앞의 정의에서는 관리의 대상을 사업과 조직으로 단순하게 표현하였으나 이들과 관련이 있는 각종 제도나 단체도 관리대상에 포함되는 것으로 이해할 수 있다. 이와 같이 넓은 의미에서 각종 유형의 보건관련 사업을 수행하는 조직을 열거하면 아래와 같다.

(1) 각종 의료기관과 보건기관
(2) 보건관련 각급 정부기관
(3) 국민건강보험공단
(4) 제약회사
(5) 의료장비 및 의료소모품 제조회사
(6) 보건관련 교육·연구기관
(7) 각종 보건의료인 단체
(8) 기타 보건관련 기관과 단체

2. 보건관리의 기능

보건관리의 개념을 이해하는 데 있어서 다음으로 중요한 것은 보건관리자가 수행하는 기능과 역할이다. 기능과 역할은 성격이나 목적이 유사한 활동들이라는 점에서는 동일하나 기능이 개인이나 조직이 수행하는 개인적 또는 대내적 활동을 의미하는 데 비하여 역할은 이 활동들을 대인적 또는 대외적 관점에서 인식하여 지칭한다는 점에 차이가 있다. 관리 기능은 관리의 주체가 목표를 설정하고 이를 달성하기 위하여 수행하는 관리활동이라 정의할 수 있다. 앞의 보건관리의 정의에서는 관리 기능을 목적을 달성하도록 유도하는 것이라고 매우 단순하게 표현하고 있으나 구체적으로는 다수의 과정적 기능(procedural function)과 행태적 기능(behavioral function)으로 구성되어 있는 것으로 이해할 수 있다.

과정적 기능은 관리 과정(management process) 또는 관리의 순환 과정(management cycle)이라고 부르는 것으로서 그 가장 단순한 형태는 기획, 집행, 통제이다. 학자에 따라서는 이 기능을 보다 세분화하여 나름대로 여러 가지로 제시하고 있으나, 보건 분야에 있어서는 다음과 같은 점을 중시하여 관리 과정을 기획(planning), 조직화(organizing), 지휘(direction), 평가(evaluating), 시정조치(correctiong)의 5단계 기능으로 구분하는 것이 적절하다고 판단된다.

첫째, 기획 기능은 목표 설정으로부터 시작하여 이의 달성을 위한 세부방안을 수립하는 기능이다. 보건기획의 경우 방법적인 측면에서 일반적인 사업기획과 별다른 차이가 없으나 정부의 보건행정과 의료기관의 경영에 있어서 기획 과정이 어떻게 다른가 하는 것이 문제가 된다. 그러나 보건 분야에서는 국내·외를 막론하고 행정 분야에서의 정책결정(정책목표와 정책 수단의 설정)을 기획에 포함되는 과정으로 인식하는 것이 보통이며(문옥륜, 1978 ; Allan Dever, 1980), 의료기관의 경우에도 행정 분야의 정책결정에 해당되는 사업 방침(program policy)의 결정을 기획 기능의 일부로 보는 것이 일반적이다(Levey and Loomba, 1984). 따라서 정부 행정이나 의료기관 경영을 막론하고 기획 기능은 이를 세분화하지 않고 하나의 기능으로 보아도 문제가 없다.

둘째, 정부기관의 행정이나 의료기관의 경영을 막론하고 집행 단계에 있어서 초기 단계의 조직화 기능이 매우 중요하다고 생각된다, 따라서 집행 기능을 자원의 조직화를 의미하는 조직화 기능과 그 이후의 보건서비스의 생산, 제공이나 계획 활동의 시행을 의미하는 지휘 기능으로 구분함으로써 조직화 기능의 중요성을 부각시키는 것이 바람직하다고 생각된다.

셋째, 계획의 집행이 종료된 다음의 관리 기능을 평가 기능과 시정조치 기능으로 나누어보고자 한다. 이 역시 시정조치의 중요성을 강조하기 위한 것인데, 평가만 이루어지고 시정조치가 뒤따르지 않거나, 시정조치가 이루어진다 하더라도 형식에 그칠 경우 관리의 목적을 달성하기 어렵다고 보기 때문이다(박동서, 1987).

행태적 기능은 상기한 관리 과정의 모든 단계에서 공통적으로 일어날 뿐만 아니라 필요한 기능이다. 이러한 기능으로는 권한 위임(authority delegation), 의사결정(decision-making), 리더쉽(leadership), 동기 부여(motivating), 의사소통(communication), 갈등 해소(conflict resolution) 등을 들 수 있다(신영수, 1987 ; Torrens, 1991). 성격상 이 기능들은 대부분 관리 과정의 집행 단계와 가장 밀접한 관련을 갖고 있는 것이 사실이나 엄밀히 살펴보면 그 이외의 다른 단계에서도 똑같이 발생하고 필요한 기능임을 알 수 있다. 이러한 기능들을 행태적 기능이라 부르는 이유는 이들이 조직 상호간 또는 조직구성원 상호 간의 심리적 및 사회적 행태와 관련이 깊은 요인들이기 때문이다. 보건관리에 있어서는 특히 이러한 행태적 기능들이 매우 중요한 것으로 인식되고 있는데, 그 이유는 보건행정이나 의료기관의 경영을 막론하고 이들이 조직구성원들의 행태를 참여적, 능동적, 협동적이 되도록 유인, 촉진시킴으로써 목표를 효과적, 효율적으로 달성하는 데 중요한 역할을 하기 때문이다.

Torrens(1991)는 이러한 보건관리의 기능을 시차적 관점에서 현재 지향적 관리 기능과 미래 지향적 관리 기능으로 아래와 같이 구분한 바 있다. 기능의 분류 방식이 앞에서 설명한 구분 방식과는 다소 차이가 있으나 관리 업무의 본질과 보건관리의 개념을 이해하는 데 있어서는 매우 유용한 것이라 판단된다.

1) 현재 지향적 관리 기능

① 조직화(organizing)
② 일상적 의사결정(day-to-day decision-making)
③ 업무 지시(work directing)
④ 일상적 통제(day-to-day controlling)
⑤ 갈등 해소(conflict resolution)

2) 미래 지향적 관리 기능

① 기획(planning)
② 조직 목표 설정(organizational goal setting)
③ 조직 설계 및 개발(organizational design and development)
④ 지도 및 동기 부여(leadership and motivation)
⑤ 조직 변화(organizational change)

3. 보건관리자의 역할

Mintzberg(1973)는 다양한 유형의 조직을 관찰하여 관리자가 수행하는 역할을 열 가지로 구분한 바 있으며, Kaluzny 등(1982)은 이러한 기능의 구분 방법이 보건관리자들의 경우에도 그대로 적용될 수 있다고 주장하였다. 이 기능들에 관하여 간략히 설명하면 다음과 같다.

1) 대인적 역할(interpersonal roles)

(1) 대표작 역할(figurehead role)
조직의 상징적 대표로서 각종 의식, 행사 등에 참여하는 역할

(2) 섭외자 역할(liaison role)
정보를 교환하고 친분 관계를 유지하기 위하여 외부조직의 동료나 기관들과 접촉하는 역할

(3) 지도자 역할(leader role)
목적하는 바를 달성하기 위하여 부하 직원들을 적재적소에 배치하고 사기를 진작시키고 훈련시키며, 이들과 원만한 관계를 유지하는 역할

2) 정보적 역할(informational roles)

(1) 정보수집자 역할(monitor role)
조직 운영 및 사업 수행 과정에서 필요한 정보를 발굴, 수집하고 이해하는 역할

(2) 정보유포자 역할(disseminator role)
업무에 관한 정보 또는 해석된 정보를 소속 직원들에게 전달하는 역할

(3) 대변인 역할(spokesperson role)
조직의 업무계획과 운영 상황에 관한 정보를 외부에 전달하는 역할

3) 의사결정 역할(decisional roles)

(1) 기업가 역할(entrepreneur role)
조직의 활동과 사업을 확대, 발전시키기 위하여 새로운 변화를 주도하는 역할

(2) 문제해결자 역할(disturbance handler role)
조직이 예상치 못한 중요한 문제에 직면하였을 때 이를 교정, 해결하는 역할

(3) 자원분배자 역할(resource allocator role)

자금, 장비, 인력 등 조직의 중요 자원의 배분에 관한 의사결정을 하는 역할

(4) 협상자 역할(negotiator role)

조직이 필요로 하는 자원을 확보하거나 유리한 거래를 하기 위하여 조직을 대표하여 다른 조직이나 집단과 적극적인 협상을 수행하는 역할

모든 보건관리자들이 이러한 역할들을 모두, 그리고 동시에 수행하는 것은 아니다. 보건관리자들은 그 들이 담당하고 있는 직책과 직위, 자기들의 능력, 성격, 자세 그리고 그들이 속하고 있는 조직의 성격이나 환경 등에 따라 어느 하나 이상의 역할을 수행하게 된다.

4. 보건서비스조직의 특성과 보건관리기술

앞에서 보건관리는 조직을 대상으로 이루어진다고 하였다. 보건사업은 대부분 보건서비스를 생산, 제공하는 보건서비스조직에 의해 수행된다. 따라서 보건관리자가 그 효과적, 효율적으로 달성하기 위해서는 무엇보다도 이러한 보건서비스조직이 지니고 있는 특성과 함께 보건관리기술에 관하여 잘 이해할 필요가 있다.

1) 보건서비스조직의 일반적 특성

보건서비스조직은 그 유형이 매우 다양하기 때문에 모든 유형의 조직에 보편적으로 해당되는 특성을 열거한다는 것은 쉬운 일이 아니다. 따라서 여기에서는 보건서비스조직이 지니고 있는 일반적인 특성에 관하여 살펴보기로 한다. Hasenfeld와 English(1977)는 보건서비스를 생산, 제공하는 보건서비스 조직이 지니고 있는 공통적인 특성을 다음과 같이 여섯 가지로 구분하고 있다.

(1) 보건서비스조직의 원재료는 인간이다.

보건서비스조직이 다른 유형의 조직에 비하여 현저한 차이를 나타내는 특성의 하나는 보건서비스조직의 취급대상이 인간이라는 점이다. 인간은 실험의 대상이 될 수 없으며, 이러한 윤리적 이유 때문에 보건기술의 연구 개발과 적용이 많은 제약을 받게 된다. 뿐만 아니라 보건서비스의 제공 과정에서도 윤리적인 문제가 많이 발생된다. 그러므로 보건관리자들은 윤리적 측면에 대한 지식과 이해를 필요로 한다.

(2) 명확한 목표의 설정이 어렵다.

보건서비스조직은 일반 사업조직과는 달리 지역사회의 보건요구를 충족시키기 위한 목표의

설정이 어려운 특성을 지니고 있다. 각 개인의 보건요구는 현저히 다를 뿐만 아니라 사회적 합의에 이르기도 용이한 일이 아니다. 따라서 보건서비스조직은 나름대로 목표를 설정하거나 복수로 목표를 설정하고 이를 달성하기 위하여 노력하는 것이 보통이다. 또한 대부분의 보건서비스조직은 조직의 생존·발전과 양질의 서비스 제공이라는 상충된 목표를 설정해야 되는 경우가 많으며, 그 결과 조직 내부에서 목표 간의 갈등이 불가피하게 발생하게 된다. 이러한 특성은 보건서비스조직의 관리에 있어서 조정과 협력이 중요함을 시사하는 것이다.

(3) 보건기술의 안정성과 효과성이 불명확하다.

우리는 대부분의 보건기술이 안전하고 효과가 높은 것이라고 생각하는 것이 보통이나 실제로 그렇지 못한 측면이 많은 것으로 지적되고 있다. 뿐만 아니라 일부 의료기술들은 과도하게 고가일 뿐만 아니라 위험을 수반하는 경우도 있다. 이러한 특성들은 당해 보건기술의 효과와 안정성에 대해서는 물론이고 그 비용과 사회적 영향을 대해서도 평가가 이루어져야 함을 시사하는 것이다.

(4) 보건서비스의 제공자와 소비자 간에 대립적, 갈등적 요소가 많다.

반드시 그러한 것은 아니지만 보건서비스조직과 소비자들 간에는 도처에 대립적, 갈등적 요인이 존재한다. 이러한 갈등은 의료의 연기 불가능성 내지 긴급성, 소비자 지식의 결여, 대규모 조직의 관료적 행태 등 여러 가지 구조적 요인에 의해 야기될 수 있으며, 의료보험제도의 도입이나 건강권 개념의 발달에 따라 소비자 주권이 신장될 때 심하게 발생되기도 한다. 이러한 특성은 보건관리자들이 소비자의 행태를 충분히 이해하고 대인적 관리 기술을 습득, 활용할 수 있어야 함을 시사하는 것이다.

(5) 전문직과 관리직 간에 갈등의 소지가 많다.

보건서비스조직은 이상과 같은 보건서비스의 특성 때문에 그 유형을 막론하고 전문직의 권한이 우세한 특성을 갖고 있다. 뿐만 아니라 전문직들은 일반적으로 자율성을 추구하는 반면 관리직들은 획일성과 책임성을 요구하는 경향이 강하다. 그 결과 이들 두 그룹 간에는 항상 갈등 발생의 소지가 있으며, 이의 해소가 용이하지 않은 특성을 가지고 있다.

(6) 효과 측정을 위한 적절한 기준의 개발과 적용이 어렵다.

불가능하지는 않다 하더라도 보건서비스조직은 효과의 측정을 위한 기준의 개발과 적용의 어려운 특성을 지니고 있다. 이러한 특성은 건강의 개념 설정과 측정이 어려운 점과 전술한 바의 2), 3) 및 5)의 특성에서 야기된다고 볼 수 있다. 이에 따라 보건서비스조직과 그 사업에 대한 평가가 장기적 효과보다는 단기적 효과나 투입 및 과정을 중심으로 이루어지는 경향이 나타나게 된다. 이러한 특성과 제약점은 보건관리자들이 합리적 관리 방식과 기법의 개발을 위하여 부단히 노력해야 함을 시사하는 것이다.

2) 보건관리기술

보건조직들이 지니는 특성의 다양성은 보건관리자들로 하여금 다양한 유형의 관리기술을 이해하고 시행할 것을 요구하게 된다. 보건서비스의 생산·제공은 대부분 자연과학적인 지식을 필요로 하고 있으며, 보건관리는 사업과 조직을 관리대상으로 하는 관계로 사회과학적 지식도 필요로 하게 된다. Longest(1980)는 이러한 관점에서 보건관리자가 구비하여야 할 관리 기술로서 다음과 같은 세 가지 유형을 제시한 바 있다.

(1) 업무처리기술(technical skills)

이 기술은 각종 보건관리자가 자기가 맡은 업무를 수행하는 데 필요한 기술로서 업무처리의 방법, 절차, 기법 등에 관한 지식과 능력을 말한다. 이러한 유형에 속하는 기술의 종류는 매우 다양하며, 생정통계, 역학조사, 질병검진, 예방주사, 환경보건, 모자보건, 가족계획, 재무관리, 계량기획, 의사결정, 갈등해소, 정보시스템 등 자연과학, 사회과학의 분야를 불문하고 특정의 업무수행과 관련이 있는 기술이 이에 속한다.

(2) 인간관리기술(human skills)

어느 조직, 사업을 막론하고 사업 활동의 주체는 인간이다. 따라서 모든 보건관리자는 조직구성원이나 사업수혜자와 인간관계를 원만하게 유지하고, 부하 직원에게 동기를 부여하며, 개인과 집단의 문제를 이해할 수 있는 지식과 능력을 구비할 필요가 있다. 뿐만 아니라 다양한 의견을 수렴, 조정하고 조직과 사업의 목적 달성에 협력하도록 유도하는 관리기술을 구비하여야 한다.

(3) 상황분석기술(conceptual skills)

보건관리자는 어떠한 직책과 지위에 있는가를 불문하고 개념적 기술 즉, 자기의 조직이나 사업이 처한 상황과 문제를 핵심적으로 이해, 분석하고 개선 대책을 수립할 수 있는 지식과 능력을 구비하여야 한다. 이 기술은 다시 말하면 각종 사업의 평가·개선, 개발이나 그 관련 업무를 수행하는 데 필요한 기술이다. 이러한 상황분석기술을 습득할 때 보건관리자들은 특정의 상황과 문제가 어떤 요소들에 의해 야기되고 있는가, 이들 요소가 상호 어떤 영향을 미치고 있는가, 그 개선을 위하여 무엇을 하여야 할 것인가를 용이하게 파악할 수 있다.

조직이 처한 상황과 분석은 다양한 분야를 대상으로 할 수 있으나 주로 조직의 구조와 업무체계를 대상으로 하는 조직 분석(organization analysis)이 많이 이용되고 있다. 이 분석은 그 중점을 어디에 두느냐에 따라 다소 접근 방법이 달라질 수 있으나, 보건 분야에서 수행된 연구들의 경우 대체로 다음과 같은 순서와 항목으로 분석틀(analysis framework)을 설계하여 분석을 실시하고 있다.

① 조직의 역사
② 현재 및 미래조직의 경제적·정치적·사회적 및 시설상의 환경요인
③ 공식적 조직 구조
④ 조직의 운영 및 기능시스템
- 기본 업무의 수행 절차
- 권한위임체계
- 기획 및 의사결정 방식
- 자원의 분포 및 배분 방식
- 내부인력 및 업무관리체계
- 의사 및 정보 전달체계
- 개인 간, 그룹 간 및 단위조직 간의 유대 및 업무·정보의 협조체계
- 업무통제시스템
- 갈등 해소 기전(mechanism)
- 조직 개편 및 새로운 서비스 종목의 개발 실적

제2절 보건의료체계

1. 보건의료체계의 개념과 구성

1) 보건의료체계의 개념

보건의료체계라는 용어는 보건의료자원의 기능 분화와 대형화, 그리고 보건의료 관계 학문, 시스템공학과 경영과학이 발달함에 따라 비교적 최근에 나타난 개념이다. 그리고 건강에 대한 사회적 책임이 증가하기 시작하면서 국민의 건강증진을 위하여 국가나 사회가 지니고 있는 자원과 기능을 배분하기 시작하면서 성장되어온 개념이다. 이처럼 보건의료서비스의 생산과 소비 분배에 관련되는 제반 사회적 조치를 총칭하는 국가 보건의료체계의 개념은 금세기 이후의 일이다.

즉, 보건의료체계란, 한 국가나 사회가 그 구성원의 건강수준을 향상시키기 위하여 마련한 보건의료사업에 관한 제반 법률과 제도를 총칭한다. 즉, 보건의료서비스의 수요와 공급에 관련되

는 요인들 간의 구조적, 기능적 체계를 총칭하여 보건의료체계라고 부르고 있다. 이것은 사회구성원의 건강을 보호하고 증진하기 위하여 사회적 기능과 보건의료자원을 적절하게 배분하는 하나의 체계를 의미한다.

2) 보건의료체계의 구성

건강에 영향을 미칠 수 있는 모든 사회·환경적 요인들을 고려하면, 보건의료체계는 농업, 공업, 교통 등과 같은 수많은 다른 체계와 밀접한 관계가 있음을 알 수 있다. 이와 같이 보건의료체계는 지역사회 그 자체뿐만 아니라 서로 연관된 많은 구성부분들로 이루어진 하나의 일관적인 전체로 간주되어야 한다. 목적이 있는 유기적인 체계를 이룩하기 위해서는 모든 부분들이 함께 움직이면서 서로 조화를 이루어야 한다. 이는 각 부문 간의 지속적인 의사소통과 역할분담을 통하여 가능하다. 보건의료체계의 구조 및 기능을 분석하는 데에는 여러 가지 종류의 모델이 제시되고 있으나, 세계보건기구에서 제시한 모델이 가장 널리 인용되고 있다.

가장 중요한 요소적 차원에서 어느 나라의 보건체계의 구조적, 기능적 상관성을 특정 모델에 따라 분석할 수 있다. 이 보건체계의 간략화 된 모델에는 주요 5가지 구성요소가 있으며, 이들 요소들은 직·간접으로 상호 관련되어 있다. 보건의료체계의 5가지 주요구성요소는 다음과 같다.

① 보건의료자원의 개발(development of health resources)

② 자원의 조직화(organized arrangement of resources)

③ 보건의료서비스의 제공(delivery of health care)

④ 경제적 지원(economic support)

⑤ 관리(management)

국가 보건의료체계의 기본적인 목표는 다섯 분야로 이루어진 보건의료시스템 하부구조들의 종합적인 활동을 통하여 보건의료 혜택이 필요한 대상지역 주민들에게 건강증진을 위한 예방, 치료, 재활서비스에 걸친 일련의 활동을 전개함으로써 주민들의 건강을 확보하는 것이다.

보건의료시스템 하부구조의 다섯 분야는 보건의료자원의 개발, 자원의 조직화, 보건의료서비스의 제공으로 구성되는 3개의 주축분야와, 이 3개 분야를 지원하는 경제적 지원과 관리의 2개 분야를 말한다.

물리적·사회적 환경은 인구집단, 가족 또는 개인과 같은 대상자들의 건강에 영향을 주며, 이로 인한 대상 인구집단의 건강관련 요구를 나타내고 있다.

그리고 건강증진, 질병예방, 보건교육, 질병치료, 재활 및 중증 장애인과 불치병자의 보건의료 등은 보건의료체계의 활동으로 대상 인구집단 주민에게 직접 제공되는 서비스이다. 그러나 일부 활동은 사람들이 몸담고 생활하는 환경을 대상으로 하기도 한다. 이러한 제반 활동들은 보건의료체계 하부구조에 의하여 그 기능을 발휘하게 된다.

보건의료체계의 하부구조를 보면, 보건의료자원을 개발하고 자원의 조직화를 통하여 보건의료서비스를 필요로 하는 인구 대상 집단에게 보건의료서비스를 제공하게 된다. 그런데 이는 경제적 지원에 의하여 영향을 받게 된다. 즉, 총자원은 새로운 투자와 현재의 경비 지출에 대한 예산의 한계 때문에 보건의료체계가 성취하고자 하는 목표를 달성하기 위해 우선순위가 결정되어야 한다.

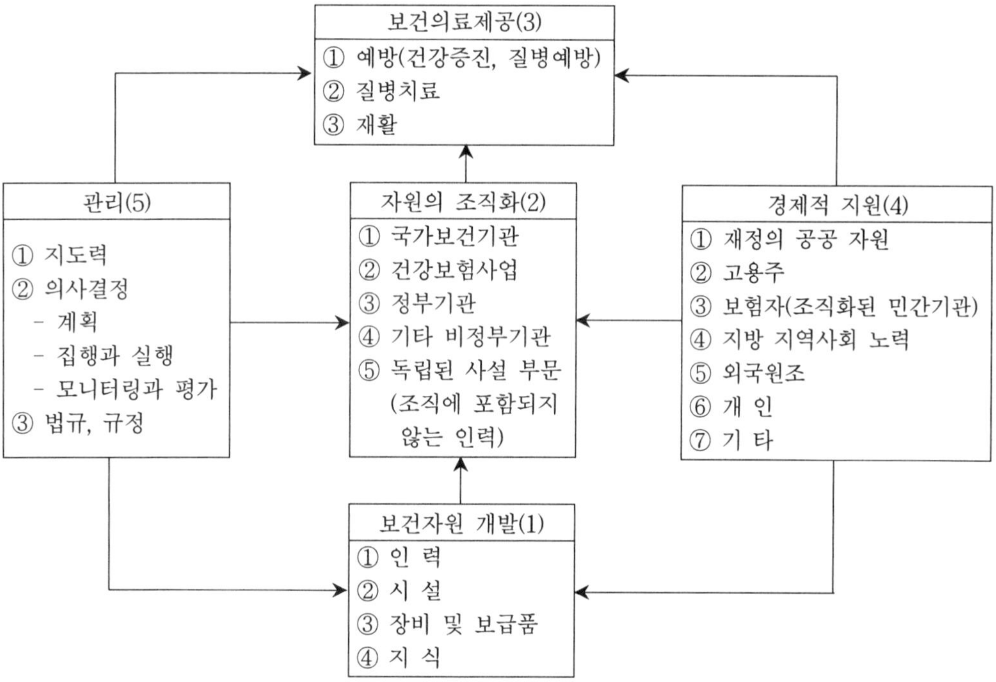

<그림 2-1-1> 국가보건체계 하부 구조의 주요 구성

그리고 보건활동의 결과인 보건의료서비스 생산의 양, 분배, 질 및 주민들에 대한 효과는 평가된 후 그 정보가 관리에 환류 되어야 한다. 이러한 환류기전을 통하여 관리는 그 조절 기능을 수행한다. 만일 한 보건체계가 어느 한 특정한 목표, 예를 들어 모든 사람이 다 건강함을 달성하기 위해 재편성 되려면 <그림 2-1-1>에서 제시하는 모델과 같이 그 보건체계의 하부 구조의 주요 5개 구성요소를 구체적으로 분석할 필요가 있다.

보건의료체계 하부구조의 5가지 주요 구성요소에 대하여 한 가지씩 살펴보면 다음과 같다.

(1) 보건의료자원의 개발

보건의료체계의 운영에 있어서 초기 단계는 보건의료를 제공하기 위하여, 그리고 그 보건체계의 기능을 수행하기 위하여 인적, 물적, 자원의 개발이 포함된다. 자원의 다양한 형태가 요구되어지며, 그들 자원의 개발은 다양한 실행을 동반한다. 이들 보건자원은 인력, 시설, 장비와 보급품, 지식의 4개 범주로 분류한다. 여기서 자원에 재정이 포함되지 않는 것은, 재정은 사회적 교환의 기본 매개물로서 보건의료체계의 일부가 되기 위해서는 일정한 자원이나 서비스로 변형되어야 하기 때문이다. 이는 보건의료체계 구성요소의 하나인 경제적 지원에서 고려된다.

인력은 국민의 필요와 요구에 대한 보건의료서비스를 공급하기 위하여 보건의료 분야에 종사하는 모든 사람을 말하며, 시설에는 종합병원, 병·의원, 조산원, 보건소, 보건지소, 보건진료소, 약국 등이 포함된다. 장비와 보급품은 보건의료서비스 제공에 사용되는 모든 기계나 장비, 의약품, 기타 소모품이 포함되며, 지식은 질병의 예방, 치료, 재활 및 건강증진에 관한 과학적인 지식과 기술을 말한다.

(2) 자원의 조직화

보건체계의 다양한 자원이 보건활동으로 전환되기 위하여, 그리고 그들이 기능을 적절히 발휘하기 위하 여는 어떤 유형의 사회적 조직이 요구된다. 조직화된 배분은 보건자원을 상호 효과적 관계를 유지하는 데 필수적이며, 또한 개별 환자나 지역사회 집단이 보건의료 제공 메커니즘을 통하여 보건자원에 접촉하기 위해 필요하다. 이러한 조직화된 장치나 상관성의 구성 정도는 국가보건체계의 다양한 유형에 따라 상이하다. 어느 국가보건체계에서 이러한 장치나 상관성은 정부나 정부 외의 다양한 계층에서 실행을 통하여 여러 면으로 개선될 수 있다. 보건자원의 주요 집단화 또는 조직화된 배열은 5개 범주로 구분하는 바, 이를 다시 크게 2개로 구분하면 공공보건기관과 민간기관, 공공보건 보험사업, 그 외의 정부기관(협회, 적십자사, 자선기관 등)이나 독립된 민간 부문으로 즉, 조직에 포함되지 않은 인력 또는 완전 고용이 아니고 시간제 고용 인력을 포함한다.

(3) 보건의료서비스의 제공

국가보건체계의 분석에서 고려되어질 세 번째 주요 요소는 다양한 보건의료서비스가 제공되는 다양한 과정이다. 우선 보건의료서비스의 목적에 따른 분류로서 건강증진, 질병예방, 치료, 재활서비스, 심한 불구나 치료가 불가능한 환자에 대한 사회 의학적 서비스 등으로 나누어진다. 한편 의료서비스를 흔히 복잡성의 정도나 인구집단의 의료필요의 순차성에 따라 분류하면 1차 의료, 2차 의료, 3차 의료로 나눌 수 있다. 그리고 보건의료서비스를 예방적 차원에서 분류하면 건강증진이나 질병예방은 1차 예방, 질병의 초기단계에서 조기진단 및 치료는 2차 예방, 적절한 보건의료처리를 통하여 신체적·정신적·사회적 기능의 복구를 목표로 하는 재활서비스는 3차 예방에 해당한다.

(4) 경제적 지원

보건의료서비스의 생산과 배분을 위해서는 어느 사회에서나 경제적 지원이 요구된다. 의식주와는 달리, 치료적 의료에 대한 요구는 개인별로 예측하기 힘들뿐만 아니라 가치 있는 예방서비스에 대한 요구를 거의 인식조차 못하고 있다. 더욱이 보건의료서비스에 대한 지불능력은 주민들의 소득수준에 달려 있기 때문에 보건의료 이용을 개인의 능력에만 맡겨 두면 소득에 따라 보건의료 이용의 불평등이 발생하게 된다. 이러한 이유로 많은 국가에서 보건의료에 대한 경제적 지원은 순수 경쟁시장의 원리를 따르지 않고 해결하려는 경향이 강하다. 국가가 부담하는 경제적 지원의 비중이 점차 커지고 있는 것이 전 세계적인 경향이다.

이러한 경제적 지원의 방법은 여러 면으로 분류될 수 있지만 WHO의 분류는 다음과 같다.

① 공공 : 정부 각 계층(보건복지부를 비롯한 기타 부처, 건강보험사업)

② 고용주 : 산업 그리고 농업기관

③ 조직화된 자생적 기관 : 자선, 임의보험

④ 지방 지역사회 노력 : 지방정부의 공공재원 분담 및 보상서비스

⑤ 외국 원조 : 종교적 자선사업, 국가적 지원, 유엔기관 지원

⑥ 사설기구 : 개별 부담

⑦ 기타 가용자원 : 기부금, 컨트리클럽

(5) 관리

국가보건체계의 관리는 그 나라 정치·경제체계에 따라 다르기 마련이다. 즉, 자본주의 시장경제체제냐, 사회주의 또는 공산주의체제냐, 중앙집권적이냐 아니면 지방분권적이냐에 따라 크게 다를 것이다.

세계보건기구에서 제시한 보건의료체계의 관리에서 중점을 두어야 할 세 가지는 지도자상, 의사결정, 법규 및 규정이다. 지도자상에서는 각 단계별 의사결정 과정에서 주민이나 구성요원의 참여가 얼마나 잘 이루어지느냐, 그리고 의사결정이 얼마만큼 상향식으로 이루어지느냐, 마지막으로 주민의 자유보장과 규제가 시대에 따라 융통성 있게 얼마나 잘 조정되어 운영되고 있느냐 하는 것이다.

2. 보건의료체계의 분류

국가보건의료체계의 유형은 다양해서 어떤 한 가지 틀에 의해 분류하기에는 어려운 점이 많다. 따라서 학자에 따라 그 분류하는 기준에 차이가 있는 바, 대표적인 몇 가지를 인용하여 기술하면 다음과 같다.

1) 뢰머(Roemer)의 분류

뢰머는 1976년 경제개발의 정도와 보건의료행정체계와의 관계를 기준으로 자유기업형, 복지국가형, 저개발국형, 개발도상국형, 사회주의국가형으로 분류하였다.

(1) 자유기업형

비교적 역사가 짧은 자본주의 국가로서 고도로 산업화되어 있는 나라에서 볼 수 있다. 자유기업형 보건의료제도 하에서는 보건의료비가 개인적으로 조달되는 것이 가장 큰 특징이다. 그리고 보건의료 전문직에 대한 면허나 자격인정을 전문직 단체에서 관장하는 것이 두드러진 현상이다. 미국 보건의료제도의 영향권으로 볼 수 있는 한국의 보건의료제도도 전국민의료보험 실시 전까지는 이 유형에 속한다고 볼 수 있으며, 일본의 경우에는 이 유형에서 복지국가형으로 이행한 경우라 하겠다. 이 유형의 대표적인 나라는 미국이라 할 수 있다.

(2) 복지국가형

인구의 대부분이 사회보험이나 조세에 의하여 보건의료서비스를 제공받는다. 개업의는 통원치료를 위한 자유 업종에 종사하고, 진료비는 제3자 지불기구로부터 지급받는다. 대체로 병원급 보건의료기관은 정부나 지방자치단체가 관할하며, 보건기관도 사회보험기구와는 무관하다. 프랑스, 독일, 스칸디나비아 제국 이외에도 일본이나 이스라엘이 이 유형에 포함된다. 복지국가형의 가장 큰 특징은 정부 세출에서 보건의료비 지출이 차지하는 비중이 크다는 사실이다.

(3) 저개발국형

경제개발의 정도가 미진해서 인구의 대부분이 보건의료비 지불 능력을 갖추지 못한 나라들이 여기에 속한다. 따라서 보건의료의 혜택이 극소수의 지배계급에 국한될 수밖에 없다. 이러한 나라에서는 전문보건의료인의 부족으로 인하여 보조 인력의 역할이 크며, 보건의료 시설의 부족 및 지역적 편중이 심하다. 그러나 수도권의 대도시에는 일부 상류층을 위한 현대식 고급 보건의료 시설이 크다. 국민의 대다수를 차지하는 빈곤층의 보건의료는 공적부조 차원에서 다루어지고 있다. 이 유형은 아시아, 아프리카의 저개발국가가 포함된다고 할 수 있다.

(4) 개발도상국형

경제개발정책의 성공적인 추진으로 전형적인 저발전 상태를 벗어나고 있는 국가에서 볼 수 있는 유형이다. 이 유형은 국가의 정치체계에 따라서 자본주의 국가 형태의 변이형 보건의료제도(자유기업형과 복지국가형의 혼합형)를 갖든지, 아니면 사회주의 국가 형태의 보건의료제도를 가지게 된다. 상대적으로 보건의료에 대한 사회적 투자의 우선순위가 낮으며 국민들의 보건의식

수준도 낮은 편이다. 그러나 경제개발이 진행되면서 보건의료자원(인력, 시설, 장비 및 의약품 등)의 개발이 활발하다. 이 유형에는 아시아, 남미 제국의 개발도상국가가 포함된다.

(5) 사회주의국가형

이 유형의 보건의료서비스는 다른 사회복지서비스와 마찬가지로 국가가 모든 책임을 지고 제공하는 전체주의 국가에서 볼 수 있다. 다시 말해서 보건의료서비스는 교육, 주택, 사회복지서비스, 고용 등과 마찬가지로 국가의 책임 하에서 사회 전체 구성원에게 일정한 원칙에 따라 분배한다. 사유재산을 인정하지 않는 체제이기 때문에 모든 보건의료인은 국가에 고용되어 있으며, 보건의료 시설은 국유화되어 있다. 그러므로 자유기업형이나 공적부조에 의존하는 나라에서 보다 보건인력이나 시설자원이 풍부하다. 중국 쿠바 등의 공산주의 국가가 아니더라도 영국, 뉴질랜드, 스리랑카 등도 이러한 유형으로 분류되기도 한다.

2) 테리스(Terris)의 분류

테리스는 1980년에 재원의 종류를 중심으로 공적부조형, 의료보험형, 국민보건서비스형으로 분류하였다.

(1) 공적부조형

공적부조형은 아시아, 아프리카, 남아프리카의 저개발국가에서 볼 수 있는 유형이다. 국민들이 보건의료비를 조달할 능력이 없기 때문에 보건의료서비스를 위한 재원은 정부의 조세에 의존한다. 그렇지만 재원이 넉넉하지 못하기 때문에 정부가 제공하는 서비스는 1차보건의료 중심의 서비스이다. 그리고 모든 국민이 정부가 제공하는 서비스의 혜택을 받는 것이 아니라, 공공보건의료기관에 접근이 가능한 사람에 대해서만 공적부조의 일환으로 보건의료서비스를 제공하고 있다.

(2) 의료보험형

서구 선진국은 고도의 경제성장으로 국민들의 소득수준이 높기 때문에 자신들이 스스로 보건의료비를 조달할 수 있는 제도, 즉 의료보험제도를 구비하고 있다. 의료보험제도를 통해 재원을 조달하고 있는 선진국의 제도적 형태는 나라마다 다르지만, 오늘날에는 상당수의 개발도상국가도 이들과 같은 의료보험형을 선택하는 경향이 있다. 전국민의료보험을 실시하고 있는 나라는 독일, 프랑스, 캐나다, 브라질, 일본, 이스라엘, 한국 등이 있다.

(3) 국민보건서비스형

건강권을 국민의 생존권적 기본권 중의 하나로 생각하고 건강권의 개념이 보편화되어 있는 국가에서 채택하고 있는 유형이다. 가장 대표적인 경우로 1948년에 시작된 영국의 국민보건서비스를 들 수 있다. 이 제도 하에서의 보건의료서비스 수혜자는 전체 국민이며, 원칙적으로 모든 보건의료서비스는 무료이고, 재원은 조세에서 조달된다. 그리고 보건의료자원을 국유화하고 있는 것이 일반적인 현상이다. 이 유형은 주로 사회주의 국가들이 채택하고 있으며, 비공산국가로는 영국, 스웨덴, 뉴질랜드, 이탈리아, 덴마크, 노르웨이 등이 채택하고 있다.

3) 세계보건기구(WHO)의 분류

WHO는 1984년에 한 나라의 보건의료체계를 국가 경제적 수준과 보건행정조직 정도의 두 가지 차원에서 분류하였다. 국가의 경제적 수준과 국가보건체계조직의 정도를 각각 상, 중, 하의 3단계로 구분하여 <표 2-1-1>과 같이 9개의 범주로 분류하고 있다. 국가의 경제적 수준의 기준은 상 : 선진국(경제적 풍부, 국민소득 3,000$ 이상), 중 : 개발도상국(경제변천단계, 국민소득 400~3,000$ 정도), 하 : 저개발국(빈곤, 국민소득 400$ 미만)으로 구분하였으며, 국가보건체계조직의 정도는 상 : 강력한 조직화(공적 통제형), 중 : 보통형(반민반관형), 하 : 취약형(개인주의적, 상업주의적)의 3등급으로 구분하였다.

<표 2-1-1> WHO의 국가보건체계 분류

국가경제수준	국가보건체계조직의 정도		
	하	중	상
상(선진국)	1	2	3
중(개발도상국)	4	5	6
하(저개발국)	7	8	9

9개 범주의 특징은 다음과 같다.

① 1형 : 경제력이 풍부하고, 의료자원이 풍부하나 보건 조직력은 자유기업형으로 민간 주도로 운영되고, 의료보험도 사보험으로 운영되며, 지역에 따라 다양한 관리 과정을 갖고 있으며, 정부는 취약계통을 위한 공적부조를 주로하며 예방보건사업에 치중한다.

② 2형 : 경제력이 풍부하고 의료자원이 풍부하나 보건 조직력은 취약하여 민간주도형이다. 그러나 사회보험이 발달하여 의료서비스 균점을 기하며, 행정 통제력이 강화되고 있다.

③ 3형 : 국민보건서비스를 실시하는 선진국들로서 의료자원이 풍부하며, 의료서비스의 사회화를 이룬 나라이다.

④ 4형 : 필리핀과 같이 개발도상국으로 자유기업형의 민간 주도로 운영되고, 관리과정은 다양하고 보건행정 조직력이 취약하며, 의료의 균점시책은 잘 시행되지 못한다.

⑤ 5형 : 개발도상국으로서 의료원의 개발이 신속히 이루어지고 있으며, 사회보험화되어 의료

균점시책이 개선되어 가고 있으며, 민간 주도의 의료서비스 통제력이 강화되고 있는 나라이다.

⑥ 6형 : 개발도상국으로서 의료자원은 빈약하나 보건의료서비스가 사회화되어 강한 조직력을 가진 나라이다.

⑦ 7형 : 아프리카의 몇몇 국가처럼 국민소득이 낮고 의료자원도 부족하며 행정 조직력과 공공보건사업이 아직 취약한 상태의 나라이다.

⑧ 8형 : 국민소득은 낮으나 공공보건서비스가 강화되고, 보건조직력이 개선된 나라이다.

⑨ 9형 : 국민소득이 낮으나 의료의 사회주의화로 행정조직이 강화되어 의료서비스가 정부 주도로 강력히 제도화된 나라로서 1차 보건의료가 잘 되고 있다.

3. 의료전달체계

1) 의료전달체계의 정의

의료전달체계(Healthcare delivery system)란 "의료서비스를 효율적으로 생산하여 해당 서비스를 필요로 하는 사람에게 효과적으로 제공하는 것과 관련된 체계 또는 제도"를 말한다.

소비자와 공급자간에는 서비스의 수수가 행하여지는 장소와 그러한 수요와 공급이 대응하는 일정한 지리적 범위에 대해서 물리적 시장이 존재한다.

이러한 시장에서 소비자가 보건의료서비스를 이용하는 데는 물론 경제적인 장벽이 가장 큰 요인으로 작용하고 있지만 이에 못지않게 중요한 것은 시간적·거리적·조직적 장벽을 효율적으로 제거하는 것이다. 후자의 장벽을 제거하기 위해서는 합리적인 전달체계가 전제가 되어야 한다.

전달체계란 가용자원을 최대한 활용하여 양질의 급여를 건강보험 대상자들에게 민주적이면서도 효율적으로 전달해주는 통로를 의미한다. 즉 보건의료서비스 제공자간 또는 제공자와 소비자간의 조직적이고 공간적인 배열을 의미한다.

이러한 의료전달체계에는 두 가지의 의미가 함축되어 있다고 볼 수 있다.

첫째는 의료가 필요로 하는 모든 사람에게 의료가 제공되어야 한다는 필연성과 당위성이고, 둘째는 한 국가나 사회의 의료자원은 한정되어 있으므로 의료를 필요로 하는 모든 사람에게 이를 제공하기 위해서는 조직적이고 체계적인 접근을 통하여 최소한의 투자로 최대한의 효과를 기대하는 효율성의 경제원칙이다.

따라서 의료전달체계의 합의된 목적은 모든 국민에게 동등한 수준의 의료를 동등한 접근도를 유지하면서 제공하는 것이며, 이를 달성하기 위한 목표로는 의료이용의 편의제공과 의료자원의 효율성 도모, 지역 간 의료기관간의 균형적인 발전, 국민의료비 억제 및 의료보장의 재정안정도모에 있다.

건강보험정책이 추구하는 가치나 목표의 성취가 전달체계에 따라 달라질 수 있다. 정책의 내용이 바람직하다 하더라도 전달체계가 적절하지 못한다면 그 정책이 추구하는 목표는 달성되기 어렵다.

2) 의료전달체계의 필요성

현재 우리나라 의료 인력과 시설의 지리적 분포는 불균형을 이루고 있다. 대도시에는 의료자원이 밀집되어 있지만 농어촌 지역은 그렇지 못한 실정에 있다. 이러한 문제 해결을 위해서 의료전달체계 또는 의료의 지역화 개념이 대두된다.

의료는 다른 서비스나 상품과 달리 어디에서나 쉽게 이용할 수 있어야 한다. 아픈 환자들이 멀리 가서 진료받기도 불편하고, 국가 전체적으로 보면 교통비나 기타 간접비가 많이 든다. 뿐만 아니라 대학병원에서의 전문적이고 특수한 진단이나 치료를 필요로 하는 환자의 수는 그렇게 많지 않다. 따라서 국민들이 아플 때 대부분의 환자는 가까운 거리에서 진료를 받아야 한다. 이러한 개념이 의료의 지역화이다. 일정 지역 내에서 수준이 다른 의료기관끼리 상호 보완적으로 기능을 수행하게 되면 국민들이 쉽게 의료를 이용할 수 있음은 물론 의료시설과 인력 등의 활용을 최대화 할 수 있다.

우리에게 주어진 자원은 한정되어 있다. 의료부문도 마찬가지이다. 이와 같은 여건 하에서 의료비의 증가는 소득의 증가를 앞지르고, 의료인력은 계속 전문화, 고급화 추세에 있으며 의료인력이 효율적으로 활용되지 못하고 있음이 지적되고 있다.

우리나라 국민들의 의료이용 행태를 보면 종합병원에서 진료 받는 것을 선호하고 있다. 질병의 경중에 관계없이 간단한 증상에도 직접 종합병원에서 진료를 받으려고 애쓰고 있다. 과연 이러한 것이 바람직한 것은 아닐 것이다.

간단한 질병에 대해서는 가까운 의원이나 보건기관을 이용하고 좀 더 전문적인 진료가 필요한 경에 병원이나 종합병원으로 후송되는 체계가 확립되어져야 할 것이다. 즉 의원, 병원 및 종합병원이 상호 보완적인 입장에서 기능을 발휘하는 의료전달체계가 수립됨으로써 보다 양질의 의료서비스를 기대할 수 있을 것이다.

따라서 의료전달체계의 의의는 의료자원의 효율적인 이용과 종합병원에 대한 환자 집중 현상을 방지함으로써 의료기관의 균형적 발전을 도모하고 국민의료비 증가억제와 보험재정 안정화를 기하기 위한 것이다.

3) 우리나라의 의료전달체계

우리나라는 1998년 9월까지는 전국을 140개 중진료권과 8개의 대진료권으로 나누어 모든 국민은 질병이 발생할 경우 자신의 거주지역 중진료권 내에 있는 1, 2차 의료기관을 자유롭게 이용할 수 있게 하고 1, 2차 의료기관에서 진료를 원활히 받기가 어려울 경우 자신을 진료한 의사의 소견서를 얻어 자신의 거주지 대진료권 내에 있는 3차 의료기관으로 후송되어 진료를 받을 수 있도록 하였다.

그러나 1998년 10월부터는 대진료권 제도는 폐지되고 다만 의료기관을 1단계 진료기관과 2단계 진료기관으로 구분하여 병이 나면 반드시 1단계 진료기관(종래 1, 2차 의료기관)에서 진료를 받고 여기에서 치료가 어렵다고 판단될 경우 담당의사의 소견서를 얻어 2단계 진료기관(종래 3차 의료기관으로 전국에 44개소가 있음)으로 후송되어 계속 진료를 받을 수 있도록 하고 있다. 진료권제도가 없어진 관계로 1단계 진료나 2단계 진료에 있어서 우리나라의 어느 곳에 위치하는 의료기관이라도 이용 가능토록 하였다.

4) 의료전달체계 문제점

우리나라 의료전달체계의 문제점으로 우선 의료기관의 지역별 편차를 들 수 있다. 특히 서울에 위치한 3차 의료기관은 지방에 비해 인력과 시설 등에서 월등히 높은 수준이고 이러한 결과로 서울에 위치한 주요 병원에 지방 환자가 몰리는 현상이 나타나고 있다.

또한 우리나라는 주치의 제도가 없어 환자들이 주치의 및 단골의사에 의해 종합병원으로 의뢰되는 것이 아니라 환자 본인의 판단에 의해 종합병원을 찾는다는 것이다. 즉, 질병의 중증도와 의료인의 판단에 의해 환자들이 후송되는 의료전달체계가 확립되어 있지 않다는 것이다.

이러한 결과로 가벼운 질환으로 대형병원을 이용하는 경우가 많이 발생하고 있다.

마지막으로 의료기관간 기능분담을 이루지 못하고 있다는 점이다. 입원서비스에 주력해야 하는 3차 의료기관은 외래서비스에서 1,2차 의료기관과 경쟁을 하고 있는 실정이다. 이는 낮은 입원서비스 수가와 입원 및 수술환자의 안정적인 확보에 그 이유가 있다고 하겠다. 또한 30병상 이하의 의원급 의료기관에서도 여전히 적지 않은 입원서비스가 공급되고 있다.

의료전달체계 문제점을 요약하면, 우리나라 의료전달체계의 문제점은 ① 의료기관간 의료수준의 지역적 편차, ② 주치의제도 부재로 인한 환자의 자의적인 의료기관 방문과 부적절한 환자 후송체계, ③ 의료기관 간 기능적 미분화 등이다.

제2장 사회보장과 의료보장

제1절 사회보장과 의료보장

1. 사회보장의 개념

사회보장 즉, Social Security라는 용어에서 Security의 어원인 se(=without, 해방)+cura(=care, 근심 또는 괴로워하는 것)에서 비롯된 것이며, 이것은 "불안을 없게 한다"라는 뜻으로 단어를 그대로 풀이하면 Social Security는 사회적 불안을 제거한다는 의미이다.

Social Security라는 용어는 미국의 루즈벨트 대통령이 1934년 6월 8일 의회에서 뉴딜(New Deal) 정책을 설명하는 가운데서 비롯되었으며, 이것이 법률용어로 처음 등장한 것은 1935년 미국의 사회보장법(Social Security Act)이 제정된 이후에 보편적으로 사용되어 왔다.

사회보장이라는 의미는 역사적, 사회적 배경과 시대 및 학자나 국가에 따라 여러 가지로 표현되고 있는데 "사회보장의 아버지"로 불리는 비버리지(W. Beveridge)가 1942년 영국정부에 제출한보고서 사회보험과 관련 서비스(Social Insurance and Allied Service) 에 의하면 사회보장의 정의는 실업·질병 혹은 재해에 의하여 수입이 중단된 경우의 대처, 노령에 의한 퇴직이나 본인 이외의 사망에 의한 부양 상실의 대비, 그리고 출생·사망·결혼 등과 관련된 특별한 지출을 감당하기 위한 소득보장을 의미하는 것으로 그는 빈곤과 결부시켜 사회보장은 '궁핍의 퇴치'라고 말하며 이는 국민소득의 재분배로 실현할 수 있으며 이를 통한 일정 소득의 보장은 결국 국민생활의 최저보장을 의미하는 것이라 하였다.

ILO가 1942년에 발표한 「사회보장에의 접근」이라는 보고서에 의하면 "사회보장은 사회 구성원이 부딪히는 일정한 위험에 대해서 사회가 적절한 조직을 통해 부여하는 보장"이라고 정의하였으며, 이는 사회보장제도가 국민 생활상에 닥치는 불의의 위험이나 소득의 중단이 온다 하더라도 정상적인 생활을 유지할 수 있도록 그 생활을 보장하는 수단을 국가가 책임을 지고 수행하는 제도인 것이다.

즉 사회보장은 사회적 불안을 제거한다는 의미와 평온한 삶을 사회가 보장한다는 뜻으로 이해되며, 질병이나 분만·실업·폐질·직업상의 상해·노령 및 사망으로 인한 소득의 상실이나 감소 등으로 인한 경제적 곤궁에서 유래하는 근심과 불안을 제거함으로써 사회 평화를 도모하자는 것이다.

"사회보장에 관한 법률"(1963.11. 5. 법률 제 1437호)에서 처음 사용되었으며, 이후 산재보험법(1963. 11. 05. 법률 제1438호)과 의료보험법(1963. 12. 16. 법률 제1623호)이 제정되고, 1977년 7월 1일 강제적용형 의료보험이 실시되면서 보편적으로 사용된 것으로 볼 수 있다.

사회보장기본법 제3조 제1호에 의하면, "사회보장이란 질병·장애·노령·실업·사망 등 각종 사회적 위험으로부터 모든 국민을 보호하고 빈곤을 해소하며 국민생활의 질을 향상시키기 위하여 제공되는 사회보험, 공공부조, 사회복지서비스 및 관련 복지제도를 말한다"라고 정의하고 있다.

2. 사회보장체계

사회보장제도의 기본적 사항을 규정한 사회보장기본법(1995. 12. 30. 법률 제5134호)에 의하면 우리나라의 사회보장제도는 국가의 연대성 원리를 기초로 하는 공공부조제도, 특정 동종집단의 연대성을 기초로 조직되고 운영되는 사회보험제도, 그리고 국민의 정상적인 사회생활을 위해 제공되는 사회복지서비스제도와 관련 복지제도로 구분한다(그림 2-2-1).

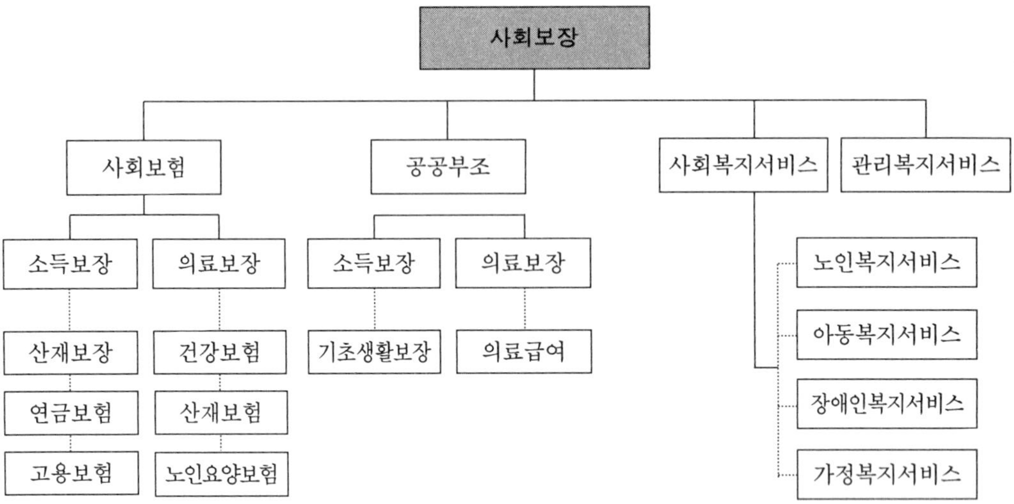

<그림 2-2-1> 우리나라 사회보장 기본법에 따른 사회보장의 구성 및 체계분류 재구성

출처 : 건강보험심사평가원. www.hira.or.kr 2015

사회보장기본법 제3조 제2호에 의하면, "사회보험이라 함은 국민에게 발생하는 사회적 위험을 보험방식에 의하여 대처함으로써 국민건강과 소득을 보장하는 제도를 의미 한다"라고 정의하고 있다. 구체적으로 살펴보면 사회보험은 국민을 대상으로 질병·사망·노령·실업 기타 신체장애 등으로 인한 생활의 위협으로부터 보호하기 위하여 국가가 법에 의하여 보험가입을 의무화하며 기여금을 부과하거나 보험료를 갹출하여 내용을 규정하여 실시하는 제도를 의미한다. 생활에 위협을 가하는 제 위험에 대하여 1차적으로 기본적 경제보장을 목적으로 하고 최저 생계를 영위할 수 있을 만큼의 소득 및 의료보장을 목적으로 한다. 이와 같이 사회보험은 운영과 방법론에서 보험기술과 보험원리를 따르고 있다는 점에서 공공부조와 상이하다. 사회보험은 사회의 연대성과 강제성이 적용되며, 위험의 분산을 목적으로 하므로 보험사고를 당한 사람과 그렇지 않은 사람 사이에 일정한 소득의 재분배효과가 나타나게 된다. 또한 상대적으로 과다한 재정의 부담을 경감시킬 수 있으며, 국민의 주인의식과 참여의식을 조장할 수 있다.

사회보험에서 다루는 보험사고로는 업무상 재해, 질병, 분만, 폐질(장애), 사망, 유족, 노령 및 실업 등이 있으며, 이러한 보험사고는 몇 가지 부문으로 나뉘어 사회보험의 형태를 이루게 된다. 즉 업무상의 재해에 대해서는 산업재해보상보험, 질병과 부상에 대해서는 건강보험 또는 질병보험, 폐질·사망·노령 등에 대해서는 연금보험, 그리고 실업에 대해서는 고용보험제도가 있으며 노인 치매와 노인성 질병에 대해서는 노인장기요양보험 이를 5대 사회보험이라 한다.

<표 2-2-1> 우리나라 사회보험의 종류 및 관리운영

<table>
<tr><th>구분</th><th>건강보험</th><th>노인장기보험</th><th>국민연금</th><th>산재보험</th><th>고용보험</th></tr>
<tr><td>관장부처</td><td colspan="3">보건복지부</td><td colspan="2">노 동 부</td></tr>
<tr><td>근거법</td><td>국민건강보험법</td><td>노인장기요양법</td><td>국민연금법</td><td>산업재해보상보험법</td><td>고용보험법</td></tr>
<tr><td>시행일</td><td>'77. 7. 1</td><td>'08. 7. 1</td><td>'88. 1. 1</td><td>'64. 7. 1</td><td>'95. 7. 1</td></tr>
<tr><td>집행기구</td><td colspan="2">국민건강보험공단</td><td>국민연금공단</td><td>근로복지공단</td><td>노동부</td></tr>
<tr><td>보장내용</td><td>의료보장
건강증진</td><td>신체활동지원
가사활동지원</td><td>소득보장</td><td>의료보장
소득보장</td><td>소득보장</td></tr>
<tr><td>관리대상</td><td>전국민</td><td>전국민</td><td>5인 이상 근로자
18~65세 자영자</td><td colspan="2">상시 1인 이상 근로자</td></tr>
</table>

※ 고용보험의 경우 사업장관리, 근로복지공단에서 업무수행

출처 : 국민건강보험공단. 건강보험제도 개요. 건강보험제도 교육용 교재, 노인장기요양보험통계연보(2015)

2) 공공부조

공공부조는 나라마다 상이하게 표현되고 있다. 우리나라와 일본, 미국에서는 법률상 공공부조 또는 공적 부조(Public Assistance)로, 영국에서는 국가부조(National Assistance)로, 프랑스에서는 사회부조(Social Assistance)로 표현하고 있다. 이 제도는 극빈자, 불구자, 실업자 또는 저소득계층과 같이 스스로 생계를 영위할 수 없는 계층의 생활을 그들이 자립할 수 있을 때까지 국가가 재정기금으로 보호하여 주는 일종의 구빈제도이다.

사회보장기본법 제3조 제3호에 의하면, "공공부조라 함은 국가 및 지방자치단체의 책임 하에

생활유지 능력이 없거나 생활이 어려운 국민의 최저생활을 보장하고 자립을 지원하는 제도를 의미 한다"라고 정의하고 있다. 종래에는 "공적 부조"라는 용어를 사용하였으나, 1995년 12월 30일 제정된 사회보장기본법에서 "공공부조"라는 용어로 변경하였다.

공공부조에 대한 또 다른 협의의 개념은 자본주의 사회의 모순이 심화됨에 따라 그 구조적 산물로서 빈곤이 발생됐다는 역사적 인과관계를 인정하여 국가의 책임 하에 일정한 법령에 따라 공공비용으로 경제적 보호를 요구하는 자들에게 개인별 보호 필요에 따라 주게 되는 최저한도의 사회보장을 일컫는 데 이 역시 사회보장의 일환으로 이해되고 있다. 이와 같이 공공부조는 빈자의 생활보호 기능에서 그 의의를 찾아 볼 수 있는데 생활보호는 최저한의 수준에 그쳐야하며 이를 국가최저(National Minimum) 또는 사회최저(Social Minimum)원칙이라 부른다.

일반적으로 공공부조의 대상이 된다는 것은 굴욕적인 일이고 사회적 낙인으로 작용할 수도 있으나 경우에 따라 수혜자의 의타심을 조장하고 이들의 독립정신 배양에 역효과를 불러와 재정적자의 주요 원인이 될 수도 있다. 하지만 사회보험계획을 추진하는 과정에서 대상자 적용에 문제가 발생하는 경우에는 이를 보완하기 위하여 사용할 수 있기 때문에 공공부조가 지니는 제한점에도 불구하고 빈곤퇴치 대책의 일환으로 이를 적용하게 된다. 공공부조와 관련해서는 의료급여법과 국민기초생활보장법이 적용되고 있다.

사회보험과 공공부조의 특징을 비교해 보면 <표 2-2-2>와 같다.

<표 2-2-2> 사회보험과 공공부조의 비교

구분	사회보험	공공부조
제도특성	근로능력이 있는 사람을 위한 제도	근로능력이 없는 사람을 원조하기 위한 제도
대상	모든 강제가입자	일부계층 저소득층등
자산조사	불필요	필요
재원	주로 갹출금(보험료), 국고지원금 등 지원	정부의 일반조세
권리성	권리로 인정	국가의 보호, stigma 발생가능

출처 : 건강보험심사평가원. www.hira.or.kr 2016

3) 사회복지서비스

사회복지는 원래 가족이 수행하는 전통적 기능을 지원・보완하기 위하여 발달하였다. 즉, 사회가 변화해 감에 따라 발생하는 경제적 실패, 가족불안 및 지역사회의 해체와 관련하여, 중첩된 문제를 해결하기 위한 사회적 노력이라 할 수 있다.

사회복지제도는 복지사회를 건설할 목적으로 법률이 정하는 바에 의하여 특정인에게 사회보장 급여를 국가 재정부담으로 실시하여 주는 제도를 말한다.

사회복지서비스의 대상은 정상적인 일상생활의 수준에서 탈락, 낙오되거나 또는 그러한 우려가 있는 불특정 개인 또는 가족이며 구체적으로 빈곤, 질병, 범죄, 또는 도덕적 타락으로 나타나게 되는데 이러한 내용을 E.F Devine은 3D(Destitution 빈곤, Disease 질병, Delinquency 비행)로 설명하기도 한다. 그러므로 사회복지서비스의 목적은 정상적인 일반생활의 수준에서 탈락된 상태의 사회복지서비스 대상자에게 「회복·보전」하도록 도와주는 것을 말하며 이는 개별적·집단적으로 보호 또는 처치를 행하게 된다.

사회보장기본법 제3조 제4호에는 "사회복지서비스라 함은 국가·지방자치단체 및 민간부문의 도움을 필요로 하는 모든 국민에게 상담, 재활, 직업소개 및 지도, 사회복지시설 이용 등을 제공하여 정상적인 생활이 가능하도록 지원하는 제도를 의미 한다"라고 정의하고 있으며 종래의 사회보장체계에서 일반적으로 사회복지로 불리던 것이 사회복지서비스로 변경하였다.

우리나라의 경우 1970년에 사회복지사업법을 제정하여 제도적인 접근을 시작하였고, 이 이후 모자보건법(1973), 노인복지법(1981), 심신장애자복지법(1981), 아동복지법(1981)을 제정하여 부녀자복지와 아동복지 및 심신장애자복지 증진을 도모하고 있다.

<표 2-2-3> 우리나라의 사회보장제도

<table>
<tr><th>구 분</th><th colspan="3">정 의</th></tr>
<tr><td rowspan="2">사회보험제도</td><td rowspan="2">국민에게 발생하는 사회적 위험을 보험방식에 의하여 대처함으로써 국민건강과 소득을 보장하는 제도
(국가가 법에 의해 가입을 의무화)</td><td>단기보험</td><td>건강(의료)보험
→의료비보장, 건강증진
노인장기요양보험
→신체활동, 가사활동지원</td></tr>
<tr><td>장기보험</td><td>연금보험, 실업보험
→소득보장</td></tr>
<tr><td>공공부조제도</td><td colspan="3">국가 또는 지방자치단체의 책임으로 국민의 최저생활을 보장하고 자립을 지원 하는 제도</td></tr>
<tr><td>사회복지서비스</td><td colspan="3">국가, 지방자치단체 및 민간부문의 도움을 필요로 하는 모든 국민에게 상담, 자활, 직업소개 및 지도, 사회복지시설이용 등을 제공하여 정상적인 사회생활이 가능하도록 지원하는 제도</td></tr>
<tr><td>관련복지제도</td><td colspan="3">보건, 주거, 교육, 고용 등의 분야에서 인간다운 생활이 보장될 수 있도록 지원하는 각종 복지제도</td></tr>
</table>

출처 : 건강보험심사평가원. www.hira.or.kr 2016 재구성

제2절 의료보장

1. 의료보장의 개념

사회계층간 의료수혜의 불평등이 심화되고, 의료이용도의 소득계층별, 지역별, 성별, 직업별, 연령별차이가 사회적 불만의 한 원인으로 대두되고 보건의료서비스가 의·식·주 다음 제4의 기본적 수요로 인식됨에 따라 의료보장제도의 필요성이 나날이 높아지고 있다.

의료보장은 사회보장의 한 종류로서 매우 중요한 위치를 차지한다. 따라서 의료보장이란 용어는 사회보장의 일반론과 관련시켜 흔히 사용되고 있지만 의료보장은 그 자체적인 개념을 간직하고 있고, 그 개념 규정은 단순하지 않다.

의료보장은 질병으로 인한 수입의 중단이나 질병치료를 위한 치료비 지출이 생활의 위협이 되기 때문에 이를 사회적으로 대처하고자 하는데 그 초점을 두고 있다. 따라서 의료보장에는 질병으로 인한 수입 중단에 대처하는 경제보장으로서의 소득보장과 치료비 지출에 대비하는 의료비보장이라는 두 가지 역할이 포함되는 개념이 있다. 다만 질병치료에서 한 단계 더 나아가 질병을 예방하고 건강을 증진시키는 건강보장이라는 광의적인 개념도 있다. 즉 사회보장이 사회적 위험으로 인한 소득상실에 대비한다는 소득보장의 개념인데 반하여 의료보장은 질병이라는 사회적 위험에 따른 소득상실에 대비한 소득보장과 동시에 치료비를 공동으로 부담하는 의료비보장이 추가되는 개념상의 차이가 있다.

즉, 의료보장이란, 국민의 건강권을 보호하기 위하여 요구되는 필요한 보건의료서비스를 국가나 사회가 제도적으로 제공하는 것을 말하며, 건강보험, 의료급여, 산재보험을 포괄한다.

따라서 의료보장은 의료수혜 불평등을 해소하기 위한 사회적·국가적 노력이며, 예측할 수 없는 질병의 발생 등에 대한 개인의 부담능력의 한계를 극복하고, 개인의 위험을 사회적·국가적 위험으로 인식하여 위험의 분산 및 상호부조인식을 제고하기 위한 제도라는데 그 의의가 있다.

2. 의료보장의 필요성

사회보장에서 의료보장이 차지하는 비중은 매우 크며 여러 나라에서 사회보장의 한 형태로서 의료보장을 실시하고 있다.

그렇다면 의료보장은 왜 필요한 것인가?

첫째, 사회·경제적인 변천에 그 이유가 있다. 중세까지는 자급자족에 의하여 생활을 유지하

<표 2-2-4> 우리나라 의료보장의 유형

구분	건강보험	의료급여	자동차보험	산업재해(공상)
기본성격	질병 및 부상치료, 출산, 사망관련보험급여	일정수준이하의 저소득층에게 모든 질병이나 부상에 의료혜택 부여	인적·물적 피해를 약관이 정한 바에 따라 보상(대인배상, 대물배상)	업무상재해보상, 재해예방, 재활 및 각종 복지사업
관리대상	전 국민	의료급여대상자	자동차보험가입자	산재보험가입자
보험료 부담주체	사업주, 근로자, 정부, 세대원	정부	가입자	사업주
보험료 부과기준	임금, 재산, 소득 등		급여 내용 및 위험 정도	임금, 업종
급여내용	요양급여, 건강검진요양비, 본인부담금보상금, 장애인보장구, 본인부담금환급금등	의료급여, 요양비, 건강검진 등	사망(위자료, 장례비, 상실수익액), 부상(위자료, 휴업손해, 치료비 등)	요양급여, 휴업급여, 장해급여, 간병급여, 유족급여, 장의비, 상병보상연금
급여제한	범죄행위로 인하여 사고를 유발했을 때 및 다른 법령에 의하여 급여를 받게 되는 자	다른 법령에 의하여 국가로부터 보호를 받고 있는 경우	자동차사고와 인과관계가 없는 상병, 지정진료료, 상급병실료 차액, 의료기관의 퇴원 또는 전원 지시에 불응하는 경우	업무상 부상 또는 질병의 치료목적이 아닌 진료 또는 투약, 상급병실 사용료 차액, 지정진료료, 국민건강보험법의 규정에서 정하지 않은 요양급여
수 가	건강보험수가	건강보험수가	건강보험수가 건설교통부장관 고시 수가	건강보험수가 노동부장관고시수가
진료기관	모든 요양기관 (단, 의료전달체계가 있음)	진료권별로 순차적으로 진료	본인이 희망하는 의료기관	산재보험 의료기관 지정
본인부담	입원 20% 외래 : 요양기관종별로 틀림	1종 - 입원: 무료 2종 - 입원 : 급여총액 10% ※ 요양기관별 틀림	없음 보험회사의 지불보증만으로 진료 단, 가해자나 피해자가 진료비를 지불한 경우 영수증을 제출하여 환불	없음
진료비심사	건강보험심사평가원	건강보험심사평가원	자체단독, 자체심사, 건강보험심사평가원	근로복지공단
진료비지급	국민건강보험공단	지방자치단체	보험회사	근로복지공단

출처 : 국민건강보험공단. 건강보험제도 개요 , 건강보험심사평가원 제도 개요 재구성

였으나 산업혁명 이후 산업화에 따라 공업화, 도시화하게 되었고 유통경제체제의 발달로 상호의존하며 생활하게 되었다. 또한 대가족제도의 붕괴와 핵가족화에 따라 가족간의 연대감이나 책임

감이 상대적으로 약화되어 질병에 이환되었을 경우 국가 및 사회에 의한 보호의 필요성이 증가되어 의료보장제도가 출현하게 되었다.

둘째, 질병에 대한 개념의 변화이다. 과거에는 질병에 걸리면 신에게 벌을 받는 것이라고 생각하였으며 운명적인 것으로 받아들였다. 그러나 현대 복지국가에서는 의료가 국민의 기본권이며 국가나 사회가 이를 보장할 의무가 있다고 생각하게 되었다. 이러한 개념은 세계인권선언(1948)에서 명문화되어 제25조에 "모든 사람은 의·식·주, 의료와 필요한 사회적 시설을 포함한 자기 및 가족의 건강과 복리를 위하여 충분한 생활수준을 향유할 권리를 가지며…"라고 밝힘으로써 뚜렷해졌다. 즉 인간은 의·식·주와 더불어 건강도 기본적인 권리의 하나라고 인식하게 된 것이다.

셋째, 의학 자체가 갖는 특성을 들 수 있다. 20세기 들어서 특히 제2차 세계대전을 전후하여 의학은 급속도로 발전하였으며 이에 따라 인류의 기대도 증가되었다. 그러나 이와 더불어 의료비도 급증하여 질병이 발생하였을 경우 개인이 일시에 의료비를 부담하는 것이 경제적으로 어렵게 되어 사회적인 제도의 필요성이 제기되었다.

넷째, 의료가 갖는 특성을 들 수 있다. 질병은 언제 발생할지, 어느 정도인지, 비용이 얼마나 들지 예측할 수 없다. 경제적으로 여유가 있는 경우에는 의료비를 일정액 비축할 수도 있겠으나 대부분의 국민에서 의료비를 별도로 예금하는 것은 어려우며 또한 그 규모를 예측하는 것이 어려우므로 위험을 분산할 수 있는 사회적 장치의 필요성이 제기되었다.

이러한 여러 가지 이유에서 의료를 국가나 사회가 책임지기 위한 의료보장의 필요성이 제기되었으며 그 성격상 사회보장의 한 분야로 발전하게 되었다.

3. 의료보장의 유형

한 나라의 의료보장제도는 역사와 문화의 산물로서 의료보장을 운영하는데 소요되는 재원을 조달하는 방식 역시 그 사회의 여건에 따라 다르다. OECD는 의료보장제도의 유형을 크게 1) 조세를 주 재원으로 하며 국민에게 무상으로 보건의료서비스를 제공하는 국민보건서비스(National Health Service)방식, 2) 사회보험형태로 보험가입자의 보험료를 주 재원으로 하는 국민건강보험(National Health Insurance)방식, 그리고 3) 민간의료보험이 주체가 되는 민간보험(Consumer Sovereignty Model)방식 등으로 분류하고 있다.

1) 국민보건서비스방식(NHS : National Health Service)

국가보건서비스(NHS)방식은 「국민의 의료문제는 국가가 모두 책임져야 한다」는 관점에서 정부가 일반조세로 재원을 마련하여 모든 국민에게 무상으로 의료를 제공(Universal Type)하는 국가의 직접적인 의료관장 방식으로 일명 조세방식 또는 비버리지 방식이라고 한다. 이 경우 의료기관의 상당부분이 사회화 내지 국유화되어 있으며, 영국의 비버리지가 제안한 이래 영국, 스웨덴, 이탈리아, 뉴질랜드 등이 그 대표적인 국가이다.

NHS방식을 채택하고 있는 나라에서는 소득수준에 관계없이 모든 국민에게 포괄적이고 균등한 의료를 보장하며 정부가 관리주체로서 의료공급이 공공화되어 의료비 증가에 대한 통제가 강하다. 그리고 조세제도를 통한 재원조달은 비교적 소득재분배효과가 강하다는 장점이 있으나, 반면에 의료의 사회화가 상대적으로 의료의 질이 저하될 소지가 있으며 조세에 의한 의료비 재원조달에 많은 어려움이 있어 정부의 과다한 복지비용 부담이 문제가 되고 있다. 또한 의료수용자측의 비용의식 부족과 민간보험의 확대 그리고 장기간 진료대기문제 등 부작용이 나타나고 있어 이에 대한 제도개혁의 필요성이 증가되고 있다.

대표적인 나라로서 영국은 비버리지보고서(Beveridge Report)에 근거하여 1948년 제정된 국민보건서비스법에 의해 대부분의 병원을 국유화하였고 이를 통해 의료의 사회화를 이룩하였다. 스웨덴에서는 2차 세계대전 후 의료공영제를 실시하여 공공비용을 중심으로 한 재원을 마련하여 이를 통해 전 국민을 일률적으로 적용시키는 국민보건서비스제도를 창설하였다.

2) 국민건강보험방식(NHI : National Health Insurance)

국민건강보험방식(NHI)은 의료비에 대한 국민의 자기 책임의식을 견지하되 이를 사회화하여 정부기관이 아닌 보험자가 보험료로 재원을 마련하여 의료를 보장하는 방식으로 비스마르크방식이라고도 한다. 이 경우 정부는 대부분 후견적 지원과 감독을 행하게 되며, 독일의 비스마르크가 창시한 이래 독일, 프랑스, 일본, 우리나라 등이 대표적인 국가이다.

이 방식에서는 각 보험집단별로 보험료를 갹출하여 재원을 마련하고 이에 따라 피보험자에게 직접 또는 계약을 체결하는 의료기관을 통해 보험급여를 실시하고 있다. 이 경우 국가는 보험제도의 틀을 결정하지만 실제 운영에 직접 관여하기보다는 각 보험집단에 위임하고 있으며, 약간의 국고보조를 제공한다.

NHI방식을 채택하고 있는 나라에서는 조합원이 대표 의결기구를 통해 건강보험운영에 관한 의사결정에 참여함으로써 제도운영의 민주성을 기할 수 있고, 사회적 동질성을 가진 국민이 보험집단을 형성한다. 또한 국민의 비용의식이 강하게 작용하며, 상대적으로 양질의 의료를 제공할 수 있다는 장점이 있다. 하지만 소득유형이 서로 다른 구성원에 대한 단일보험료 부과기준 적용이 어렵고, 의료비 증가에 대한 억제기능이 취약하다. 이러한 의료비의 증가는 보험료율의 인상 혹은 환자부담의 증가를 수반하지 않을 수 없기 때문에 보험재정의 안정을 위한 노력이 필요하다.

대표적인 나라로서 독일은 수공업, 광산, 공장의 노동자를 대상으로 사회보험방식의 공제제도가 19세기 후반에 성립되었고, 2차 세계대전 후에는 노동자를 비롯한 국민 각계각층을 대상으로 한 사회보장제도의 일환으로서 의료보장제도가 정비되어 오늘날에 이르고 있다. 프랑스에서는 19세기부터 직업별 상호공제제도가 있었고, 2차 세계대전 후 피용자를 대상으로 한 사회보험방식의 일반제도가 창설되었고, 자영자와 농업자는 별도의 제도를 구성하여 1960년대부터 전 국민이 건강보험의 혜택을 보게 되었다.

<표 2-2-5> 국민보건서비스방식(NHS)과 국민건강보험방식(NHI)의 비교

구 분	국가보건서비스방식(NHS)	국민건강보험방식(NHI)
기본이념	- 국민의료비에 대한 국가책임 견지 (국민의 정부의존 심화)	- 의료비에 대한 국민의 1차적 자기 책임의식 견지(국민의 정부의존 최소화)
적용대상 관 리	- 전국민을 일괄 적용(집단구분 없음)	- 국민을 임금소득자, 공무원, 자영자 등으로 구분 관리(극빈자는 별도 구분)
재원조달	- 정부 일반조세	- 보험료 - 일부 국고지원
진료보수 산정방법	- 일반 개원의는 인두제 - 병원급은 의사 봉급제	- 행위별수가제 또는 총액 계약제 등
관리기구	- 정부기관(사회보장청 등)	- 보험자(조합 또는 금고)
채택국가	- 영국, 스웨덴, 이탈리아, 캐나다 등	- 독일, 프랑스, 네덜란드, 일본, 한국 등
국민 의료비	- 의료비 통제효과가 강함	- 의료비 억제기능 취약
보험료 형평성	- 조세에 의한 재원조달로 소득재분배 효과 강함(선진국) (단, 조세체계가 선진화되지 않은 경우 소득 역진 초래)	- 보험자내 보험료 부과의 구체적 형평성 확보가능 - 보험자가 다수일 경우 보험자간 재정불균형 발생 우려
의료 서비스	- 의료의 질 저하 초래 - 입원대기환자 급증·대기기간 장기화·개원의의 입원의뢰 남발 - 사보험 가입경향 증가로 국민의 이중 부담 초래	- 상대적으로 양질의 의료제공 - 첨단의료기술 발전에 긍정적 영향
연대의식	- 가입자간 연대의식 희박	- 가입자간 연대의식 강함
관리운영	- 정부기관 직접 관리 (가입자의 운영참여 배제) - 직접 관리운영비 부분적 축소(보험료 징수 비용이 조세관리 비용으로 전가)	- 보험자중심 자율 운영(대표기구를 통한 가입자의 조합운영참여보장) - 직접 관리운영비 소요 (보험료 징수 등)

출처 : 건강보험심사평가원. www.hira.or.kr 2009

3) 민간보험방식(Consumer Sovereignty Model)

민간의료보험은 보험회사 등 사적기관(보험회사, 공제조합 등)에서 의료비 비용을 보장하는 보험으로 넓은 의미에서 의료비 보장뿐만 아니라 장기간병보험과 소득보상보험을 광범위하게 포함하여 민영건강보험이라는 용어로 주로 사용되고 있다.

민간보험방식은 연구와 임상이 풍부하다는 장점이 있다. 하지만 이윤을 공제한 고부담-저급여로 보장수준이 낮고, 보험 상품에 따라 차등화 된 의료보장으로 보건의료서비스 이용에 대한 국민의 차별화를 가져올 수 있으며, 질병에 이환되더라도 아무런 혜택을 받지 못하는 무보험자가 발생하게 된다는 단점이 있다.

공적 건강보험이 발달되어 온 유럽에서도 민간의료보험이 차지하는 비중은 무시할 수 없다. 특히 미국의 경우 공적 건강보험이 노인 등의 특정 집단에게만 한정되어 있어 대부분의 의료보장은 민간의료보험에 의존하고 있다. 미국의 민간의료보험은 생명보험회사나 손해보험회사 등 영리보험회사와 지역주민의 의료보장을 목적으로 하는 Blue Cross, Blue Shield 등 비영리단체, 그리고 HMO(Health Maintenance Organization), PPO(Preferred Provider Organization) 등이 있다.

<표 2-2-6> 사회보험과 민간보험의 비교

구분	사회보험	민간보험
제도의 목적	기본적 보장	개인적 필요에 따른 보장
보험 가입	강제	임의
국가부양성	있음	없음
소득재분배 효과	있음	없음
수급권	법적 수급권	계약적 수급권
운영주체	국가/공공기관	민간보험회사
운영방식	독점	자유경쟁
운영목표	사회적 편익 확대	상업적 이윤추구
급여종류	균등급여	차등급여
보험료대비 보험급 지급률	급여율 101.6% (국민건강보험 통계연보 2013)	지급률 54.2% (보험개발원, 보험통계연감 2013)
보험료 산정	능력비례 - 소득과 재산을 기준	위험률 비례 - 질병과 의료이용 가능성을 기준
보험료 부담	공동부담의 원칙	본인부담 위주

출처 : 건강보험심사평가원. www.hira.or.kr 2016의 내용을 바탕으로 재정리

<표 2-2-7> 의료보장의 유형별 특징 및 보건의료현황

구분	국가보건서비스방식	국민건강보험방식	민간보험방식
대표국가	영국, 캐나다, 스웨덴, 이태리 등	독일, 프랑스, 일본, 한국, 대만 등	미국
보험자	정부	공공기관	민간보험사
보험자 형태	비영리	비영리	대부분 영리보험사
가입방식	전국민 강제가입	전국민 강제가입(독일 : 일부 고소득층 제외)	임의가입

구분	국가보건서비스방식	국민건강보험방식	민간보험방식
의료기관 이용(접근성)	거의 대부분 의료기관	거의 대부분 의료기관	민간보험회사와 계약한 일부 의료기관
재원	조세	사회보험료(일부 조세지원)	민간보험료
장점	· 의료비 증가에 대한 국가의 통제가 강함 · 전국민에게 균등한 의료보장 · 소득재분배 효과	· 국가의 조세부담 최소화 · 전국민에게 균등한 의료보장 · 국민의 자율적 제도 운영 · 양질의 의료서비스 제공	· 연구와 임상이 풍부
단점	· 정부의 비용부담이 큼 · 의료수요자의 비용인식 부족 · 진료 대기시간이 길어질 수 있음 · 의료의 질 저하	· 저부담-고급여 요구로 재정균형에 어려움 · 의료비 증가에 대한 억제 기능 취약 · 단일보험료 부과체계 적용의 어려움	· 이윤을 공제한 고부담-저급여로 보장수준이 낮음 · 보험상품별 차등화된 의료보장 · 무보험자 발생
GDP 대비 국민의료비(%)	영국(8.5), 캐나다(10.2), 스웨덴(11.0), 이태리(8.8)	독일(11.0), 프랑스(10.9), 한국(6.9), 일본(10.2)	미국(16.4)
1인당 의료비 (US$)	영국(3,235), 캐나다(4,351), 스웨덴(4,904), 이태리(3.077)	독일(4,819), 프랑스(4,124), 한국(2,275), 일본(3,713)	미국(8,713)
기대수명 (세)	영국(81.1), 캐나다(81.5)2011년, 스웨덴(82.0), 이태리(82.8)	독일(80.9), 프랑스(82.3), 한국(81.8), 일본(83.4)	미국(78.8)
출생 1,000명당 영아사망율(명)	영국(3.8), 캐나다(4.8)2011년, 스웨덴(2.7), 이태리(2.9)	독일(3.3), 프랑스(3.6), 한국(3.0), 일본(2.1)	미국(6.0)2012년

※ 통계자료출처: OECD HEALTH DATA, October 2015
평균은 2013년 모두 이용 가능한 OECD 국가의 가장 최근 자료로 구성되었음

제3절 진료비지불제도

1. 진료비지불제도의 개념

진료의 대가로 의료공급자에게 지불되는 보상 방식을 말하는 것으로 일반적으로 지불제도는 의료의 질, 의료비, 진료비 심사 및 관리방식에 결정적인 영향을 미치게 된다.

크게 의료공급자에 대한 것(의사 등)과 의료기관에 대한 것으로 구분되는데 일반적으로 의료공급자에 대한 보수지불은 주로 의료행위라는 전문기술에 대한 보상을 목표로 하고, 의료기관에 대한 보수지불은 시설, 장비, 물자, 운영비용 등 투입(input)비용에 대한 보상을 의미한다.

대체로 한 나라의 지불제도는 지불제도의 기본형 하나에 속하기 보다는 그 나라의 실정에 맞게 변형된 것이나 혼합형태로 존재하는 경우가 많다.

2. 진료비지불제도의 유형

1) 행위별수가제(Fee-for-Service)

행위별수가제는 진료에 소요되는 약제 또는 재료비를 별도로 산정하고, 의료인이 제공한 진료 행위 하나하나마다 항목별로 가격을 책정하여 진료비를 지급하도록 하는 제도이다.

가장 보편적이고 시장접근적인 방법으로서 대부분의 자본주의 경제체제를 가진 국가에서는 이 행위별 수가제를 많이 채택하고 있으며, 의료인이 제공한 시술내용에 따라 값을 정하여 의료비를 지급하는 것으로서 전문의의 치료방식에 적합하다.

즉, 위중하거나 진료에 시간이 많이 걸리며 특별한 기술을 요하는 질병이나 진료재료가 많이 소요되는 질병에 대하여는 정확히 그만큼 많은 진료비를 의료인에게 지급하게 됩니다. 이는 일반 상행위의 원칙이 가장 많이 적용되는 방식으로서 의료인이 가장 선호하는 방식이지만, 적은 횟수의 더 철저한 검사보다는 짧고 빈도가 많은 진료를 유도하는 단점이 있다.

행위별 수가제도는 전문의 제도와 아울러 의료인들의 의료장비 및 기술의 개발에 경쟁적인 유인책을 제공할 수 있기 때문에 의학순수기술의 발달, 현대 첨단과학기술을 응용한 고급의료서비스의 개발에 큰 기여를 한다.

2) 인두제(Capitation)

인두제는 현재 영국의 일반가정의에게 적용되는 방식으로, 문자 그대로 의사가 맡고 있는 환자 수, 즉 자기의 환자가 될 가능성이 있는 일정지역의 주민 수에 일정금액을 곱하여 이에 상응하는 보수를 지급받는 방식이다.

주민이 의사를 선택하고 등록을 마치면, 등록된 주민이 환자로서 해당 의사의 의료서비스를 받든지 안 받든지 간에 보험자 또는 국가로부터 각 등록된 환자 수에 따라 일정수입을 지급 받게 된다.

인두제는 기본적이고 비교적 단순한 1차 보건의료에 적용되며, 의료전달체계의 확립이 선행되어야 한다. 따라서 주치의사 또는 가정의의 1차 진료 후에 후송의뢰가 필요한 경우에만 전문의의 진료를 받을 수 있다.

3) 봉급제(Salary)

사회주의국가나 영국과 같은 국영의료체계의 병원급 의료기관의 근무의에게 주로 적용되는 방식으로 농·어촌 등 벽·오지에 거주하는 국민이라도 쉽게 필요한 때 의료서비스를 제공받을 수 있으나 그 진료수준은 낮은 편이다.

법·제도상으로 공공의료의 혜택을 모든 국민이 받을 수 있게 되어 있으나, 제한된 의료시설 및 인력 때문에 의사의 윤리적 기준이 낮은 나라의 경우 개인적인 친밀관계나 뇌물수수관계에 따라 의료혜택의 기회가 부여될 여지가 많다.

봉급제의 단점은 의사의 관심이 환자진료보다는 승진 또는 더 높은 보수를 위해서 승진결정권을 가진 상사나 고위공직자의 만족에 맞추어진다는 것이다.

4) 포괄수가제(Case-Payment)

포괄수가제는 한 가지 치료행위가 기준이 아니고, 환자가 어떤 질병의 진료를 위하여 입원했는가에 따라 "DRG"라는 질병군(또는 환자군)별로 미리 책정된 일정액의 진료비를 지급하는 제도이다.

미국에서 의료비의 급격한 상승을 억제하기 위하여 1983년부터 DRG(Diagnosis Related Groups)에 기초를 둔 선불상환제도로 개발하였고 연방정부가 운영하는 메디케어(Medicare) 환자의 진료비지급방식으로 사용되고 있다. 이 제도는 의료비용의 사전예측이 가능하기 때문에 장기입원에 대한 인센티브를 제거할 수 있다.

DRG지불제도하에서는 행위별 심사는 약화되는 대신에 의료기관들의 진단명 조작이나 의료의 질 저하를 방지하기 위한 활동(모니터링 등)을 담당하는 기능이 필요해지며 이것을 현재의 심사기구가 수행하게 된다. DRG코드의 조작에 대한 감시와 조정은 포괄수가제의 안정적인 정착을 위해 꼭 필요한 조치이며, Upcoding 등 방지를 위하여 각 의료기관의 입원율, 재원일수, 입원건수, 중증도지표 등의 지속적인 모니터링을 통해 문제의 소지가 있는 의료기관이 포착되면 이에 대한 정밀심사를 하는 방안 등 보험심사기구에서 설정한 종합적인 감시방안이 병행된다.

5) 총액계약제(Global Budget)

보험자측과 의사단체(보험의협회) 간에 국민에게 제공되는 의료서비스에 대한 진료비 총액을 추계하고 협의한 후, 사전에 결정된 진료비총액을 지급하는 방식으로(의사단체는 행위별수가기준 등에 의하여 각 의사에게 진료비를 배분함)독일의 보험의에게 적용되는 방식이다.

총액계약제는 전체 보건의료체계 또는 보건의료체계의 특정 부문에 국한하여 적용이 가능하다.

전체 보건의료체계 또는 총액계약제가 적용되는 보건의료 부문의 비용에 대한 효과적 조정이 가능하므로, 진료의 가격과 양을 동시에 통제 및 조정함으로써 진료비지출 증가 속도를 조절하고 예측할 수 있다. 그러나 이 제도는 의료서비스 제공자가 과소진료를 제공하거나 건강상태가 좋지 못한 환자를 기피하는 현상도 발생할 수 있다.

6) 일당진료비방식(Daily charge or per Diem fee)

주로 병원의 입원진료에 적용되는 방식으로 투입자원이나 서비스강도의 차이를 두지 않고 진료 1일당 수가를 책정하여 진료기간에 따라 진료비총액이 결정되는 제도이다. 따라서 일당진료비 방식도 일종의 포괄수가제로 보는 경우도 있다.

일당진료비의 종류는 의사의 보수를 포함한 전체비용을 포괄하는 방식으로 질병의 종류나 전문분야 등을 구분하지 않고 모든 입원환자에게 동일한 일당 진료비를 부과하는 방법, 의사의 진료서비스에 대한 보수를 제외한 병원의 전체비용을 포괄하는 방식(의사의 진료비는 행위별수가제를 적용하고 병원에 대한 진료비 상환은 일당으로 산정하여 지불), 의사의 보수를 포함한 전체 비용을 포괄하여 일당진료비를 산정하되 전문과별 또는 특별진료서비스에 대해 차별수가를 적용하는 방식이 있다.

총액예산을 토대로 일당진료비제가 채택될 경우, 병원은 정해진 기간 내의 총비용을 늘려 일당진료비를 높이도록 하거나, 환자진료일수를 늘려 병원의 수입을 증가시킬 우려가 있다. 또한 비용절감을 위해 서비스의 질을 낮추거나, 환자진료일수를 늘려 수입을 극대화할 수도 있기 때문에 이에 대한 관리가 필요하다.

반면 수가표나 제공되는 서비스 항목에 관한 표도 불필요하기 때문에 진료비의 지불을 위한 행정관리비용이 비교적 적게 지출되는 이점이 있다. 병원측면에서는 일당진료비 협상을 위한 상세한 회계체계만 갖추면 된다. 다만, 모든 병원의 회계시스템이 동일해야만 보험자가 병원간의 비용을 비교할 수 있다.

<표 2-2-8> 진료비지불방식 장·단점

지불방식	장점	단점
행위별 수가제 (fee-for -service)	- 환자에게 충분한 양질의 의료서비스 제공 가능 - 신의료기술 및 신약개발 등에 기여 - 의료의 다양성이 반영될 수 있어 의사·의료기관의 제도 수용성이 높음	- 환자에게 많은 진료를 제공하면 할수록 의사 또는 의료기관의 수입이 늘어나게 되어 과잉진료, 과잉검사 등을 초래할 우려가 있음. - 과잉진료 및 지나친 신의료기술등의 적용으로 국민의료비 증가 우려수가 구조의 복잡성으로 청구오류, 허위·부당청구 우려
포괄수가제 (case -payment)	- 경영과 진료의 효율화 - 과잉진료, 의료서비스 오남용 억제 - 의료인과 심사기구·보험자간의 마찰 감소 - 진료비 청구방법의 간소화 - 진료비 계산의 투명성 제고	- 비용을 줄이기 위하여 서비스 제공을 최소화하여 의료의 질적 수준 저하와 환자와의 마찰 우려·조기 퇴원 - DRG코드조작으로 의료기관의 허위·부당청구 우려 - 의료의 다양성이 반영되지 않으므로 의료기관의 불만이 크고 제도 수용성이 낮음
봉급제 (salary)	- 영국의 NHS와 같은 국영의료체계에서 적용	- 개인적 경제적 동기가 적어 진료의 질을 높인다거나 효율성 제고등의 열의가 낮음 - 관료화, 형식주의화, 경직화 등 우려 - 진료의 질적 수준 저하
인두제 (capitation)	- 진료비 지불의 관리 운영이 편리지출 비용의 사전 예측 가능 - 자기가 맡은 주민에 대한 예방의료, 공중보건, 개인위생 등에 노력	- 의사들의 과소 진료 우려 - 고급의료, 최첨단 진료에 대한 경제적 유인책이 없어 신의료기술의 적용 지연 - 중증 질병환자의 등록기피 발생 우려

지불방식	장점	단점
	- 국민의료비 억제 가능	
총액계약제 (global -budget)	- 과잉 진료·청구의 시비가 줄어들게 됨 - 진료비 심사·조정과 관련된 공급자 불만이 감소 됨 - 의료비 지출의 사전 예측이 가능하여 보험재정의 안정적 운영 가능 - 의료 공급자의 자율적 규제 가능	- 보험자 및 의사 단체간 계약 체결의 어려움 상존 - 전문과목별, 요양기관별로 진료비를 많이 배분 받기 위한 갈등 유발 소지 - 신기술 개발 및 도입, 의료의 질 향상 동기가 저하되며, 의료의 질 관리가 어려움(과소 진료의 가능성)

출처 : 건강보험심사평가원. www.hira.or.kr 2016

제3장 건강보험과 의료급여

제1절 건강보험제도

1. 건강보험제도의 의의

일상생활에서 발생하는 질병, 부상 등 보건의료서비스는 수요발생이 불규칙하고, 예측이 불가능하다는 특징을 가지고 있으며, 현재 건강한 사람이라 할지라도 질병이라는 위험이 언제 발생할지 모르고 우연한 질병이나 부상으로 인하여 일시에 고액의 치료비가 소용되어 가계가 파탄되는 것을 방지하기 위하여, 보험원리에 의거 국민들이 평소에 보험료를 낸 것을 보험자인 국민건강보험공단이 관리 운영하다가 국민들이 의료를 이용할 경우 보험급여를 제공함으로써 국민상호간에 위험을 분담하고 의료서비스를 제공하는 사회보장제도이다.

2. 건강보험제도의 특징

1) 법률에 의한 강제적용

건강보험은 일정한 법적요건이 충족되면 본인의 의사에 관계없이 강제 적용된다. 이는 보험가입을 기피할 경우 국민상호간 위험부담을 통하여 의료비를 공동으로 해결하고자 하는 건강보험제도의 목적 실현이 어렵다.

질병위험이 큰 사람만 가입할 경우 역선택현상이 나타나게 되어 보험재정이 파탄되어 원활한 건강보험 운영이 불가능하게 된다.

2) 부담능력에 따른 보험료의 차등부담(형평부과)

민간보험은 급여의 내용, 위험의 정도, 계약의 내용 등에 따라 보험료를 부담 하지만,

사회보험방식인 건강보험에서는 사회적인 연대를 기초로 의료비 문제를 해결하려는 것이 목적이므로 소득수준 등 보험료부담능력에 따라 형평성 있게 부담하게 된다.

3) 보험급여의 균등한 수혜

민간보험은 보험료 부담수준, 계약기간 및 내용에 따라 차등급여를 받지만, 사회보험은 보험료부담수준에 관계없이 필요에 따라 관계법령에 의하여 균등하게 보험급여가 이루어진다.

4) 보험료 납부의 의무성

가입이 강제적이라는 점에서 강제보험제도의 실효성을 확보하기 위하여 피보험자에게는 보험료 납부의 의무가 주어지며, 보험자에게는 보험료징수의 강제성이 부여됨.

5) 보험료의 분담

민간보험은 보험료를 가입자가 전액 부담하지만 사회보험에서는 사용자와 근로자가 분담하고, 정부가 일부를 부담 한다.

6) 단기보험

장기적으로 보험료를 수탁하는 연금보험과는 달리 1년 단위의 회계연도를 기준으로 수입과 지출을 예정하여 보험료를 계산하며 지급조건과 지급액도 보험료 납입기간과는 상관이 없고 지급기간이 단기임.

3. 건강보험제도의 법적 근거

우리나라 「헌법」에 국민의 인간다운 생활을 할 권리와 동 권리를 실현하기 위한 국가의 사회복지 증진의무를 규정하고 있다.

헌법 제34조 제1항

- 모든 국민은 인간다운 생활을 할 권리를 가지고 있다 .

헌법 제34조 제2항

- 국가는 사회보장·사회복지 증진에 노력할 의무를 진다.

사회보장에 관한 기본적인 「사회보장기본법」에서는 "사회보장이라 함은 사회적 위험으로부터 모든 국민을 보호하고 빈곤을 해소하며 국민생활의 질을 향상시키기 위하여 제공되는 사회보험, 공적 부조, 사회복지서비스를 말한다"라고 규정

사회보장제도 중 건강보험제도는 국민의 질병·부상에 대한 예방·진단·치료·재활과 출산·사망 및 건강증진에 대하여 보험급여를 실시함으로써 국민건강을 향상시키고 사회보장을 증진함을 목적으로 「국민건강보험법」을 제정하여 생활유지 능력이 있는 국민을 대상으로 "건강보험제도"를 하고 있고, 「의료급여법」을 제정하여 생활유지 능력이 없거나 어려운 국민대상으로

"의료급여제도"를 실시함

건강보험법은 성문법이며 사회법(사회보장법)으로 행정법의 일부를 지녔다는 면에서 공법 성격을 가미하고 있으며, 법체계상 시행령〉 시행규칙〉 고시, 예규 등으로 하위체계를 이루고 있다.

4. 건강보험제도의 기능 및 역할

1) 건강보험의 사회연대성

건강보험은 국민의 의료비문제를 해결해 줌으로써 국민의 건강과 가계를 보호하는 제도로서, 전 국민을 당연적용 대상자로 하는 사회보험 방식을 채택하고 있다.

따라서 국가 또는 개인의 책임이 아닌 사회공동의 연대책임을 활용하여 소득재분배기능과 위험분산의 효과를 거두고, 이를 통하여 사회적 연대를 강화하여 사회통합을 이루는 것이다.

2) 소득재분배 기능의 수행

질병은 개인의 경제생활에 지장을 주어 소득을 떨어뜨리고 다시 건강을 악화시키는 악순환을 초래한다. 따라서 건강보험은 각 개인의 경제적 능력에 따른 일정한 부담으로 재원을 조성하고 개별부담과 관계없이 필요에 따라 균등한 급여를 받음으로써 질병 발생 시 가계에 지워지는 경제적 부담을 경감시켜주는 소득재분배 기능을 수행한다.

3) 형평한 비용부담과 적정한 보험급여

비용(보험료)부담은 형편에 따라 공평하게 부담하는 것으로 주로 소득이나 능력에 비례하여 부담하게 되며, 집단구성원 상호간의 사회적 연대성에 의하여 그 기능이 발휘된다.

또한 보험급여 측면에서는 피보험대상자 모두에게 필요한 기본적 의료를 적정한 수준까지 보장함으로써 그들의 의료문제를 해결하고 누구에게나 균등하게 적정수준의 급여를 제공함.

사회보장에 관한 기본적인 「사회보장기본법」에서는 "사회보장이라 함은 사회적 위험으로부터 모든 국민을 보호하고 빈곤을 해소하며 국민생활의 질을 향상시키기 위하여 제공되는 사회보험, 공적 부조, 사회복지서비스를 말 한다"라고 규정 하고 있다.

5. 건강보험제도의 연혁

가. 임의보험 사업기(1963~1977)

○ 1963.12.16. 국가재건최고회의에서 의료보험법 제정

○ 1970. 8. 7. 의료보험법 개정(법률 제2228호)

나. 피용자 의료보험의 단계적 실시

○ 1977. 7. 1. 500인 이상 사업장 의료보험 실시

○ 1979. 1. 1. 공·교 의료보험의 실시

○ 1979. 7. 1. 300인 이상 사업장 의료보험 당연적용

○ 1981. 1. 1. 100인 이상 사업장 의료보험 당연적용(16인 이상 사업장 임의가입)

다. 자영자 의료보험의 부분적 실시

○ 1981. 7. 1. 지역의료보험 1차 시범사업 실시(홍천, 옥구, 군위)

○ 1981.12. 1. 직종의료보험조합 발족(문화예술인, 이미용)

○ 1982. 7. 1. 지역의료보험 제2차 시범사업(강화, 보은, 목포)

라. 전국민 의료보험의 달성

○ 1988. 1. 1. 농·어촌 지역의료보험 전국 확대 실시

○ 1989. 7. 1. 도시지역의료보험 전국적 실시

마. 의료보험 통합기(1998～현재)

○ 1998.10. 1. 1차 의료보험 통합(공무원 및 사립학교교직원의료보험 및 227개 지역의료보험 통합) → 국민의료보험관리공단 업무개시

○ 2000. 7. 1. 의료보험 완전 통합(국민의료보험관리공단과 139개 직장조합) → 국민건강보험관리공단 및 건강보험심사평가원 업무 개시, 의약분업 실시

○ 2001. 7. 1. 5인 미만 사업장 근로자 직장가입자 편입

○ 2002. 1.19. 「국민건강보험재정건전화특별법」 제정

○ 2003. 7. 1. 지역·직장재정 통합 운영, 근로자 1인 이상 사업장 직장건강보험 적용 확대

○ 2007. 1. 1. 「국민건강보험재정건전화특별법」 만료에 따른 해당 법령 근거 국민건강보험법 삽입 시행

○ 2007. 4. 1. 노인장기요양법 제정(법률 제8403호)

○ 2008. 7. 1. 노인장기요양보험 실시

○ 2011. 11. 1. 4대 사회보험 징수통합 업무개시(건강보험, 국민연금, 고용보험, 산재보험)

제2절 건강보험의 운영

1. 적용현황

우리나라는 1977년 7월 500인 이상의 사업장 근로자 약 314만 명을 대상으로 출범한 이래 직

장가입자의 수는 꾸준히 증가하였으며. 1989년 7월 1일부터 전 국민의료보험이 실시되어 의료보험 도입 후 만 12년 만에 전 국민 건강보험실시라는 괄목할 만한 성장을 이루었다.

현재 모든 국민이 건강보험과 의료급여에 의하여 의료보장 수혜를 받고 있고, 2015년 말 현재 전 국민의 97%인 5,049만 명이 국민건강보험제도의 적용을 받고 있으며, 나머지 3%인 154만 명이 기초생활보장대상자, 국가유공자 등으로 의료급여제도에 편입되어 있다. 건강보험의 가입자는 직장가입자 및 지역가입자로 구분하며, 모든 사업장의 근로자 및 사용자와 공무원 및 교직원, 사립학교 교직원은 직장가입자가 되며, 직장가입자 및 그 피부양자를 제외한 농어촌 주민, 도시자영업자 등은 지역가입자가 된다.

<표 2-3-1> 건강보험제도 연혁표

2011.01	사회보험 징수통합(건강보험, 국민연금, 고용보험, 산재보험)
2008.07	노인장기요양보험 실시
2007.04	노인장기요양보험법 제정(법률 제8403호)
2005.07	노인장기요양보험 시범사업실시
2003.07	직장재정과 지역재정 통합 (실질적인 건강보험 통합)
2002.01	국민건강보험재정건전화특별법 제정
2001.07	5인미만 사업장 근로자 직장가입자 편입
2000.07	국민의료보험관리공단과 직장의료보험조합(139개) 통합 국민건강보험공단 출범 (의료보험 완전통합)
1999.02	국민건강보험법 제정
1998.10	지역의료보험조합(227개 조합)과 공·교 의료보험관리공단 통합 국민의료보험관리공단 출범
1997.12	국민의료보험법 제정
1989.07	도시지역의료보험 실시→ 전국민 의료보험 실현
1988.07	5인이상 사업장 의료보험적용확대
1988.01	농어촌 지역의료보험 확대실시
1981.01	100인 이상 사업장 의료보험 적용 확대
1979.01	공무원 및 사립학교교직원 의료보험 실시
1977.07	500인 이상 사업장 근로자 의료보험 실시 (486개 조합 설립)
1963.12	의료보험법 제정

※ 과거 의료보험법 체계에서는 소득형태 및 파악률, 의료이용률 등이 유사한 집단별로 다수 보험자를 구성하여 독립채산방식에 의하여 자치운영 하였으나, 새로 제정된 국민건강보험법(1999. 2. 8. 제정) 체계에서는 적용대상자를 단일보험자(국민건강보험공단)로 통합 운영함.

출처 : 국민건강보험공단. http://www.nhis.or.kr

<표 2-3-2> 의료보장 적용 현황

(2015. 12. 31 기준, 단위 : 만명, %)

구 분		적용인구	구 성 비
계		5,203	100
건강보험	소 계	5,049	97
	직 장	3,623	70
	지 역	1,426	27
의료급여	소 계	154	3
	1 종	108	2
	2 종	46	1

출처 : 보건복지부. 보건복지백서 2015, 국민생활밀착형 통계 2016

2. 관리운영체계

국민건강보험은 보건복지부, 국민건강보험공단, 건강보험심사평가원에 의하여 관리 운영되고 있다. 보건복지부는 건강보험사업의 관장자로서 건강보험관련 정책을 결정하고 건강보험 업무 전반을 총괄하고 있다. 국민건강보험공단은 건강보험의 보험자로서 가입자 자격관리, 보험료의 부과 · 징수 및 보험급여비용 지급 등의 업무를 수행하고 있다. 그리고 건강보험심사평가원은 요양기관으로부터 청구된 요양급여 비용을 심사하고 요양급여의 적정성을 평가하고 있다.

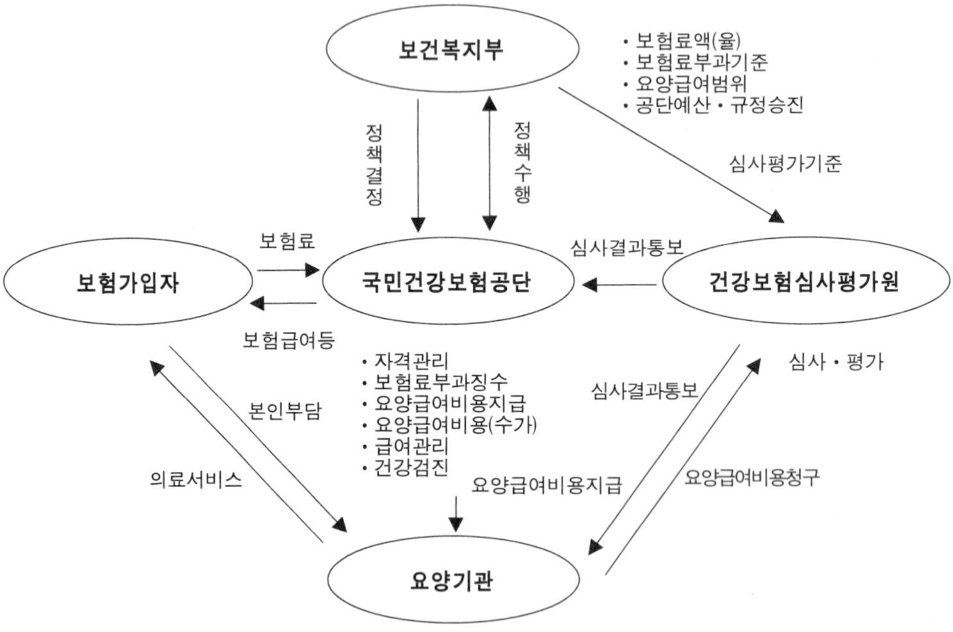

<그림 2-3-1> 국민건강보험 관리운영 체계

출처 : 국민건강보험공단. 건강보험개요. 건강보험제도 교육용 교재. 2004

3. 건강보험 관리운영 조직

1) 국민건강보험공단

우리나라 최초의 건강보험(의료보험)제도는 1977년 7월 1일 도입되었으며, 관리조직은 여러 보험자로 운영된 이래 두 차례의 통합과정을 거쳐 단일보험자로 탄생되었다. 국민건강보험공단은 국민적 합의하에 제정된 국민건강보험법에 따라 2000년 7월 1일 설립되어 전 국민의 평생건강을 책임지는 건강보장기관으로 성장하였다.

국민건강보험공단은 국민건강보험법 제13조의 규정에 의하여 가입자 및 피부양자의 자격관리 및 보험료의 부과·징수, 보험급여비용의 지급 및 사후관리, 건강증진 및 예방사업, 건강보험에 관한 교육훈련 및 홍보와 조사연구·국제협력, 기타 건강보험과 관련하여 보건복지부장관이 필요하다고 인정하는 업무 등의 사업을 수행하고 있다.

또한 노인장기요양보험사업의 보험자인 공단은 노인장기요양보호법 제48조에 의하여 장기요양보험가입자 및 그 피부양자와 의료급여수급권자의 자격관리, 장기요양보험료의 부과·징수, 신청인에 대한 조사, 등급판정위원외의 운영 및 장기요양등급 판정, 장기요양인정서의 작성 및 표준장기요양이용계획서의 제공, 장기요양급여의 관리 및 평가 등과 그 밖에 장기요양사업과 관련하여 보건복지부장관이 위탁한 업무를 수행하고 있다.

공단은 심의·의결 기구로서 이사회와 재정운영위원회 및 등급판정위원회를 두고 있다. 이사회는 공단의 사업운영 계획, 예산·결산 등 주요사항을 심의·의결하며 이사장을 포함한 15인으로 구성되어 있다.

이사장은 보건복지부장관의 제청에 의하여 대통령이 임면하며, 이사는 노동조합·사용자단체·시민단체·농·어업인 단체·소비자단체·노인단체가 각 1인씩 추천한 자 6인, 이사장이 추천한 자 5인, 관계 공무원 3인을 보건복지부장관이 임면한다. 상임감사는 이사회에 출석하여 발언할 수 있다.

공단의 보험재정과 관련된 사항을 결정하는데 합리성과 민주성을 제고하고, 재정상황변동에 능동적으로 대처하기 위하여 공단에 재정운영위원회를 설치하여 요양급여비용의 계약체결, 직장가입자의 보수월액 산정방법 및 지역가입자의 보험료 부과점수 산정방법, 보험료 등의 결손처분 등 보험재정과 관련된 주요 사항을 심의·의결하고 있다. 다만, 보험료에 관한 사항은 건강보험정책심의회에서 심의·의결하고 있다. 재정운영위원은 직장가입자를 대표하는 위원 10인(노동조합 및 사용자단체가 각각 5인씩 추천), 지역가입자를 대표하는 위원 10인(농어업인 단체, 도시자영업자단체, 시민단체가 각각 추천), 공익을 대표하는 위원 10인(관계 공무원 및 건강보험에 관한 학식과 경험이 풍부한 자)으로 구성되어 있다. 위원장은 공익을 대표하는 위원 중에서 호선한다.

장기요양신청자를 방문하여 인정 조사한 결과와 의사소견서를 토대로 6개월 이상의 기간 동안 일상생활을 혼자서 수행하기 어려운 자의 장기요양등급의 심의・부여하기 위하여 등급판정위원회를 설치운영하고 있다. 등급판정위원회는 시장・군수・구청장이 추천한 위원 7인, 의사 또는 한의사 1인 이상 포함하여 15인의 위원으로 공단 이사장이 위촉한다.

공단은 노인장기요양보험 사업시행을 위한 2007년 11월 23일 조직개편을 하였다. 조직은 1본부와 6개 지역본부 178개 지사를 두었으며, 노인장기요양보험운영센터는 225개(178개 지사 내 포함)를 설치하였다. 지역본부는 본부와 지사간의 효율적 업무연계, 관할지사에 대한 업무지원・지도감독을 위하여 서울, 부산, 대구, 광주, 대전, 경인 등 권역별로 두고 있다. 인력은 총 12,857명 중 건강보험 7,159명, 통합징수 2,541명, 장기요양보험 3,157명으로 운영되고 있다.

2) 건강보험심사평가원

2000년 7월 1일 국민건강보험법 시행과 함께 건강보험심사평가원이 발족되면서 그 동안 23년간 보험자 단체에서 운영하였던 심사기능을 승계하고 요양급여의 적정성 평가기능을 제도권내로 편입하여 새로운 조직을 편성하였다.

건강보험심사평가원은 국민건강보험법 제63조의 규정에 정한 요양급여비용 심사 및 요양급여 적정성 평가, 심사 및 평가기준 개발, 환자분류체계의 개발·관리, 다른 법률에 의해 위탁받은 진료비의 심사·평가, 요양급여 대상 여부의 확인, 기타 보건복지부장관이 필요하다고 인정한 업무 등의 기능을 수행하고 있다.

이는 의료보험법 하에서는 진료비심사기관이 단순히 진료비심사 기능만을 수행하는 데 그쳤으나 국민건강보험법 하에서의 심사평가원은 요양급여와 관련된 업무를 포괄적으로 수행할 수 있게 되었음을 의미한다. 즉 건강보험심사평가원은 진료비심사 기능을 통하여 요양기관의 적정한 비용청구 질서를 확립하여 보험재정의 누수와 국민의 과도한 진료비 부담을 방지하고, 또한 요양기관에 의하여 제공되는 요양급여의 내용과 그 질적 적정성을 평가함으로써 요양급여의 수요자인 국민을 경제적 측면에서만이 아니라 의학적 측면에서 보다 총체적으로 보호할 수 있게 하는 한편, 정부의 건강보험사업 관련정책이 요양기관이나 공단을 위한 방향이 아닌 전체국민을 위한 방향으로 수립・시행될 수 있도록 진료비심사・평가를 통하여 얻은 전문적 지식과 경험을 지원하는 역할을 수행하도록 하였다.

심사평가원의 업무운영상 사업계획 및 예산 등 주요사항의 심의・의결기구로서 원장을 포함한 15인으로 구성된 이사회를 두고 있다. 원장은 대통령이 임면하며, 이사회는 상임이사 3인, 각 의약관계단체 추천자 5인, 국민건강보험공단 추천자 1인, 노동조합・사용자단체・농어업인 단체 및 소비자단체 추천자 각 1인, 관계공무원 1인으로 구성한다. 이 중 상임이사(3인)는 원장이 임면하고 비 상임이사(11인)는 보건복지부장관이 임면한다. 또한, 회계 및 업무집행과 자산상황을 감사하기 위하여 대통령이 임면하는 상임감사 1명을 두고 있으며, 감사는 이사회에 출석하여 발언할 수 있다.

국민건강보험법 제66조에 의거 심사평가원이 수행하는 업무의 효율적 수행을 위하여 심사평가원에 진료심사평가위원회를 두어 심사 및 평가기준 개발, 심사·평가관련 사항을 심의하고 있다. 진료심사평가위원회는 1,050명 이내(상근 50명, 비상근 1,000명)의 위원으로 구성되어 있다. 위원장 및 상근심사위원은 공개채용이 원칙이며, 의약단체 등 추천의 경우에는 보건복지부장관의 승인을 얻어 임명하고, 비상근심사위원은 소비자단체, 의약단체, 건강보험공단, 심사평가원 이사회의 추천을 받아 원장이 위촉한다. 위원회는 본원에 “중앙심사위원회와 중앙평가위원회”를, 지원에는 “지역심사평가위원회”를 두고, 각각 진료과목별 전문분과위원회를 구성하여 운영하고 있다.

심사평가원의 실무부서는 본부 이외에 서울, 부산, 대구, 광주, 대전, 수원, 창원, 전주 등 지역별로 8개의 지원을 두고 심사업무를 수행하고 있으며, 전체 근무인력 중 의사, 약사, 간호사 등 보건의료 전문 인력이 64%로서 진료비 심사·평가관련 전문성을 확보하고 있다.

4. 재원조달체계

사회보험방식에 의하여 운영되고 있는 우리나라 건강보험은 가입자 및 사용자로부터 징수한 보험료와 국고 및 건강증진기금 등 정부지원금을 그 재원으로 하고 있다.

보험료는 임금근로자가 대상인 직장가입자의 경우에는 소득비례정률제가 적용되고 있으며, 농·어민과 도시자영자 등 지역가입자의 경우에는 대상범위가 광범위할 뿐 아니라, 소득의 형태가 다양하고 정확한 소득파악에 어려움이 있어 소득비례정률제 대신 보험료부과점수(소득, 재산, 생활수준 등의 등급별 점수 합)에 점수 당 단가를 곱하여 산정한 금액을 적용하고 있다.

즉, 직장가입자의 경우 근로자가 일정기간동안 지급받은 보수를 기준으로 산정한 보수월액(2006년도까지는 등급별 표준보수월액)에 보험료율을 적용하여 산정한 금액을 가입자와 사용자가 각각 1/2씩 부담하고 있으며, 지역가입자의 경우에는 소득·재산, 생활수준 등 부과요소별 점수를 합산하여 산출한 보험료부과점수에 점수 당 단가를 곱하여 산정, 세대별로 부과하고 있다.

한편, 자영자 등 지역주민의 경우에는 1998년 지역의료보험을 처음 실시할 당시부터 보험료 부담을 경감시켜 주기 위하여 보험료의 일부와 보험사업 운영에 소요되는 관리운영비를 국고에서 지원하여 왔으며, 2002년부터는 건강보험재정건전화특별법(2002년 1월 제정)에 의하여 지역가입자에 대한 보험급여비용과 지역가입자의 건강보험사업에 대한 운영비의 40%(2005년부터는 35%)에 상당하는 금액을 국고에서, 10%(2005년부터는 15%)에 상당하는 금액을 국민건강증진기금에서 지원하였다. 그리고 2007년부터는 당해 연도 보험료 예상수입액의 100분의 14는 정부지원으로, 당해 연도 보험료 예상수입액의 100분의 6은 건강증진기금에서 지원하고 있다.

<표 2-3-3> 재원조달 체계

(2016년 기준)

구 분		직 장 근 로 자	농·어민, 도시자영자
재원 조달	보험료	•표준보수월액의 6.12% •사용자, 근로자가 각 50%씩 부담 •사용자가 원천징수하여 공단에 납부 •공무원은 본인, 정부가 각 50%씩 부담 •사립학교교직원은 본인, 학교경영자, 정부가 각 50%, 30%, 20%씩 부담	•소득·재산(자동차포함)에 따라 등급별 적용 점수를 합산한 보험료부과점수에 점수당 단가(179.6원)를 곱한 금액 •세대의 지역가입자가 연대하여 납부
	국고	해당 연도 보험료 예상수입액의 14%	
	건강증진 기금	당해연도 보험료 예상수입액의 6%(단, 부담금 예상수입액의 65% 이내)	

출처 : 보건복지부. 보건복지가족백서 2015 재구성

5. 보험료 부과·징수체계

지역가입자의 건강보험료는 가입자의 소득, 재산(전월세 포함), 자동차, 생활수준 및 경제활동 참가율을 참작하여 정한 부과요소별 점수를 합산한 보험료 부과점수에 점수당 금액을 곱하여 보험료를 산정한 후, 경감률 등을 적용하여 세대 단위로 부과

보험료 산정방법

건강보험료 = 보험료 부과점수 × 점수당 금액

장기요양보험료 = 건강보험료 × 장기요양보험료율

보험료 부과점수의 기준

소득 점수(75등급) : 이자소득, 배당소득, 사업소득, 근로소득, 연금소득, 기타소득

재산 점수(50등급) : 주택, 건물, 토지, 선박, 항공기, 전월세

자동차 점수(7등급, 28구간)

생활수준 및 경제활동참가율 점수(30등급)

연 소득 500만원 이하 세대 : 재산(전·월세, 자동차 포함) + 생활수준(재산, 자동차 등 평가) 및 경제활동참가율

연 소득 500만원 초과 세대 : 과세소득 + 재산(전·월세, 자동차 포함)

각 부과요소를 직접 소득금액으로 나타낼 수 없는 현실을 감안하여 점수로 표시하고 이 점수에 보험료 환산금액을 곱하여 부과하고 있는 것이다.

<표 2-3-4> 지역가입자 보험료 부과체계

(2016. 기준)

구 분	내 용
보험료부과기준	○ 보험료 부과점수 - 종합소득 - 재산(부동산, 자동차등) - 경제활동능력(성・연령)
보험료율	○ 보험료부과점수를 나타내는 점수에 보험료 환산금액(179.6원)을 곱하여 부과
보험료 부담방법	○ 가입자 전액 부담 ※ '15년 정부지원 : 당해연도 보험료 예상수입액의 20% - 정부지원 (14%) - 담배부담금(6%, 담배부담금 수입상한액의 65%이내)
평균보험료	○ 80,876원(연간평균 세대당 월보험료)
부담주체	○ 지역가입자 전원이 보험료 부담

출처 : 보건복지부. 보건복지백서 2015 재구성

이렇게 산정된 보험료는 세대단위로 부과되며, 세대원 전체가 연대하여 납부할 책임을 진다. 만약 3개월 이상 보험료를 체납한 경우에는 국세체납의 예에 따라 체납처분이 실시되고, 급여가 제한 될 수 있으며 체납 후 진료를 받은 경우에는 공단부담금을 환수하는 등의 제재 수단을 가지고 있다.

소득자료 보유율이 100% 파악되는 직장가입자의 보험료는 보수를 기준으로 부과하며, 보수월액하한선은 28만원, 상한선은 7,810만원으로 설정되어 있다. 직장가입자의 보험료 부과체계는 다음과 같다.

<표 2-3-5> 직장가입자 보험료 부과체계

(2016년 기준)

구 분	내 용
보험료부과기준	○ 보수월액 - 보수총액 기준(근로소득・사업소득 등) ○ 소득월액 - 보수 외 종합소득(근로, 사업, 금융, 연금, 기타소득등) ※ 단, 보수 외 종합소득이 7,200만원을 초과하는 경우에 부과
보험료율	○ 표준보수월액 × 6.12% ※ 통합이전 : 조합에 따라 3~6%
보험료 부담방법	○ 가입자 : 50% ○ 사용자 : 50%
평균보험료	○ 100,510원(사용자포함 201,020원)
부담주체	○ 근로자 : 보험료 부담(피부양자 : 보험료 부담없음)

출처 : 보건복지부. 보건복지백서 2015 재구성

직장가입자의 보험료는 사업장별로 부과되며, 사용주가 보험료를 납부할 책임을 진다.

건강보험 통합이전 직장의료보험은 법정준비금의 적립률이 일정수준 이상으로 재정이 안정된 조합에 대하여 지속적으로 보험료율을 인하 조정하여 피보험자의 부담을 경감시킨 바, 평균보험료율도 1986년의 3.57%를 기준으로 하여 1995년에는 3.03%로 크게 낮아졌으나 조합재정이 어려워짐에 따라 보험료율이 다시 증가하기 시작하여 1997년에는 평균보험료가 3.13%로 인상되었고, 1998년 3.27%, 1999년 3.75%로 점차 증가되는 추세에 있었다.

통합 이후, 2000년 7월부터는 직장가입자 2.8%, 공무원・교직원은 3.4%를 부과하였으며 2001년 1월부터는 직장 및 공·교가입자 모두 보험료율을 3.4%로 일원화하여 부과하였다. 이후, 2002년 3월 3.63%, 2003년 3.94%, 2004년 4.21%, 2005년 4.31%, 2006년 4.48%, 2007년 4.77%, 2008년 5.08%, 2009년에는 사상 최초로 보험료율을 동결하였으며, 2010년 5.33%, 2011년 5.64%, 2012년 5.8%, 2013년 5.89%, 2014년 5.99%, 2015년 6.07%, 2016년 6.12%로 보험료율이 결정되었다.

6. 보험급여체계

보험급여의 수준은 피보험자의 보험료 부담능력, 보험재정 상태 등을 감안하여 보험료 부담수준과 균형을 이루는 수준에서 결정되어야 할 것이다. 건강보험의 급여형태는 의료 그 자체를 보장하는 현물급여와 의료비의 상환제도인 현금급여 두 가지 형태가 있으며, 우리나라는 현물급여를 원칙으로 하되 현금급여를 병행하고 있다.

건강보험 급여는 건강보험 적용을 받는 가입자나 피부양자가 질병, 부상, 출산 또는 사망 등과 같은 보험사고가 발생하였을 때 건강을 유지 증진시키기 위하여 보험자가 실시하는 의료 서비스(현물급여)와 현금급여로 구분할 수 있다. 현물급여에는 가입자 및 피부양자의 질병・부상・출산 등에 대한 요양급여 및 건강검진이 있고, 현금급여에는 요양비, 장애인보장구 급여비 등이 있다.

요양급여(국민건강보험법 제41조)에는 급여의 종류, 범위, 방법 등의 세부 상황이 규정되어 있는데, 보험자가 제공 의무가 있는 요양급여와 국민건강보험법의 하위법령에 의하여 급여 실시 여부 및 보장 정도가 결정되는 부가급여(법 제50조)로 구분할 수 있다. 국민건강보험법에 규정되어 있는 보험급여에는 각종 의료 서비스를 제공하는 요양급여, 요양비, 장애인보장구급여비, 건강검진이 있고, 부가급여는 본인부담금액보상금, 상병수당이 있다.

한편, 가입자 또는 피부양자가 요양급여를 받는 때에는 그 진료비용의 일부를 본인이 부담하여야 하며, 그 내용은 입원의 경우 진료비총액의 20%이고 외래의 경우에는 요양기관 종별에 따라 30~60%를 차등 적용하고 있다.

<표 2-3-6> 보험급여의 종류, 시행근거 및 대상

종 류	급여형태	시행근거	지급대상
요양급여, 건강검진	현물급여	법정급여	가입자, 피부양자
요양비(만성신부전증환자의 복막관류액구입비)	현금급여	법정급여	처방전에 의해 직접 구입한 가입자, 피부양자
임신·출산비	현금급여	부가급여	가입자, 피부양자
장애인보장구급여비	현금급여	법정급여	등록된 장애인 가입자, 피부양자
본인부담액보상금	현금급여	부가급여	가입자, 피부양자
상병수당	현금급여	부가급여	미실시

출처 : 김승희 외. 건강보험 기초이론(개정 4판). 현문사. 2009.

<표 2-3-7> 본인일부부담제 적용현황

2015.12.31. 기준

○ 입원 : 요양급여비용 총액의 20%(단, 식대는 50%), 신생아 및 자연분만:면제, 6세 미만 아동:10%
○ 외래

기관종별	소재지	본인부담액
상급종합	모든 지역	진찰료 총액+(요양급여비용 총액-진찰료 총액)×60/100
종합병원	동 지역	요양급여비용 총액×50/100
	읍·면지역	요양급여비용 총액×45/100
병원	동 지역	요양급여비용 총액×40/100
	읍·면지역	요양급여비용 총액×35/100
의원	모든 지역	요양급여비용 총액×30/100 ※ 65세 이상 노인 1,500원 (방문당 요양급여비용 총액이 15,000원을 초과하지 않는 경우)
보건소	모든 지역	요양급여비용 총액×30/100 ※ 12,000원을 초과하지 않는 경우 500원~2,200원부담
기타		약국→요양급여비용총액의 30% ※ 65세 이상 노인 1,200원 (방문당 요양급여비용 총액이 10,000원을 초과하지 않는 경우) 6세 미만 아동⇒성인 본인부담비율의 70%

○본인일부부담금 산정특례
- 암, 심장, 뇌혈관 질환자:입원 및 외래 5%
- 희귀난치성질환자:입원 및 외래 10%

○본부담상한제:본인부담액(비급여 제외)이 연간 상한액을 초과하는 경우 초과비용을 공단 부담
※ [상한액] 전년도 보험료 부과수준에 따라 7단계(120만 원/150만 원/200만 원/250만 원/300만 원/400만 원/500만 원, 2015년 기준)로 구분

출처 : 보건복지부. 보건복지백서 2016

제3절 노인장기요양보험

1. 노인장기요양보험의 의의

고령이나 노인성 질병 등의 사유로 일상생활을 혼자서 수행하기 어려운 노인 등에게 제공하는 신체활동 또는 가사활동 지원 등의 장기요양급여에 관한 사항을 규정하여 노후의 건강증진 및 생활안정을 도모하고 그 가족의 부담을 덜어줌으로써 국민의 삶의 질을 향상시키기 위한 제도이다.

2. 장기요양보험의 개요

장기요양보험제도는 평상시 가입자로부터 징수한 보험료를 재원으로 장기요양서비스를 필요로 하는 자에게 제공하기 위한 사회보험제도이다. 우리나라에서는 이를 위한 "노인장기요양법"이 2007년 4월 27일 제정되어 2008년 7월 1일부터 제도가 시작되었다.

노인장기요양보험 사업은 보건복지부가 관장하고 보험자는 국민건강보험공단이 건강보험업무와 별도의 직제, 재정을 분리하여 수행하고 있다

3. 적용 대상자

적용 대상은 전 국민이고 보험료를 부담하는 자 즉, 장기요양보험가입자는 건강보험료 납부대상자가 된다. 장기요양인정을 신청할 수 있는 대상자는 '65세 이상의 노인' 또는 '65세 미만의

<표 2-3-8> 건강보험과 노인장기요양보험의 비교

구분	건강보험	노인장기요양보험
서비스 내용	질병, 부상 치료와 예방	노인성 질환으로 신체·정신기능의 쇠퇴로 인한 거동불편자에게 세면, 배설, 목욕 등의 신체지원, 가사지원
서비스를 받을 수 있는 자	질병이나 부상이 발생한 본인 및 의사의 판단에 따라 의료서비스 실시	장기요양인정등급판정을 받은 자가 급여이용 계약 서비스 실시
서비스 한도	의학적으로 질병이나 부상의 치료 종료시	장기요양보험의 한정된 자원을 효율적으로 집행하기 위해 월 한도액 범위 내 실시
서비스 제고인력	의료인(의사, 약사, 간호사, 방사선사 등)담당	요양보호사, 간호사 등 장기요양요원이 담당

자로서 치매·뇌혈관성 질환 등 노인성 질병을 가진 자'의 두 그룹으로 나뉜다. 이들 중 6개월 이상 동안 혼자서 일상생활을 수행하기 어렵다고 인정되어 1~5등급의 판정을 받으면 노인장기요양급여를 받을 수 있는 대상자가 된다.

4. 재원 및 본인부담

1) 재원

장기요양보험의 재원은 보험료, 국가의 지원, 이용자의 본인부담으로 구성된다. 공단은 장기요양사업에 사용되는 비용을 충당하기 위해 장기요양보험료를 징수한다. 보험료는 건강보험료에 장기요양보험료율을 곱하여 산정한 금액으로 한다.

건강보험료액(6.12%)에 노인장기요양보험료율 6.55%를 곱하여 산출한 금액을 건강보험료와 통합하여 고지하여 징수한다.

2) 국가 및 지자체 부담

(1) 국가는 매년 예산의 범위 안에서 당해 연도 장기요양보험료 예상수입액의 100분의 20에 상당하는 금액을 공단에 지원

(2) 국가와 지방자치단체는 대통령령으로 정하는 바에 따라 의료급여수급권자의 장기요양급여비용, 의사소견서 발급비용, 방문간호지시서 발급비용 중 공단이 부담하여야 할 비용(제40조제1항 단서 및 제3항제1호에 따라 면제 및 감경됨으로 인하여 공단이 부담하게 되는 비용을 포함한다) 및 관리운영비의 전액을 부담

3) 본인부담

이용자는 이용 시에는 본인부담을 지불하는데 이는 장기요양보험의 재원을 구성한다. 재가급여의 경우에는 비용의 15%, 시설급여의 경우에는 20%를 본인부담으로 지불한다. 수급자는 등급별 월 한도액 범위 내에서 급여를 이용해야 하며, 월 한도액을 초과한 비용은 본인이 전액 부담한다.

5. 인정신청 및 등급판정

1) 인정신청

장기요양보험급여를 받기 위해서는 먼저 국민건강보험공단에서 장기요양인정신청서를 제출하여 장기요양급여를 받을 자(수급자)로 판정을 받아야 한다.

(1) 대상: 65세 이상의 노인 또는 노인성 질병을 가진 65세 미만자
(2) 신청방법: 국민건강보험공단(전국 노인장기요양보험운영센터)방문, 인터넷, 우편, Fax
(3) 구비서류: 장기요양인정신청서, 의사소견서(진단서), 본인이나 대리인임을 확인할 수 있는 서류

2) 인정조사

소정의 교육을 이수한 국민건강보험공단 직원이 신청인을 방문하여 전문가들에 의해 연구된 조사표(장기요양인정 조사표)를 토대로 신청인의 신체기능, 인지기능, 행동변화, 간호처치, 재활영역, 환경적 상태, 서비스 욕구 등을 종합적으로 조사하여 장기요양등급판정위원회에 상정한다.

3) 등급판정

시・군・구 단위로 설치된 장기요양등급판정위원회에서 인정조사결과, 신청서, 의사 소견서등 필요한 자료를 토대로 6개월 이상의 기간 동안 일상생활을 혼자서 수행하기 어렵다고 인정하는 경우 심신상태 및 장기요양이 필요한 정도 등 등급판정기준에 따라 장기요양급여를 받을 수(수급자)로 판정한다.

4) 장기요양인정 통보

등급판정위원회에서 장기요양등급 1~5등급자로 결정된 수급자에게 장기요양등급, 유효기간, 장기요양급여의 종류 등이 기재된 '장기요양인정서'와 '표준장기요양이용계획서'를 개별 통지한다.

6. 장기요양 급여종류와 내용

장기요양급여에는 현물급여와 현금급여로 있으며 현물급여는 재가급여와 시설급여가 있으며, 특별 현금급여로는 가족요양비가 있다.

1) 재가급여

재가급여는 방문요양, 방문목욕, 방문간호, 주야간보호, 단기보호, 기타재가급여(복지용구)등으로 분류할 수 있다.

2) 시설급여

장기요양기관이 운영하는 「노인복지법」 제34조에 따른 노인의료복지시설 등에 장기간 동안 입소하여 신체활동 지원 및 심신기능의 유지・향상을 위한 교육·훈련 등을 제공하는 장기요양급

여를 말한다.

3) 특별 현금급여

(1) 가족요양비

수급자가 가족 등으로부터 방문요양에 상당한 장기요양급여를 받을 때 현금으로 비용을 지급하는 급여로서, 장기요양등급에 관계없이 월 150,000원을 지급한다.

그 외 특례요양비와 요양병원간병비가 「노인장기요양보험법」에 명시되어 있으나 현재 시행되고 있지 않다.

7. 노인장기요양보험 관리운영 체계

1) 보건복지부

(1) 장기요양보험사업 관장

(2) 장기요양기본계획 수립·조정

2) 국민건강보험공단: 보험자

(1) 장기요양보험가입자 및 그 피부양자와 의료급여수급권자의 자격관리

(2) 장기요양보험료의 부과・징수와 재정운영

(3) 신청인에 대한 조사

(4) 등급판정위원회의 운영 및 장기요양등급판정

(5) 장기요양인정서의 작성 및 표준장기요양이용계획서의 제공

(6) 수급자에 대한 정보제공, 안내, 상담 등 자익요양급여 관련 이용지원에 관한 사항

(7) 장기요양급여의 관리 및 평가

(8) 재가 및 시설 급여비용의 심사 및 지급과 특별현금급여의 지급

(9) 장기요양급여 제공내용 확인

3) 장기요양기관: 장기요양급여 제공

(1) 「노인복지법」 및 「노인장기요양보험법」에 의거 설치 및 지정

(2) 수급자와 계약을 체결하고 장기요양 급여를 제공

(3) 수급자에게 제공한 장기요양급여에 대한 비용은 공단에 청구

4) 지방자치단체

(1) 장기요양기본계획에 따른 세부시행계획 수립·시행

(2) 노인성질환예방사업

(3) 장기요양기관 설치 및 지정 권한

제4절 의료급여제도

1. 의료급여제도의 의의

우리나라 의료보장제도 중의 하나인 의료급여제도는 생활유지능력이 없거나 경제능력을 상실한 사람들을 대상으로 생존과 삶의 질 유지에 절대적으로 필요한 의료서비스를 가장 직접적이고 최종적으로 보장해 주는 데 의의가 있다.

그 동안 연구결과에 의하면 질병은 소득상실과 함께 빈곤으로 추락하는 가장 주요한 요인 중 하나로 지목되었다. 따라서 대부분의 선진국에서는 의료문제를 기본권보장의 핵심으로 간주하여 보장하고 있다.

우리나라에서도 의료급여와 건강보험을 통해 전국민 의료보장체계를 마련하고 있으며, 최저생계비 이하의 빈곤계층 등은 의료급여 수급권자로 선정하여 상대적으로 저렴한 비용으로 의료이용을 할 수 있도록 하고 있다. 이는 질병으로 인한 사회적 비용을 경감시키는 기능을 하기도 한다.

2. 수급권자 선정기준 및 현황

1) 수급권자 선정기준

의료급여는 국민기초생활보장법에 의한 수급권자와 인간문화재, 국가유공자 등 타법에 의한 기타대상자 그리고 차상위 계층 중 의료욕구가 현저한 자(만성질환 및 18세 미만 아동)로 구성되어 있다. 국민기초생활보장제도의 수급자 선정기준 충족여부는 부양의무자 조사와 자산조사(means test)를 거쳐 결정한다.

(1) 소득 및 재산기준

부양의무자가 없거나, 있어도 부양능력이 없거나 또는 부양을 받을 수 없는 자로서 소득인정액(소득평가액 + 재산의 소득환산액)이 최저생계비 이하인 자는 국민기초생활보장법상의 수급자가 된다. 의료급여법상의 차 상위계층 수급권자는 국민기초생활보장법 상의 보장가구가 아닌 가구로서 소득인정액이 최저생계비의 120% 미만인 가구의 세대원 중 만성질환자, 18세 미만 아동 등이 된다.

소득평가액은 실제소득에서 가구별 특성비용과 근로소득을 공제한 것이고 재산의 소득환산액은 재산에서 기초공제와 부채를 제외한 후 소득환산율을 곱하면 구해진다. 재산의 기초공제는 지역별 전세가격(최저주거면적 전세가격) 등의 차이를 감안하되, 가구규모와 관계없이 대도시는 3,800만원(차 상위계층은 9,500만원), 중소도시는 3,100만원(차 상위계층은 7,750만원), 농어촌은 2,900만원(차 상위계층은 7,250만원)이 적용된다. 재산의 종류별 소득환산율은 일반재산의 경우 4.17%, 금융재산은 6.26%, 승용차는 월 100%가 적용된다.

⑵ 부양의무자 기준

부양의무자 기준은 부양의무자 범위(1촌 직계혈족 및 그 배우자) 이내의 자가 있는지 여부, 있을 경우 부양능력(소득 또는 재산이 「수급권자 및 당해 부양의무자가구 최저생계비 또는 재산기준의 합의 1.42배 이상」)을 지니고 있는지, 부양능력을 지니고 있다면 실제로 부양을 하는지 여부로 구분된다. 수급자가 되기 위한 필요조건은 부양의무자 범위 이내의 자가 없거나, 있더라도 부양능력이 없거나, 부양능력이 있을지라도 실제로 부양을 하지 않을 경우이다.

⑶ 수급권자 유형

의료급여 수급권자 중 국민기초생활보장법에 의한 수급자는 1종 및 2종 수급권자로 구분하여 본인부담금에 차등을 두고 있다. 1종과 2종을 구분하는 근거는 근로능력의 유무인데 기초생활보장수급자 중 근로능력이 없는 자는 1종, 근로능력이 있는 자는 2종이 된다.

1종 수급권자는 ① 국민기초생활수급권자 중 근로무능력자(18세 미만인자, 65세 이상인 자, 중증장애인, 치료 또는 요양필요자 중 시군구청장이 판정한 근로무능력자, 임산부, 병역중인 자, 보건복지부장관이 인정한 근로무능력자 등)로만 구성된 세대의 구성원, 희귀난치성질환자 및 중증질환 등록자, 시설수급권자 ② 국내 입양 18세 미만 아동 ③ 국가유공자 ④ 국가무형문화재 ⑤ 이재민 ⑥ 의상자 및 의사자 ⑦ 북한이탈주민 ⑧ 5·18민주화운동 관련자 ⑨ 노숙인, 행려환자 등 법령의 규정에 의한 요건을 가진 자가 해당된다. 2종 대상자는 국민기초생활 보장수급권자 중 근로능력이 있는 수급자(18세 이상 65세 미만)를 포함하는 세대의 구성원으로 구분하여 책정한다.

국가유공자, 중요무형문화재, 북한이탈주민은 소관부처(국가보훈처, 문화재청, 통일부)에서 매년 보건복지가족부장관이 정한 기준에 적합한 자의 명단을 통보하면 시장·군수·구청장이 1종 수급권자로 선정한다.

<표 2-3-8> 의료급여 종별 대상자 및 선정기준

(2015년 기준)

구 분	수 급 권 자
1 종	ㅇ 국민기초생활보장법에 의한 수급자 중 근로능력이 없는 자로만 구성된 세대의 구성원 ㅇ 국민기초생활보장법 이외의 타법에 의한 수급자 - 이재민(재해구호법) - 의상자 및 의사자의 유족 - 국내 입양된 18세 미만 아동 - 국가유공자 및 그 유족·가족 - 중요무형문화재 보유자 및 가족 - 새터민(북한이탈주민)과 그 가족 - 5·18 민주화운동 관련자 및 그 유족·가족등 - 노숙인등 ㅇ 행려환자
2 종	ㅇ 국민기초생활보장법에 의한 수급자중 근로능력이 있는 자를 포함한 세대의 구성원

출처 : 보건복지부. 보건복지백서 2015

2) 적용현황

2002년도에 142만 명이었던 의료급여 수급권자수가 건강보험 차 상위계층에 대한 의료급여 적용에 따라, 2005년도에 176만 명, 2006년 183만 명으로 확대되었으며, 2007년 말 기준으로 총 수급권자 수는 185만 명이다, 다만, 복지재원의 합리적 배분을 위해 2008년부터 단계적으로 차 상위계층을 건강보험가입자로 전환하였고, 2015년 말 기준으로 총 수급권자 수는 154만 명이다.

<표 2-3-9> 연도별 의료급여 수급권자수 추이

(단위 : 명, %)

구 분		'11		'12		'13		'14		'15	
		수급자	증가율	수급자	증가율	수급자	증가율	수급자	증가율	수급자	증가율
계		1,609,481	-3.9	1,507,044	-6.4	4,458,871	-3.20	1,440,762	-1.24	1,544,267	7.2
1종	소 계	1,087,268	1.5	1,058,223	-2.7	1,039,892	-1.8	1,036,713	-0.3	1078,412	4.0
	기초생활	861,180	0.3	849,216	-1.4	835,302	-1.6	835,700	0.0	880,966	5.4
	사회복지시설	89,389	-2.4	88,251	-1.3	86,973	-1.4	86,807	-0.2	86,675	-0.2
	국가유공자	83,495	-2.2	77,925	-6.7	73,460	-5.7	70,710	-3.7	67,454	-4.6
	북한이탈주민	15,039	18.5	15,506	3.1	16,988	9.6	16,948	-0.2	16,691	-1.5
	중요무형문화재	172	-23.2	180	4.7	150	-16.7	118	-21.3	79	-33.1
	5 · 18민주화	10.310	-0.5	10,368	0.6	10,489	1.2	10,339	-1.4	10,099	-2.3
	이재민	13,378	-	985	-92.6	1,574	59.8	117	-92.6	-	-
	의사상자	918	3.5	916	-0.2	966	5.5	1,030	6.6	1,075	4.4
	군입대자	5,161	24.1	5,469	-6.0	3,816	-30.2	3,571	-6.4	3,634	1.8
	차상위	-	-	-	-	-	-	-	-	-	-
	입양아동	6,819	21.8	7,739	13.5	8,310	7.4	8,932	7.5	9,286	4.0
	행려환자	1,407	-24.2	1,346	-4.3	1,465	8.8	1,606	9.6	1,550	-3.5
	노숙인 등	-	-	322	-	399	23.9	835	109.3	903	8.1

2종	소 계	522,213	-18.5	448,821	-14.1	418,979	-6.6	404,049	-3.6	465,855	15.3
	기초생활	510,719	-19.3	438,713	-14.1	411,358	-6.2	395,860	-3.8	457,738	15.6
	군입대자	11,494	40.3	10,108	-12.0	7,621	24.6	8,189	7.5	8,117	-0.9
	차상위	-	-	-	-	-	-	-	-	-	-
	12세미만	-	-	-	-	-	-	-	-	-	-

출처 : 보건복지부. 보건복지백서 2015

3. 진료체계

의료급여 수급권자는 의료급여법 시행규칙 제3조의 규정에 따라 제1차 의료급여기관→제2차 의료급여기관→제3차 의료급여기관에서 단계적으로 진료를 받을 수 있다.

제1차 의료급여기관은 의료법에 따라 시장·군수·구청장에게 개설 신고한 의료기관, 보건소·보건의료원 및 보건지소, 약국이 포함되며, 제2차 의료급여기관은 의료법에 따라 시·도지사가 개설 허가한 의료기관이다. 아울러, 제3차 의료급여기관은 제2차 의료급여기관 중에서 보건복지부장관이 지정하는 의료기관이다.

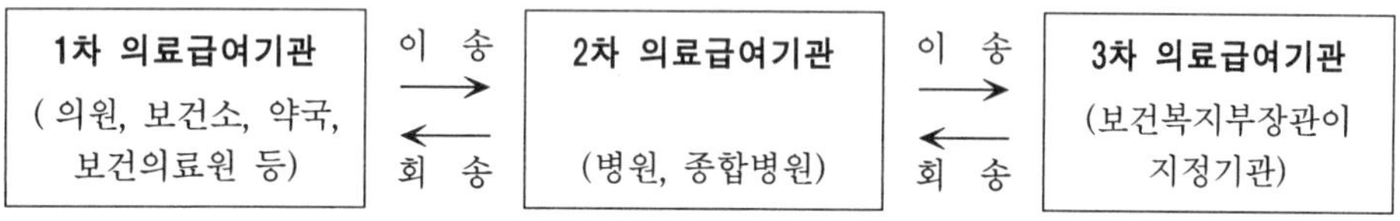

<그림 2-3-2> 의료급여 진료절차 체계도

출처 : 보건복지부. 보건복지백서 2015

4. 의료급여 수준

의료급여는 수급권자에게 국가재정으로 질병이나 부상, 출산 등에 대한 진찰, 검사, 약제·치료재료의 지급, 처치·수술과 그 밖의 치료, 예방·재활, 입원, 간호, 이송, 기타의 의료목적 달성을 위한 조치를 제공한다.

국가는 법령에서 정한 수급권자의 법정본인부담금을 제외한 금액의 전액을 지원하는데, 법정본인부담금은 수급권자의 종별(1종·2종) 구분에 따라 달리 적용된다.

5. 관리운영체계

의료급여업무의 운영체계는 의료급여 사업기관인 보건복지부와 지방자치단체, 건강보험공단, 건강보험심사평가원으로 나누어 의료급여 수급권자가 원활한 의료급여를 받을 수 있도록 각각의 역할을 부여하고 있다.

보건복지부는 의료급여 주요 정책 개발·결정 및 의료급여사업의 총괄적인 조정 및 지도감독 업무를 수행하고, 시·도는 의료급여기금 관리·운영 및 보장기관을 지도감독업무를 규정하고 있다.

보장기관인 시·군·구는 수급권자의 자격선정과 관리업무를 수행한다. 이외에 건강보험심사평가원에서는 진료비 심사 및 급여 적정성 평가업무를 행하고, 국민건강보험공단은 진료비 지급업무, 수급권자 자격 및 개인별 급여내역의 전산관리 등을 각각 위탁받아 업무를 수행하고 있다.

6. 본인부담금

1종 수급권자는 외래진료에 대해서만 본인부담금을 부과 하고, 입원진료는 식대(20%)를 제외하고는 전액 무료이다. 1종 수급권자의 외래본인부담금은 1차 의료급여기관 방문 시 1,000원, 2차 의료급여기관 방문 시 1,500원, 3차 의료급여기관 방문 시 2,000원, 약국은 처방전당 500원을 부과한다. 반면 2종 수급권자는 입원과 외래 모두 본인부담금을 부과하며, 입원 시 총 진료비의 10%, 외래의 경우 1차 의료급여기관 방문 시 1,000원, 2차 또는 3차 의료급여기관의 총 진료비 중 15%, 약국 방문 시에는 500원 본인이 부담하도록 하고 있다.

이와 함께 수급권자들의 부담을 완화하기 위해 대불제도, 본인부담보상제, 본인부담상한제 등을 운영하고 있다. 대불제도는 2종 수급권자에 대해서만 적용되며, 진료비의 15%를 부담하는 2종 수급권자가 최저생계비 이하의 계층임을 고려하여 입원진료 시 본인부담금이 20만 원 이상인 경우 20만 원 초과분은 의료급여기금에서 대불 하여 주고 무이자로 분할 상환하는 제도이다. 이를 통해 수급권자들의 국가에 대한 의타심을 배제시키고 자활의지를 고취시키도록 하고 있다.

<표 2-3-10> 의료급여 진료비 부담기준

구분		본인부담금
1종	외래	- 보건소·보건지소 및 보건진료소에서 진료하는 경우 : 없음 - 1차 의료급여기관 1,000원 - 2차 의료급여기관 1,500원 - 3차 의료급여기관 2,000원 - PET, MRI, CT 등 : 급여비용의 5%
	입원	- 무료
	약국	- 500원
2종	외래	- 보건소·보건지소 및 보건진료소에서 진료하는 경우 : 없음 - 1차 의료급여기관 : 1,000원 - 2차, 3차 의료급여기관: 급여비용의 15% - 3차 의료급여기관 : 15% - PET, MRI, CT 등 : 급여비용의 15%
	입원	- 의료급여기관의 입원 진료 : 10%
	약국	- 500원

출처 : 보건복지부. 보건복지백서 2015

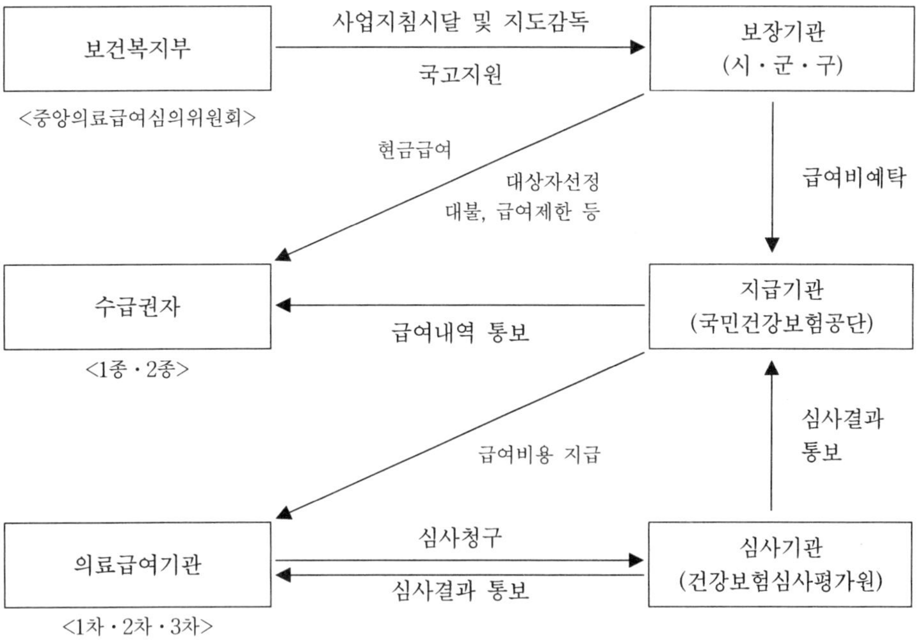

<그림 2-3-3> 의료급여 관리운영체계

출처 : 보건복지부. 보건복지백서 2015

7. 의료급여 기금운용 및 관리

의료급여비용의 지급을 충당하기 위해 시도에 일반회계와 구분하여 의료급여기금을 설치하고 있다. 의료급여기금은 국고보조금과 지방자치단체 출연금, 대불상환금, 부당이득금, 과징금, 기금의 결산상 잉여금 및 그 밖의 수입금으로 조성된다.

국고보조금의 비율은 보조금의 예산 및 관리에 관한 법령에 따라 서울은 50%, 기타 80%을 적용하고 지방재정법시행령 제26조 제1항의 규정에 의한 지방자치단체 경비부담의 기준 등에 관한 규칙 중 별표에 따라 특별시 및 광역시의 자치구는 부담비율이 없고, 시는 6%, 군은 4%를 부담하도록 하고 있다.

<표 2-3-11> 의료급여기금의 국고보조금 및 지방비출연금

구 분	서울특별시		광 역 시		도		
	시	자치구	시	자치구	도	시	군
지 방 비	50%	없음	20%	없음	14~16%	6%	4%
국 비	50%		80%		80%		
합 계	100%		100%		100%		

출처 : 보건복지부. 보건복지백서 2015

의료급여 대상자 확대 및 수급자의 진료비 부담완화를 재정적으로 뒷받침할 정부예산은 지속적으로 확대하여 왔다. 그리하여, 2012년에 39,812억 원이 2014년도에는 44,366억 원, 2015년도에 45,871억 원에 이르렀다.

이러한 지속적인 예산 증액에도 불구하고 2012년도에는 노인틀니를 의료급여 적용하고, 2013년도에는 치석제거·초음파 급여적용, 2014년도에는 치과 임플란트 급여적용, 선별급여 도입, 선택 진료비용 축소, 4인실까지 상급병실 급여적용 등 급여대상을 확대 등 이처럼 본인부담률 인하, 급여수준확대, 수급자 확대 등 추가 재정부담 요인에 따라 진료비는 지속적으로 증가할 것으로 예상됨으로 의료급여 수급권자의 건강한 삶의 질 보장을 위해 지속적인 예산지원 확충이 필요한 실정이다.

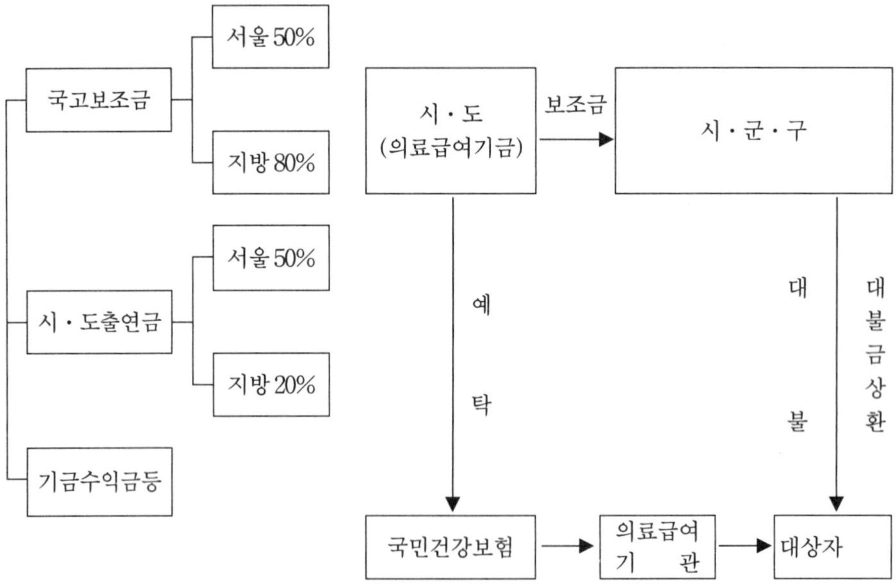

<그림 2-3-4> 기금조성 및 운용체계

출처 : 보건복지부. 보건복지백서 2015

제4장 보건행정

제1절 보건행정의 본질

1. 보건행정의 개념

국내외 학자들은 일반적으로 행정과 보건행정의 개념을 다음과 같이 주장하고 있다. 박동서(1984)는 '행정은 정치권력을 배경으로 한 공종정책형성 및 구체화이다'라고 설명하고 있고, Smillie, W.G(1936)은 '보건행정은 공적 또는 사적기관이 사회복지를 위하여 공중보건의 원리와 기법을 응용하는 것이다'라고 주장하고 있다. 허정(1987)은 보건행정이란 "지역사회주민과 국민의 보건향상을 위하여 필요한 인적 물적 제도적 모든 조건을 조정하고 사업을 효율적으로 집행하는 사회과정, 즉, 사업화과정"이라고 설명하고 있고, 권이혁(1984)은 "공중보건의 학리와 기술을 행정조직을 통하여 일반대중의 생활 속으로 도입하는 사회적 과정"이라고 기술하고 있다. 전국보건관리학교육협의회(1998)는 "국가와 공공단체가 국민의 보건향상을 위하여 목표와 정책을 형성, 조정하고 사업계획을 수립하며 이를 집행 통제하는 제 기능이다"라고 제시하고 있다.

일반 행정은 정치권력과 공공정책의 관리의 성격을 가지고 있기 때문에 정치와 경영이 결합되어있다고 본다. 그러나 보건행정은 인간의 질병이 복합적인 원인에 의해서 발병하고 인간 건강관리행정을 다루기 때문에 정치와 경영뿐만 아니라 경제, 사회 문화 등이 모든 분야와 혼합된 응용과학이라고 본다.

보건행정의 운영주체는 공공부문 뿐만 아니라 민간부문이 될 수 있다. 보건행정은 공공부문과 민간 부문이 역할을 분담 할 수 있기 때문이다. 그러나 보건재정과 의료인력 동원, 특수한 질병, 인간의 기초진료 등과 같이 근본적인 보건의료사업과 민간부문이 감당하기가 어려운 사업은 국가의 책임 있는 역할이 강조되고 있다.

21세기의 보건행정의 비전은 공공부문의 역할이 강화된 권력성과 보건사업의 효율성이 강조된 보건행정이 제고되도록 계획되고 실행되어야 한다. 그러나 보건행정은 국민의 건강권을 다루기 때문에 공공부문이 강화되어야 하는데도, 우리나라는 80%가 민간부문 위주로 성장되고 있다. 보건행정이 국민건강을 다루는 특수성을 가지고 있기 때문에 민간위주의 성장은 보건행정발전에 한계를 가지고 있다.

이상과 같은 배경을 종합해보면 보건행정은 건강권 확보차원에서의 공공성과 보건사업의 효율성을 강조하는 관리성을 제고하고, 응용학문이란 개념을 적용하여 국민건강증진을 목표로 수행해야 한다는 의미이다. 이와 같은 이론적인 근거를 배경으로 보건행정을 개념화한다면 '공공부문이 지역사회 주민의 건강증진을 위해 과학적인 기법을 활용한 공공보건정책 형성 및 구체화의 제반 기능이다'라고 할 수 있다. 즉, 보건행정은 '공공기관이 조직적인 지역사회의 노력을 통하여 지역사회 주민의 건강수준을 증진시키기 위해 응용과학인 다양한 기법을 활용한 보건정책을 형성하고 구체화한 제반 기능'을 의미한다. 여기서 보건정책 형성 및 결정하고 조정하여 보건사업을 집행한 평가까지를 포함한 제 기능을 말한다.

따라서 보건행정의 개념을 포괄적으로 본다면 "보건행정이란 공공기관이 국민건강증진의 보건목표를 달성하기 위한 보건정책 형성 및 구체화의 과정이다"라고 정의된다. 결국 보건행정은 단순히 개인적인 건강문제를 넘어 지역사회주민의 건강수준을 향상시키는 데 있으며, 예방과 치료 및 재활을 포함한 포괄적인 보건의료서비스를 제공하는데 다양한 사회과학적인 기법을 활용하여 신체적 정신적 사회적으로 완전한 국민의 건강수준을 향상시키는데 그 의미가 있다.

2. 보건행정의 특성

보건행정의 특성은 (가) 공공성과 사회성, (나) 봉사성, (다) 교육성과 조장성, (라) 과학성과 기술성 등으로 요약될 수 있다(허정, 1992).

공공성과 사회성은 세계보건기구의 건강의 정의에서 볼 수 있는 바와 같이 건강은 신체적, 정신적, 사회적으로 완전한 상태를 말하고 있으므로 건강을 증진하는 보건행정은 당연히 공공이익을 위한 공공성과 사회성을 갖는다. 보건행정은 공공복지와 집단적인 건강을 추구함으로써 이익추구에 몰두하는 사행정과 그 목적이 다르고 보건행정행위가 사회구성원의 건강향상을 위해 이루어지므로 사회 행정적 성격을 띠고 있다.

봉사성은 보건행정의 공공성과 더불어 서비스 행정을 의미하며, 사회정의에 입각하여 국민의 행복과 복지를 위해 직접 개입하여 간섭하고 봉사하는 복지 국가의 형태로서 넓은 의미에서 국민에게 적극적으로 서비스하는 봉사행정이다.

교육성과 조장성은 보건행정이 지역사회 또는 국가의 책임 하에서 실시하나 그 해결은 주로 국민과 보건의료관계요원을 위한 끊임없는 교육과정을 통하여 해결하는 데 있으며, 가능한 인권을 보호하고 국민의 자유를 옹호하고 자발적인 참여를 기대하는 방향으로 전환됨으로써 보건행정은 조장행정인 동시에 교육행정의 성격을 갖는다.

과학성과 기술성은 우두접종은 비교적 값이 저렴하고 시설과 조작이 용이하면서도 정확한 면역효과를 얻을 수 있기 때문에 보건사업에서 가장 많이 이용되고 있지만, 기술은 그 것이 간단하고 용이하다 하더라도 특수지식과 기술을 필요로 하고 실천가능성이 높은 현실적인 것이어야 하므로 과학적 지식과 기술을 이용하는 보건행정은 과학행정인 동시에 기술행정이라 할 수 있다.

이와 같이 보건행정의 주된 특성이 공공성, 봉사성, 교육성, 과학성 등으로 규정할 때 보건의료의 성격은 공공재로 인식되어진다.

따라서 공공재화(public goods)로서 보건의료서비스는 지역과 계층을 초월하여 형평성 있는 국민의 건강권이 추구되어야 할 성질이다.

3. 보건행정의 내용

보건행정의 내용은 사회과학적 측면에서 보건지표와 기획, 보건행정과 조직, 보건인력과 재원, 보건관리와 평가 등의 보건행정의 과정을 중심으로 접근한다.

이러한 접근방법에 의해서 보건행정의 본질, 보건행정의 접근방법, 보건행정의 정책결정, 보건행정 조직과 인력, 보건행정의 재정과 배분, 보건행정의 지휘와 평가 등으로 구분하여 설정한다. 이와 같은 보건행정의 내용을 분야로 보면 다음과 같다.

1) 보건행정의 본질

보건행정의 본질은 보건행정의 발전, 보건행정의 개념, 보건행정의 내용 등이다.

보건행정의 발전은 보건사업의 역사적 발전과정을 중심으로 시대별 보건행정의 모습과 앞으로 21세기에 새롭게 제기될 보건의료문제를 전망하여 설명하였다.

보건행정의 개념은 건강과 보건학의 개념을 배경으로 사회과학인 행정학의 측면에서 보건행정학을 정의하여 다루었다.

또한 보건행정의 내용은 기존의 보건행정의 이론들을 관리과학적으로 새롭게 체계화하여 보건행정의 내용을 정리하였다.

2) 보건행정의 접근방법

보건행정의 접근방법은 보건행정의 가치, 보건행정의 접근방법, 보건행정의 과정 등이다.

보건행정의 가치는 국민의 건강권에 대한 선언 및 법률적인 근거를 찾아보고 이에 대한 이론적 배경으로 자유주의적 견해와 평등주의적 견해를 가지고 단순화하여 이분법적으로 설명한다.

보건행정의 접근방법은 보건의료의 가치, 보건의료역사, 보건의료법률, 보건의료체계, 보건의료정책, 보건의료경제, 보건의료관리 등으로 사회과학적 측면에서 체계화하여 모색한다.

보건행정과정은 인력, 재료, 기술, 정보, 자본 등을 투입하여 전환과정을 거쳐 국민건강증진이란 최종목표를 산출하는데 그 전환과정을 말한다. 그 것은 보건행정의 사회적 가치, 보건목표 설정 및 정책결정, 보건기획과정, 보건행정의 조직화, 보건인력의 충원, 보건의료재원 조달, 보건인력의 지휘, 보건행정의 평가 및 통제, 피드백 등의 상호작용으로 보건목표가 달성되는 과정이다.

3) 보건행정의 정책결정

보건행정의 정책결정 분야는 보건정책에 관련된 이론으로 보건행정목표, 보건기획과정, 보건정책결정 등을 포함하여 다룬다.

보건행정목표는 보건행정의 목표가 지니는 성격, 설정과정 및 사례연구를 제시한다.

보건기획과정은 먼저 보건기획에 대한 국가의 역할을 제시하고 그 과정은 보건문제의 현황분석, 보건기획 입안, 보건기획의 타당성 검토와 확정, 보건기획의 집행, 보건기획의 평가 등으로 설명한다.

또한 보건정책결정은 참여자 형태와 보건정책 형성과정을 제시하고 보건정책의 결정과정은 보건문제의 인지, 보건정보수집 및 분석, 보건정책대안의 작성 및 평가, 보건정책대안의 선택 등으로 이루어지는 과정을 소개한다. 그리고 우리나라의 보건복지정책의 방향과 사례연구를 다루었다.

4) 보건행정 조직과 인력

보건행정 조직과 인력은 보건행정조직, 보건의료공급체계, 보건의료 인력의 수급문제 등을 내용으로 하고 있다.

보건행정조직은 특성과 유형, 관료제, 공식조직과 자생조직, 보건행정조직의 편성원칙, 분화과정, 운영방식, 중앙 및 지방 보건행정조직, 의료조직 등으로 소개하고 설명한다.

보건의료공급체계는 보건의료자원의 개발, 보건자원의 조직화, 보건의료서비스의 제공으로 구성되는 기본요소와 이를 지원하는 보건의료재정 지원과 보건의료 관리로 구성요소를 설명하고 보건의료공급체계의 유형과 응급체계의 구축을 소개한다.

보건의료의 수급은 보건의료 인력의 유형과 양성, 수급관리, 수급전망, 면허제도, 의료 인력의 증가에 대한 논쟁, 적정기준 등을 설명한다.

5) 보건행정의 재정과 배분

보건행정의 재정과 배분은 보건재원조달과 보건의료재정, 의료비지출의 근간인 의료보수체계 등을 포함하고 다룬다.

보건재원조달방법은 유형, 보험방식과 조세방식, 재원조달추세, 본인부담금, 복지부예산 등을 소개한다.

보건의료재정은 건강보험 재정의 원리, 재정수지, 재정지표분석, 수지분석, 수지전망, 보험급여의 추이와 증가요인, 보건의료재정의 안정화 대책 등을 설명한다.

의료보수체계는 특성, 의료보수의 구조, 의료보수의 유형, 의료수가의 결정요인, 포괄수가제의 사례연구 등을 소개한다.

6) 보건행정의 지휘와 통제

마지막으로 보건행정의 지휘와 평가는 보건행정의 지휘관리와 보건행정의 통제를 다룬다.

보건행정의 지휘는 인간요소, 동기부여, 지도력, 의사소통, 보건의료전문직의 갈등과 해결방안, 사례연구를 소개한다.

보건행정의 통제는 보건행정의 통제모델, 통제기법, 보건자원의 평가, 병원통제, 사례연구 등을 설명한다.

끝으로 보건행정의 사례는 국민건강보험행정, 병원행정관리, 식품의약품행정, 간호행정관리, 국민건강증진행정 등의 내용을 소개한다.

<표 2-4-1> 보건행정내용의 접근방법

보건행정의 관리과학적 접근	보건행정의 주요내용
1. 보건행정의 본질	보건행정의 발전, 보건행정의 개념, 보건행정의 내용
2. 보건행정의 접근방법	보건행정의 가치, 보건행정의 접근방법, 보건행정의 과정
3. 보건행정의 정책결정	보건행정 목표, 보건기획과정, 보건정책결정
4. 보건행정 조직과 인력	보건행정조직, 보건의료공급체계, 보건의료인력의 수급
5. 보건행정의 재정과 배분	보건재원조달, 보건의료재정, 의료보수체계
6. 보건행정의 지휘와 통제	보건행정의 지휘, 보건행정의 통제, 보건행정의 사례

제2절 보건행정조직

보건행정조직은 그것이 중앙조직이든 지방조직이든 또는 국가조직이든 공공단체조직이든 간에 공통된 조직의 요소를 갖추고 있으며, 반드시 고정적인 것은 아니지만 대체로 일정 범주에 속하는 원리에 따라 편성된다. 조직의 요소로는 목표, 과업(기술), 구성원, 구조, 환경의 다섯 가지 요소가 가장 기본적인 것으로 제시되고 있다. 목표는 각종 보건행정조직의 존립의 근거가 되는 설치 목적을 구체화하여 표시한 것이고, 과업은 이들 목표를 달성하기 위하여 수행해야 될 활동들이며, 이러한 활동을 수행하기 위하여 조직의 구성원이 필요하게 된다. 보건행정조직에서의 과업은 행정 업무이고, 조직구성원은 행정인이 된다. 조직의 구조는 조직이 그 목표를 효과적, 효율적으로 달성하기 위하여 과업의 분업체계를 편성한 것을 말한다. 또한 분업체계는 과업을 직무로 나누고, 그 책임성과 복잡성에 따라 구성원을 배치하며, 업무 수행에 필요한 정보와 자원의 흐름을 유기적으로 편성한 것을 말한다.

우리나라의 보건사업은 중앙정부의 책임 하에 수행하는 경우와 지방자치단체의 책임 하에 수행하는 경우로 나누어 볼 수 있다. 보건사업은 지역사회가 기본단위이며, 지역사회보건사업이 중요하지만 중앙 정부의 책임 하에 보건사업을 수행하여야 하는 이유들도 있으며, 보건사업의 성격과 내용에 따라 중앙 정부와 지방자치단체 간에 균형 있는 사업 수행이 필요하다고 할 수 있다.

보건사업은 정부 책임 하에 수행하는 경우와 지방자치단체의 책임 하에 수행하는 경우로 나눌 수 있다. 보건행정의 상당 분분을 중앙정부 책임 하에 수행해야 하는 중요한 이유로는 전염병 관리와 같이 지역단위만으로는 불가능하거나 의미가 없는 것이 있으며, 정부 각 부처 간의 조직이나 기술 인력의 협력이 없이는 불가능한 보건사업이 있기 때문이다. 또한 보건사업의 중첩을 피하고, 법규 규제만으로는 불가능한 보건사업들이 있기 때문이라 할 수 있다. 중앙정부 중심의 보건사업은 지역사회의 특성에 맞는 사업을 할 수 없다는 것이 지방화 시대의 행정활동에 역행된다는 단점이 있다. 따라서 중앙정부가 행하는 보건행정은 부처 간에 협력을 요하는 보건사업이나, 지역단위로만은 의미가 없거나 불가능한 것을 담당하며, 지방의 특성적 발전이나 특정지역에만 국한되어 있는 보건사업은 지방정부가 수행하도록 하고 있다.

1. 중앙보건행정조직

1) 보건복지부

우리나라의 보건행정조직의 중앙조직은 보건복지부에서 관장하고 있다. 2008년 2월에 정부기능의 효율적인 재배치를 통하여 미래에 대비한 전략기획기능 및 민간과 지방의 활력을 강화하고 유연하면서도 창의적인 정부를 구축하기 위한 「정부조직법」이 개정되어 국가청소년위원회, 여성가족부의 가족 및 보육업무 및 기획예산처 양극화민생대책본부의 업무를 통합하여 보건복지가족부로 이관하였으며, 2010년 정부조직 개편 시 다시 보건복지부로 개편되었다.

보건복지부의 직무는 보건위생・방역・의정・약정・생활보호・자활지원 및 사회보장, 아동(영・유아 보육을 포함한다)・청소년・노인・장애인 및 가족에 관한 사무를 관장하고 있다. 그리고 식품 및 의약품의 안전관리에 관한 사무를 관장하기 위하여 보건복지부장관 소속하에 식품의약품안전청을 두고 있다.

그리고 장관 밑에는 보건복지부장관을 보좌하기 위하여 대변인 및 정책보좌관을 두고, 보건복지부에 감사관, 운영지원과, 기획조정실, 보건의료정책실, 사회복지정책실, 인구정책실, 건강보험정책국, 건강정책국, 보건산업정책국, 장애인정책국, 연금정책국, 사회보장위원회사무국을 두고 있다.

2015년 현재 보건복지부에 753명(정무직 2명, 별정직 5명, 일반직 742명, 전문경력관 4명), 질병관리본부 등 소속기관에 2,358명(정무직 1명, 일반직 2,277명, 전문경력관 50명, 전문임기제 30명)이 있다.

<표 2-4-2> 보건복지부 조직 구성

실	국	관	과(담당관, 센터포함)
4	6	14	68

2) 보건복지부 외청 : 식품의약품안전청

정부는 식품 및 의약품의 안전관리를 위해 1987년 국립보건안전연구원을 설립하였으며, 1996년에는 식품의약품안전본부와 국립독성연구소를 설치하였다. 1998년에는 식품의약품 안전본부를 현재의 식품의약품안전청으로 승격시켜 보건복지부 외청으로 하였으며, 그 산하에 서울지방청을 비롯한 6개 지방청을 설치하였고, 2002년에는 독립독성연구소를 국립독성연구원으로 개편하였다.

식품의약품안전청은 식품행정과 의약품 행정을 담당한다. 주요 식품행정은 식품첨가물 및 제조업을 허가업무, 식중독 관리업무, 부정불량식품 단속업무, 유전자변형(GMO)식품의 관리업무, 식품의 안전관리업무 등이며, 의약품행정으로는 의약품, 화장품, 의약 외품, 의약용구의 제조, 수입 등의 허가업무, 약사감시 업무, 의약품 사후관리업무, 마약관리업무 등을 담당한다.

식품의약품안전청의 업무를 수행하기 위해 청장 산하에 정책홍보관리 본부, 식품 본부와 식품평가부, 영양기능식품 본부, 의약품 본부와 의약품평가부 및 생약평가부, 생물의약품본부, 의료기기 본부와 의료기기평가부 등의 6개 본부와 4개 평가부를 두고 있다. 또한 청장 산하의 독성연구원에는 독성연구부, 약리연구부, 위해평가연구부 등 3개 연구부를 두고 있으며, 서울지방청을 비롯해서 부산, 대구, 광주, 대전 및 경인지방청 등 6개 지방청을 두고 있다.

◈ 보건복지부 소속기관

보건복지부장관이 관장하는 사무를 지원하기 위하여 장관 산하에 설치되어 있는 소속기관은 질병관리본부를 비롯해서 국립의료원, 국립재활원과 8개의 국립병원, 13개의 국립검역소 및 망향의 동산관리원 등이 있다.

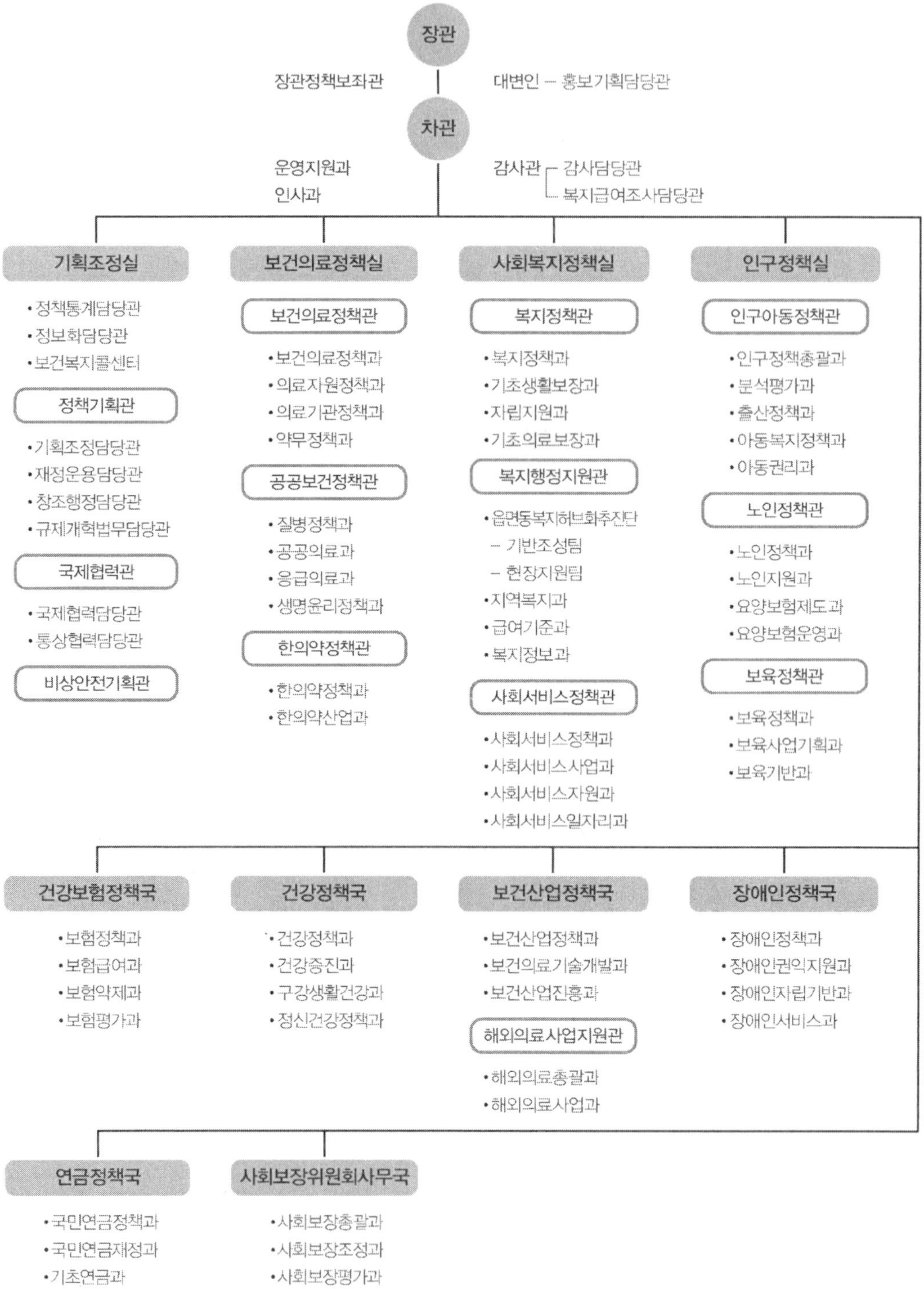

<그림 2-4-1> 보건복지부 조직도(2015년 12월 기준)

출처 : 보건복지부. http://www.mohw.go.kr

2. 지방보건행정(시·도 보건행정)조직

1) 보건소(Health center)

1859년 영국 Liverpool 시에서 William Rathblme이 보건간호사업과 가정방문사업을 계획하였다. 1862년에는 Liverpool시를 18개 지역구로 나누어 각 구에 방문간호사 1명씩 배치하여 모자보건상담과 보건지도를 처음으로 시작하였다. 또한 1887년에는 영국 Edinburgh에서 Phillp이 건강상담소를 설치하여 결핵관리와 영유아 사망에 대비하였다. 1890년 프랑스 Nancy에 Herrgot는 영아 개인건강상담소를 설치하였고, 1901년 프랑스 Lell에 Calmette는 결핵상담소를 설치하고 가정방문사업을 시작한 바 있다.

1920년 미국에서는 보건기술자를 양성하기 시작했으며, 독일에서 보건소의 활동으로 영아사망률이 저하되자 서구 각국에 급속하게 보급되었다. 영국의 보건소는 일정한 지역 내의 모성 및 영유아 보호를 위한 의학적 상담을 주로 한 활동이 주축이 되어 왔으며 미국은 개인의료 및 공중보건과 관련이 깊은 시설과 협력하여 공중보건의 향상을 가져오고자 하는 보건행정의 말단기관으로 발달되었다.

2) 보건요원제도

보건요원제도는 지역 내에 존재하는 질병의 치료 및 예방활동 등을 담당하게 함으로써 지역사회의 보건관리를 해나가는 제도이다. 즉, 의료비의 절감, 의사의 부족 및 지역 보조간호사(nurse practitioner), 준 의사(feldspar), 마을보건요원(village health worker), 가정건강요원(home visiting health worker) 등의 보건요원제도를 활용하여 지방의 보건사업을 수행할 수 있도록 한 제도이다.

3) 우리나라의 보건소

1945년 9월부터 미군정의 시작과 함께 1946년 10월 서울에 시범보건소가 설치된 것이 최초의 보건소이지만, 1949년에는 국립중앙보건소의 직제가 마련되었고 1959년에는 국립보건원으로 발족하였다.

보건소법이 처음 공포된 것은 1956년 12월 13일이었으나 이 법은 폐지되고 1962년 9월 24일에 새로운 보건소법이 제정되어 시·군·구에 189개의 보건소를 설치하였는데 2015년 12월말 현재 보건소는 254개소, 보건지소 1,331개소, 보건진료소 1,904개소, 건강생활 지원센터 14개소 등 총 3,503개소의 지역보건의료기관을 설치·운영하고 있다.

보건소는 시·군·구별로 1개소씩 설치한다. 다만, 시장·군수·구청장이 지역주민의 보건의료를 위하여 특히 필요하다고 인정하는 경우에는 필요한 지역에 보건소를 추가로 설치·운영할 수 있다. 보건소를 설치하고자 하는 때에는 지방자치법 시행령의 규정에 의하며, 이 경우 행정자치부장관은 보건복지부장관과 미리 협의하여야 한다.

보건소의 설치목적은 "보건행정의 합리적인 운영과 국민보건의 향상 및 증진을 도모하기 위한 것"으로서 그 목적을 달성하기 위해 아래와 같은 업무를 관장하도록 규정하고 있다(지역보건법 제9조).<개정 2008. 2. 29>

1. 국민건강증진 · 보건교육 · 구강건강 및 영양개선사업
2. 전염병의 예방 · 관리 및 진료
3. 모자보건 및 가족계획사업
4. 노인보건사업
5. 공중위생 및 식품위생
6. 의료인 및 의료기관에 대한 지도 등에 관한 사항
7. 의료기사 · 의무기록사 및 안경사에 대한 지도 등에 관한 사항
8. 응급의료에 관한 사항
9. 농어촌 등 보건의료를 위한 특별조치법에 의한 공중보건의사 · 보건진료원 및 보건진료소에 대한 지도 등에 관한 사항
10. 약사에 관한 사항과 마약 · 향정신성의약품의 관리에 관한 사항
11. 정신보건에 관한 사항
12. 가정 · 사회복지시설 등을 방문하여 행하는 보건의료사업
13. 지역주민에 대한 진료, 건강진단 및 만성퇴행성질환등의 질병관리에 관한 사항
14. 보건에 관한 실험 또는 검사에 관한 사항
15. 장애인의 재활사업 기타 보건복지가족부령이 정하는 사회복지사업
16. 기타 지역주민의 보건의료의 향상 · 증진 및 이를 위한 연구 등에 관한 사업

한편, 위생행정업무도 보건소의 관장업무였으나 1976년 1월부터 구 · 시 · 군으로 이관되었으며, 1988년 9월부터는 농어촌지역의 효율적 의료관리를 위하여 일부 보건소의 진료기능을 보강 30~40병상의 병원화 사업을 시작하였는데, 이를 보건의료원이라 한다. 보건의료원은 지역보건법 제8조(보건의료원)에 의거, 보건소중 의료법 제3조제4항의 규정에 의한 병원의 요건을 갖춘 보건소를 말한다.

4) 보건지소(Health subcenter), 보건진료소(Primary health care post)

보건지소는 지역보건법 제10조와 동법 시행령 제8조의 규정에 따라 보건예방 서비스 및 보건사상을 주민에게 계도하고 무의면을 해소한다는 취지로 설치하였다. 그 설치할 수 있는 기준은 읍 · 면(보건소가 설치된 읍 · 면 제외)마다 1개소씩으로 한다. 다만, 시장 · 군수 · 구청장은 지역주민의 보건의료를 위하여 특히 필요하다고 인정하는 경우에는 필요한 지역에 보건지소를 설치 ·

운영하거나 수 개의 보건지소를 통하여 1개의 통합보건지소를 설치·운영할 수 있다. 그러나 그 성과는 만족스럽지 못하고 재정·인력·시설·권한 등에서 불충분하여 지역주민 중 의료급여 수급권자의 치료에만 중점을 두고 있는 실정이다.

<표 2-4-3> 지역별 보건소, 보건지소, 보건진료소 현황

(단위 : 개소, 2015년 12월 31일 현재)

시·도	총 계	보건소(보건의료원)	건강생활지원센터	보건지소	보건진료소
총 계	3,503	254	14	1,331	1,904
서울	36	25	0	11	0
부산	32	16	0	11	5
대구	27	8	1	10	8
인천	68	10	3	28	27
광주	20	5	1	4	10
대전	20	5	0	7	8
울산	24	5	0	8	11
세종	19	1	0	11	7
경기	334	44	5	124	161
강원	246	18	0	99	129
충북	267	14	1	95	157
충남	400	16	0	151	233
전북	408	14	1	151	42
전남	562	22	1	213	326
경북	561	25	0	224	312
경남	415	20	1	173	221
제주	64	6	0	11	47

출처 : 보건복지부. 전국 지역보건기관 주소록. 2015. 12

보건진료소는 의료취약지역의 1차 보건의료 업무를 담당하도록 1980년에 농어촌 등 보건의료를 위한 특별조치법 제15조에 의해 설치되었다. 보건진료소에는 보건진료원이 배치되는데, 보건진료원은 간호사가 6개월 정도 직무교육을 받아 자격을 취득하는데 주민의 경미한 진료와 예방 업무를 담당하고 있다.

<표 2-4-4> 보건기관의 설치근거 및 설치기준

구분	설치근거	설치기준
보건소	「지역보건법」 제7조 「동법시행령」 제7조	시・군・구별 1개소 (필요할 경우 시장・군수・구청장은 추가 설치)
보건지소	「지역보건법」 제10조 「동법시행령」 제8조	읍・면별 1개소 (필요할 경우 시장・군수・구청장은 추가 및 통합 설치・운영)
보건진료소	「농어촌 등 보건의료를 위한 특별조치법」 제15조	리 단위의 오・벽지에 설치

출처 : 보건복지부. 보건복지백서 2015

제3절 보건행정과정

1. 보건행정과정의 개념

관리는 최근의 관심사가 아니다. 인류가 조직된 집단 활동을 시작한 이래 시행되어 왔다. 로마제국에서는 계선(line)과 막료(staff)관계를 설정하였고, 카톨릭 교회에서는 사제(priest)로부터 교황(pope)에 이르는 명령계층체계를 이룩하였다. 이집트에서는 피라미드 건설에 분업의 개념(division-of-labor concept)을 적용시켜 그 개념의 발전은 20세기의 대량생산체계로 이루어졌다.

이와 같이 관리는 다른 여러 분야에서 오랫동안 실시되어 왔지만 보건의료분야에도 점차 확대 적용되고 있다. 관리는 일반적으로 자원을 활용하여 조직의 목표를 달성하는 상호작용의 과정이라 할 수 있다. 그러나 관리는 여러 가지로 정의되어 오고 있다. 즉, Koontz는 개개인이 목표를 달성할 수 있도록 도움이 되는 조직 환경을 제공함으로써 사람들을 통하여 일을 수행하는 것이라고 정의하고 있고, Richard는 관리를 기획・조직・조정 및 통제의 기능으로 보고 있으며, Haimann은 이러한 기능에 의사결정(Decision making), 충원(Staffing), 지휘(Directing)등을 추가하고 있다.

이와 같이 명확한 정의는 없으나 본 연구에서는 Rakich등이 정의한 관리를 보건행정과정에 적용시키고자 한다. 즉, Rakich등이 '관리란 인적・물적 자원을 통하여 결정된 목표를 달성하고자 공식적인 조직(formal organization)내에서 수행하는 사회적 기술적 과정의 상호작용으로 이루어지는 것'이라고 정의한 관리개념을 활용한다. 여기서 말한 관리란 본질적으로 사회적, 기술적인 상호작용의 통제로서 비공식적 조직이 아닌 공식적 조직체계 내에서 이루어진다는 것이다. 이 관리과정은 조직의 목표를 달성하기 위한 것으로 인적・물적 자원을 활용함으로서 달성된다.

따라서 보건행정과정은 투입된 인적·물적 자원을 통해 보건목표를 달성하고자 보건행정조직에서 수행하는 관리과정의 상호작용이라고 할 수 있다. 즉, 보건자원을 활용하여 조직의 목표를 달성하는 상호작용의 과정이다.

2. 보건행정과정의 구조

보건행정과정은 조직 내에서 이루어지는 모든 과정에서 환경과의 상호작용이 끊임없이 이루어진다. 보건행정조직 내에서 이루어지는 모든 관리과정은 투입·산출·feed back으로 이루어지고 있다. 보건행정조직과 환경과의 관계는 상호 밀접한 관계가 있다. 환경과 무관할 수 없는 보건행정의 관리과정의 개념을 기초로 투입 - 관리 - 과정 - 산출을 그림으로 모형을 보면 다음과 같다(그림 2-4-2). 이 모형은 보건행정과정에 대한 기본적인 모형이다. 이 모형은 보건행정과정에 대한 기본적인 모형이다. 즉, 보건행정조직에서 인력, 재원, 기술, 정보, 자본 등의 보건자원을 투입하여 사회적 기술적 과정의 관리과정을 통하여 국민건강증진을 산출의 목표로 나타낸 것이다. 사회적 기술적 과정은 투입을 산출로 전환시키는 관리과정이다.

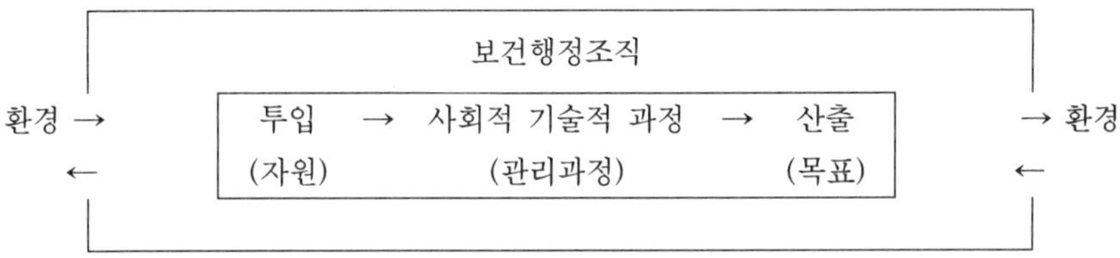

<그림 2-4-2> 보건행정의 투입 - 관리과정 - 산출 모형

3. 보건행정의 관리과정

관리과정은 여러 학자에 의해서 여러 가지 접근방법을 제창하였다. AllensWorth는 14종, Koontz and Donnell은 11종, Presthus는 4종, Uverges는 6종, Siffin은 4종을 각각 들고 있다.

Koonts는 관리의 제 활동의 목적을 능률적으로 달성하기 위해서는 계획수립(Planning), 조직화(Organizing), 충원(Staffing), 지휘(Leading), 통제(Controlling) 등의 관리의 제 직능이 합리적으로 수행되어야 한다고 주장하고 있다. Rakich 등은 관리과정을 기획의사결정, 조직, 통제 등의 상호 작용으로 설명하고 있다.

이와 같이 관리과정에 대한 구분하는 방법은 다양하다. 그러나 본 연구에서는 Koontz와 Rakich 등이 제시한 이론을 보건행정과정에 적용하고자 한다.

따라서 보건행정의 관리과정은 (1) 보건행정의 사회적 가치 (2) 보건목표설정 및 정책결정 (3) 보건기획 (4) 보건조직 (5) 보건인력충원 (6) 보건재원관리 (7) 보건인력지휘 (8) 보건관리의 평가 및 통제 등의 8가지의 상호작용으로 서로 영향을 미치며, 이들이 상호작용 함으로서 투입을 산출로 전환하도록 하고 있다. 보건행정은 고유한 사회경제적인 특수성이 있기 때문에, 보건행정과정을 수행하기 전에 보건정책자의 가치관 정립이 필요하다. 따라서 Koontz와 Rakich 등이 제시한 관리과정에서 보건행정의 사회적 가치를 먼저 다루고 보건목표 및 정책결정을 설정하는 보건행정 과정을 제시한다.

또한 Koontz와 Rakich등의 이론을 변형시킨 것 중 보건계획보다 보건목표설정 및 정책결정을 앞서 넣은 것은 행정이 발전행정의 성격을 갖고 있어 무엇보다도 발전목표가 중요하기 때문이며, 정책의 경우는 점차 행정이 정치기능을 대행하는 것 같은 인상을 줄 정도로 정책결정의 주역임을 현실적으로 받고 있을 뿐만 아니라 이러한 결정에 따라 가치의 재 배분이 이루어지고 있어 행정학의 주요 관심사로 정책결정을 들고 있기 때문이다. 그러나 전체적인 보건행정과정은 순차적으로 이루어진다고 할 수 없고 상호작용으로 이루어진다고 할 수 있다.

4. 보건행정과정의 모형개발

보건행정의 관리과정과 이론적 접근 방법을 통하여 보건행정과정의 모형을 설정한다. 앞에서 서술한 바와 같이 보건행정과정은 투입과 산출, 관리과정, 환경 등과의 상호작용을 하는 구조이다. 즉, 보건행정과정의 모형은 투입에 대한 산출의 전환과정의 구조이다. 따라서 보건행정과정의 모형을 제시하면 다음과 같다(그림 2-4-3).

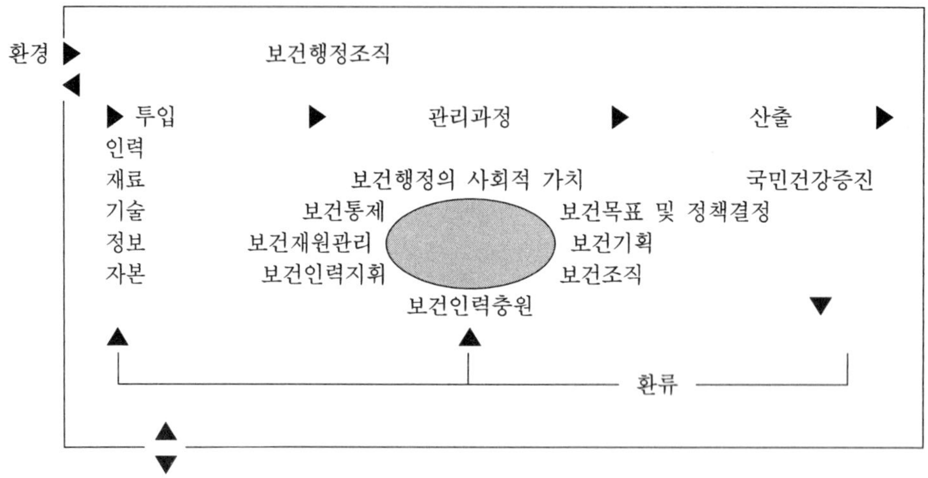

환경 : 경제수준, 정부정책・보건의료체계, 지역사회기대, 사회문화조건, 교육정도, 과학발달, 지리적 요건 등

<그림 2-4-3> 보건행정과정의 모형

보건행정의 투입 자원은 인력(Manpower), 재료(Material), 기술(Technology), 정보(Information), 자본(Capital) 등이다. 이의 요소는 국민건강증진의 산출을 위한 필요 불가결한 투입자원들이다. 보건행정과정은 (1) 보건행정의 사회적 가치 (2) 보건목표설정 및 정책결정 (3) 보건기획 (4) 보건조직 (5) 보건인력충원 (6) 보건재원조달 (7) 보건인력지휘 (8) 보건관리의 평가 및 통제 등이 상호작용 함으로서 투입자원을 국민건강증진이라 산출로 전환한다. 그리고 보건행정과정은 보건활동에 대한 평가와 통제가 이루어져 산출로서 적합 치 않을 경우 또는 달성됐을 경우 다시 보건행정과정에 투입하여 피드백(feedback)된다.

또한 보건행정조직을 둘러싸고 있는 환경은 외부환경에 영향을 받기도 하고 영향을 끼치기도 한다. 보건환경은 경제수준, 정부정책・보건의료체계, 지역사회의 기대, 사회문화 조건, 교육정도, 과학발달, 지리적 요건 등이다.

따라서 보건행정과정은 과학적 관리기법을 보건행정에 적용할 수 있는 이론적 모형을 개발하여 향후 보건행정과정에 활용하는데 그 의미가 있다. 특히, 본 장을 통하여 보건행정에 과학적 관리과정을 활용하여 보건행정과정을 이론적으로 체계화한 것에 의의가 있다.

보건행정과정은 인력, 재료, 기술, 정보, 자본 등을 투입하여 전환과정을 거쳐 국민 건강증진이란 최종목표를 산출한다. 그 전환과정이 바로 보건행정이다. ㄱ. 과정은 (1) 보건행정의 사회적 가치 (2) 보건목표 설정 및 정책결정 (3) 보건기획과정 (4) 보건행정의 조직화 (5) 보건인력의 충원 (6) 보건의료재원 조달 (7) 보건인력의 지휘 (8) 보건행정의 평가 및 통제 (9) 피드백 등의 상호작용으로 보건목표가 달성된다. 특히, 보건행정과정의 최우선 순위는 보건행정의 사회적 가치에 역점을 두었다. 보건정책결정자가 보건정책을 수립하기 전에 먼저 다루어야할 이념적 가치관이기 때문이다.

그러므로 합리적인 보건행정과정의 수행은 효율성과 형평성을 추구하자는데 있다. 특히, 보건행정의 사회적 가치의 중요성을 강조하는 것은 형평성을 고려하기 때문이다. 그러므로 향후 보건행정과정이 효율적으로 전개되어 보건행정의 사회적 가치에 대한 밝은 전망을 기대해 본다.

제4절 보건행정의 사회과학적 접근

보건행정의 접근 방법은 사회과학적 접근 방법과 자연과학적 접근 방법으로 분류하여 볼 수 있다. 사회과학적 접근 방법은 자연과학적 접근 방법과 대조적인 것으로서 자연과학적 접근 방법이 미생물학, 병리학, 생화학, 임상의학, 약리학, 기생충학, 생리학, 해부학 등의 학문적 이론을 배경으로 한 연구 방법이라 한다면, 사회과학적 접근 방법은 정치학, 사회학, 경제학, 경영학, 사회복지학, 법학, 심리학, 지리학, 행정학 등의 학문적 배경을 중심으로 연구하는 방법이라 할 수 있다. 본서에서는 보건행정의 사회과학적 접근 방법(김종인, 1991)에 대해서만 소개하기로 한다.

1. 사회과학적 접근의 필요성

오늘날의 시대는 만성 질환과 같은 생활습관병의 증가, 질병원인의 다원화, 국민 평균수명의 증가 등 복잡하고 다양한 여건이 혼재되어 있는 시대이다. 이러한 사실은 국민의 건강 수준을 향상시키기 위한 보건행정 시책이나 노력이 단순히 신체적이고 생물학적인 요소에 중점을 두는 자연과학적 접근 방법에서 나아가 사회과학적인 방법까지를 활용해야 함을 시사하는 것이라 할 수 있다.

보건행정에 대한 사회과학적인 접근은 국민의 의료보장권과 건강권 확보, 포괄적 보건의료서비스에 대한 요구의 충족, 보건의료자원의 적정배분, 의료비 부담의 형평성 제고 등 제 문제를 감안할 때 필연적인 것이라 할 수 있다.

첫째, 보건의료서비스 측면에서는 그 이용도가 낮은 계층의 불리한 여건과 함께 의료인의 행태에 대해서도 사회과학적인 접근도를 통한 분석이 이루어져야 한다.

둘째, 보건행정의 제도적인 측면에서는 지방보건행정조직에 대한 지휘, 감독체계의 이원적 구조, 의료수가 및 지불제도, 고가 의료장비의 도입심사제도 등에 대한 사회과학적인 분석과 연구가 필요하다.

셋째, 국민건강 수준의 향상이라는 측면에서는 예방접종이나 치료약에 대한 비용-효과 분석을 통하여 이들 기술 수준에 대한 평가가 이루어져야 한다.

최근에는 우리나라에서도 보건행정학 전공자들에 의해 보건의료에 대한 사회과학적인 측면에서의 연구가 활발히 진행되어지고 있다. 또한 보건의료의 사회과학적인 접근 방법을 통한 연구의 필요성이 인식되어 최근 4년제 대학의 학부 과정에 보건행정 관련학과의 신설이 증가되고 있다. 이러한 배경 하에서 다음 항에서는 보건행정의 사회과학적인 접근 방법을 인접 분과 학문별로 고찰해 보고자 한다.

2. 사회과학의 분야별 접근방법

1) 가치관적 접근

사회적 가치는 우리들의 체제를 좌우함은 물론 방향을 설정하는 데 심대한 영향을 미칠 수가 있다. 특히, 보건의료 부분은 인간의 생명을 다룰 뿐만 아니라 보건의료의 서비스 과정이 투입에서 산출에 이르기까지 대인 관계로 성립되어 있기 때문에 도덕적 또는 윤리적 견해에 영향을 받기 쉬우며, 따라서 보건의료에 대한 가치관이 보건행정에 대한 사회과학적 접근의 1차적 고려 대상이 된다. 보건의료에 대한 가치관은 평등주의적 견해와 자유주의적 견해로 구별되어 상호

대립하고 있다(Donabedian, 1974). 우리는 보건의료정책의 입안이나 보건의료사업의 계획 과정에서 이들 양자의 견해 중 어느 견해를 추구할 것인가의 문제에 직면하게 된다. 그러나 본장 제1절에서 검토한 바의 보건의료의 사회·경제적인 특성과 생존권적 기본권으로서의 건강권 개념을 인정한다면 자유주의적 견해보다는 평등주의적 견해를 수용하지 않을 수 없을 것이다. 평등주의적인 견해의 입장에서 보면 보건의료는 국민의 기본권적 권리의 하나임과 동시에 행복하고 건강한 삶을 보장해 줄 수 있는 요소의 하나가 된다고 하겠다.

2) 역사론적 접근

보건의료의 사회과학적 접근에 있어서 두 번째 방법은 역사적인 접근이다. 역사적 접근 방법의 의의는 과거에 실시된 보건의료정책과 사업이 어떠한 목적과 취지에서 실시되었고 어떠한 성과와 문제점을 나타냈는가를 이해함으로써 현재와 미래의 보건정책과 사업이 어떠한 방향으로 수립, 실시되어야 할 것인가를 용이하게 이해할 수 있다는 데 있다.

역사론적 접근을 통하여 우리가 묻고 답해야 할 사항들은 예를 들면, 급성 전염병이 주종을 이룬 구한말 시기에 무속과 한방 및 민간치료법은 전 국민의 보건의료서비스를 충족하는 데 얼마나 효과적이었는가, 개화파들에 의한 종두법 시행은 서민들의 천연두 치료에 어떤 영향을 미쳤는가, 선교사들의 의료 활동은 대중적인 보건사업으로 볼 수 있는가와 같은 것들이다. 일제시대의 경우에는 보건의료의 목적이 식민정책의 일환으로 식민지 수탈을 위한 식민지 지배자들의 건강 유지에만 목적이 있고 한민족에게는 자선적 성격의 의료상품의 역할만을 하지 않았는가, 토지조사사업과 산미증식계획의 실시에 의해 한민족의 경제생활이 궁핍해지고 건강 상태가 악화된 것은 무엇을 의미 하는가 등이 역사론적 접근을 통하여 해답을 듣고자 하는 질문의 예가 될 것이다. 일제 패망 이후의 한국시대에는 역사론적 접근을 통하여 다음과 같은 질문에 대한 해답을 얻어야 할 것이다. 경제 사정이 악화되고 전염성 질환이 주종을 이룰 때 미국으로부터 도입한 항생제와 DDT는 국민보건 향상에 얼마나 효과가 있었으며, 이러한 시기에 도입된 미국식 의료제도는 현재의 민간 주도형 의료제도 성립의 기틀이 되지 않았는가? 1961년 이후 경제개발 5개년계획이 추진되고 국민 경제생활이 향상됨으로써 나타난 전염병관리사업과 가족계획사업의 성과는 무엇을 의미하는 것인가? 1977년 이후 보건의료산업의 성장은 지역 간, 계층 간에 어떠한 불균형을 초래하였는가? 이러한 역사론적 연구의 과제는 얼마든지 있을 수 있으며, 현재와 미래의 보건행정은 이러한 역사론적 접근에 의하여 매우 유익한 교훈을 얻을 수 있을 것이다.

3) 비교체계론적 접근

다음으로 가능한 접근 방법은 국가 간의 보건의료체계에 대한 비교, 검토이다. 보건의료체계의 국가 간 비교는 자유방임체계, 의료보험체계, 국민의료서비스체계를 기준으로 이루어질 수 있고, 의료공급이 어느 부문에 의해 주도되고 있느냐에 따라 민간 부문과 공공 부문으로 구분하여 비교가 가능할 것이다. 의료보장제도가 도입되어 있는 상황에서는 국민의료서비스(NHS) 방식과 국민의료보험(NHI) 방식에 의한 비교가 가능하며, 또한 국민의료보험 방식에서 국민의료서비스 방식으로 이행되는 과도기적 성격의 공급체계가 비교기준의 대안으로 사용될 수 도 있다. 비교체계론적 접근 방법은 다른 나라의 보건의료체계가 경험한 제도적 장·단점을 비교적 용이하게 파악하여 우리나라 보건의료제도의 개선을 위하여 참조한다는 데에 의의가 있다고 할 것이다.

4) 정책론적 접근

정책론적 접근 방법은 보건정책이 미래 지향적인가, 현실 문제의 해결에 적합한가, 공익성이 높은가, 결정 주체가 누구인가, 일관성이 있는가, 총체적이고 거시적인가의 질문과 같이 보건정책의 타당성을 평가하기 위하여 시도하는 접근 방법이다. 보건정책대안은 실현 가능한가, 비용-효과 분석과 비용-편익 분석을 실시한 결과 경제적 타당성이 있는가, 보건의료의 형평성 측면에서 사회적, 정치적으로 타당한가와 같은 질문들도 역시 보건정책의 타당성 평가에 필요한 것들이라 할 것이다. 보건의료정책에 대해 종합적인 분석을 하고자 할 경우에는 정책대안의 형성, 선택, 집행, 평가의 각 과정에 영향을 미칠 수 있다고 판단되는 우리 사회의 정치, 경제, 사회, 문화적 제반여건이나 환경적 요인들(보건정책에 대한 수용성과 여론, 주민 등의 참여정치, 정보의 공유화, 정책결정 과정의 제도적 장치, 이익집단의 압력, 대내외적인 환류장치 등)을 파악하고 그 영향의 질적, 양적 정도에 대해서도 충분히 검토하여야 할 것이다.

5) 법률적인 접근

보건의료에 대한 법률론적 접근은 보건의료가 헌법에 규정된 국민의 기본적 권리를 충족시키고 있는가를 검토하는 데 목적이 있다. 헌법 제34조 2항은 “국가는 사회보장, 사회복지의 증진에 노력할 의무를 진다”고 규정함으로써 국민의 국가에 대한 의료보장권을 명시하고 있고, 제35조 1항에서는 “모든 국민은 건강하고 쾌적한 환경에서 생활할 권리를 가지고, 국가와 국민은 환경보전을 위하여 노력하여야 한다”라고 규정함으로써 국민의 환경권을 명시하고 있으며, 제 36조 3항에서는 “모든 국민은 보건에 관하여 국가의 보호를 받는다”고 규정함으로써 국민에게 보건권이 있음을 명시하고 있다. 따라서 국가는 행정 기능의 발휘를 통하여 국민의 기본권이 실현될 수 있도록 노력하여야 한다.

6) 경제론적 접근

보건행정에 대한 사회과학적 접근 방법의 여섯 번째 단계로서 경제적인 접근이 필요하다. 보건경제론적 접근은 보건정책이 입안되었거나 집행된 후에 국가가 한정된 보건의료자원을 가지고 경제적으로 저렴하게 양질의 보건의료서비스를 제공할 수 있는지 또는 제공하였는지를 평가하기 위한 접근 방법이다. 경제론적 접근에서는 소비자의 보건의료이용 형태를 결정하는 요인이 무엇인가를 파악하고 의료수요의 한계를 어떤 단계까지로 설정할 것인가를 결정하여야 한다. 이러한 계획 및 성과에 대한 효율성 평가에는 주로 비용-효과 분석과 비용-편익 분석이 이용되고 있다. 그러나 경제론적 접근에서는 자원배분의 형평성에 대해서도 평가를 하여야 한다. 따라서 경제론적 접근 방법은 형평성과 효율성의 최적 배분의 문제를 다루는 접근 방법이라고 할 수 있다.

7) 관리론적 접근

마지막 단계로서 보건행정에 대한 관리론적 접근이 필요하다. 관리 기능은 과정적 기능과 행태적 기능으로 구성된다. 따라서 이러한 점은 보건행정의 경우에도 동일하다. 즉, 보건행정에 있어서 과정적 기능은 기획, 조직화, 동작화, 평가, 시정조치 등을 말하며, 기획 속에는 발전 목표의 설정과 정책의 수립, 사업계획의 수립 등이 포함된다. 행태적 기능에는 권한의 위임, 의사결정, 의사소통과 전달, 리더쉽의 발휘와 같은 기능들이 포함된다. 행정은 본래 정치와 경영의 혼혈아적 속성을 지니고 있으므로(박동서, 1987) 보건 행정인은 특히 정책의 형성, 결정 과정에서 행태적 기능들이 지니는 역동성(dynamics)을 이해하고 대상 국민 내지 인구집단 다수의 공익을 위하는 방향으로 행정 기능을 발휘해야 한다. 관리론적 접근은 보건행정의 제 기능이 공익성과 과학성의 바탕 위에서 발휘되고 있는가를 평가하기 위한 접근 방법이다. 이상과 같은 행정 기능의 의의를 고려할 때 보건행정에 대한 관리론적 접근은 지금까지 설명한 모든 사회과학적 접근의 핵심적 총합이라고 말할 수 있을 것이다.

3. 보건행정의 사회과학적 접근방법의 모형

지금까지 보건행정의 사회과학적 접근방법에 대한 내용을 가치론적, 사적, 체계론적, 법률론적, 정책론적, 경제론적, 관리론적 등으로 접근방법을 시도하였다. 그러나 이는 부분별 각론적인 성격의 접근방법이라고 할 수 있으므로 총체적으로 보건행정의 사회과학적 접근방법에 대한 모형이 요구된다 하겠다. 따라서 총체적인 모형접근은 아래 <그림 2-4-4>와 같이 보건행정의 사회과학적 접근방법의 모형을 도출할 수 있다.

제1단계론적 접근에서는 먼저 보건의료의 가치관적 접근에서 양자의 견해 중 보건의료의 사회경제적 특성이 존재함으로 평등주의적 견해를 추구하되, 이 견해를 접근하기 위한 구조는 법

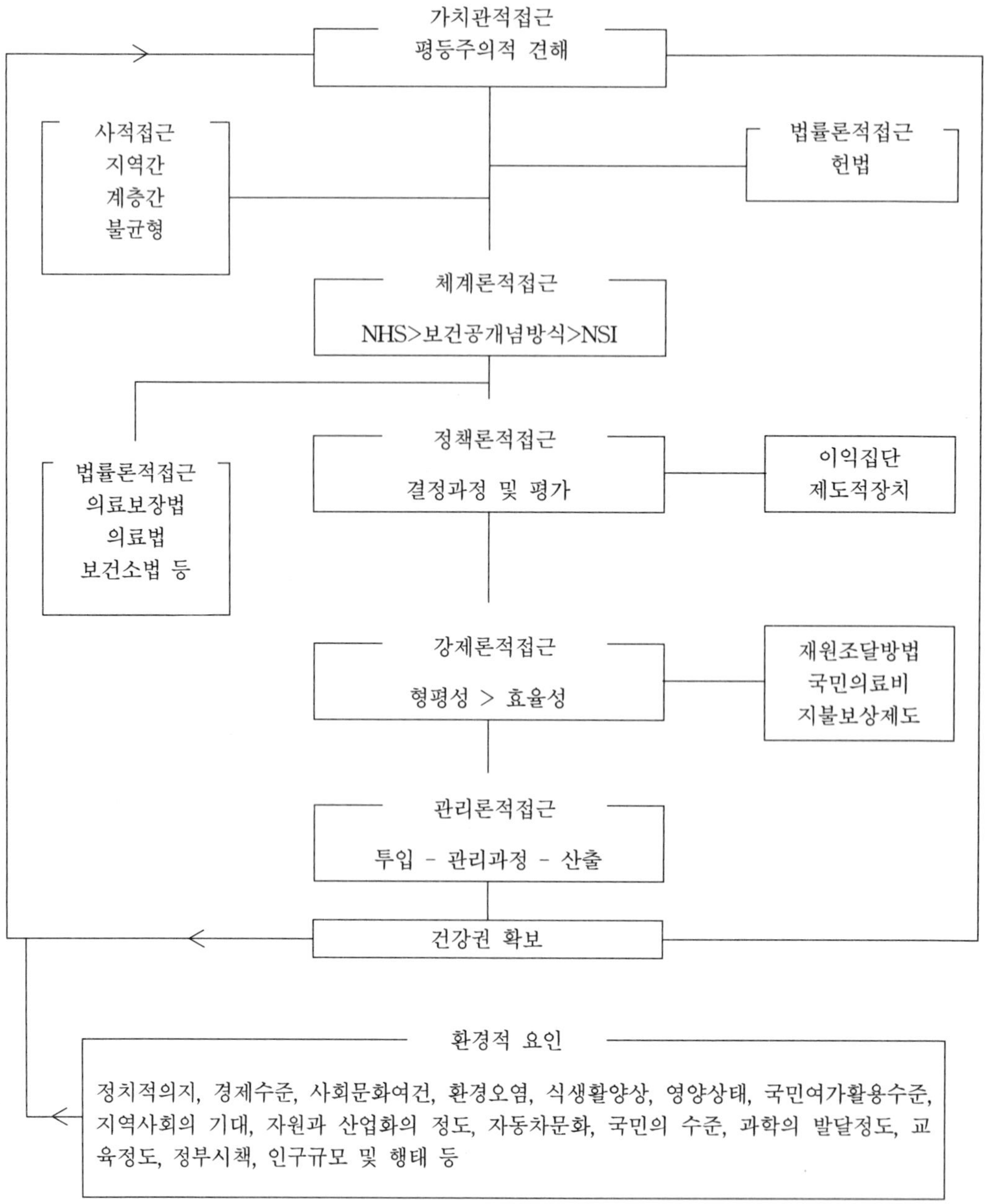

<그림 2-4-4> 보건행정의 사회과학적 접근방법 모형

출처 : 김종인. 보건의료행정의 사회과학적 접근방법에 따른 모형 연구. 원광대학교 논문집 제25집. 1991

률 및 역사적 측면에서 지역 간, 계층 간 보건의료 이용 및 자원의 불 형평성과 헌법에 규정된 국민건강권 및 의료보장권을 접근한다. 제2단계론적 접근에서는 이와 같은 건강권을 보장하기 위하여 비교체계론적 접근으로서, 현재 국민의료보험방식(NHI)에서 의료이용 및 의료비 부담의 불공정성과 민간주도의 보건의료의 공급구조의 모순점을 접근함으로서, 체계의 전환으로 공공부분에서 의료서비스를 제공하고 보험료로 보건의료재원을 조달하던가, 혹은 민간부분에서 의료서비스를 제공하고 조세로서의 보건의료재원을 조달하는 즉, 소득재분배 기능을 극대화 할 수 있는 보건의료의 공개념 도입방식으로 접근함은 물론 공공부분에서 의료서비스를 제공하고 조세로서의 재원을 조달하는 국민보건서비스방식(NHS) 으로의 전환을 모색하는 보건의료 체계론적 접근을 한다. 제3단계론적 접근은 이와 같은 체계의 접근이 이루어진 후, 보건의료정책은 국민의 수용성, 여론, 주민참여, 보건의료에서의 이익집단의 영향력 등의 환경변수를 정책결정과정에서 제도적 장치를 보장할 수 있는 접근과 보건의료정책 대안에 대한 보건학적 측면에서 실시가능성, 경제학적 측면에서 사업의 효율성, 사회적인 형평성, 정치적인 주도성 등에 대한 타당성 평가의 접근 방법이 보건의료의 정책에서 제도적인 뒷받침이 이루어질 수 있도록 법률적으로 접근한다. 제4단계론적 접근은 보건의료사업의 실시에 따른 경제론적 접근을 통하여 효율성은 비용-효과분석으로 성과를 측정하지만 효율성과 더불어 보건의료재원의 조달방법, 지불보상제도, 국민의료비 부담 등의 보건경제의 제도적인 것을 포함하여 접근한다. 제5단계론적 접근은 보건의료서비스를 제공하기 위하여 인력, 시설, 재원, 기술, 정보 등을 투입하여 보건의료사업에 대한 기획화, 조직화, 인력충원화, 지도화, 평가화 등의 관리과정을 통하여 국민의 보건의료수준의 향상이 산출인 보건의료의 관리론적인 구조로 접근한다. 제6단계적 접근은 보건의료의 사회과학적 접근방법을 국민의 건강권 확보라는 총체적인 접근방법으로서 보건의료의 내적인 사회과학적 접근방법의 제 단계에 환류 되는 형태의 접근방법과 내적인 요인에는 외적인 다양한 환경변수가 상호작용하고 있는 접근방법을 동시에 실시하여 보건의료행정의 사회과학적 접근방법을 거시적으로 접근한다.

아울러 보건행정의 사회과학적 접근방법에 따른 모형의 접근은 각론적으로 가치론적, 비교체계론적, 사적, 법률론적, 정책론적, 경제론적, 관리론적 등을 접근함으로서 『보건의료가치론, 비교의료제도론, 보건의료사, 보건의료법, 보건정책론, 보건경제론, 병원관리론』 등이 보건행정학의 주 내용임을 이해할 수 있음과 동시에 보건행정학의 학문적 연구도 사회과학의 한 분야로서 당연히 연구방법론이 이루어져야 할 것으로 사료되며, 건강권 확보라는 측면에서도 사회과학의 실용적인 응용학문으로서 활용성이 기대된다 하겠다.

제5장 병원관리

제1절 병원의 개념

1. 병원의 정의

세계보건기구(WHO)는 병원을 "사회 및 의료조직에서 불가결한 역할을 수행하는 기관으로서 질병의 치료, 예방과 진료, 의료교육 및 의학연구를 수행하는 기관"이라고 정의하고 있다. 말하자면, 지역사회주민에게 치료와 예방을 포함한 완전한 보건의료를 제공하고, 가족건강증진은 물론 가정환경개선을 위해 노력하며, 보건의료 인력의 훈련과 생물학적·사회학적 연구를 행하는 중심기관이 병원이라는 것이다.

이와 같이 병원은 가장 중요한 의료서비스를 제공하는 것은 물론 의료 인력의 교육 훈련, 포괄적인 보건의료사업, 의료기술의 개발, 의학의 연구 등 다양한 역할을 담당하고 있다는 점에서 보건의료제도에서 중추적인 위치를 점하고 있다. 이런 이유 때문에 보건의료부문에서 병원산업의 비중은 점점 더 커지고 있으며, 앞으로도 더 커질 것으로 전망된다.

한편, 정보기술(information technology, IT)과 인터넷산업의 눈부신 발전으로 앞으로는 원격진료시스템이 등장·확산될 것으로 예상된다. 이렇게 되면, 병원의 입원환자뿐만 아니라 외래환자까지도 가정에서 진료가 가능하게 된다. 이때 병원은 원격진료시스템의 거점으로서 단순히 환자를 치료하는 곳에 그치는 것이 아니라 지역사회 주민의 치료와 예방, 재활을 포함한 포괄적인 보건의료센터(comprehensive health care center)로 기능할 가능성이 높다.

2. 병원의 유형

병원의 기능이나 형태는 시대나 국가에 따라 다르다. 따라서 병원을 법률적으로 정의하기란 쉽지 않다. 각 나라는 자신의 보건의료 설정에 맞추어 병원을 법률로 규정하고 있다. 우리나라는 의료법(제3조)에서 병원을 다음과 같이 정의하고 있다.

의료기관은 의료인이 공중 또는 특정다수인을 위하여 의료·조산의 업을 행하는 곳이다. 의료기관의 종별은 종합병원·병원·치과병원·한방병원·요양병원·의원·치과의원·한의원 및 조산원으로 나눈다.

1) 종합병원

종합병원은 '의사 및 치과의사가 의료를 행하는 곳으로서 입원환자 100 이상을 수용할 수 있는 시설을 갖추고 진료과목으로 적어도 내과, 외과, 소아청소년과, 산부인과, 영상의학과, 마취통증의학과, 진단검사의학과 또는 병리과, 정신과 및 치과를 포함한 9개 이상의 진료과목이 설치되어 있어야 한다. 다만, 300병상 이하인 경우에는 내과, 외과, 소아청소년과, 산부인과 중 3개 진료과목과 영상의학과, 마취통증의학과와 진단검사의학과 또는 병리과를 포함한 7개 이상의 진료과목이 설치되어 있어야 한다. 또한 진료과목마다 전속하는 전문의를 갖추어야 한다. 따라서 300병상을 초과하는 경우에는 9개 진료과목의 전문의, 300병상 이하인 경우에는 7개 진료과목의 전문의가 있어야 한다.

2) 병원 · 치과병원 · 한방병원

병원(병원 · 치과병원 · 한방병원)이란 의사 · 치과의사 또는 한의사가 각각 의료를 행하는 곳으로서, 입원환자 30명 이상을 수용할 수 있는 시설을 갖추고 주로 입원환자에게 의료를 행할 목적으로 개설하는 의료기관을 말한다. 다만, 치과병원은 입원시설의 제한을 받지 아니한다.

3) 요양병원

요양병원이란 의사나 한의사가 의료를 행하는 곳으로서, 요양환자 30명 이상을 수용할 수 있는 시설을 갖추고 주로 장기요양이 필요한 입원환자에게 의료를 행할 목적으로 개설하는 의료기관을 말한다.

4) 의원 · 치과의원 · 한의원

의원 · 치과의원 · 한의원이란 의사 · 치과의사 또는 한의사가 각각 의료를 행하는 곳으로서, 진료에 지장이 없는 시설을 갖추고 주로 외래환자에게 의료를 행할 목적으로 개설하는 의료기관을 말한다.

5) 조산원

조산원이란 조산사가 조산과 임부 · 해산부 · 산욕부 및 신생아를 대상으로 보건과 양호지도를 하는 곳으로서, 조산에 지장이 없는 시설을 갖춘 의료기관을 말한다.

그러나 보건복지부장관은 보건의료 시책 상 필요하다고 인정할 경우에는 의료기관의 종별에 따른 표준 업무를 정하여 고시할 수 있다.

3. 병원의 기능

오늘날 병원은 의료뿐만 아니라 광범위한 보건문제까지 다루는 중요한 기관으로 발전하였다. 경제성장과 문화적인 발전과 함께 병원산업(hospital industry)이란 용어까지 등장할 정도로 병원의 성장은 괄목할 만하다. 현대병원의 경영 목표는 사회적 측면에서 보면, 많은 환자에게 양질의 의료서비스를 저렴한 가격으로 제공하는 데 있다. 여기서는 병원의 기능을 입원 및 의료서비스의 제공, 의학교육 및 연구, 지역사회 기능, 기업적 기능 등을 중심으로 살펴보기로 한다.

1) 입원 및 의료서비스의 제공

의사, 의료기사, 간호사 및 병원관리직, 기타 직종의 협력에 바탕을 둔 의료조직체인 병원의 핵심적이고도 고유한 기능은 입원 및 의료서비스를 제공하는 데 있다.

병원은 hospitality(손님접대)로서 단순히 환자를 수용하는 기능만 수행하는 것이 아니라 환자에게 안락한 입원과 그에 수반되는 각종 의료서비스를 보장하는 것이다. 동시에 현대의 병원은 보건예방기능도 수행해야 한다.

2) 의학교육 및 연구

병원은 입원 이외에도 의학의 발전과 환자들에게 보다 나은 치료, 예방, 재활서비스를 제공하기 위해 교육과 연구 활동을 수행한다. 특히, 대학병원에서의 의학교육 및 연구 활동이 두드러진다. 대학병원은 인턴, 레지던트, 의사, 간호사, 의료기사, 병원행정직, 보조 인력을 위한 보수교육을 실시하고 있다. 대학병원을 포함한 종합병원은 임상진료 활동을 통해 의학 연구 수준을 높이고 있으며, 이는 병원의 주요 기능으로서 앞으로도 많은 발전이 기대된다.

3) 지역사회 기능

병원은 지역사회 보건의료 중심기관으로서 포괄적인 기능을 수행해야 한다. 지역사회내의 타 의료기관과의 유기적인 연결망을 구축하여 지역사회주민의 의료문제 해결은 물론 국민건강증진에 기여할 수 있도록 해야 한다는 것이다.

병원이 지역사회 기능을 원활하게 수행하기 위한 조건은 다음과 같다. ① 지역사회주민의 건강증진을 위한 보건계획을 수립하는 보건소와 기능적으로 통합을 기하여 포괄적인 보건계획을 수립하는 데 조력한다. ② 지역사회내의 의료기관과 업무조정 및 협력한다. ③ 진료기능을 통하여 얻어진 정보를 주민보건교육과 주민건강증진사업에 피드백 시킨다. ④ 지역사회주민의 건강증진에 기여할 수 있는 각종 병원의 신설에 협력한다. ⑤ 지역사회에서 봉사할 의료인을 재교육시키고, 다양한 보건의료 인력을 양성한다.

4) 기업적 기능

비록 서구의 병원이 종교적 자선병원에 기원을 두고 있으나 오늘날에는 기업적 성격을 지닌 조직으로 발전했음을 부인할 수 없다. 전술한 대로 우리나라의 근대적인 병원은 민간 병원 중심으로 성장했다. 이 말은 시민들의 의술을 책임진 병원이라 하더라도 기업체로서의 성격을 지니지 않을 수 없다는 것을 의미한다. 병원은 의료 공급자의 입장에서 대규모 조직이 가질 수 있는 문제점(관료화)을 해결하고, 동시에 의료 수요자에게 양질의 의료서비스를 저렴한 가격(수가)에 공급해야 하는 과제를 안고 있다. 말하자면, 병원도 기업체와 같이 조직을 효율적으로 운영할 수 있는 여건을 갖추어야 한다는 것이다.

4. 현대 병원의 특성

여러 사업목적을 가진 조직체로서의 병원, 복잡한 전환과정을 가진 사업체로서의 병원, 다양한 전문직종의 집합체로서의 병원, 거대한 자본이 소요되는 기업체로서의 병원 등 현대의 병원은 다양한 성격을 지니고 있다. 여기서는 현대 병원의 일반적인 특성에 대해 검토하기로 한다.

1) 의료의 고급화

국민소득 수준의 향상과 건강보험의 실시와 함께 의료서비스의 수요가 점차 고급화되었다. 여기에 부응하기 위해 병원은 질적으로 우수하고 전문화된 의료는 물론 수준 높은 의료서비스를 제공하지 않으면 안 되게 되었다. 대부분의 병원들이 호텔 룸과 같은 수준의 특급병실을 운영하고 있는 게 현실이다.

2) 막대한 시설 투자

의료시설의 확대와 고급화로 갈수록 병원의 고정시설 투자가 증가되고 있다. 병원자본의 고급화는 고정비용의 지출을 증가시키고 나아가 의료 원가를 상승시키는 요인이 되고 있다. 이런 점에서 병원은 대규모 자본이 소요되는 기업과 같은 성격을 지닌다.

3) 다양한 전문직종의 집합체

의료는 의사 및 간호사를 주축으로 담당하여 왔다. 그러나 병원은 의학지식의 발전과 전자과학 및 의료자원 과학기술의 급격한 발전으로 의료산업 전반에 걸쳐 다양한 의료관계 종사자들을 필요로 하고 있다. 예를 들어 분야별 전문의 의사, 간호사, 약사, 조제사, 방사선기사, 임상병리기사, 마취의사, 의료기기사, 의무기록사, 치과기공사, 의공학기사, 사회복지사, 위생사, 물리치료사, 치과위생사, 한방의사, 치과의사, 영양사, 환경기사, 정보관리사, 회계사, 의료보험사, 병원행정사, 작업치료사, 조산사 등의 협동으로 질병을 치료하는 종합과학으로 발전하고 있다. 따라서 이러한 다양한 전문직종은 각 직종간에 종속관계에 있다고 보는 것보다는 자율적이고 능동적인 관계로 집합된 복잡한 조직이라고 할 수 있다.

4) 지역사회 보건의료의 중심적인 역할

현대병원은 지역사회 주민의 보건의료 향상을 위해 노력하는 지역사회 보건의료의 중추적인 기관이다.

5) 병원업무의 복잡화

영리를 목적으로 하는 기업과 달리 질병의 치료와 건강의 회복이라는 사회적 기능을 수행하고 있는 병원으로서는 진료업무에 있어 기업 수준의 효율성을 기한다는 것은 사실상 불가능하다. 이는 호텔기업과 병원을 비교해 보면 알 수 있다. 500병상 규모의 종합병원과 무궁화 5개인 고급호텔의 전표를 비교해 보자. 병원은 150가지의 진료와 회계전표가 필요한데 비하여, 호텔은 20개미만의 전표만 있으면 된다. 그것도 병원의 경우 여러 청구에서 동시에 발생하며, 대부분 즉시 처리해야 한다. 이와 같이 병원업무는 복잡한 전환과정을 가진 조직체이다. 병원업무를 효율적으로 파악하고 집행하기 위해서는 특수 관리 회계조직의 운영이 필요하다.

제2절 병원시스템의 이해

1. 병원시스템

시스템이란 기능적 단위로 이루어진 여러 개의 독립된 구성인자 또는 개체가 전체의 목적을 달성하기 위하여 유기적으로 연결되어 상호 작용하는 통합체를 말한다. 우리가 복잡하고 유동적인 병원을 하나의 시스템으로 파악하는 이유는 다음과 같다.

첫째, 병원이 내적·외적 환경에 대하여 탄력적으로 대응하고 나아가 능동적으로 발전하기 위해서다. 둘째, 점점 특수화되고 있는 여러 이해관계 집단과 전문직과의 상호관계를 종합적이고도 과학적으로 관리하여 이들과의 관계를 원활하게 만들기 위해서이다. 셋째, 기술혁신의 급속한 진전에 대응하고 또 상기의 두 가지 필요성을 충족시키기 위해 경영관리를 위한 도구로서 정보체계시스템을 개발하지 않으면 안 되기 때문이다.

정리하면, 병원을 하나의 시스템을 간주하여 접근하는 것은 주어진 문제를 총체적인 입장에서 조망함으로써 병원을 둘러싼 환경의 변화에 쉽게 대응하고, 병원 전체의 성과를 높이는 데 그 목적이 있다고 말할 수 있다. 여기서는 기본적인 병원시스템, 병원시스템의 접근 방법, 그리고 병원의 구조 및 병원의 환경 등에 대해 살펴보기로 했다.

1) 기본적인 병원시스템

병원시스템은 아래 <그림 2-5-1>과 같이 나타낼 수 있다. 우선 병원은 국가의 보건의료행정체계, 의료전달체계, 병원운영체계 등의 보건의료제도 및 보건환경이 실제 병원을 운영하는 병원관리에 영향을 미칠 수 있는 외적 병원환경에 둘러싸여 있다. 그리고 병원관리는 인력·시설·재원 등을 투입하여 변형과정을 거쳐 의료서비스(건강)가 산출이 된다. 다시 말해서, 의료인력·병원시설·병원정보 및 의료기술 등이 투입된 다음 병원의료계획·병원조직 편성 및 관리·병원인력충원·병원인의 지휘·병원관리 평가 및 통제 등으로 이루어진 과학적 병원관리의 변형과정을 거쳐 의료서비스(건강)가 산출되는 것이다.

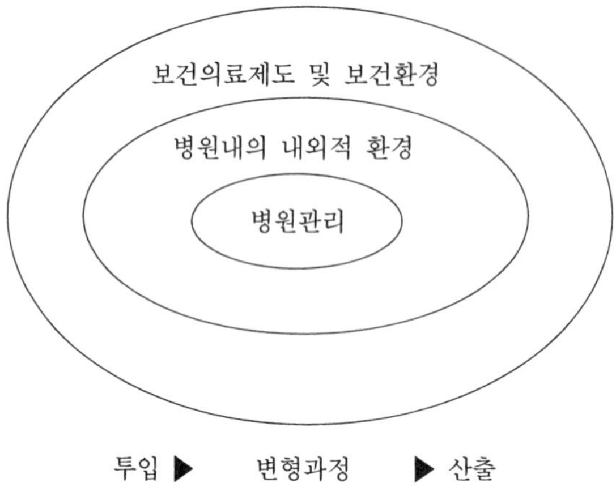

<그림 2-5-1> 병원시스템의 체계

출처: 김종인. 병원관리학 원론(제2판). 계축문화사. 2008.

2) 병원시스템의 관리과정

병원시스템에서 본 바와 같이, 병원관리의 투입을 통하여 변형과정을 거쳐 대상 인구에 대한 건강증진이 그 산출로 나타난다고 할 때, 병원시스템의 관리과정은 <그림 2-5-2>와 같이 나타낼 수 있다.

먼저, 병원관리를 위해 의료수요, 의료인력, 의료시설, 의료재료, 병원자본, 의료과학 및 기술 등을 투입한다. 이와 같은 요소들이 투입된 다음 병원계획, 병원조직, 병원인력충원, 병원인의 지휘, 병원관리평가 및 통제 등으로 관리의 변형과정이 이루어진다. 이런 과정의 결과로서 의료진의 진료활동과 병원관리운영을 통하여 지역사회 대상인구에 대한 건강증진이 산출된다.

그리고 경제적 수준·지역사회의 기대·보건의료제도·사회문화수준·과학기술의 발달·정부의 정책·교육수준·지리적 환경·종교적 제약 등이 병원관리에 영향을 미친다. 이를 병원시스템의 환경요인이라고 한다.

따라서 관리의 체계를 통하여 병원시스템에 접근하는 것은 병원을, 크게는 투입 대 산출로 볼 수 있고, 세부적으로는 투입된 요소를 계획·조직·충원·지휘·통제를 통하여 보건의료서비스를 제공하는 시스템으로 파악함으로써 병원구조를 보다 쉽게 이해하도록 하는데 목적이 있음을 알 수 있다.

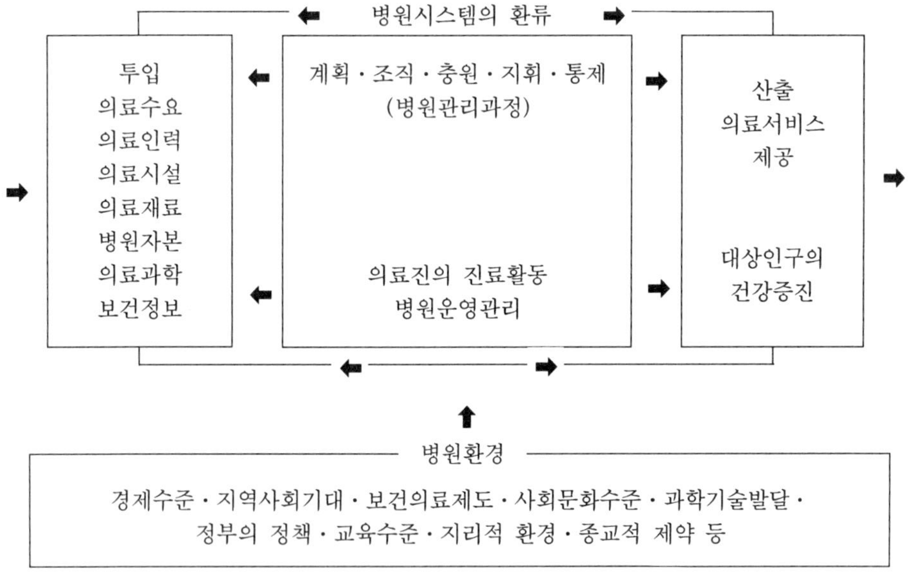

<그림 2-5-2> 병원시스템의 관리과정

출처: 김종인. 병원관리학 원론(제2판). 계축문화사. 2008.

2. 병원의 구조

앞서 우리는 병원시스템을 이해함으로써 병원관리의 기본골격에 쉽게 접근할 수 있었다. 이제는 병원의 구조를 병원운영관리의 시각에서 접근할 필요가 있다. 병원의 구조를 기본구조와 업무구조로 구분하여 살펴보기로 한다.

1) 병원의 기본구조

병원의 개념에서 본 바와 같이 병원은 포괄적인 보건의료서비스를 제공하는 곳이다. 예방・치료・재활 등의 의료서비스를 제공하는 병원은 필수적으로 지역사회와 연계되어야 한다. 또한 포괄적인 보건의료서비스를 제공하기 위해서는 관련된 의료서비스를 지원받아야 한다. 지역사회를 떠난 의료수요를 생각할 수 없고, 다양한 인력의 집합체가 제공하는 의료지원서비스 없이 병원관리를 생각할 수 없기 때문이다. 이런 점에서 포괄적인 보건의료서비스, 지원의료서비스, 지역사회의 연계 등이 상호 필수 불가결한 병원의 기본구조가 된다(그림 2-5-3).

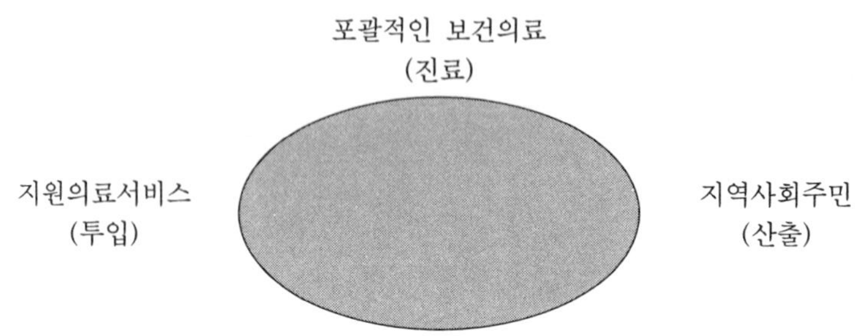

<그림 2-5-3> 병원의 기본구조

출처 : 김종인, 병원관리학 원론(제2판). 계축문화사. 2008.

2) 병원의 업무구조

병원의 업무구조는 병원최고관리 업무를 중심으로 병원사무업무, 진료업무, 보조업무, 관리업무로 나눌 수 있다.

최고관리업무는 병원운영목표의 설립, 병원운영 계획, 의사결정, 업무조정 및 통제 등이 포함된다. 병원행정업무는 외래, 입원환자 안내 및 제반수속관리, 진료비산정, 청구, 수입업무, 그리고 의료수가 및 의료전표와 의무기록관리 등을 들 수 있다. 병원진료업무는 외래진료관리, 병동관리, 간호 관리, 약제관리, 중앙 진료실 관리 등이 포함된다. 그리고 병원관리업무는 조직관리, 인사관리, 재무관리, 시설관리, 물자관리, 회계 관리, 정보관리 등을, 병원보조업무는 급식 및 배설, 중앙공급실, 청소, 세탁, 기계실 경비 및 안내, 차량, 영안실 등을 들 수 있다. 이것을 모형으로 표시하면 <그림 2-5-4>와 같다.

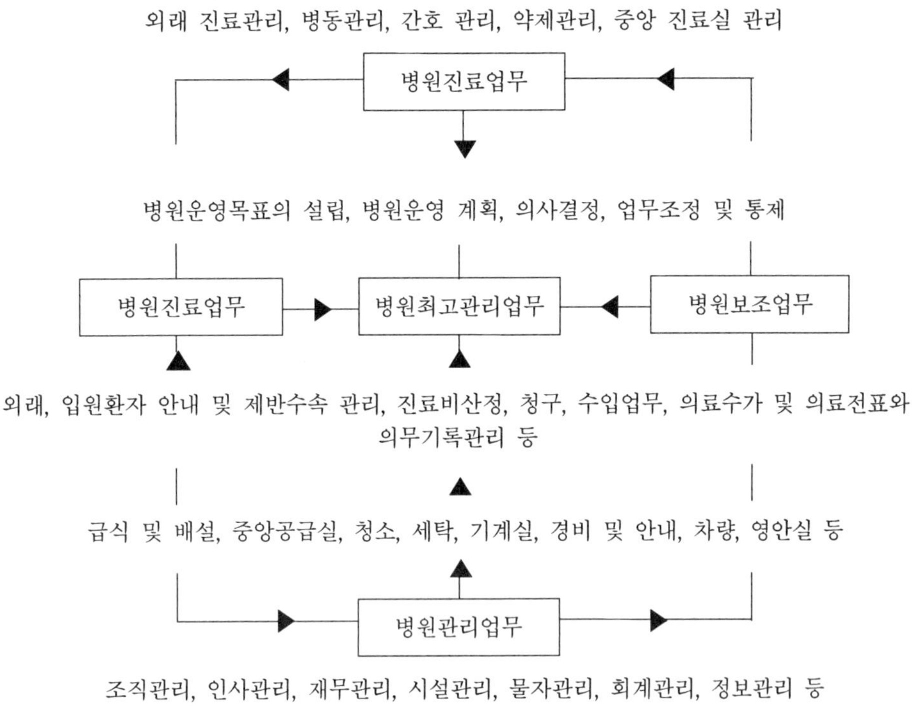

<그림 2-5-4> 병원의 업무구조

출처 : 김종인, 병원관리학 원론(제2판). 계축문화사. 2008.

제3절 병원의 환경

병원구조는 병원환경에 의해 영향을 받는다. 병원환경은 외적 환경과 내적 환경으로 구분된다.

1. 병원의 외적 환경

병원의 외적환경은 <그림 2-5-5>와 같은데, 병원을 중심으로 다양한 외적 요소가 작용한다는 것을 알 수 있다. 병원은 비영리조직으로 의술을 제공한다는 측면에서 외적 환경의 제약요소가 많을 수밖에 없다. 또한 환자에 대한 진료의 과오는 환자의 생명과 직결되기 때문에 외적 제약 요건인 환경기준이 매우 엄격하다.

병원의 외적 환경요인을 투입 대 산출로 보면, 환자, 의료진, 의료관리직, 의료기기, 진료재료, 병원건물 등이 투입의 외적 환경요인이 된다. 산출의 외적 환경요인은 치료받는 환자, 의료진의 기술향상, 건강수준향상, 지역주민의 활성화, 병원조직원의 만족감, 지역사회의 공헌 등이다. 이

때 외부환경요인으로 정부 제반 법규, 국민건강보험공단, 의사협회 등의 기관, 의료진의 면허취득, 병원표준화 사업, 지역사회 기대, 환자의 인지, 재정상의 요인, 노사관계 등이 영향을 미친다.

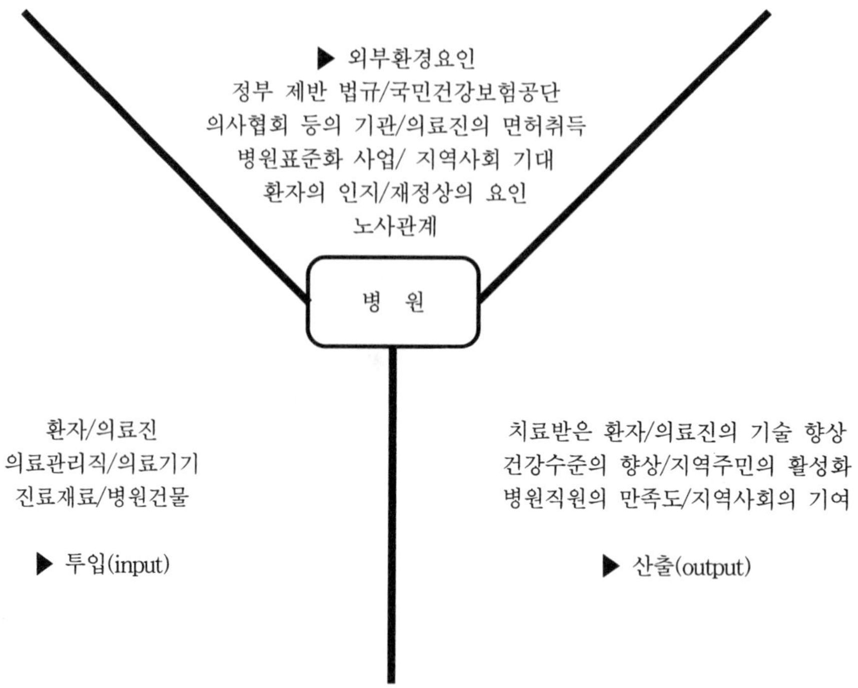

<그림 2-5-5> 병원의 외적 환경

출처 : 김종인, 병원관리학 원론(제2판). 계축문화사. 2008.

2. 병원의 내적 환경

병원의 내적 환경은 환자를 중심으로 의료진, 환자의 진료계획, 업무조정 및 지원 등이다. 특히 병원관리직의 경우, 업무조정 및 지원분야가 매우 중요한 것으로 인식될 수 있다.

<그림 2-5-6>에서 보듯이, 환자의 진료 계획의 내적 환경 요소는 간호, 방사선, 임상검사, 병리, 투약 물리치료, 각과 진료, 재활치료, 영향, 기타 등이다. 의료진의 내적 환경요소는 환자의 입원내방, 처방, 진찰, 진료, 병상점유율의 검토, 진료평가, 의사의 교육, 환자의 관리 등이다. 업무조정 및 지원의 내적 환경요인으로는 병원의 운영방침, 병원 경영관리, 업무관리, 급식관리, 인사관리, 세탁 및 수선, 청소 및 경비, 영선 및 보수 등을 들 수 있다.

이와 같이 병원의 외적 환경은 병원을 중심으로, 병원의 내적 환경은 환자를 중심으로 파악하면, 병원구조에 대한 환경요인의 영향을 보다 쉽게 이해할 수 있다.

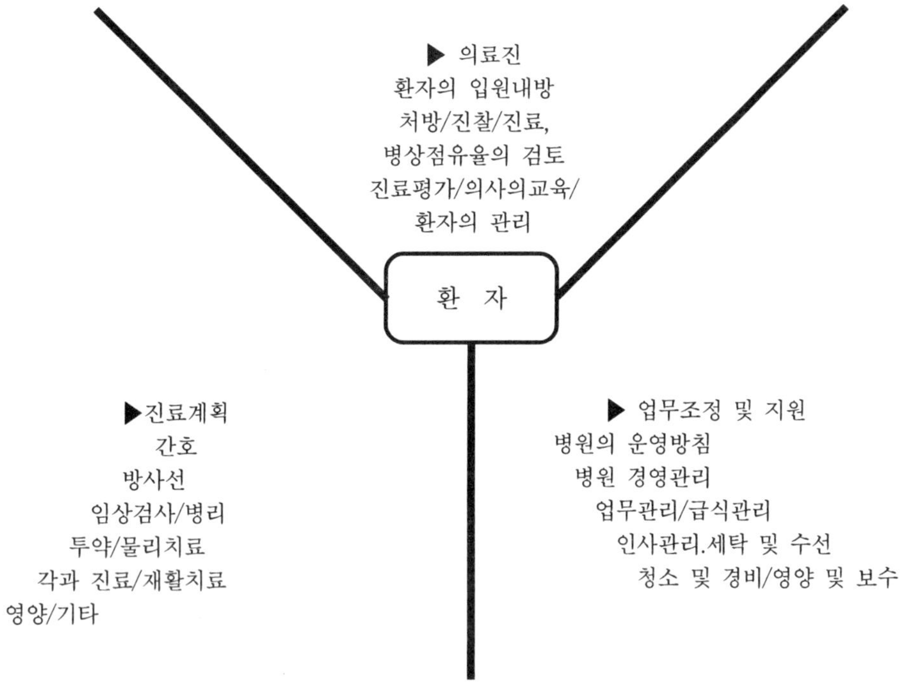

<그림 2-5-6> 병원의 내적 환경

출처 : 김종인, 병원관리학 원론(제2판). 계축문화사. 2008.

제4절 병원산업의 현실과 전망

1. 병원산업의 현실과 대응전략

병원은 관리의 합리화와 의료서비스 수준의 향상을 위해 항상 노력해야 한다. 그러고 단독개업보다는 집단개업을 통하여 병원관리의 효율화를 제고하는 것도 필요하다. 개인의원을 운영하는 것보다는 각 분야별 전문의가 모여 집단개원을 하는 것이 바람직하다는 것이다. 의사 혼자 광범위한 질환을 모두 진료할 수 없고, 병원의 경상비용도 감당하기 힘들기 때문이다.

의사 한 사람이 개인의원을 관리하는 것에는 한계가 있다. 전문의 4~5명이 모여 병원투자비용과 의료기술을 공유하는 집단개원이 필요하고, 병원들 간에도 의료정보와 시설물을 공유하는 제도적 장치가 요구되는 시대이다.

또한, 병원도 특성화를 시도해야 한다. 가령 종합병원을 일반 진료과목을 나열하여 운영하는 것보다는 일반적인 진료과목을 없애고 하나의 경쟁력 있는 전문 진료를 중심으로 세부적인 진료과목을 더 신설하는 방법을 택할 필요가 있다는 것이다. 경쟁력이 없는 진료과목은 개인병원의 의사가 자기병원의 환자를 데리고 와서 처치 및 수술과 입원을 돌볼 수 있는 개방형시스템을 도입하여 병원비용을 절감하는 경영 마인드가 필요하다. 이는 병원의 적정한 진료기능을 유지함으로서 의료서비스의 질을 높이는 효과를 낼 수 있고, 다른 한편으로는 시설과 인력의 낭비를 줄여 방만한 병원경상운영비를 절감할 수 있는 전략이 될 수 있다.

그리고 스스로 찾아오는 환자만을 기다리는 소극적인 의사 또는 병원관리자에서 탈피하여 환자가 있는 곳에 찾아간다는 적극적인 경영마인드를 가지고 병원을 관리해야 한다. 환자 중심의 병원관리가 이루어져야 한다는 것이다. 환자를 의사에 종속된 존재로 인식해서는 곤란하다. 환자 중심으로 병원의 의료서비스를 재편성해야 경쟁력 있는 병원을 운영할 수 있다.

병원을 방문했던 환자의 건강상태를 계속해서 점검하는 사후 의료서비스도 이루어져야한다. 양질의 의료를 제고해야 환자들이 찾아온다는 현실적인 인식에서, 다수의 인구에게 저렴한 의료수가로 양질의 의료를 제공하는 병원경영 목표를 고려한다면 계속성은 접근성·의료의 질·효율성 등과 함께 질 높은 의료의 필수조건이기 때문이다. 더욱 진보된 병원경영마인드를 고려한다면, 신속 정확한 진찰과 치료를 통하여 의료사고를 줄여 의료분쟁의 요소를 제거하고, 빠른 시간에 환자의 건강을 회복시킬 수 있도록 질환별 표준화된 치료시스템을 개발하는 것도 시급한 전략이다.

2. 병원산업의 전망

병원이 환자의 증상을 의료정보로 인지하고, 방문하는 환자를 맞이하는 시대가 되었다. 환자가 병원을 방문할 때 병원서비스 및 의학전문분야를 객관적인 평가자료를 가지고 선택하기 때문이다.

또한 가상병원을 얼마나 잘 구축하는가가 병원서비스 경쟁의 핵심이 될 전망이다. 환자가 사전에 가상공간에서 가상병원의 사전 병원서비스를 받기 때문이다. 가상병원의 활성화는 병원서비스의 차별화로 새로운 의료서비스를 제공할 것이다.

한편, 인터넷의 눈부신 발전에 따라 병원환경이 급속히 변하게 될 것으로 예상된다. 초고속망에 연결된 PC와 간단한 가정용 의료 기기가 연결되어 지금까지 병원에서나 가능했던 수많은 기초검사들이 가정에서 가능해질 것이다. 환자와 의사가 연계된 원격의료서비스는 일상생활 중에 건강검진서비스를 받을 수 있게 만들 것이다. 온라인을 통해 검사결과를 가정이나 직장에서 직접 볼 수 있게 되고, 퇴원환자를 위한 A/S 역할도 확대될 것이다.

제3편 역학 및 건강증진

제1장 역 학

제1절 역학의 기초

1. 역학의 정의

역학은 현대의학 대부분 그러하듯이 서양에서 발생한 뒤 오랜 기간의 발전을 거쳐 의학 및 보건분야에서 하나의 독립된 학문으로 정립된 응용과학이다.

Epidemiology의 어원은 기원 전 3세기경 의성 Hippocrates의 저서명이었던 epidemic(epi=upon, demos=population)에 logos(science)를 붙인 것이다. Epidemiology를 역학이라고 번역한 것은 일본 학자인 듯하다. 그러나 우리나라의 백제, 고려, 조선조시대의 전염병에 관한 기록에서도 전염병 유행을 역역대치, 질병치성, 대역, 역질 홍행, 악역대발, 여역 대행 등으로 표현하고 있는 것을 보면 "역"은 전염병의 집단 발생을 의미하는 원래의 epidemic의 뜻이 정확하게 옮겨진 어휘라고 본다. 다만 Epidemiology라는 영문 어휘와 마찬가지로 역학의 개념과 영역이 그 동안 많이 변천되어 "역"의 범위가 전염병에 한정되지 않고 모든 생리적 상태와 이상상태로까지 확장 적용되고 있는 사실만은 현재와 다르다.

역학의 발전이 전염병이 창궐했던 시대에 이를 예방하고 관리할 목적으로 발달되어온 학문이기 때문에 1930년대까지도 역학의 연구내용은 전염병 대부분이었다. 역학이 현대적인 개념과 영역으로 정립되기 시작한 것은 1930년대 후반이다. 그러므로 근래에도 각 역학자가 역학의 역할 중 어느 부분을 강조하느냐에 따라, 혹은 얼마나 포괄적인 표현을 하느냐에 따라 그 정의가 조금씩 다르다. 현대역학의 기반을 다진 몇몇 역학자들의 정의를 참고로 열거해 보면 다음과 같다. 즉 역학은:

인간집단에 발생하는 감염증, 질병, 혹은 생리적 상태의 빈도와 분포를 결정하는 각종 요인간의 상호관계를 취급하는 과학 분야이다(Maxcy).

인간집단에 발생하는 질병빈도의 분포와 이들의 결정요인에 관한 연구이다(Mac-Mahon & Pugh).

인간집단의 건강, 질병, 불능, 사망 등의 분포를 결정하는 각종 요인과 상태를 연구하는 학문이다(Clark).

한편, 역학자들이 모인 역학회에서 공식적으로 발표한 역학의 정의를 보면 역학은 질병, 결손, 불능의 자연사에 관한 지식 혹은 학문이다(미국역학회).

역학은 인간집단 내 발생하는 질병의 빈도와 분포를 결정하는 요인들에 관하여 연구하는 학문이다(국제역학회).

이와 같이 서로 다른 표현은 하고 있으나 그 바탕을 이루고 있는 내용은 거의 같다는 것을 쉽게 알 수 있다. 이들의 정의 중에서 공통적인 특성을 종합해 보면 첫째 인간집단이 주연구대상이며, 둘째 집단성원들 중 발생하는 건강에서 사망에 이르기까지 모든 사건의 자연사와 이 사건의 변수별 분포 및 이 분포의 결정요인들이 연구과제가 되며, 셋째 인간집단의 건강증진을 위한 수단을 개발하는 것이 궁극적인 목적이라는 것이다.

따라서 여러 개념을 종합 정리하여 역학 연구 및 수행의 대상, 내용, 측정도구와 수단, 그리고 목적을 포함하는 역학의 포괄적 정의는 다음과 같다.

「역학은 인간집단 내 발생하는 모든 생리적 상태 및 이상상태의 빈도와 분포를 기술하고 이들의 빈도와 분포를 결정하는 요인들을 원인적 관련성 여부에 근거를 두고 그 발생원인 및 투입된 사업의 작동기전을 규명함으로써 효율적 예방법을 개발하는 학문이다.」

번호순서에 따라 좀 더 구체적인 설명을 하면 :

1) 역학의 대상이 인간집단임을 명시한 것은 질병을 다루는 임상의학의 대상이 주로 환자에 한정되어 있는 데 반해 역학의 대상은 환자 뿐 아니라 주어진 지역사회의 모든 성원, 즉 건강인도 포함된다는 것을 강조한 것이다.
2) 여기서 말하는 생리적 상태라는 것은 인간이 수정란에서 출발하여 분할과정을 거쳐 형태를 갖춘 개체로 출생한 뒤 성장과 발육, 성숙, 노쇠, 사망에 이르는 모든 단계의 생리적 과정이 포함된다. 한편, 이상상태란 건강상태에서 벗어난 상태, 즉 질병, 결손, 불능, 조기사망 등이 모두 포함된다. 결국 역학의 대상은 인간집단이며, 연구대상은 인간에게 필연적으로 발생하고, 또 발생할 수 있는 모든 사건의 자연사라는 것을 알 수 있다.
3) 빈도와 분포를 기술한다는 것은 인간집단 내 발생하는 사건, 즉 생리적 상태와 이상상태의 수를 헤아리고(빈도), 이 수를 분자로, 인간집단을 분모로 하여 이들(분자와 분모)의 여러 가지 변수, 예를 들면 연령 군별, 직업별, 지역별 사건의 비율이 어떤 모양으로 퍼져 있는가(분포)를 설명하는 것을 의미한다.
4) 빈도와 분포를 결정하는 요인들(변수)을 원인적 관계성 여부에 근거를 두고 그 발생원인 및 투입된 보건사업의 작동기전을 구명한다는 것은 원인, 즉 사건발생과 관련 요인간의 인과관계를 추적 확정하여 나가는 역학 특유의 연구수단을 제시한 것이다. 원인적 관련성(causal association)에 관해서는 "원인에 대한 역학적 개념"에서 상세히 설명될 것이나 이 개념이야말로 역학의 특기이며, 질병의 원인구명, 나아가서는 질병예방에 수없이 많은 공

헌을 해 왔다.

5) 효율적 예방법의 개발은 역학의 궁극적 목적을 의미하며 그 발생을 막는 1차 예방, 혹은 발병 후 그 진행을 막는 2차 예방 등 모든 예방 수단을 포함한다.

역학은 인류가 존재하는 한 필수적인 학문이며, 새로운 방법이 더 개발되어져야 할 것이다. 그동안 많은 질병, 특히 전염성 질환들은 원인과 전파기능이 밝혀져 관리가 가능해졌으며, 두창과 같이 일부 질환은 지구상에서 박멸된 것도 있다. 그러나 아직도 그 발생 원인을 비롯하여 전파양식, 혹은 자연사도 정확하게 파악되지 않은 질병이 많다. 더구나 만성퇴행성 질환 중에는 원인조차 모르는 질병이 대부분이다.

2. 역학의 활용

역학의 활용은 역학적인 연구 방법의 활용과 역학 연구결과의 활용으로 분류해 볼 수 있다.

1) 역학의 연구 방법의 활용

역학적인 연구 방법의 활용은 새로운 증상의 원인구명, 위험요인에 대한 폭로로 인하여 발생한 결과의 평가, 치료효과의 평가 등이 있다.

(1) 새로운 증상의 원인규명

1970년대 말에 월경하는 여성들 사이에 열이 나고, 저혈압이 발생하고, 피부발진이 발생하는 사례가 관찰되었다. 이러한 증상은 1980년대까지 50사례가 보고되었으며 그중에는 3명이 사망하였다. 의학계에서는 첫째, “이것이 새로운 증상인지?” 둘째, “그 원인이 무엇인지?”에 대한 두 가지 의문이 발생하였다. 이러한 증상은 “독성 쇼크증후군”으로 명명되었으며, 대조군을 선정하여 이들과 비교하였다. 그러나 성병, 질의 감염, 성교 빈도 또는 월경 중 성교행위 등에 대하여는 아무런 차이를 보이지 않았으며, 단지 환자 중의 100%가 탐폰을 사용하였고, 대조군의 83%가 탐폰을 사용한 것만이 차이가 났으며, 환자집단은 대조집단에 비해 Rely 회사의 탐폰을 유의하는 게 많이 사용한 것으로 드러났다. 이러한 희귀한 증상은 탐폰을 사용하지 않는 사람에 비하여 사용하는 사람이 10배 높았다. 따라서 탐폰은 “독성 쇼크증후군”의 원인으로 밝혀지면서 시장에서 사라지게 되었다.

(2) 위험요인의 폭로와 관련된 건강 위험의 평가

1957년 영국의 Sellafield에서 발생한 원자로의 화재, 1979년에 발생한 미국의 Three mile Island에서 발생한 원전사고, 1986년 구소련의 Chernobyl에서 발생한 원전 화재사고 등으로 주변지역에 방사능이 유출되어 급·만성으로 암의 발생, 기형아의 발생, 어린이 백혈병의 발생 등 많은 건강 장애가 발생하고 있는 것이 관찰되고 있다. 구소련에서는 Chernobyl의 원전사고 때 반경 15km 이내에 거주한 24,000명 중에서 15명의 추가 암사망자가 발생하였다.

역학적인 연구를 통하여 흡연, 고 콜레스테롤 식이, 석면이나 납 등과 같은 작업장이 위험요인에 폭로됨으로써 건강 장애가 얼마나 발생하는지를 밝힐 수 있으며, 나아가 이러한 위험요인을 밝혀냄으로써 효과적인 치료법을 확인하는 데 도움을 준다.

(3) 치료효과의 평가

특별한 치료효과를 평가하는 데 임상역학의 방법이 많은 기여를 하고 있다. 예를 들면, 유방암의 경우 부분 절제와 전체 절제 방법 중에서 어느 방법의 생존율이 높은지에 대한 평가를 하기 위하여 확률적 임상시험을 한 결과 부분 절제는 초기 유방암의 치료에 효과적이고, 전이된 후기 유방암은 부분 절제술이 비효과적이라는 것이 판명되었다. 만일 화학요법과 방사능 요법의 생존율에 차이가 없다면 탈모 현상과 같은 부작용의 평가를 하는데도 이용된다.

2) 역학 연구 결과의 활용

역학 연구 결과의 활용은 지역사회 인구집단의 건강 수준의 평가 자료, 개인의 의사결정 자료, 임상에의 활용, 원인구명 등에 활용된다.

(1) 지역사회 인구집단의 건강 수준의 평가

보건정책을 수립하고 보건사업을 시행하기 위하여 정부 행정가는 지역주민의 건강 수준과 문제점을 평가해야 하며, 보건서비스의 이용 가능성, 접근성, 효율성 및 효과 등을 고려하여 그들이 필요로 하는 보건서비스를 사전에 결정해야 한다. 이를 위하여 지역사회의 실질적이고 잠재적인 보건 문제가 무엇인지, 보건서비스를 필요로 하는 사람이 어디에 있는지, 어떤 사람이 위험에 처해 있는지, 시간이 경과함에 따라 변화하는 보건 문제는 어떤 것인지, 이러한 변화는 이용 가능한 보건서비스의 수준과 어떤 관련이 있는지 등에 대하여 분석해야 한다. 이를 위해서는 기술적이고 분석적인 역학의 적용을 통해 문제의 답을 얻을 수 있다.

(2) 개인의 의사결정

사람들은 자신이 역학적인 정보를 사용하고 있는지에 대하여 모를 수 있다. 그러나 흡연을 중단한다든지, 육식을 줄이고 채식을 늘린다든지, 자동차운전을 줄이고 운동량을 늘린다든지, 효과적인 피임 방법을 선택한다든지 하는 것은 모두 역학연구의 결과 밝혀진 정보에 의존하고 있다는 사실이다. 예를 들면 1950년대에는 흡연이 폐암의 원인이 된다는 것이 밝혀졌고, 1960년대와

1970년대에는 효과적인 피임법이 무엇인지, 그리고 1980년대 초에는 AIDS 바이러스의 감염과 관련이 있는 요인들이 무엇인지 구명되어 우리는 이러한 정보를 자신의 보건생활에 활용하는 것이다.

(3) 임상연구의 완성

질병이 발생하면 역학자들은 환자의 진단을 임상의사와 실험실의 과학자들에게 의존한다. 하지만 역학자들은 질병의 자연사와 임상 과정에 대한 의사의 이해를 도와주기도 한다. 예를 들면, 1989년 New Mexico에서 가슴과 복부 등에 심한 근육통과 원인불명의 호산구증을 호소하는 환자가 있었다. 임상의사는 원인과 병명을 확인할 수 없었으나 역학 조사결과 그와 유사한 많은 사람들이 호산구-근육통증후군(eosinophilia-myalgia syndrom) 환자임이 밝혀졌고 그로 인한 사망률도 계산되었다.

(4) 원인구명

많은 역학연구는 질병 발생의 원인과 관련요인을 구명하는 데 중점을 두고 있으며 때로는 적절한 공중보건사업을 수행하기 위한 원인을 찾기도 한다. 유전학, 생화학 및 미생물과 같은 다른 분야의 정보와 역학적 자료를 결합시킴으로써 특수한 질병의 원인을 밝혀내며 임상적 또는 실험적으로 제기된 역학적 가설을 역학적 자료와 일치하는지를 평가한다.

제2절 역학의 연구방법

과학적 연구에 바탕을 두고 인간집단을 대상으로 인간에게 위해를 주지 않으면서 실험과 같은 효과를 얻을 수 있는 여러 가지 연구방법을 개발한 역학은 보건학 및 의학지식을 구축하는 데 지대한 공헌을 해 왔으며, 앞으로도 계속 공헌할 것이다. 역학은 보건의료와 관련된 많은 상황의 기술과 분석, 원인의 규명, 의학적 실험의 인도, 의업(medical practice)및 예방사업의 평가에 중요한 역할을 하고 있다. 이러한 기능을 수행하는 데 있어 역학은 역학 특유의 지식과 기법 외에도 다른 학문, 특히 임상의학, 병리학, 통계학, 사회과학, 경영학 등으로부터 얻은 접근법을 이용하고 있다.

1. 기술역학(Descriptive epidemiology)

기술역학이 분석역학, 실험역학, 작전역학 등과 그 접근법에서 다른 점은 어떤 구체적 가설

(specific hypotheses)을 증명하기 위한 연구라기보다 그대로의 상황을 파악하여 기술하는 데 있다.

기술역학에서 다루는 주요 분야를 요약해 보면 인간집단에서 발생하는 질병에 대하여 그 발생에서부터 종결까지의 경과인 질병의 자연사를 기술하는 것이다. 즉 서로 다른 환경이나 속성을 가진 소집단간 질병 경과의 차이, 그리고 여러 가지 예방적 혹은 치료적 처방에 따른 질병 경과의 변화 등으로 질병의 진단, 치료 및 예방법의 개발에 공헌하고 있으며, 임상의학에서 주로 활용되는 역학영역이다. 기술역학에서 가장 큰 비중을 차지하는 것은 지역사회의 건강수준과 질병양상을 기술하는 것이다. 사망과 상병을 유병율 또는 발생율로 측정하여 동일 지역에서 장기간에 걸친 변동이나 타 지역과의 비교에서 보건문제를 찾아내는 협의의 지역사회진단(community diagnosis)이라 할 수 있다.

따라서 인구동태에 관한 기술로부터 보건지표의 개발은 물론 이들의 정확도와 유용도검증에 이르기까지 모두 포함하며, 이러한 양상을 설명할 수 있는 여러 가지 가정으로부터 구체적인 가설이 유도되기도 한다.

기술역학의 기본적 기법은 인적, 시간적, 지역적 속성(변수)에 따른 인간집단 혹은 소집단에 일어나는 역학적 현상의 빈도를 비교하는 것이다. 따라서 기술역학은 기존자료나 지역사회조사로부터 자료를 수집하고, 분류하며 이들 자료는 정확도와 신뢰도를 검증한다.

이 과정에서 상당 수준의 자료 분석이 요망된다. 기술역학에 이용되는 자료는 제4장(제5절)에 열거한 자료원들이 모두 해당된다. 질병의 역학적 특성을 파악하기 위해 이용되는 속성(기술적 변수)들은 <표 3-1-1>와 같다.

<표 3-1-1> 기술역학의 주요변수

인적 변수	지역적 변수	시간적 변수
연령	지대적(한대, 온대, 숙대)	토착성-유행성
성	국제적(비교)	장기변동
종족	지구적	조기변동
결혼상태	국내적	계절변동
경제상태	국소적	
교육수준	도시-농촌	
직업		
종교		
출산순위		
부모의 연령		
가족수		

사망사건과 상병상태의 인간집단 내 각 변동별 분포는 그 주어진 집단적 특정 사건의 역학적 현상을 특정지어 주게 되며 이를 통틀어서 역학적 특성이라고 개괄한다.

2. 분석역학(Analytic epidemiology)

분석 역학적 연구는 기술 역학적 연구를 통하여 설정된 구체적인 가설을 증명하기 위하여 수행된다. 이 연구는 특정요인, 예를 들면 어떤 음식의 섭취 또는 밀집주거상태가 원인으로 작용하여 그 결과로 어떤 질병이 발생하게 되느냐의 인과관계를 알아낼 수 있도록 설계된 연구방법이다. 이 방법에는 세 가지가 있다.

첫째, 한 시점에서 원인이라고 의심되는 요인과 결과라고 고려되는 질병을 동시에 가지고 있는 집단과 원인이라고 의심되는 요인이나 질병을 별개로 가진 집단, 혹은 이 두 개 조건을 모두 가지고 있지 않은 집단들의 모집단 내 빈도를 비교하는 방법.

둘째, 질병을 가진 환자가 정상인들이 원인이라고 의심되는 요인에 폭로된 정도를 비교하는 방법.

셋째, 원인이라고 의심되는 요인에 폭로된 집단과 폭로되지 않은 집단 중에서 그 질병이 발생하는 빈도를 비교하는 방법이다. 인과관계를 구명하기 위하여 어떤 방법을 선택할 것이냐는 여러 가지 상황에 따라 결정되나 이들 각 방법은 각기 장단점이 있으므로 신중히 선택해야 한다. 그러나 그 동안 여러 연구자들의 경험에 의하면 어느 방법에 의한 연구 결과도 중요하지만 얼마나 진실을 캐내기 위한 관찰과 측정을 정확하게 했느냐가 더 중요하다는 것이 강조되고 있다.

이러한 방법들은 서로 구별되는 역학연구의 고유한 방법으로서 명명되었는데 첫번째 방법은 단면연구(cross-sectional study), 두번째 것을 환자-대조군연구(case-control study), 세번째 방법을 코호트연구(cohort study)라고 한다.

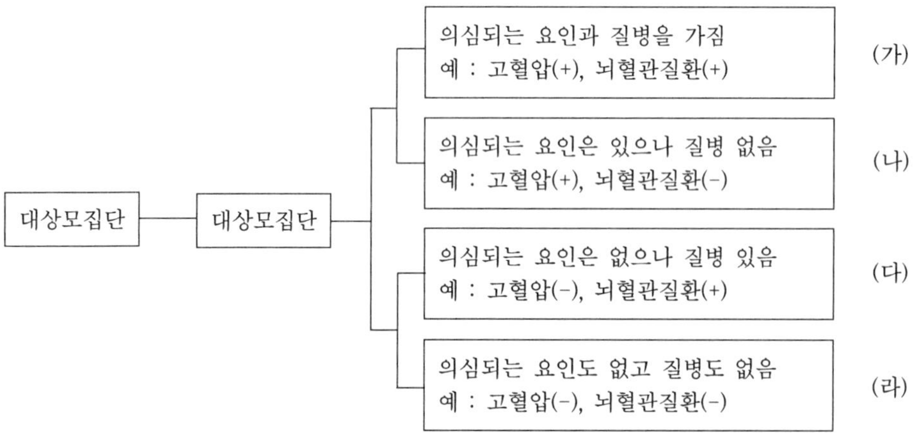

<그림 3-1-1> 단면연구의 실제와 예

1) 단면연구(cross-sectional study)

이 방법은 한 시점에서 한 모집단을 전수 조사한다는 의미로는 기술역학에서 설명한 단면조사와 다를 바 없다. 즉 그 접근방법은 동일하나 목적과 내용이 다를 뿐이다. 분석역학 에서의 단면연구는 구체적 가설을 증명하기 위하여 특정 질환과 특정속성(a specific at-tribute)과의 관계를 보기 위하여 그림 3-1-1과 같이 설계된다. 대상모집단을 대표할 수 있는 표본인구를 추출하여 정확한 방법으로 조사한 후 속성에 따라 이들 표본인구는 그림 3-1-1에 열거한 바와 같이 4개군으로 분류된다. 이들 수집된 자료를 분석할 때 고혈압과 뇌혈관질환발생과의 연관성을 검증하려면 의심되는 요인과 질병을 동시에 가지고 있는 집단과 두 조건을 모두 가지고 있지 않은 집단이 어느 한 가지 조건만 가진 집단들보다 통계적으로 유의하게 높아야 한다. 다시 말해서 고혈압이 뇌혈관질환의 유일한 원인이라면 고혈압이 있는 사람들은 모두 뇌혈관질환에 걸려야 하고, 고혈압이 아닌 사람들 중에 뇌혈관질환자는 발생하지 않아야 한다. 그러나 실제에 있어서 이러한 상황은 여러 가지 이유(원인적 관련성 참조) 때문에 거의 없고 통계기법을 통한 확률에 의존하여 결론을 짓고 있다. 즉 고혈압이 있는 사람들 중에 뇌혈관질환을 동시에 가지고 있는 사람들의 비율($\frac{가}{가+나}$)과 고혈압이 없는 사람들 중의 뇌혈관질환을 가지고 있는 사람들의 비율($\frac{다}{다+라}$)을 비교하여 이들 두 비율간의 차이가 통계적으로 유의한가를 보면 된다. 이러한 비율의 비교는 코호트연구에서 얻을 수 있는 상대위험도(relative risk ratio)를 어느 정도 추정할 수 있다. 다만 단면연구에서는 발병 후 단기간 내 사망한 예는 제거(survivalselection)되므로 정확하지 못하다. 분석역학에 있어서 다른 연구방법과 비교할 때 단면연구방법이 가지는 상대적 장단점은 다음과 같다.

장점 : ① 단면연구는 시점조사로 끝나므로 계획코호트연구와 같이 장기간의 추적을 요하는 연구보다 시간과 경비가 절약되어 환자-대조군연구의 장점을 갖는다. ② 단면연구는 모집단을 대표하는 표본인구에 대한 연구이므로 연구결과를 모집단에 적용(generalization)이 가능하다. ③ 생존자선택(survival selection)이라는 한계점은 있으나 어느 속성(고혈압 혹은 뇌혈관질환)이 선행자이고 후속자인지가 결정될 경우 상대위험도의 추정이 가능하므로 코호트연구의 장점을 갖는다. ④ 주어진 지역사회의 표본인구에 대한 조사이므로 대상질환의 유병율을 얻을 수 있고, 차후 코호트연구의 대상 집단으로 활용하면 유익하다.

제한점 : ① 경우에 따라서는 두 개의 속성 중 어느 속성이 앞서 가고 어느 속성이 뒤따르는지를 분별하기 어렵다. ② 표본인구에 대한 조사이기는 하나 사망자 및 전출입자의 문제 때문에 코호트연구에서와 같이 확정된 분모(defined population or denominator)의 개념을 적용하는데 무리가 있다. ③ 지역사회에서 유병율이 낮은 질병은 코호트연구와 마찬가지로 단면연구도 수행하기 어렵다.

따라서 단면연구는 기술역학에서 설정된 가설이 환자-대조군연구를 통하여 원인적 관련성의 가능성이 높고 유병율이 비교적 높은 질병이어서 지역사회를 대상으로 코호트연구에 의한 위험도의 측정 및 원인적 관련성의 확정을 필요로 할 때 코호트연구의 바로 앞 단계에서 수행될 때가 많다. 한편, 기술역학에서 한 지역사회의 건강수준과 보건문제 파악을 위하여 수행되는 단면조사에서 얻은 자료로부터 유도된 가설을 증명하기 위하여 동일 지역에서 분석역학적 단면연구가 후속되어 이루어지기도 한다.

2) 환자-대조군연구(Case-control study)

기왕조사(retrospective study)라고도 불리던 환자-대조군연구는 연구대상자의 선정기준에 따라 기본적으로 코호트 연구와 구별되는데, 환자 대조군 연구는 어떤 특정 질병에 현재 이환되어 있으나, 혹은 아니냐에 따라 구분하는 반면, 코호트연구는 질병에 걸리기 이전 단계에서 원인으로 의심되는 요인에 폭로되었느냐 아니냐에 따라 선정하게 된다. 즉 환자-대조군연구는 이미 특정질환에 걸려 있는 환자군 선정하고 이 각 환자와 짝지어질 수 있는, 그 질병에 이환 되어 있지 않은 대조군을 선정하여 이들 두 개의 소집단이 과거에 원인이라고 의심되는 요인에 폭로되었던 비율을 비교하여 두 집단간의 폭로의 차이가 통계적으로 유의한가를 검증하는 것이다. 그림 3-1-2는 환자-대조군연구의 설계이다.

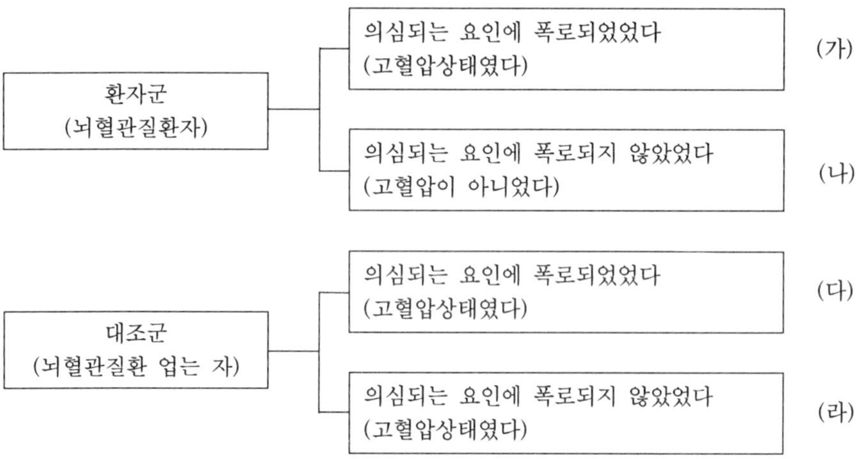

<그림 3-1-2> 환자-대조군 연구의 설계

여기서 환자군 중 요인에 폭로되었던 비율($\frac{가}{가+나}$)과 대조군 중 요인에 폭로되었던 비율 ($\frac{다}{다+라}$)의 차이가 유의한가에 따라 이 요인과 질병 발생과의 연관성이 판단되는 것이다.

환자-대조군연구는 연구 대상을 어느 집단에서 선정하느냐에 따라 지역사회중심환자-대조군연구와 병원중심환자-대조군연구로 크게 나눌 수 있다. 지역사회에서 환자와 대조군을 선정할 때는 등록체계를 통하여 일정 기간 동안 확인된 환자를 선정한 뒤 각 환자에 알맞은 대조군을 동일 지역에서 짝지어 선정하는 것이므로 선별적으로 찾아온 병원 환자를 대상으로 하는 것보다 실제환자의 대표성이 높다. 그러나 갖추어진 시설 안에서 찾아온 환자를 대상으로 하는 것보다는 훨씬 더 어렵다. 지역에서 환자를 선정할 때는 모든 환자를 대상으로 할 것인지 아니면 신환만을 고를 것인지를 결정하는 것이다. 모든 환자를 대상으로 할 때는 환례를 쉽게 많이 얻을 수 있다는 이점은 있으나 여러 가지 서로 다른 상태에 있는 환자들의 집단은 이질성도 문제지만 오랫동안 이환되어 있는 구환의 경우는 인과관계를 가려내기 어렵다는 단점도 있다. 그러므로 가능하면 시간과 노력이 많이 들더라도 신환만을 선택하는 것이 바람직하다.

환자-대조군연구에 의한 결론을 얼마나 믿을 것인가라는 논란의 초점이 되어온 대조군 의 선정은 이 연구방법을 설계하는 데 가장 어려운 문제로 되어 있다. 왜냐하면 대조군의 선정방법과 기준에 따라 동일 질병과 요인에 관한 연구결과도 서로 달라지기 때문이다.

대조군을 설정할 수 있는 대상 집단의 종류도 여러 가지가 있다. 따라서 환자를 선정한 집단의 특성에 따라 이에 부합되는 대조집단을 선정해야 한다. 예를 들면 지역사회에서 선정된 환자와 짝지을 대조군은 동일 지역사회에서 선정하고 의심되는 요인에 폭로된 정보도 동일한 환경에서 동일한 방법으로 수집해야 한다. 한편, 병원환자를 대상으로 연구할 때는 병원에 전혀 관련이 없다고 추정되는 다른 질병으로 찾아 온 사람들 중에서 짝을 선정해야 된다. 또한 경우에 따라서는 환자의 친척인 형제나 배우자를 이용하기도 하는데, 의심되는 요인 자체가 공유하는 환경요인 즉, 식사, 유전소인, 음주나 끽연 습관이 동일할 때는 적합하지 않다.

환자-대조군연구에서 얻은 자료의 분석은 앞서 언급한 바와 같이 원인이라고 의심되는 요인과 특정 질병 발생과의 연관성을 검증하는 것이다. 두 집단 간의 요인에의 폭로율의 차이는 χ^2 검정으로 하는데, 짝지은 표본(paired sample)일 경우에는 다음과 같이 McNemar χ^2검정이 편리하다. 표 3-1-2의 각 문자와 숫자는 짝지은 표본수를 대표한다. 즉 「가」는 뇌혈관질환을 가지고 고혈압이 있는 사람과 각 환자와 짝지은 대조자들이 고혈압을 가진 짝의 수이고 「나」는 환자이지만 고혈압은 없고 이들의 대조 짝들은 고혈압을 가진 짝의 수이다. 이때 McNemar의

<표 3-1-2> 짝지은 표본의 χ^2검정

대조군	환자군		대조군	뇌혈관질환자	
	요인(+)	요인(−)		고혈압(+)	고혈압(−)
요인(+)	가	나	고혈압(+)	18	6
요인(−)	다	라	고혈압(−)	36	18
				54	24

χ^2공식은 $\chi^2 = \frac{(나-다)^2}{(나+다)}$이 되며, 추정상대위험비는 $\frac{다}{나}$가 된다.

한편, 짝 맞추지 않은 자료로부터 상대위험비의 추정은 지역사회에서 유병율이 0.03%이하로 드문 질병일 경우에 한해서 소위 교차비(Odds ratio)로 상대위험도의 추정이 가능한데, 유병율이 낮을수록 코호트연구에서 정확하게 산출되는 상대위험비와 근사해진다. 교차비는 표 3-1-3의 예에서 유병률이 낮아 「가」, 「다」의 수치가 아주 적을 때 근사치로서 추정 된다. 즉 본래 상대위험비의 의미는 요인에 폭로된 집단 중에서 특정질병 발생율과 비폭로군에서의 발생률의 비이다. 따라서 표 3-1-3에 제시된 환자-대조군의 대상들이 지역사회를 대표하는 표본이라고 가정하면 다음 공식이 성립된다.

$$상대위험비 = \frac{폭로군의발병률}{비폭로군의발병률} = \frac{\frac{가}{가+나}}{\frac{다}{다+라}} = \frac{가(다+라)}{다(가+나)} = \frac{(가다+가라)}{(다가+다나)}$$

이때 유병률이 낮을 경우 가×다는 무시될 만큼 적어져서 지워버리면 결국 대각선으로 곱한 양성치가 분자로 음성치가 분모인($\frac{가라}{다나}$)로 되어 교차비가 산출된다.

<표 3-1-3> 환자-대조군 연구결과 2×2표

질병 \ 요인	환자군	대조군	계
폭로되었다	가	나	가+나
안 되었다	다	라	다+라
계	가+다	나+라	

환자-대조군연구방법은 많은 장점과 단점이 지적되고 있다. 이를 간추려 보면 장점은 : ① 코호트연구나 단면연구에 비하여 짧은 시간 내 수행이 가능하고 표본수가 적어도 되므로 시간, 경비, 노력이 절약된다. ② 희귀하게 발생하는 질병이나 잠복기간이 긴 질병은 다른 연구방법을 적용할 수 없다. ③ 기존자료의 활용이 가능하다. ④ 의심되는 원인 여러 개를 동시에 검증할 수 있다. 한편, 이에 못지않은 단점도 많다. ① 과거에 의심되는 요인에의 폭로 여부에 관한 정보를 기억에 의존할 수밖에 없어 정확도와 신뢰도에 문제가 있다. ② 모집단이 없는 경우가 대부분이어서 일반인구에의 응용에 문제가 있다. 따라서 정확한 위험도의 측정이 불가능하다. ③ 적합한 대조군의 선정이 매우 어렵고 혼란변수의 제어가 쉽지 않다. ④ 인과관계를 확정하는 데 결정적 역할을 하는 시간상 선행-후속의 관계가 명확하지 않고 관찰치 자체 정확도도 확인할 수 없어 원인적 관련성을 확정짓기 어렵다.

3) 코호트연구(Cohort studies)

코호트연구는 질병원인에 대한 가설을 검증하는 역학적 연구에 있어 매우 중요한 방법 중의 하나이다. 코호트라는 어휘는 같은 특성을 가진 집단이라는 의미이며 동일 년에 출생한 집단을 출생코호트라고 정의한데 유래된 듯하다. 따라서 코호트연구의 특징적 본질은, 첫째 연구하고자 하는 대상집단(코호트)은 조사하려는 질병이 발생하기 이전의 특성에 따라 확정되며, 둘째 이 확정된 집단은 이 집단 중에 발생하는 질병발생의 빈도를 관측하기 위하여 일정 기간 동안 계속 관찰하는 것이다. 코호트연구를 위한 대상 선정은 질병 발생에 영향을 미치리라고 의심되는 요인에의 폭로가 기준이 되며, 어느 시점에서 연구를 시작했느냐에 따라 기왕코호트연구(retrospective cohort study)와 계획코호트연구(prospectivecohort study)로 구분한다.

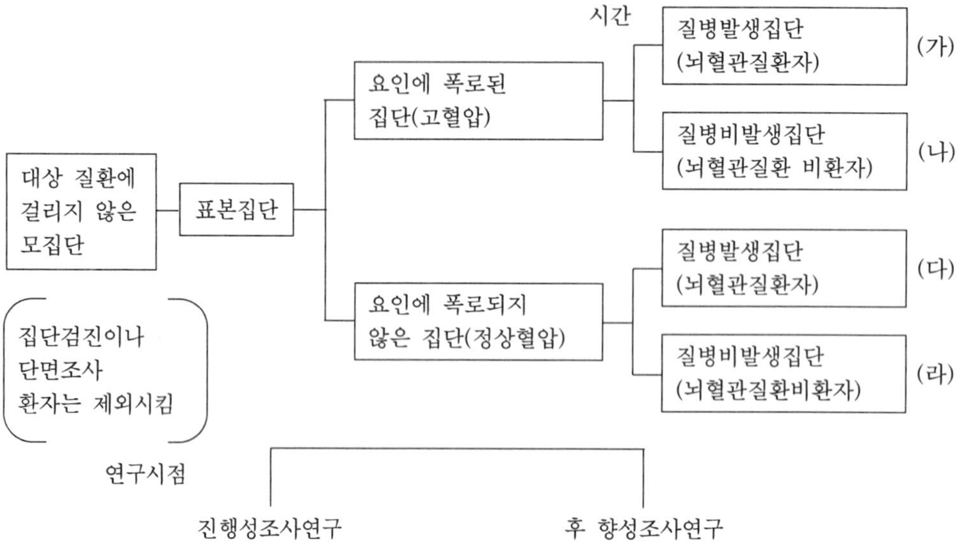

<그림 3-1-3> 코호트연구의 설계

그림 3-1-3은 코호트연구의 설계이다. 이 설계에서 보는 바와 같이 집단검진(mass screening)이나 단면조사로 이미 대상 질환에 이환된 환자는 제외된 모집단으로부터 이들을 대표하는 표본 집단을 추출한 뒤 표본 집단을 다시 의심되는 요인에 폭로된 소집단과 폭로되지 않은 소집단으로 분류하여 대상 질병이 발생할 때까지 일정 기간 기다렸다가 두 소집단간의 발생률, 즉 $\frac{가}{가+나}$와 $\frac{다}{다+라}$를 비교하는 방법이다.

계획 혹은 기왕코호트연구에 대하여 좀더 상세한 설명이 필요한 것 같다.

현재에도 고집하고 있는 학자가 일부 있지만 1970년대 이전에는 환자-대조군연구를 기왕조사(retrospective study)라고 일컫고, 코호트연구를 계획조사(prospective study)라고 칭하였다. 그러나 MacMahon과 Pugh는 그들의 저서에서 코호트연구방법 자체가 어느 시점에서 연구를 시작했느냐에 따라 계획적(prospective) 또는 기왕적(retrospective) 특성을 가지고 있으므로 혼돈을 피하려면 이들 어휘에 대한 정의를 정리할 것을 제의하였다. 계획조사란 영어의 Prospective, 즉 앞을 내다보는 연구방법이고 기왕조사란 retrospective, 뒤를 돌아보는 또는 이미 발생한 사실을 연구한다는 의미가 주어진 것으로 어느 시점에서 연구를 시작했느냐에 따른 상대적 시간상의 문제이지 연구방법 자체의 특이성(specificity)을 부여하지는 않기 때문이라는 논법이다.

코호트연구의 장단점을 요약하면 다음과 같다. 장점에 있어서 ① 코호트연구는 모집단으로부터 확률표본추출 된 집단을 요구하는 것이므로 여기서 얻은 위험도(risk rate)등 그 결과를 모집단에 적용할 수 있다. ② 의심되는 요인에의 폭로 후에 발생하는 대상질병의 자연사를 파악할 수 있다. ③ 원인적 연관성을 확정하는 데 도움이 되는 시간적 속발성, 상대위험비, 그리고 양-반응관계를 비교적 정확히 파악할 수 있다. ④ 대상 질병이 발생되기 이전에 얻는 폭로에 관한 정보는 발병 후에 얻는 것보다 편견이 작용할 기회가 적어 그 측정의 철저한 정도관리가 가능하다. ⑤ 주어진 요인의 복합적 영향을 연구할 수 있으므로 이 요인과 질병 발생간의 인과관계를 좀더 구체적으로 구명할 수 있다. 그러나 장기간을 요하는 코호트연구는 단점도 많이 있다.

① 장기간 추적하는 동안에 누락자도 많이 생기고 일반인구 중 폭로, 비폭로집단내질병 발생을 측정하는 연구이므로 표본의 규모(size)가 커야 하는 조건 때문에 드문 질병은 이 방법은 활용할 수 없다. 예를 들면 정관수술과 동맥경화증과의 연관성을 구명하기 위하여 코호트연구를 하려면 우리나라의 30세 이상 남성들 중 정관수술율이 약 7%이고 뇌혈관질환, 관상동맥성심장병 등 동맥경화증 환자의 발생률이 약 5%라고 할 때 약 300명의 동맥경화증 환자를 확보하려면 약 6,000명의 정관수술자와 비수술자를 추구 조사해야 하므로 6,000명의 정관수술자를 찾으려면 30세 이상 인구 약 8,600명을 모집단으로 조사해야 한다는 얘기가 된다. ② 장기간의 추적조사로 인하여 연구진행 중 탈락자가 많아지면 연구결과의 정확도에 문제가 생긴다. ③ 경비, 노력, 시간이 많이 든다. ④ 연구대상 요인이 시간경과에 따라 변화될 경우 연구결과가 쓸모없어진다. ⑤ 연구기간이 길어지면 연구자들이 바뀔 수도 있어 추적조사에 차질이 생길 수 있다.

각 연구방법별 장단점은 서로 비교가 가능하도록 뒤에 요약하여 제시되었다.

3. 실험역학(Experimental Epidemiology)

지금까지 설명해온 역학적 연구방법은 관찰을 통한 연구였다. 따라서 여기서 얻는 결과도 정황 혹은 간접증거(circumstantial evidence)에서 논란의 여지가 있다. 역학적 원인의 개념에서도 설명한 바와 같이 가장 정확한 원인은 Koch의 가설이 제시한 조건을 만족시키는 실험을 통한 증거이다. 그러나 인간에게 위해를 주는 요인임을 의심하면서 실험을 해서는 안 된다는 의학적 윤리 때문에 함부로 인간실험은 할 수 없다. 그러므로 역학에서 수행 가능한 실험연구의 범주는

<표 3-1-4> 단면조사, 후향성조사, 전향성 조사의 장·단점

조사방법	장 점	단 점
단면조사	· 여러 종류의 질병과 요인과의 관련성에 대한 조사를 동시에 할 수 있다. · 비교적 단시간 내 결론을 얻는다. · 비용이 저렴하다.	· 대상 인구집단이 커야 한다. · 질병과 관련 요인 간의 선후 관계를 규명하기 어렵다.
후향성 조사	· 대상자의 수가 적다. · 비교적 단시간 내에 결론을 얻는다. · 희귀한 질병 조사에 적합하다. · 비교적 비용이 적게 든다.	· 정보 수집이 불확실하다. · 대조군 선정이 어렵다. · 기억력이 흐려 착오가 생긴다. · 위험도 산출이 불가능하다.
전향성 조사	· 상대위험도와 귀속위험도의 산출이 가능하다. · 속성 또는 요인에 편견이 들어가는 일이 적다. · 시간적 선후 관계를 알 수 있다.	· 오랜 기간 관찰해야 한다. · 많은 대상자를 필요로 한다. · 비용이 많이 든다.

동물실험과 동물실험에서 그 안전성과 효과가 확인된 백신이나 치료제를 의사가 가까이 관찰할 수 있는 입원 환자들을 대상으로 하는 임상실험(clinical trial)이 있으며, 임상실험으로 확인된 뒤 최종단계로 하는 지역사회실험(field or community trial)이 있다. 지역사회실험은 개입연구(intervention study)라고도 하는데, 어떤 사업을 투입한 후 그 결과를 평가하는 데는 실험적 효과 이외의 다른 요건들도 동시에 취급되므로 작전역학영역에서 더 구체적으로 다루어졌다. 실험역학의 기본적 기법은 대상요인을 인위적으로 투여하여 그 영향을 측정하는 것이다. 따라서 원칙적으로 대상 요인이외의 변수는 실험군과 대조군이 똑같아야 한다. 이러한 조건을 맞추기 위해서 실제로 이용되는 방법은 모집단에서 연구대상으로 선정될 기회를 동일하게 하는 무작위추출방법으로 대상자를 뽑아 무작위추출법에 의해 실험군, 혹은 대조군으로 각각 할당한다(randomization). 이때 대상자 자신들이나 연구자들이 이 사실을 인지하고 있음으로써 발생할 편견(bias)을 최소화하기 위하여 누가 어느 군에 속해 있는지 모르도록 조치하는 것을 이중맹검법(double blinded method)이라고 한다.

4. 작전역학(operational epidemiology)

작전역학이라는 어휘를 처음으로 소개한 Omran에 의하면 작전역학이란 보건서비스를 포함하는 지역사회서비스(community services)의 운영에 관한 계통적연구를 의미하여 이 서비스의 향상을 목적으로 하는 것이라고 정의하고 있다. 보건사업에의 작전연학의 응용을 보건서비스연구(health service research)라고 해왔으며, 최근에 이르러 범위가 크게 확장되어 가고 있다. 작전역학은 지금까지 설명한 기술역학, 분석역학, 그리고 실험역학의 방법론에 주로 의존하며 사회과학, 통계학, 계량경제학, 계통분석(system analysis), 작전연구(operations research), 경영학(business administration) 등 다른 학문으로부터 빌려온 많은 기법을 활용한다. 작전역학이 다루는 내용은 다음과 같다.

① 보건사업의 효과를 그들의 목적성취 여부를 근거로 평가하는 것(outcome evaluation)
② 사업의 운영과정에 관한 연구를 하는 것(process evaluation)
③ 투입된 예산, 경비, 노력에 대한 결과 혹은 효과를 관련시켜 연구하는 것(cost benefit analysis)
④ 사업의 수용 혹은 거부반응을 일으키는 데 영향을 미치는 요인들을 구명하는 것(epidemiology of program acceptance)
⑤ 지역사회 보건문제해결을 위한 여러 가지 접근방법을 비교평가하는 것(comparative evaluation) 등이다.

작전역학의 내용을 따지고 보면 보건사업의 효과에 대한 평가방법론이다. 투입된 사업의 효과를 평가하는 방법론은 교육학 및 사회학분야에서 오래 전부터 개발 응용되어왔다.

보건학분야에서 보건서비스와 효과에 관한 계통적 연구는 1960년대부터 본격적으로 도입되어 체계화하려는 노력이 시도되었고, 근래에 와서는 보건서비스연구(health service research)의 주요과제로 다루어지고 있다. Omran이 설명한 바와 같이 여기 활용되는 측정(measurements)이나 연구 설계가 인간을 대상으로 건강 혹은 상병양상을 연구하는 역학의 영역이므로 역학이 깊이 관여하게 된 것이다.

5. 이론역학(Theoretical epidemiology)

계량 혹은 이론역학은 여러 가지 역학적 현상을 일반화된 가정에 근거를 두고 설정된 수학모형(mathematical model)에 적용하되 얼마나 잘 들어맞느냐를 검정함으로써 대상역학현상의 일반화(generalization)및 여기 전제된 가정들이 얼마나 타당한가를 보는 방법이다. 또한 수학적 모형이란 공식에 적용하는 것이므로 역학 자료가 잘 들어맞을 때는 이 공식으로부터 관찰치만 가지고는 알 수 없는 여러 가지 추정치의 산출이 가능하다. 이론역학은 결국 역학적 현상을 설명하고 유용한 추정치를 얻는 데 수학 또는 통계학을 응용하는 역학의 한 영역이다.

① 역학적 현상 발생의 관측치를 근거로 이론적 모형을 설정하고 이에 따른 수학적 공식을 만들어 관측치와 수학공식에서 얻어진 이론지를 비교함으로써 이론적모형의 근거가 된 전제 혹은 가정(가설이 될 수도 있는)의 정당성을 검증한다.
② 역학현상의 관측치를 근거로 만들어진 수학모형의 정당성 검증을 통하여 이 역학현상의 일반화(generalization)가 가능한지를 검증한다.
③ 수학모형의 정당성과 일반화가 입증되면 관측치로 얻을 수 없는 여러 가지 유용한 추정치

를 비교적 정확하게 산출할 수 있다.

따라서 관측치와 수학모형이 잘 맞아 떨어질 때는 이 모형은 다음과 같은 도움을 줄 수 있다. 첫째 아직 잘 알려지지 않은 질병발생기전을 알아낼 수 있는 기회를 제공하고, 둘째 인간집단내 질병 발생에 영향을 미치는 요인들 간의 관계를 분별할 수 있는 기회가 될 수 있으며, 셋째 구체적으로 어떤 연구가 더 수행되어야 할지 방향이 제시되고, 넷째 가정을 뒷받침하고 있는 개념을 더 명확히 하는데 도움이 된다.

그러나 모형의 근거가 되는 가정의 타당성 또는 정당성(validity)을 논리적인 측면에서 철저히 검토하지도 않고 모형을 위한 수학모형의 남용 내지 오용은 삼가야 할 것이다.

제3절 질병발생기전

질병발생에 작용하는 역학적 요인에 관한 학설은 삼각형 모형설, 거미줄 모형설, 수레바퀴 모형설 등이 있다. 삼각형 모형설은 질병발생이 숙주, 환경, 병인의 3대 요인의 상호작용에 의하여 발생된다고 하는 설이며, 거미줄 모형설은 질병발생이 어떠한 요인에 의해서 발생되는 것이 아니라, 선행되는 여러 가지 요인들과 상호작용하여 발생한다는 보는 것이고, 수레바퀴 모형설은 숙주를 중심으로 유전적 요인과, 숙주를 둘러싼 환경적 요인의 상호작용으로 발생된다고 보는 설이다.

1. 질병발생의 3대 요인

질병 발생에 관여하는 병원체, 숙주, 그리고 환경으로 구성된 3대 요인은 이들 각기의 특성에 따라 작동기전을 달리하여 질병 발생 혹은 방어에 임하고 있다.

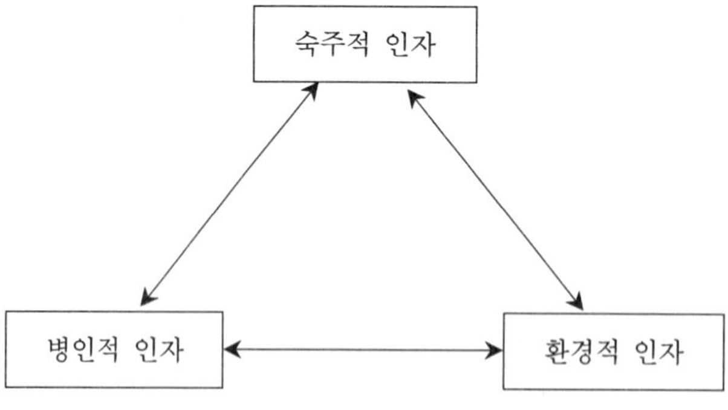

<그림 3-1-4> 질병발생의 3대 요인

1) 병원체요인

병원체는 질병 발생에 핵심적 역할을 하는 부분이다. 여러 종류의 병원체가 있으나 인간집단 내 질병 발생의 빈도 및 건강에의 영향을 미치는 정도로 보아 가장 중요하다. 이들의 작동양식과 특성에 따라 질병 발생의 양태도 다양하게 나타나는 생물병원체를 대표적인 예로 인용하여 설명하고자 한다. 질병 발생에 직접적으로 관여하는 생물병원체의 특성은 인간숙주와의 접촉양식과 접촉에 뒤따르는 감염 및 질병 발생을 결정한다. 병원체측으로 볼 때 감염은 그 병원체의 종(species)을 영속시키기 위한 수단이 된다. 즉 어떤 생물병원체가 새로운 숙주를 찾아 전파하는 것은 인간이 살기 좋은 환경을 찾아 대대손손이 인류의 역사를 이어 나가듯 그 종을 계승시키기 위한 수단인 것이다. 따라서 감염성 병원체와 인류는 서로 종의 영속(perpetuation of the species)을 위한 투쟁을 하며 진화되어 왔고, 또 계속 진화되어 왔으며, 또 계속 진화되어 갈 것이다. 어떤 생물병원체가 새로운 종의 숙주와 처음 접촉할 때는 대부분의 경우 그 독력이 강하여 숙주를 죽이게 된다. 숙주를 죽이게 될 때는 그 숙주를 배지삼아 증식하고 생존하던 병원체도 함께 사멸하게 된다. 그러나 독력이 비교적 약해서 숙주와 함께 살아남은 변종병원체는 새로운 숙주에로의 탈출이 가능해지므로 이들이 생존, 증식하기 적합한 감수성 있는 숙주 사이를 전전하면서 종의 영속을 누리게 되는 것이다. 한편, 숙주측에서도 병원체에 저항이 약한 유전소인을 가진 개체는 생식기 이전에 죽어 없어지는 과정을 통해 점점 저항이 강한 개체만 추려지는 방향으로 진행하게 된다. 결국 병원체와 숙주간의 관계는 시간이 흐를수록 인간과 대장균의 관계처럼 기생관계에서 공생관계로 접근하게 된다. 그렇지만 병원체의 항생제에 대한 내성 형성이나 항원의 변이 등 능력을 가진 변종이 속발되어 생존을 위한 병원체와 숙주간의 상호적응 혹은 투쟁은 끊임없이 계속된다.

그러므로 항상 변동하는 환경 속에 함께 존재하면서 그때그때 생존을 극대화하는 방향으로 각기 변화하는 병원체와 숙주간의 상호반응결과인 질병 발생은 정적인 개념으로서의 이해와 설명은 어렵다. 따라서 병원체의 특성에 의한 발병에의 영향은 편의상 숙주요인과 환경요인을 고정시킨 개념에서 서로 다른 병원체와의 비교적 기술일 수밖에 없다는 제한을 받는다.

2) 숙주요인

사람은 태어날 때부터 평등하다고 헌법에는 규정되어 있으나 생물학적으로는 평등하지 못하다. 더구나 성장과 발육과정에 있어서는 생활태도 및 생물학적 차이 때문에 질병에 대한 감수성의 차이는 그것이 선천성이건 또는 후천성이건 개인차가 커진다. 선천적 소인의 개별적 차이는 결핵, 당뇨병, 암, 동맥경화성심장병 등 여러 가지 질환에 대한 감수성에 영향을 주어 그 발생에 차이를 가져온다. 흑인은 백인에 비해 결핵의 발생률과 사망률이 모두 월등히 높은데, 이것을 선천적 소인의 차이라고 다음과 같이 설명되고 있다. 즉 백인은 결핵균과 접촉한 역사가 길어

결핵균에 감수성이 높은 유전소인을 가진 개체는 생식기 이전에 결핵으로 사망하였기 때문에 이 소인은 자연적으로 역 도태된 반면에 흑인이 결핵균과 접촉한 역사는 매우 짧아서 아직도 이 역 도태과정에 있는 상태이므로 감수성이 높다고 해석하고 있다. 색맹, 혈우병, 몽고증, 골수성 백혈병 등이 유전소인에 의한 유전병의 대표적 예들이다.

후천적요인은 현성 혹은 불현성 자연감염이나 인공접종에 의한 특이항체(면역) 유무가 질병 발생을 결정하게 된다. 홍역, 두창, 수두, 풍진과 같은 소아질환들이 좋은 예가 된다.

또한 개인이나 집단의 습관과 행태의 차이도 질병 발생에 크게 영향을 끼친다. 예를 들면 생선회를 좋아하는 사람들에게 간흡충 및 요꼬가와 흡충증이 많이 발생하고 동일집단 중에서도 하교길에 개천에 들러 모닥불에 구은 설익은 게를 먹는 상급국교생이나 중학생에게 폐흡충증의 감염률이 월등히 높은 것들은 행태의 중요성을 실증해 주고 있다. 더욱 대표적인 예는 흡연군에 폐암 발생률이 높은 것이 되겠다.

3) 환경요인

환경이란 개별적 숙주를 둘러싸고 있는 모든 것을 의미하므로 병원체뿐만 아니라 숙주의 동료까지도 포함되는 개념이 된다. 질병의 발생기전을 연구하는데 있어서 환경요인의 관련 정도를 평가하기란 매우 어렵다. 그 이유는 다음 네 가지로 요약할 수 있다. 첫째, 어떤 질병 발생과 관련된 환경 요인들이 헤아릴 수 없을 만큼 많아 추려내기가 어렵다. 둘째, 이들 환경요인들은 서로 얽혀져 동시에 작용하기 때문에 어느 요인이 가장 강하게 관련되어 있는지 가려내기 어렵다. 셋째, 많은 환경요인은 질병 발생에 간접적으로 작용하기 때문이다. 넷째, 이들 환경요인 중 어떤 것들은 병원체와 숙주에, 그리고 숙주-병원체관계에 동시에 작용하므로 그 기전을 선별해 내기 어렵다. 예를 들면 빈곤한 사회경제적 환경에서는 콜레라의 발생률과 이에 의한 사망률이 높다. 이러한 환경에서 사는 사람들은 영양상태가 불량하여 병원체에 대한 저항력이 약화되어 있고 주거환경의 위생상태도 불결하여 병원체에 폭로될 기회가 증가되어 있을 뿐 아니라 예방조치나 치료도 제때에 제대로 못 받을 형편에 있다. 이럴 경우에 어느 요인이 가장 큰 역할을 했을 것이냐를 가려내기가 쉽지 않다는 설명이다.

환경은 편의상 생물학적, 물리적, 사회경제적 환경으로 분류하지만 이들은 많은 부분이 서로 겹쳐 있고 또 서로 영향을 미치기 때문에 완전히 분류해서 생각할 수는 없다.

물리적 환경의 중요한 성분은 지리적, 지질학적, 그리고 기상학적 측면이다. 지리적 위치는 기후에 대한 영향과 사람들이 여행하는 데 있어 거리상 제약성 등이 질병 발생에 영향을 준다. 한편, 태양의 조사효과에 좌우되는 기후는 기온, 강우량에 의한 직접적인 영향을 인간에게 줄 뿐 아니라 부분적으로는 생물학적 환경조건을 결정하게 된다. 식물과 농경에 중요한 토양이라든가 수원, 광물질, 석유 등의 저장량을 결정하는 지질학적 특성은 기후조건과 더불어 사회경제적 발전의 결정요인이 된다.

생물학적 환경은 모든 생물과 이들의 생성물을 모두 포괄한다. 즉 모든 병원체, 알레르기항원, 독성물질인 독버섯, 복어알, 독사 등과 이들 병원체의 병원소인 중간숙주, 매개동물, 인간 이외의 숙주동물, 그리고 인간생활에 필요한 영양소 등이 포함된다. 생물학적 환경은 인간에 의해 변화되기 쉽기도 하지만 인간사회의 경제형태, 직업, 오락, 관습 등은 이 생물학적 환경에 의해 크게 좌우되기도 한다.

사회경제적 환경에 있어서는 인간이 그들의 동료와 갖는 상호관계가 사회경제적 발전에 중점적 역할을 하며, 또 사회경제적 발전은 인구의 밀도와 분포상태, 자연자원의 활용, 경제형태와 수준, 정치적 조직능력, 문화적 그리고 과학적 발전 등에 의해 결정된다.

식량과 자원이 얼마나 풍부한가에 따라 결정되는 인구밀도는 병원체유포에 영향을 미치는 것은 물론, 주어진 환경을 극복하기 위한 사회적 정치적 구조와도 관련되어 있다. 인구분포의 기본단위는 가족인데, 인구의 분포와 밀도, 생물학적 환경, 사회조직의 체계, 그리고 경제형태는 도시와 농촌이 판이하다.

경제상태는 인간생활에 기본이 되는 의식주문제, 교육, 직업, 의료 등의 요구를 얼마나 충족시켜줄 수 있느냐를 결정하므로 인간집단의 건강수준과도 밀접한 관계를 가지고 있다. 즉 저개발국가나 같은 국가 내에서도 저소득층은 선진국 또는 고소득층에 비해 사망률과 상병률이 높다. 개발도상국가들이 보건사업보다는 경제개발에 우선순위를 두는 이유도 여기에 있다.

한편, 공업화와 도시화 그리고 고도로 발달되어 안정된 사회정치적 체계는 서로 평행하는 경향이다. 따라서 선진국일수록 공업화와 도시화가 극대화하여 환경오염으로 인한 건강저해가 심각한 문제로 부상하여 근래에는 환경역학(Environmental epidemiology)이 대두되고 있다.

표 3-1-5는 질병 발생에 관련된 3대 요인의 주요 특성을 성분별로 정리한 것이다.

<표 3-1-5> 질병 발생에 관련된 3대 요인의 주요특성

병 원 체	숙 주	환 경
항원성 숙주외계에서의 생식 및 생존 능력 치료제에 대한 감수성	구조적 기능적 방어능력 생물학적 요인 연령, 성, 종족, 개체의 건강 상태, 가족집적성	물리적 환경 온도, 강우량, 일조량, 기압, 습도, 지질(농경, 광물자원, 수원, 병원체에 호적), 방사선조사량
감염력 병원력 독 력 병원소의 범위 전파 양식	면역상태 자연능동면역 인공능동면역 자연피동면역 인공피동면역	생물학적 환경 농경산업, 목림 등 자연자원, 생물병원체, 병원소, 매개체
숙주에의 적용 정도	숙주의 행태	사회경제적 환경

	위생적 습관 식습관(술, 담배, 음식물 등) 직업 취미(여행, 낚시, 등산, 수영 등)	인구밀도 경제수준 교육수준 사회적 정치적 체계, 보건의료 체계 보건의식수준

2. 질병발생의 요인

1) 평형이론(Lever Theory)

역학은 질병상태를 연구하는 학문이라고 정의한 John Gordon은 질병 혹은 유행의 발생기전을 환경이란 저울받침대의 양쪽 끝에 병원체와 숙주라는 추가 놓인 저울대에 비유하여 설명하고 있다.

이 설은 여러 가지 환경에 둘러싸인 상태에서 복잡하게 얽혀 숙주-병원체간의 상호작용에 의해 발생하는 질병 혹은 유행의 발생기전을 개념적으로 아주 쉽게 표현해 주고는 있으나 구체적으로 어느 요인이 얼마나 더 많이 작용했는가 하는 계량적 파악은 어렵다.

그림 3-1-5는 이 개념을 도시하여 단순화한 것이다. 즉 개인 혹은 지역사회의 건강상태는 병

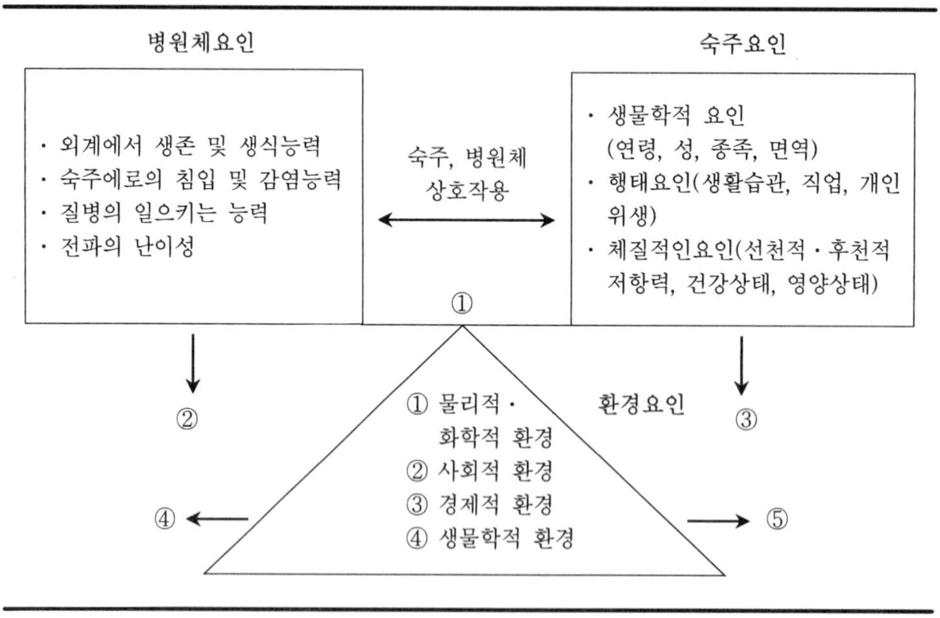

<그림 3-1-5> 질병발생의 평행이론

원체, 숙주, 환경요인들이 평형을 이루어 어느 쪽으로도 기울지 않는 ①의 상태이며, 이 3개의 요인 중 어느 한 가지 요인이라도 변동을 일으키면 평형은 깨어지고 어느 한쪽으로 기울어진 ②③④⑤의 상태일 때 질병, 혹은 유행이 발생된다는 이론이다. ②의 경우는 병원체요인에 변화가 있을 때인데, 예를 들면 인플루엔자와 같이 숙주 혹은 숙주집단과 평형을 유지해 오던 이 바이러스가 항원성에 변이를 일으켜 감염력과 병원성이 증가되었을 때 유행이 발생하는 경우이다. 이와는 반대로 ③의 경우는 개인 혹은 집단의 면역수준이 떨어져 숙주의 감수성이 증가하는 경우인데, 다시 말해서 숙주요인에 변동이 있을 때이다. 예를 들면 한정된 집단에서 면역된 인구는 사망 혹은 전출로 빠져 나가고 출생 및 전입으로 감수성이 있는 사람들이 첨가되면 결과적으로 집단면역수준이 낮아져서 유행을 유발하게 된다. 영구면역을 부여하는 여러 가지 감염병이 백신이 생산되지 못했던 옛날에 수년마다 주기적으로 유행했던 이유가 바로 이 숙주요인의 변화 때문이었다. ④와 ⑤는 받침대인 환경이 이동했을 때 초래되는 불균형상태이다. ④의 경우는 환경이 숙주의 감수성을 증가시키는 방향으로 변화한 것인데, 기근으로 인한 영양불량이 역질을 유행하게 했던 사실이나 공기오염이 상기도감염 향으로 변화했을 경우로, 예를 들면 홍수, 지진, 화재 등이 있을 때 평상시에는 일정장소에 갇혀 있던 병원체(변소의 대변)가 이러한 환경의 변화로 여기저기 유포되어 숙주에게로의 전파가 용이해져서 유행이 일어나는 경우이다.

2) 수레바퀴 모형설

질병발생 요인이 인간숙주를 둘러싸고 있는 생물학적, 물리화학적 환경 및 사회적 환경과 인간숙주의 내적 요인인 유전적 요인의 상호작용에 의해서 발생된다고 보는 질병 발생설이다. 유전성 질병은 유전적 요인이 크게 작용할 것이고, 생물학적 요인에 의한 전염병은 물리적 요인이나 사회적 요인보다 생물환경이 더 크게 작용하게 될 것이며, 유전적 소인의 작용은 적을 것이다.

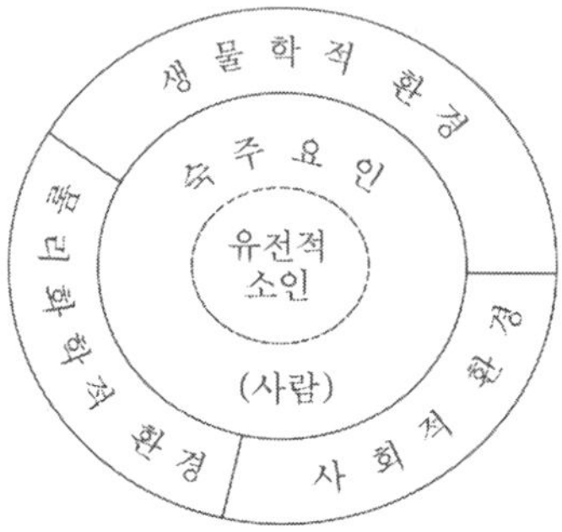

<그림 3-1-6> 수레바퀴 모형

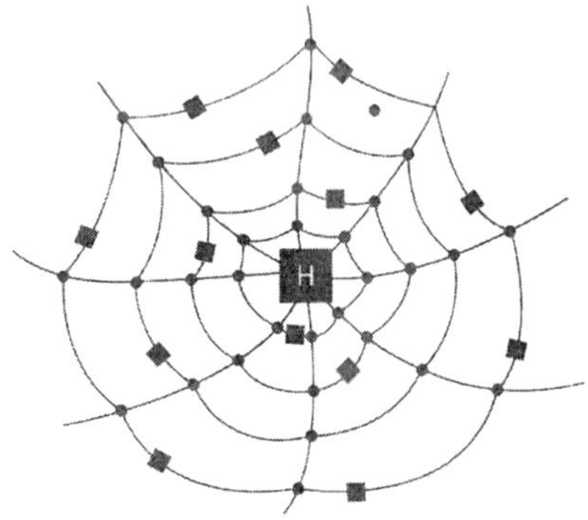

<그림 3-1-7> 거미줄 모형

3) 거미줄(원인망) 모형설

MacMahon 등에 의해 구상되었으며 복합적인 원인이 서로 연관되어 선행하는 여러 가지 요소가 복잡한 계보를 이룬 결과로서 어떤 질병이 발생한다고 본다. 즉, 거미줄 모형 또는 원인망은 질병발생이 어느 한 가지의 원인에 의한 것이 아니라 여러 가지 원인이 서로 연관되어 있고 반드시 선행하는 요소가 거미줄처럼 복잡하게 얽혀 어떤 질병이 발생한다는 설이다.

따라서 질병발생의 원인을 찾아보면 질병발생의 선행요인이 있고 또 그 선행요인은 다른 선행요인과 연결되어 있으며 횡적으로도 다른 요인과 상호관계가 있어서 다양한 상호관계 속에서 질병이 발생된다.

제4절 질병의 자연사와 예방 수준

1. 질병의 자연사

Leavell과 Clark는 질병의 자연사를 5단계로 나누었다. 1단계는 비병원성기로 병에 걸리지 않은 시기이다. 2단계는 초기병원성기로 질병에 걸리게 되는 초기의 시기를 말한다. 3단계는 불현성 감염기로 이미 감염은 되었으나 증상이 나타나지 않는 시기를 말한다. 4단계는 발현성 질환기로서 감염되어 증상이 나타나는 시기로서 보통은 병이 걸린 것을 이때에서나 알게 된다. 5단계는 질병에 이환되어 회복되거나 불구 또는 사망에 이르게 되는 시기이다.

<표 3-1-6> 질병의 자연사와 예방의수준

구분	비병원성기	초기 병원성기	불현성감염기	발현성 질환기	회복기
질병의 과정	병인, 숙주, 환경 — 병인 상호작용 (1)	병인 자극의 형성 (2)	병인자극에 대한 숙주의 반응 (3) 조기의 병적 변화	질병 (4)	회복 또는 사망 (5)
예비적 조치	환경개선 건강증진	예방접종 특수예방	조기발견 조기치료	악화방지, 장애의 제한을 위한 치료	재활
예방차원	1차적 예방		2차적 예방	3차적 예방	

출처 : 김성미 외. 공중보건학(개정판). 현문사. 2006.

그러므로 질병의 자연사와 예방의 수준을 이해하고 적절하게 대처하는 것이 중요하다 우선 첫 단계인 비 병원성기에서는 적극적인 예방을 하는 것으로 환경을 개선하여 인간에게 유리하게 또는 병인에게 불리하게 하거나, 적당한 운동이나 균형 있는 음식섭취 등으로 건강을 증진시키는 것이다.

둘째 단계인 초기병원성기는 소극적인 예방으로 특수예방을 하거나 예방접종을 이용한 예방법을 사용하는 것이다.

셋째 단계인 불현성 감염기에는 조기에 병을 진단하여 치료하거나 조기에 집단검진을 통하여 병을 진단·치료함으로서 중증이 되지 않게 하는 것이다.

넷째 단계인 발현성질환기에는 증상이 나타난 시기이므로 진단과 치료를 하는 임상의학의 시기이다.

다섯째 단계인 회복기에는 정신적, 육체적으로 일부 기능이 불구가 될 경우 나머지 기능을 최대로 재생·부활시켜 무능력을 최소로 예방하여 사회생활을 할 수 있도록 하는 것이다.

2. 질병의 자연사 예방활동

예방의 수준은 다음의 세 가지 차원으로 구분한다.

첫째, 1차 예방으로 질병이 발생하기 전에 사전 예방하거나 만일 발생하더라도 그 정도를 약하게 하는 것이다. 예방의 수준에 적극적 예방과 소극적 예방이 여기에 속한다.

둘째, 2차 예방으로 일단 감염되었으나 조기에 발견, 조기에 치료함으로서 질병의 중증화를 예방하거나 병의 악화를 지연시키며 적은 비용으로 효율적으로 치료하는 것을 말하며, 예방의 수준에서 중증화의 예방과 효율적인 치료가 필요하다.

셋째, 3차 예방으로 질병에 대한 잔재효과를 최대한 예방하여 불구를 예방하는 것과 불구된 기능을 재활시켜서 사회생활에 적응할 수 있도록 노력하는 것을 말한다.

제2장 보건통계

제1절 보건통계의 의의

1. 보건통계학 정의

통계학(Statistics)은 세금징수원이 재산의 평가와 세금징수를 위한 정보를 얻기 위해 처음으로 이용했다고 한다. 통계라는 말은 "정리(manner of standing)" 또는 "위치(position)"를 의미하는 라틴어의 'status'에서 유래한다. 물론 우리말로는 자료 또는 수치를 묶어 놓았다는 의미를 갖고 있다.

통계학이란 자료(data)를 수집, 정리, 그리고 요약하는 것과 자료의 일부만을 가지고 그 자료의 출처가 되는 전체의 특성에 관하여 추측(추정, inference)하는 것을 다루는 학문이다. 여기서 통계학은 크게 기술통계학(descriptive statistics)과 추측통계학(inferential statistics)으로 구분된다. 전자는 자료의 수집, 정리, 해석의 과정을 통하여 전체 집단의 특성을 규명하는 부분이며, 후자는 자료의 일부에서 얻은 통계량을 기초로 해서 전체 집단의 특성을 추측하는 부분이다.

우리는 운동경기(야구선수의 타율, 농구선수의 자유투 성공률, 보올링의 평균점수 등)와 일기예보, 복권등 일상생활 곳곳에서 통계에 익숙해 있다. 보건 분야에 있어서도 평균, 표준편차, 비율, 율 등으로 통계가 많이 이용된다. 자료를 요약(평균, 표준편차를 얻는 것)하기 위해 통계적 방법을 이용하고 환자치료나 공중보건정책에 활용될 수 있는 어떤 결론에 도달하기 위해 통계적 절차를 이용한다. 통계학의 대상 분야는 통계를 이용하는 사람에 의해 이용되는 모든 통계적 방법과 절차의 집합이다. 통계학의 응용분야는 실로 광범위해서 우리의 관심사인 보건의료 분야는 물론 경영, 경제, 농업, 교육, 심리학, 사회학, 인류학 그리고 생물학 등 거의 모든 학문을 포함하고 있다. 여기서 통계적 개념과 기법을 보건 분야에 적용한 것을 보건통계학(Biostatstics or Biomertics)이라 한다.

2. 보건통계학의 필요성

우리는 우리들의 생활을 통해서 새로운 정보를 이용하고 평가해야 한다. 보건 분야에 관심 있는 사람들이 최근 지식 획득방법과 그 활용에 관심이 있다면 이 책에서 배우는 개념과 기법은 도움이 될 것이다. 다음은 보건통계학을 배워야 하는 중요한 몇 가지 이유를 나열한다.

1) 보건관련 문헌의 평가

모든 연구 분야에서 맨 처음 시작되는 것이 문헌고찰이며, 이것은 학문을 하는 사람의 전과정을 통해 계속된다. 그래서 보건학도는 보건학 문헌에서 나오는 결과를 믿을 수 있는 것인지 아닌지를 결정하기 위해 보건통계학을 이해해야 한다. 대개 저널 편집자는 보건학도를 위해 이러한 일을 수행하지 않는다. 대부분의 편집자들은 연구가 적절하게 설계되고 분석되었는지를 검토하려고 하지만 정규적인 통계학 교육을 받지 않았기 때문에 자연히 연구방법 보다는 연구내용에 초점을 맞춘다. 때때로 대규모 연구사업의 연구자는 연구의 설계나 자료 분석에 있어서 통계학자와 상의하지만 연구자가 어떤 문제점(결함)을 인식했을 때는 연구가 수행된 후이다. 발표되는 연구의 대다수를 구성하는 소규모 연구사업에 있어서 연구자는 통계적 도움의 필요를 인식하지 못하거나 가능한 보건통계인력을 찾지 않기 때문에 거의 통계학자와 상의하지 않는다.

2) 연구결과를 환자에게 활용

의학 연구결과를 환자진료에 활용하는 것은 의사가 의학문헌을 읽는 주요 이유이다. 그들은 어떤 진단절차가 가장 좋은가, 어떤 치료 방법이 적절한가, 어떤 치료 요법이 마련되고 수행되어야 하는가를 알고 싶어 한다. 물론 때때로 의사는 특별한 관심분야는 물론 일반적으로 의학에 있어서 무엇이 진행되고 있는지를 알기 위해 저널을 읽는다.

(1) 인구통계(Vital Statistics)의 이해

의사는 환자를 효과적으로 진단하고 관리하기 위해 인구통계를 해석할 수 있어야 한다. 인구통계는 출생과 사망 같은 지속적인 인구동태에 대한 자료에 기초하고 있다. 어떻게 인구통계가 결정되는가, 그것이 의미하는 것이 무엇인가, 그것이 어떻게 편리하게 이용되어지는가에 대한 기초적인 이해이다.

(2) 역학적 문제의 이해

보건의료인은 역학적 정보가 환자를 진단하고 관리하는데 도움을 주기 때문에 역학적 문제를 이해해야 한다. 역학적 자료는 질병의 유병율을 나타내고, 그것이 어떻게 계절적, 지리적으로 변하는가, 그리고 어떤 위험 요인에 의해 영향을 받는가를 보인다. 거기에다 역학적 정보는 사회가 보건의료자원의 전개에 관한 의사결정에 도움을 준다. 즉, 지역사회가 어떤 모니터링프로그램을 시작할 것인지, 어떤 검사사업이 타당하고 효율적, 효과적으로 설계될 수 있는지, 그리고 지역사회자원이 예방접종사업 또는 모자보건사업 같은 특정 사업을 위해 이용되어야 할 것인지에 도움을 준다.

(3) 의약품과 시설에 관한 정보 해석

보건의료인은 계속적으로 약과 의료시설 및 기구에 관한 정보를 평가한다. 이 자료는 회사에 의해 제공되거나 우편물을 통해 보내지고, 저널에 발표된다. 약품과 의료기구의 개발비용이 많기 때문에 회사는 투자를 보상하기 위해 그들이 할 수 있는 모든 것을 한다. 그들의 생산품을 팔기위해 그들의 물건이 그들 경쟁자들의 것보다 더 우수하다는 것을 의료인에게 설득시켜야 한다. 자기 제품의 우월성을 강조하기 위해서 시장에서 다른 제품과 자기 제품과 비교연구 결과를 그래프, 도표를 이용하여 나타낸다.

(4) 진단절차 이용

이용해야 할 정확한 진단절차를 아는 것은 환자진료에 대한 의사결정에 있어서 필수적이다. 주어진 질병의 유병율을 아는 것에 덧붙여 의사는 어떤 질병이 나타났을 때 질병을 발견하는데 있어서 어떤 진단방법이 얼마나 민감한가 그리고 건강한 사람에게 있어서 질병이 없다는 것을 얼마나 정확히 나타내는가를 알아야 한다. 이것을 민감도(sensitivity)와 특이도(specificity)라고 한다.

(5) 지식과 정보획득

매일 쏟아져 나오는 많은 정보를 얻고, 현재 흐름의 추세를 따라가는 것은 중요하다. 그러나 이러한 것이 시간의 제약성과 많은 업무로 인해 보건의료인에게는 쉬운 일이 아니다. 보건통계학은 우리에게 주어지는 정보의 타당성에 대한 이해를 돕는다. 보건의료인들은 타당하지 않은 많은 정보와 자료에 노출되기 쉽다. 사람의 생명과 관련한 보건 분야에서 부정확한 지식과 정보가 가져다주는 위해란 쉽게 생각할 수 있다. 따라서 보건의료인은 정확한 지식과 정보를 판단할 수 있는 능력을 갖추어야 한다.

(6) 연구계획과 논문의 평가

의과대학이나 연구기관과 관계를 맺고 있는 보건관련학자는 때때로 의학저널에 발표를 위해 제출된 자료를 평가하고 발행을 할 것인지 말 것인지를 결정해야 한다. 물론 학자들은 연구초안과 논문의 의학적 내용에 대해 전문적인 지식을 가지고 있지만 연구의 설계와 통계적 방법에 대한 비판에는 때때로 어려움을 겪는다. 아무리 중요하다 할지라도 연구가 적절히 설계, 분석되지 못하는 한 어떤 연구도 의료의 수행과 장래연구에 타당한 정보를 제공하지 못할 것이다. 의사가 저널심사위원이 되길 바란다면 이 책에 나온 개념들과 연구 설계를 평가하는 기술들을 익

혀야 할 것이다.

(7) 연구사업에 참여 또는 지도

연구사업에 참여하고 있는 보건의료인은 보건통계학과 연구방법에 관한 지식이 필수적이라는 것을 알 것이다. 이 책의 포괄적인 개념은 대부분의 보건의료인들에게 그들이 여러 방면의 연구에 적극적으로 참여하는데 필요한 정보를 제공할 것이다.

또한 연구사업을 지도하는 것도 보건통계학에 관한 상당한 전문적인 지식이 필요하다. 이 책은 연구사업 지도자를 위해서 몇 가지 분야에 있어서는 자세하게 다루지 못했다. 그러나 논의에 있어서 그런 부분에 더 깊이 관심 있는 사람을 위해 참고문헌을 들었다.

3) 통계학의 기본용어

(1) 모집단(population)과 표본(sample)

통계학을 이해하는데 가장 중요한 기본용어는 모집단(population)과 표본(sample)이다. 예를 들어 우리가 우리나라 초등학생들의 체중을 알고자 측정한다면 그 모집단은 우리나라 초등학생의 전체가 된다. 우리가 어떤 지역 즉, 서울의 초등학생들의 체중을 알고자 측정한다면, 그 모집단은 서울의 초등학생이 된다. 모집단은 우리의 관심에 따라 결정되고 정의되어진다. 여기서 모집단을 간단히 정의하면, 모집단이란 연구자(조사자)의 관심이 되는 대상이 되는 구성원의 전체 집단이다.

표본(sample)은 모집단에서 조사대상으로 채택된 일부를 말한다. 우리가 연구대상으로 하는 모집단들은 그 구성원의 수가 매우 많거나, 또는 모집단의 구성원을 다 조사할 수 없는 경우가 많다. 앞에서 예를 들었듯이 우리나라 초등학생들의 체중을 알려고 할 때, 조사대상이 되는 초등학생은 전국 각지에 흩어져 있으며 다 측정하기도 힘들다. 이러한 상황 하에서는 시간적으로 경제적으로 모집단 전체를 측정할 수가 없다. 이와 같이 표본이란 조사(연구)에서 실제 측정대상으로 채택된 모집단의 일부를 말한다.

(2) 모수(parameter)와 통계량(statistics)

연구(조사)를 할 때 모집단 전부를 대상으로 하여 모집단의 어떤 특성을 수치로 알아보는 경우도 있으며, 모집단을 전부 조사하기 어려울 때에는 표본을 뽑아서 그 특성을 수치로 나타내기도 한다.

예를 들어 전라북도 초등학생의 지능지수를 전부 조사하여 그 집단의 한 특성인 평균을 산출하는 경우도 있겠고, 보다 경제적으로 알아보기 위해 전라북도 초등학생 중에서 표본을 뽑아,

그 표본으로부터 평균을 계산할 수도 있다. 다 같이 평균이라고 하지만 표본을 대상으로 계산된 평균과 모집단을 다상으로 한 평균에는 차이가 있다. 물론 표본을 뽑아 평균을 계산한 것도 모집단의 평균을 알려고 하는 것이 목적이다. 그러므로 평균이라는 같은 용어로 표현되어도 성격이 다른 두 경우의 평균을 구분하여 표현해야한다.

편의상 모집단과 표본의 평균만을 설명하였지만, 그 외에 한 집단에서 나타나는 어떠한 특성도 그 대상을 모집단으로 했느냐 또는 표본으로 했느냐에 따라 구분되어 나타내어야 한다.

모집단의 특성을 수치로 나타낸 것을 모수(parameter)라고 하며, 표본의 특성을 수치로 나타낸 것을 통계량(statistics)이라고 한다.

모수를 대상으로 한 특성과 표본을 대상으로 한 특성의 차이를 두기 위하여 기호를 달리하여 사용하고 있다.

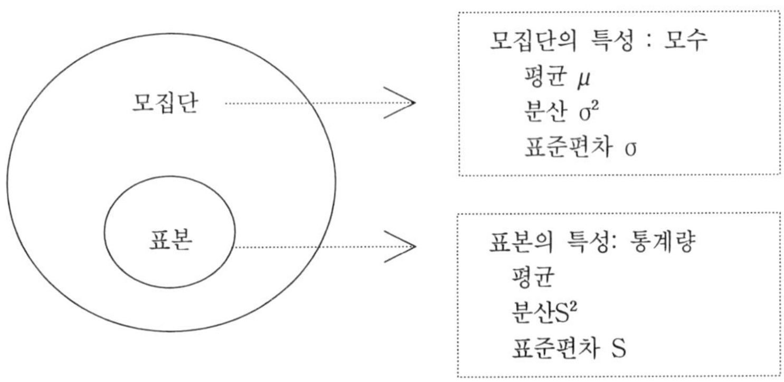

<그림 3-2-1> 모집단, 표본, 모수, 통계량의 관계

(3) 변수(variable)

변수란 여러 가지 값을 취할 수 있는 어떤 특성 치를 말하며 서로 다른 실체에 대해서 서로 다른 값을 갖는다. 연구 대상이 되는 개체는 여러 가지 특성을 가지고 있다. 한 사람의 특성을 말할 때에도 수없이 많은 항목이 거론될 수 있다. 그러나 연구자의 연구목적에 따라 그 목적에 맞는 연구대상의 특성을 모두 다를 수가 있다. 어떤 연구자는 사람의 많은 특성 중에서 지능지수만을 대상으로 연구하기도 하고, 또 어떤 연구자는 사람들의 키에 관심을 두기도 한다.

이와 같이 관심의 대상이 되는 성격 또는 속성을 변수라고 한다. 그 예로서 대학생들의 키, 초등학생의 체중, 암 환자의 연령 등을 들 수 있다. 관찰이나 연구의 목적에 따라 변수는 하나 또는 여러 개 있을 수 있다.

① 양적 변수(quantitative v.) : 양적 변수란 변수의 값을 수량으로 나타낼 수 있는 측정치 혹

은 계산치를 말한다. 예를 들어 키, 몸무게, 연령, 환자 수 등이 양적 변수에 속한다.

양적 변수는 다시 이산적 변수(discrete v.)와 연속적 변수(continuos v.)로 구분된다. 이산적 변수는 어떤 특정한 수치만으로 나타낼 수 있는 변수로서 각 세대의 구성원 수나 병원의 병상 수처럼 특정한 숫자, 예를 들면 정수값을 취할 수 있는 변수를 의미한다. 연속적 변수는 연속적인 값을 취할 수 있는 것으로서 길이, 무게, 온도 등이 이에 속한다.

② 질적 변수(qualitative v.) : 질적 변수란 양적 변수와 달리 관찰 또는 측정의 결과 얻어지는 수치가 수량의 대소의미를 갖지 않고 유무여부와 범주에 따른 구분(분류)을 나타내는 변수를 말한다. 그 예로서 성별(남, 여), 혈액형(O, A, B, AB), 거주지(도시, 농촌) 등에 따른 분류이다.

제2절 보건통계의 내용

1. 질병통계

사망을 취급한 건강지표는 인구가 적은 집단에서는 그 수가 적으므로 별로 유용하지 못하다. 또 의료시설의 배치나 예방 치료 등 의료공급의 적정을 기하기 위해서도 지역주민의 건강상태를 파악할 필요가 있다.

1) 발생률(incidence rate)

일정 기간 중에 발생한 신환자수를 그 지역의 적절한 인구로 나눈 것을 이환율이라 한다.

$$\text{발생률} = \frac{\text{일정기간내 신환자수}}{\text{인 구}} \times 10^{x}$$

여기서 분모가 되는 적당한 인구란 문제발생의 위험에 폭로된 인구(population at risk)를 말한다. 예로서 감기나 교통사고와 같이 그 지역의 주민전원에 일어날 수 있는 가능성이 있는 경우에는 일정 기간 내(보통 1년)에 새로이 발생한 감기환자나 교통사고건수를 그 지역의 평균인구(연앙인구)로 나누어 발생률을 구한다.

그러나 자궁경부암처럼 여자에게만 일어날 수 있는 질병의 경우엔 분모는 당연히 여자인구가 되어야 한다. 또 어느 특정의 부분집단에만 감수성이 있는 경우, 예로서 홍역에 있어서는 미이환자만이 이환될 가능성이 있는데 이런 경우엔 감수성이 있는 인구(exposed susceptible)만이 폭로된 인구가 된다. 이런 분모로 나눈 발생률을 특히 발병률(attack rate)이라고 부르기도 한다.

배수 χ는 분자의 크기에 따라 조절되며 발생률의 수치가 0이 많은 작은 소수가 되지 않고 큰 수가 되어 비교하기 좋고 읽기 좋은 값을 취하도록 한다.

2) 유병률(prevalence rate)

언제 발병했는가는 불문으로 하고 현재 병을 앓고 있는 환자 수만을 대상으로 한다. 유병률(point prevalence rate)과 일정 기간 내의 기간 유병률(period prevalence rate)이 있다.

$$\text{시점유병률} = \frac{\text{어느시점에 있어서의 환자수}}{\text{인 구}} \times 10^{\chi}$$

$$\text{기간유병률} = \frac{\text{일정기간내의 모든환자수}}{\text{인 구}} \times 10^{\chi}$$

기간 유병률은 그 기간 최초의 시점 유병률에 그 기간 중의 이환율을 더한 것이 된다. 일반적으로 경과가 긴 질환에서는 시점 유병률이 이환율보다 큰 값을 취하고 반대로 경과가 짧은 질환에서는 이환율이 시점 유병률보다 커진다.

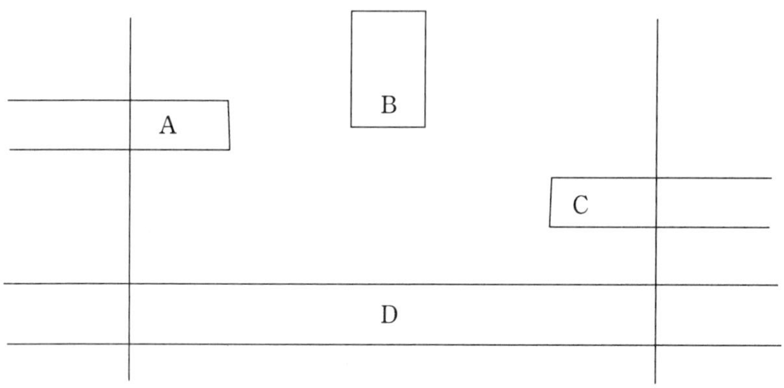

<그림 3-2-2> 발생률과 유병률의 도해

spell의 유병률과 person의 유병률 : 한 사람이 몇 번이나 같은 질환을 되풀이 발병했을 경우 매 발병마다 1건으로 취급하여 계산할 수 있다. 또 이와 반대로 한 사람이 몇 번 같은 질환을 앓았더라도 결코 한 사람에 지나지 않는다는 견지에서 발병회수는 무시하고 발병한 사람 수만을 취급할 수도 있다. 전자를 spell(件當)의 유병률 이라 하고, 후자를 person에 관한 유병률 이라고 한다.

A : 기간 전에 발병하여 기간 내에 끝나는 질병

$$\text{발생률} = \frac{B+C}{P} \times 10^{\chi}$$

B : 기간 중에 발병하여 기간 내에 끝나는 질병

$$기간유병률 = \frac{A+B+C+D}{P} \times 10^{\chi}$$

C : 기간 중에 발병하여 기간후로 이월하는 질병 시점 유병률

$$기초 = \frac{A+D}{P} \times 10^{\chi}$$

D : 기간 전에 발병하여 기간후로 이월하는 질병

$$기말 = \frac{C+D}{P} \times 10^{\chi}$$

3) 발생률과 유병률과의 관계

이환율과 유병률은 서로 밀접한 관계가 있다. 연말에 있어서의 시점유병률은 그 1년간의 이환율과 평균유병기간의 함수가 된다. 다시 말해서 한 시점에서 다음 시점까지의 시점유병률의 변화는 이환율의 변화, 평균유병기간의 변화, 또는 이들 두 변화에 의한 것이다. 어느 해에 새로운 약으로 인하여 평균유병기간이 연장되었다면 이듬해의 시점유병률은 증가한다. 이환율이 감소한다면 다음 해의 시점유병률은 당연히 감소한다. 또 평균유병기간이 줄어도 역시 감소하게 될 것이다. 만일 이환율과 평균유병기간이 일정하다면 시점유병률에는 변화가 없다.

지금 어느 질병의 시점유병률을 P, 이환율을 I, 평균유병기간을 D라고 하고, 그 질병이 평형상태(즉, P, I, D가 일정)에 있다고 하면,

$$P = ID$$

가 된다. 그리고,

$$D = P/I$$

이므로 시점유병률과 이환율을 알면 평등유병기간을 계산할 수 있다.

4) 인년(person-year)

특정 부위의 암 등 발생률이 많지 않은 질병을 대상으로 할 경우나 관찰 인구집단내의 관찰기간이 사람마다 동일하지 않을 경우에는 인년을 사용한다. 그 사용 예는 생명표의 응용에서 예시한 바 있다. 이건은 공사장의 노동력을 연인원으로 표현하는 것과 같은 개념으로서 한 사람을 1년 관찰하는 것은 1인년이다. 어떤 질병의 발생률은 관찰기간내의 전병례수를 인년으로 나누어 구할 수 있다.

5) 평균이병일수

발생률이 적더라도 이환 1건당 이병일수가 길면 건강이 저해된 정도가 크다고 볼 수 있다. 이러한 것을 볼 목적으로 이병일수를 건강한 사람도 포함하여 집단으로서 고찰할 때에는 평균이병률을 사용한다.

$$\text{평균이병일수} = \frac{\text{일정기간의 이병연일수}}{\text{인 구}} \times 10^{\chi}$$

일정 기간 내에 계속 존재한 질환, 도중에서 시작된 질환, 혹은 도중에서 종료된 질환 등 모든 질환의 이병일수를 합계하여 인구로 나눈 값이 평균이환수이며 보통 년 율로 환산하여 사용된다. 이것을 년 간 상병일수라고도 한다. 1969년 8월 1일~31일에 조사한 농촌 주민의 상병조사에 따르면 이 기간 동안에 인구 1,000명당 148.0회 이환하고 그 상병일수는 1명당 평균 1.5 일간이었다. 또 평균이병일수를 부상별로 계산하여 의료수요의 크기를 결정할 수 있다.

6) 치명률(case fatality rate)

$$\text{치명률} = \frac{\text{그 기간의 그 질환에 의한 사망수}}{\text{일정 기간의 어떤 질환의 발생수}}$$

어떤 질환이 지역사회에 최종적으로 어느 정도의 영향을 미치는가를 알기 위해서는 전술한 사인별 사망률이 가장 간단한 지표일 것이다. 그러나 각 질환의 사망위험의 정도를 알기 위해서는 사인별 사망률의 분모를 전체 인구대신에 분자의 사건이 일어날 수 있는 위험에 폭로된 집단의 수로 대치하여야 할 것이다. 이렇게 한 것이 위 식의 치명률 이다. 치명률을 구하기 위해서는 사망통계와 질병통계가 필요한데 대개의 경우 질병통계가 불충분하여 법정감염병 등 몇 가지 질환의 치명률을 구할 수 있을 뿐이다. 사망률, 발생률 및 치명률 사이에는 다음과 같은 관계가 성립된다.

$$\text{사망률} = \text{발생률} \times \text{치명률}$$

2. 인구통계

1) 출생

출생은 사망과 더불어 인간사회에서 가장 중요한 사건이라고 할 수 있다. 어느 사회에서나 출생과 관련되는 고유의 습관이 있는 사실이 결코 우연한 일이 아니다. 또한 출생은 가족과 사회의 영속을 가능케 해주는 유일한 생물학적 과정이라는 데서 큰 뜻을 지닌다.

출생이 생물학적 현상이며, 이에 관련되어 「출산력」(fertility)이라는 용어가 잘 사용된다.

그러나 출산력이 반드시 「가임력」(fecundity)을 말하지는 않는다. 출산력은 결혼, 피임, 건강, 경제사정 등을 고려하여 실제로 아이를 낳을 수 있는 능력을 말한다. 이에 대해서 가임력은 생물학적임신의 능력을 말하는 것이다. 결혼연령이 낮고 임신조절이나 가족계획을 거의 실시하지 않는 사회에서는 출산력과 가임력은 거의 비슷하다. 그러나 결혼연령이 높아지고 피임이나 인공유산이 흔한 사회에서는 양자 사이에 현저한 차이가 있다.

출생지수

출생수준을 측정하는 지수에는 다음과 같은 것이 있다.

① 조출생률(crude birth rate, CBR)

한 사회의 출생수준을 나타내는 가장 간단한 지수이다. 다음 수식에서와 같이 1년 간의 총출생수를 그 해의 중앙시점에 있어서의 인구수로 나누어 천분율로 표시한 것이다.

$$조출생률 = \frac{1년간총출생수}{년앙인구} \times 1000$$

일반적으로 1일부터 12일까지의 출생수와 6월 30일 현재의 인구, 즉 연앙인구(midyear population)가 사용된다. 출생수가 확실하지 않은 경우에는 국세조사나 기타 조사자료를 바탕으로 해서 추정하는 것이 보통이다. 조출산율은 출생수준을 명료하게 알려 주는 장점이 있으나 인구의 연령 및 성구조의 영향을 많이 받으므로 두 인구집단의 출생수준을 비교하는 데는 단점이 많다. 성 및 연령별 인구구성의 차이를 제거하고 다른 인구의 출생력과 비교하기 위해서 출생률을 표준화하는 경우에 이것을 표준화출생률(standardized birth rate)이라고 하며, 표준화출생률 정정출생률(corrected birth rate)이라고도 한다.

② 모아비(child-woman ratio)

인구의 성 및 연령구성이 파악될 때 간단히 출생수준을 살펴보는 방법이다. 가임연령인 15~49세 또는 15~44세 여자인구에 대한 0~4세 인구의 비를 말한다.

$$모아비 = \frac{0 \sim 4세인구}{가임년론여성인구(15 \sim 49세또는15 \sim 44세)} \times 1000$$

모아비는 재생산년령층의 여성인구를 분모로 하고 있는 점에서 조출생률에 비하면 인구의 성 및 연령구성에 의한 영향을 적게 받는다. 그러나 분자가 0~4세 인구인 까닭에 과거 5년간의 출생, 사망 및 인구이동의 영향이 반영되어 믿을만한 출생 추세를 나타내지 못할 경우도 있다. 자료가 정확할 경우에 조출생률과 모아비를 비교해보면 대체로 정확한 출생의 수준과 변화 경향을 파악할 수 있게 된다.

③ 일반출산율*(general fetrilty rate)

조출생률 및 모아비의 단점을 보충해 주는 지수이다. 1년간의 총출생수를 분자로 하고 15~49세 또는 15~44세 여성인구를 분모로 한다.

$$\text{일반출산율} = \frac{\text{1년간 총출생수}}{\text{가임년령여성인구}(15 \sim 49\text{세 또는 } 15 \sim 44\text{세})} \times 1000$$

일반출산율은 조출생률과 모아비의 차이현상을 이해하는 데 도움이 될 뿐만 아니라 이들 두 지수에 비해 인구의 연령 및 성구성이나 과거의 출생, 사망 및 인구이동에 대한 영향을 적게 받는다.

④ 특수출산율

일반출산율에 대해서 특수출산율이 있으며, 이에는 다음과 같은 것이 있다.

㉠ 연령별특수출산율(age-specific fertility rate)

재생산연령층(15~49세)의 여성인구 집단에서 각 연령 또는 연령군별(보통 5세 간격의 집단)로 한 개인이 1년에 평균 몇 명의 아이를 낳는가를 나타낸다.

㉡ 연령별특수결혼출산율(age-specific marital fertility rate)

1년 간 평균출생수를 현재 결혼생활 중인 여성에 한해서 계산하는 출산율이다.

㉢ 합계출산율(total fertility rate)

연령별특수출산율에 연령군의 간격을 곱하여 합산할 경우를 말한다. 합계출산율은 결과적으로 어느 한 시점의 연령별특수출산율이 계속된다면 여성이 단산기에 이를 때까지 평균 몇 명의 자녀를 낳을 것인가를 나타낸다. 과거 30~35년 동안 연령별 출생수준에 변화가 없었다면 합계출산율은 현재의 평균 「완정가족의 크기」(completed family size), 즉 한 부인이 재생산기간을 경과하는 동안 자녀수(사망자도 포함)와 일치하게 된다. 조사망률, 모아비, 일반출산율과 비교할 때 합계출산율은 이들과 같은 정도로 명료성을 보일 뿐만 아니라 인구의 성 및 연령구조에 구애됨이 없이 순수하게 출생수준의 변동만을 보여 주는 장점이 있다. 그러나 합계출산율만 가지고 출생의 변동 경향을 살피기는 힘들다.

* 일반적으로 출생은 정상출생(live-birth)을 뜻하는데 대해서 출산은 출생과 사산을 합친 것으로 해석한다. 그러나 「출산율」의 경우는 사산을 제외하고 출생만을 대상으로 한다. 적당한 용어가 없어서 혼동을 일으킬 수 있는 이 단어가 사용된다.

⑤ 재생산율(reproduction rate)

인구의 재생산(reproduction)은 결과적으로 여성에 의해서 이루어진다. 따라서 재생산수준을 살펴보기 위해서는 한 여인이 일생 동안 여아를 몇 명 낳는가가 문제된다. 합계 출산율에서 여아의 출산율만을 빼 낼 때, 즉 합계출산율에 여아출생수의 총출생수에 대한 비(통상 1/2.05)를 곱할 때 이를 가리켜 「총재생산율」(gross reproduction rate)이라고 한다. 그러나 총재생산율은 여성이 태어나서 단산기에 이르게 되기까지의 사망을 고려하고 있지 않기 때문에 실제로 재생산수준이 어느 정도인지 나타내 주지 못한다. 연령별 여성 특수 사망률을 적용하여 다시 재 생산율을 계산한 것을 총재생산율(net reproduction rate)이라고 한다. 즉, 총재생산율은 한 여성의 세대가 차기 여성세대와 대치될 때 그 크기의 비를 나타내는 것이다. 이때 세대 간의 간격은 평균 재생산기간을 언급하는 것으로서 대체적으로 25년에서 30년이 된다. 안정인구에서 총재생산율이 1이면 그 인구는 증가도 감소도 하지 않는다. 그러나 실제로는 완전히 안정성을 보이는 인구가 드문 까닭에 총재생산율이 1보다 크냐 또는 적냐에 따라서 인구의 증감이 반드시 나타나는 것은 아니다.

⑥ 차별출산율(differential fertility)

사회경제적 배경에 따른 출산율의 차이를 뜻한다. 예로서 도시 인구집단과 농촌인구집단 사이의 출산력의 차이, 종교집단 사이의 차이 등을 말한다. 한 사회에서 출산행위의 차이를 나타내는 데 의미성을 가지고 있는 사회경제적 요인이 무엇인가는 사회마다 또 시대마다 다르다. 가령 미국이나 캐나다 같은 다종족 사회에서는 종족이나 피부색이 행위유형의 차이를 고찰하는 데 중요한 의미를 가지고 있지만 한국과 같은 단일 종족사회에서는 이들은 아무런 의미도 갖지 않는다.

2) 사망

출생과 더불어 사망이 인구변동의 자연적 요인이라는 것은 앞서 지적하였다. 사망에 관련되는 몇 가지 사항을 알아보기로 하자.

사망지수

사망수준을 측정하는 지수로는 다음과 같은 것이 있다.

① 조사망률(crude death rate)

한 사회의 사망수준을 나타내는 가장 간편한 지수이다. 다음 수식에서와 같이 1년간의 총사망수를 그 해의 중간 시점에 있어서의 인구수로 나누어 1,000분 율로 표시한 것이다.

$$조사망률 = \frac{1년간총사망수}{년앙인구} \times 1000$$

조사망률은 가장 이해하기 쉬운 사망률 측정 방법이지만, 실제 유용성에는 큰 제한이 있다. 인구의 사망수준이 어느 정도인가를 암시해 주는 것은 사실이지만 인구의 연령구조나 사망의 연령분포를 고려하지 않고 있기 때문에 연령구조가 다른 2개 이상의 사회의 사망률을 정확하게 비교하는 지수로서는 사용가치가 없다.

② 연령별 특수사망률(age-specific death rate)

각 연령 군별로 1년간의 사망수를 그 연령군의 년앙 인구로 나눈 것을 100분 율로 표시한 것이다. 한 인구의 연령별 특수사망률은 매세 간격일 경우 100개가량이 되고 5세 간격이 될 때에는 약 20개에 이른다. 따라서 연령별 특수사망률은 조사망률과는 달리 인구의 연령구조의 영향은 받지 않지만 그 인구의 사망수준을 일목요연하게 볼 수는 없는 단점을 가지고 있다. 또한 조사망률의 오차는 총인구수 및 총사망수의 보고나 추정에 있어서의 오차에 의해서만 결정되지만 연령별 특수사망률의 경우는 인구 및 사망의 연령보고의 정확성과 연령별 집계의 완전성 문제가 개입되어 그 오차의 확률이 훨씬 높아진다. 그 뿐만 아니라 대부분의 나라에서는 연령별 특수사망률의 계산에 필요한 동태통계자료마저 갖고 있지 못하다.

③ 표준화사망률(standardized death rate)

2개 이상의 인구집단의 사망률을 비교하기 위한 지수이다. 직접표준화는 각 인구집단의 연령별 특수사망률을 알 경우 이들을 어떤 표준으로 정해진 연령구조에 적용, 총 사망 수를 계산한 후, 그 사망수와 표준인구집단의 총수를 가지고 조사망률을 계산해 내는 것을 말한다. 이때 표준화에 사용되는 인구의 비교대상으로 되는 인구 중에서 하나를 택하거나 아니면 제 3의 어떤 인구를 택하게 된다. 농촌과 도시의 사망수준을 비교하는 경우 두 지역의 연령별 특수사망률을 알고 있다면 전국의 연령구조를 표준으로 택하는 것이 보통이다.

직접표준화가 여의치 못할 때에는 간접표준화 방법이 사용된다. 연령별 특수사망률을 알고 있지 못한 경우에는 간접 표준화의 방법에 따라서 사망수준이 비교된다. 간접표준화에 의한 사망률 계산을 위해서는 각 인구집단의 조사망률과 연령구조를 알고 있어야 한다. 간접표준화를 하는 데는 먼저 비교대상이 되는 인구 중 하나 또는 제 3의 인구의 연령별 특수사망률을 표준으로 택해야 한다. 그 후 이 표준연령별 특수사망률을 각 인구의 연령구조에 적용함으로써 간접표준화 된 조사망률을 얻을 수 있다. 이를 실제 그 인구의 조사망률과 비교하고 그 차이의 정도를 계산한 다음 이들 각자의 차이의 정도를 다시 서로 비교함으로써 각기 다른 연령별 사망구조와 연령구조를 갖고 있는 인구 집단들의 사망수준을 객관적으로 비교할 수 있게 된다. 표준화사망률을 정정사망률(corrected death rate)라고도 한다.

④ 생잔율(survival ratio)

연령별 특수사망률 외에 사망수준의 연령별 특성을 보여 주는 방법으로 사용되는 지수이다. 어떤 한 연령층의 인구집단이 어떤 특정 기간 후에 살아남게 되는 확률을 말한다. 가령 1960년에 5~9세의 인구집단은 1965년에 10~14세에 이르게 되며, 만약 그 사이에 코호트*에 인구이동이 없었다면 전자에 대한 후자의 비율이 바로 생잔율이 된다. 연령별 특수사망률은 그 자료로서 정확한 동태통계와 연령보고가 필요하다. 그러나 생잔율은 시점을 달리하는 두 개 이상의 정확한 연령통계(주로 국세조사자료)가 있으면 구할 수 있고, 만약 그 인구가 안정인구라는 확신이 있으면 출생률을 아는 경우에는 하나의 인구를 가지고도 연령별 생잔율을 구할 수 있다.

인구안정이론에 의한 여러 가지 동태율 측정의 방법이 발달하고 있는 오늘날에는 자료가 부실한 경우에 생잔율이 사망수준의 한 지표로서 뿐만 아니라 믿을 만한 연령별 특수사망률 추정의 가장 중요한 방법으로 등장하고 있다.

⑤ 영아사망률(infant mortality rate)

1년간의 출생아수에 대한 영아, 즉 1세 미만 어린이의 사망수의 비율이다. 따라서 엄격한 의미에서는 영세아에 있어서의 사망률과는 구별되어야 한다. 일반적으로 여아에 비하여 남아의 영아사망률이 높다.

$$\text{영아사망률} = \frac{\text{생후 1년 미만의 사망수}}{\text{그 해의 출생수}} \times 1000$$

영아사망률에 대해서 조정(정산)영아사망률이 있다. 예컨대 1978년의 영아사망률의 경우에는 분자인 영아사망자 중에 1977년생으로서 1978년에 만 1세 미만으로 사망한 수가 포함되어 있는 반면에 1978년생일지라도 1979년에 가서 사망하는 예는 포함되지 않는다.

따라서 엄밀한 의미에서는 분자와 분모가 완전하게 대응하는 것이 아니다. 이것을 대응시키기 위해서는 1978년 12월말에 출생한 영아가 사망할 가능성이 있는 1979년 12월말까지 1978년생의 출생아군을 추구 관찰할 필요가 있다.

---

* 코호트(cohort)란, 어떤 사건을 동시에 경험한 집단을 말한다. 예를 들면 동시에 출생한 사람들의 집단을 출생 코호트, 동시에 결혼한 사람들의 집단을 결혼 코호트라고 한다. 실제로 인구분석에서 흔히 사용되는 코호트는 엄격한 의미에서 코호트라기보다는 코호트의 성격을 가정한 준 코호트라고 할 수 있다. 그것은 인구분석에 필요한 엄격한 의미에서의 인구의 코호트를 구하기가 어느 사회에서나 거의 불가능한 까닭이다. 따라서 인구분석에서 코호트라고 말할 때는 편의상 지정된 1년 동안에 어떤 사건을 경험한 집단을 의미하게 된다.

$$\text{보정영아사망률} = \frac{\text{어떤 기간 내에 출생한 자 중 1년 미만에 사망한 자의 수}}{\text{같은 기간의 출생아 수}} \times 1{,}000$$

⑥ 신생아사망률(neonatal death rate)

영아사망률을 월령별로 관찰하면 생후 1개월(4주일)이내에 사망하는 율이 가장 높고 시일이 경과할수록 감소한다. 생후 28일 이내의 사망률을 신생아사망률이라고 한다. 신생아 사망은 연기된 사산이라고 해석되기도 한다.

$$\text{신생아사망률} = \frac{\text{생후 28일 미만의 사망수}}{\text{그 해의 출생수}} \times 1{,}000$$

⑦ 초기신생아사망률(hebdomadal death rate)

생후 1주일 이내의 사망률의 말한다. 초기신생아사망률은 신생아사망에 비하면 더욱 예방하기 곤란하며 선천적 원인에 의해서 지배된다. 보건수준이 향상될수록 영아사망률과 신생아사망률과의 차이가 줄어든다는 것은 쉽게 이해할 수 있는 일이다.

$$\text{초기신생아사망률} = \frac{\text{생후 7일 미만의 사망수}}{\text{그 해의 출생수}} \times 1{,}000$$

초기신생아사망률 외에 3일 미만의 사망률, 24시간 이내의 사망률이 계산되기도 한다.

⑧ 영아후기사망률(post-neonatal death rate)

출생 28일 이후 1세 미만까지의 사망률을 말한다. 근래에는 빈번하게 사용되고 있다.

$$\text{영아후기사망률} = \frac{\text{생후 28일 후 1년 미만에 사망한 자의 수}}{\text{그 해의 출생수}} \times 1{,}000$$

⑨ 주산기사망률(perinatal death rate)

출생 전의 사망인 태아사망, 즉 사산에 있어서는 생물학적인 태아기의 요인이 주체가 되고 여기에 모체를 통한 사회적 요인이 첨가되는 것이라고 생각된다. 이에 비해서 영아사망에 있어서는 출생 후의 후천적 및 사회적 요인이 크게 관여하는 것이 분명한데, 생후 얼마 안 되어서 사망하는 경우일수록 태아기의 요인이 크게 작용하는 것으로 믿어진다.

이와 같이 출산이라는 시점을 경계로 해서 그 전후의 사망에 있어서는 각각 영향을 주는 요인이 다른 것인데, 임신 후기의 사산과 생후 얼마 안 가서 일어나는 초생아 사망아에 대해서는 태아기의 요인이나 출산시의 조건이 지배하며, 양자 공통의 사망 원인이 많은 것으로 해석된다. 따라서 각각 별개의 것으로 취급하는 것보다는 일괄해서 취급하는 편이 합리적이다.

주산기의 기간에 관해서는 여러 가지 설이 있으나 일반적으로 공통원인 때문에 사망이 일어나는 기간을 택하는 것이 타당한 것으로 알려져 있다. 이러한 관계로 임신 29주 후에 일어나는 후기사산과 생후 1주 미만의 초생아 사망을 대상으로 하는 경우가 많으나 나라에 따라서는 사망기간을 조절하기도 한다.

$$주산기사망률 = \frac{후기사산수(28주 이상) + 초생아사망수(1주 이상)}{출생수} \times 1,000$$

이상과 같은 사망지수 외에 사망통계분야에서 다음과 같은 것이 잘 사용되기도 한다.

⑩ 모성사망률(maternal death rate)

임신, 분만, 산욕에 기인하는 모성의 사망률이다.

$$모성사망률 = \frac{연간의 임신, 분만, 산욕의 합병증에 의한 사망수}{그 해의 출생수 또는 출산수} \times 1,000$$

⑪ 출생사망비(birth-death ratio, vital index)

출생수와 사망수의 비를 말한다.

$$출생사망비 = \frac{출생수}{사망수} \times 100$$

⑫ 사산율(stillbirth rate)

사산수와 출산수와의 비율인데, 미국 등 몇 나라에서는 분모를 출산 수 대신 출생수로 하고 있다. 분모를 출생수로 하는 경우에는 사산비(stillbirth ratio)라고도 한다.

$$사산율 = \frac{연간의 사산수}{연간의 출산수} \times 1,000$$

사산율에는 다음과 같이 자연사산율과 인공사산율이 있다

$$자연사산율 = \frac{연간의 자연사산수}{연간의 출산수} \times 1,000$$

$$인공사산율 = \frac{연간의 인공유산에 의한 사산수}{연간의 출산수} \times 1,000$$

⑬ 비례사망지수(proportional mortality indicator, PMI)

1년간의 전 사망자수 중 50세 및 그 이상의 사망이 차지하는 비율을 백분율로 표시한 것이

PMI이다. 이 지수는 사망자의 수와 사망 시의 연령만 알면 계산된다. 인구수가 불분명한 경우에도 가능하다. 각종의 사망률이 인구에 대한 사망자수의 비율을 표시하므로 인구수가 필요하지만 PMI의 경우에는 사망수만 가지고 계산되는 것이 특징이다.

$$PMI = \frac{50\text{세 이상의 사망자수}}{1\text{년 간의 사망자수}} \times 100$$

모든 국민이 50세에 이르기까지 전부 사망한다면 PMI는 0이고 반대로 전원이 50세 이상 생존한다면 이 지수는 100이다. 따라서 PMI가 높으면 건강수준이 높다고 판단된다. PMI가 국제적 견지에서는 우수한 건강지표이지만 인구가 적은 집단에서는 조작을 가할 필요가 있다. 이것을 정정 PMI라고 한다.

⑭ 수명손실율

2종류의 사인에 의한 사망률이 같다고 해도 각 사인이 그 집단의 수명을 단축시키고 있는 정도가 반드시 같지는 않다. Dempsy(1947)는 0세의 평균여명과 평균사망연령의 차를 잠재수명손실연수(potential years of life lost)라 하고, 이것과 사망률과의 곱을 사망량 지표로 사용하였다. 지역 인구의 1인당 1년간의 life lost는 다음과 같이 산출된다.

$$\text{수명손실율} = \frac{\Sigma(\text{지역의 1년 간의 }\chi\text{세의 사망수}) \times (\text{생존목표연령} - \chi)}{\text{지역의 그 해의 인구수}}$$

상기 공식 중 분자의 사망수를 사인별사망수로 바꾸면 연간 1인당 사인별 수명손실율이 계산된다. 가령 어떤 해의 불의의 사고가 총사망의 6.0%를 차지하여 국민사인순위 중 제 5위였다고 하자. 이 경우에 상기 공식에 따라서 수명손실율의 견지에서 보면 총 사망 중에서 차지하는 율이 훨씬 많아지고 사망순위도 뛰어오른다.

3. 병원통계

1) 목적

통계작성자와 사용자의 의도하는 바에 따라 병원통계의 목적은 매우 다양해지겠으나 일반적으로 다음과 같이 분류해 볼 수 있다.

가. 환자에게 최선의 진료를 할 수 있는 병원경영

나. 일정행정지역 내에 있어서의 병원운영계획과 의료시설간의 협조

다. 지역사회, 시·도 혹은 국가보건정책의 테두리에서의 병원시설의 경제적 활용

라. 지역인구수단의 이환상태파악

병원통계는 어느 나라에 있어서나 보건통계의 필수부분이 되어 있으며 특히 사망 및 지병통계의 작성에 있어서는 불가결의 구성요소가 된다.

2) 병원에서 작성되는 통계

내용과 목적에 따라 병원통계는 병원행정통계, 병원이병통계 및 병원운영통계로 구분되기도 하고 시혜자측인 병원에 초점을 두느냐 혹은 찾아오는 환자에 초점을 두느냐에 따라 크게 두 가지로 구분한다. 후자의 구분에 따르면 대략 다음과 같이 세 가지로 묶어 볼 수 있다.

가. 의원시설 및 인적자원에 관한 통계정보

나. 병원기능의 평가에 관한 정보

다. 행정간의 정보

(1) 의료시설 및 인적자원에 관한 통계정보

병원자원 중 가장 중요한 것은 환자를 치료하는 병상수, 특수진단 및 치원을 위한 시설의 종류 및 의원종사자이다. 병상에 대한 정의는 구구하여 사용 여부는 제쳐 놓고 설치된 병상을 성인용, 아동용 혹은 영아용 등으로 구분하기도 하고 입원환자에 의해서 계속적으로 사용되는 병상은 WHO의 정의에 의하면 입원환자에 의해서 계속 사용되는 병상만을 가리키며 창고에 보관 중인 병상이나 분만실·회복실 등에 있는 병상은 제외된다. 병상 이외의 시설에 관한 정보는 다음과 같은 것을 들 수 있다.

① 검사실시설 및 검사가능항목

② 방사선과의 규모

③ 수술실의 설비와 용량

④ 진료과목

⑤ 외래시설

⑥ 구급환자치료시설

⑦ 기타 특수시설

병원에서의 의료종사업자는 시설 당 전체 종사업자 수, 100병 상당 종사자수가 일반적으로 사용되는 지수이다. 의료종사자는 다시 의사, 치과의사, 약사, 간호원, 치과기공사, 물리치료사, 임상병리사, 행정요원 등으로 나누어 볼 수 있다. 예로서 100병 상당 의사 수는

$$\frac{\text{병원총의사수}}{\text{총병상수}} \times 100$$

이 된다. 이상과 같은 정보는 통계표로써 제시할 수 있는데 그림 3-2-3은 그 기본구조의 모형

을 예시한 것이다.

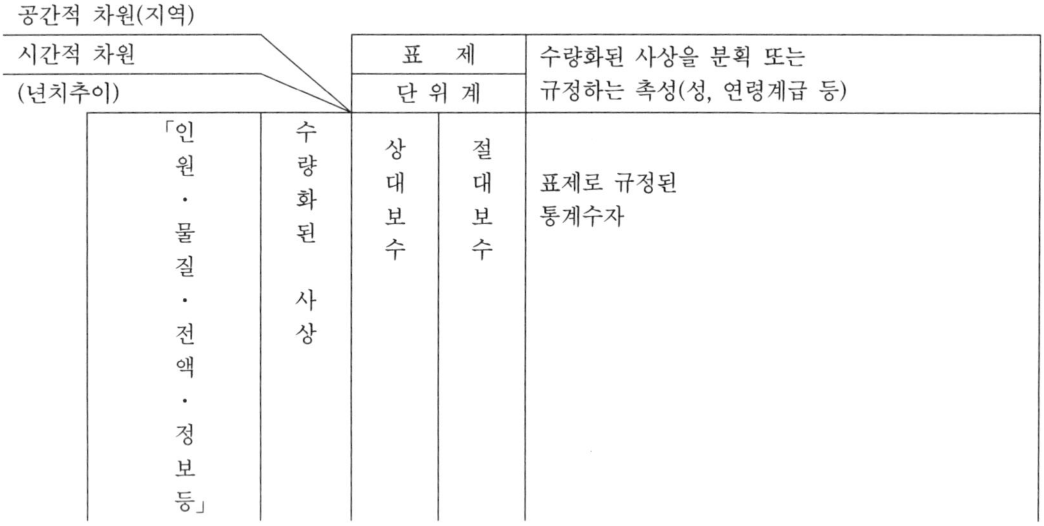

<그림 3-2-3> 의료통계표의 기본구조

(3) 병원기능의 평가에 관한 정보

환자 수, 연 치료일수, 특수 진료량 등의 정보를 사용하여 병원의 시설과 인력자원이 어떻게 활용되고 있는가를 보는 것인데 병원을 통한 의료시혜의 양적 표현이라고 할 수 있다. 이를 위해서 수집되는 정보로서는 다음과 같은 것이 있다. 즉,

① 어느 시점에 있어서의 재원환자 수

② 년간 입원 환자 수

③ 년간 외래 환자 수

④ 년간 퇴원 환자 수

⑤ 년간 치료자수

⑥ 년간 분만건수

⑦ 병원소재지역내에서의 요치병환자발생수

⑧ 검사내용과 건수

⑨ 특정질환의 오진율

⑩ 수술 수

⑪ 수술후감염율

⑫ 질병분류별환자수 및 사망 수

등이다.

이들 정보를 바탕으로 한 지표로서 몇 가지 대표적인 것들만을 들기로 한다.

㉠ 입원율(admission rate) : 입원율은 단위 인구당(보통은 1,000명)년간 입원수로 나타낸다.

$$입원율 = \frac{대상인구에서 발생한 입원환자수}{대상인구} \times 10^{\chi}$$

입원율의 계산은 같은 질병으로 재입원하는 경우를 포함하여 전입원을 계정한다.

㉡ 인구1인당재원율(hospitalization rate per person) : 인구 1인당 재원일수가 평균 며칠인가를 보기 위한 것인데 이것을 1인당 입원율 이라고도 한다.

$$1인당재원율 \frac{대상인구에서 발생한 총입원일수}{대상인구} \times 10^{\chi}$$

㉢ 평균재원일수(average length og stay) : 이 지표는 입원환자당 평균재원기간을 나타내며 다음과 같은 몇 가지 계산방법이 있다.

① $평균재원일수 = \frac{누적재원일수}{입원수}$

② $평균재원일수 = \frac{누적재원일수}{퇴원환자수}$

③ $평균재원일수 = \frac{1일 평균재원환자수}{1일평균신입원환자수}$

④ $평균재원일수 = \frac{년(월)간누적재원일수}{\frac{1}{2}(신입원환자수 + 퇴원환자수)}$

㉣ 병상이용률(bed occupancy rate) : 병상이용률은 병상점유율이라고도 하며 가용병상수와 사용되고 있는 병상수의 비를 나타낸다.

$$병상이용률 = \frac{1일 평균재원환자수}{병상수} \times 100$$

$$= \frac{년간총재원일수}{365 \times 병상수} \times 100$$

㉤ 병상회전율(turnover ratio) : 병상회전율은 일정 기간 내에 1병상을 통과해간 평균환자수를 의미한다. 따라서 병상회전율이 높을수록 병원의 경영능력은 크다고 볼 수 있다.

$$병상회전율 = \frac{해당기간의 평균신입원환자수}{병상수}$$

㉥ 병상회전간격(turnover interval) : 병상회전간격은 환자가 퇴원한 후 새로운 환자가 입원할 때까지의 평균일수로서 다음과 같이 구한다.

$$\text{병상회전간격} = \frac{365 \times \text{병상수} - \text{총재원일수}}{\text{퇴원환자수}}$$

병상회전간격이 0이면 병상점유율은 100%이며 (−)가 되면 병상의 부족을 의미하고 이 간격이 길면 병상의 과잉이나 입원하는 장치에 문제가 있음을 시사한다.

ⓢ 수료율 : 대상으로 하는 인구 중에서 각종 의료시설에 혹은 입원한 환자의 비율이다.

$$\text{수료율} = \frac{\text{대상인구 중 의료시설에 찾아온 환자수}}{\text{대상인구}} \times 10^5$$

ⓞ 수진율 : 주로 보험관계의 통계에서 사용된다.

$$\text{수진율} = \frac{\text{의료보험으로 수진한 수}}{\text{의료보험가입자수}} \times 10^x$$

제3장 질병관리

제1절 감염병 관리

1. 감염병의 정의

감염병(infectious disease, contagious diseases, communicable diseases) 또는 전염병(傳染病)은 세균, 스피로헤타, 리케차, 바이러스, 진균, 기생충과 같은 여러 병원체에 의해 감염되어 발병하는 질환이다. 병원체에 의한 감염은 음식의 섭취, 호흡에 의한 병원체의 흡입, 다른 사람과의 접촉 등 다양한 경로를 통해 발생한다. 특히 여러 사람에게 전파되는 감염병을 전염병이라 말하며 비전염성질환(병)은 전염원으로 작용하지 않는 질병을 말한다.

2. 감염병의 발생설

감염병의 발생설은 시대적 흐름에 따라 다양하며 다음과 같은 시대적 흐름에 따라 구분할 수 있다. 종교설시대 → 점성설시대 → 장기설시대 → 접촉전염설시대 → 미생물병인설시대(삼요인설)로 변천하게 되었다.

1) 종교설 시대(Religious era)

원시적인 관념에서 선령과 악령이 있는 것으로 믿었던 이 시대는 인간의 번영과 건강, 그리고 질병의 감염과 치료도 악령(demon)을 진정시키거나 또는 고뇌를 받고 있는 악마를 축출하는 것으로 해결된다고 믿었다. 그러나 인간의 종교적 사고가 점차 발전해 나아감에 따라 질병을 죄악의 벌로 생각하는 신벌설을 믿었다.

2) 점성설 시대(Astrology era)

종교적인 신벌을 반신반의하면서 하늘의 별자리 이동으로 전쟁의 발생이나 감염병의 유행, 사망 등을 점치는 일명 점성설 시대로 옮겨지게 되었다.

3) 장기설 시대(Miasma theory era)

전염성 질환의 전파는 나쁜 공기나 공기 중의 유독물질 때문에 발생된다고 믿었던 시대로, 이때에는 모기가 매개하는 Malaria도 mal(나쁜) + aria(공기)가 전파시킨다고 생각했다.

4) 접촉전염설 시대(Contagious communicable theory era)

15세기말까지 종교설과 장기설이 공존했지만 16세기경부터 인간과 인간이 서로 접촉하기 때문에 질병이 전파된다고 믿기 시작하였다. Aristotle는 페스트 환자로부터 부근의 건강한 사람에게 페스트가 전파된다고 했으며 모든 질병은 접촉에 의해 전파된다는 접촉전염설 시대가 장기설과 함께 지배적이었다.

5) 미생물 병인론시대(Microorganism theory era)

1676년 Antony van Leeuwenhoek가 처음으로 세균(bacteria)을 발견함으로써 미생물이 질병 발생의 원인체라는 사실이 인정되었으며, 이로서 모든 감염병의 발생설은 종지부를 찍게 되었다. Louis Pasteur(1822~1895)의 현미경적 미생물에 관한 논문 발표와, Robert Koch(1843~1910)의 탄저균, 결핵균(Tubercle bacillus), 콜레라균(Vibrio cholera) 등의 발견으로 미생물 병인론시대가 열리게 되었다.

3. 감염병관리의 중요성

인류의 역사를 보면 질병의 퇴치를 위하여 인간은 금세기까지 주로 감염병의 예방과 치료에 가장 많은 노력을 기울여 왔다. 인류는 영양 상태의 개선, 환경위생 상태의 개선, 그리고 항생제와 백신의 개발로 전염성 질환의 발생과 이로 인한 사망을 현저히 감소시켰다. 특히 천연두 백신의 개발은 1979년 이후 역사적으로 수많은 사상자를 발생하게 했던 천연두로부터 완전한 해방을 가져다주었다.

하지만 최근 들어 각종 항생제에 대해 저항력이 있는 임질균, 포도상구균, 폐렴균 등의 내성균이 등장하였으며, 1981년에는 AIDS가 발생하였고, 1995년에는 자이르에서 에볼라 바이러스에 의한 발병이 있었으며, 1996년 일본에서 병원성 대장균 O-157에 의한 집단 식중독 사건이 발생하는 등 지금까지 예기치 못했던 병원균으로 인한 감염병이 발생하였다. 또한 18세기 이후 지구상에서 발생하지 않았던 페스트가 1994년 인도에서 발생하였고, 1997년에는 인플루엔자(influenza, 유행성 독감)가 세계적으로 유행하는 등 과거 유행했던 감염병의 재등장으로 감염병 관리에 대한 새로운 경각심을 가지게 되었다.

이와 같이 새롭게 대두된 감염병에 대한 세계보건기구의 대책으로 첫째, 가능한 조기에 문제의 감염병의 발현을 인지하고, 둘째, 그 감염병의 기초적인 역학과 생물학적 양상을 이해하며,

셋째, 효과적인 방법으로 적시에 대응할 수 있도록 준비를 권고하고 있다.

4. 감염병의 생성

생물학적인 병원체가 인간에게 질병을 일으키는 데는 단 한 가지 요인만이 관여하는 것이 아니라 다양한 요인이 질병의 발생에 관여한다. 대체로 질병이 발생하기 위하여 감염원(생물학적 병원체, pathogen), 감염 경로(환경, environment), 감수성 있는 숙주(인간, host)의 3가지 기본적인 요인이 존재해야 하며, 일반적으로 감염병이 유행하기 위해서는 다음의 6가지 요인을 만족시켜야 한다.

1. 감염원	2. 감염경로	3. 숙주집단	
① 병원체 → ② 병원소	④ 전 파	⑥ 감수성 숙주의 감염	
→ ③ 병원체의	탈출 → ④ 병원체의	침입 → ③ 병원체의	탈출

<그림 3-3-1> 감염병의 생성과정

출처 : 강공언 외. 공중보건학(제3판). 고려의학. 2008. 재구성

1) 병원체

(1) 병원체의 종류

병원체는 감염병 발생의 직접적인 원인으로 작용하며 원인균의 특징에 따라 분류한다. 병원체는 홍역, AIDS 등을 일으키는 바이러스(virus), 발진티푸스, 발진열 등을 일으키는 리켓치아(rickettsia), 장티푸스, 콜레라 등을 일으키는 박테리아(bacteria), 백선, 칸디다증 등을 일으키는 진균(곰팡이)(fungi), 아메바성 이질과 말라리아를 일으키는 원충(protozoa), 회충, 간디스토마, 사상충 등의 기생충(parasite)이 있다.

(2) 병원체의 성질

병원체의 성질에는 감염력(infectivity), 병원성(pathogenicity), 독력(virulence), 면역성(immunogenicity), 저항성(resistance)이 있다.

① 감염력 : 병원체가 숙주에 침입해서 알맞은 기관에 자리 잡고 증식하는 능력이다. 감염력은 병원체의 종류나 숙주와 감염 경로(침입구)에 따라 달라진다.

② 병원력 : 병원체가 감염된 숙주에게 질병을 발생시키는 능력이다. 천연두가 박멸되기 전 천연두 바이러스에 감염된 사람은 거의 발병할 정도로 병원력이 높았다. 그러나 폴리오

(polio) 바이러스는 감염된 어린이의 발병률은 낮아 병원력이 낮은 바이러스의 하나라고 할 수 있다.

③ 독력 : 숙주에 침입한 병원체의 증식에 의하여 숙주의 생활 기능에 미치는 장애의 정도를 의미한다. 병원체의 독력은 시간에 따라 달라진다.

④ 면역성 : 병원체가 숙주에 특이 면역성을 길러주는 성질을 말한다. 홍역 바이러스는 임질균보다 면역을 길러주는 능력이 높다.

⑤ 저항력 : 각종 약제에 저항하는 병원체의 저항성을 말한다.

2) 병원소

병원소(reservoir)란, 병원체가 생활하고 증식하는 장소를 말하며, 인간병원소, 동물병원소 그리고 토양, 먼지 등이 있다. 인간병원소는 다시 건강보균자, 회복기보균자, 만성보균자로 구분된다.

(1) 건강보균자 : 병원체가 숙주에 감염되어 알맞은 기관에 자리잡고 증식하고 있으나 임상증상이 나타나지 않고 병원균을 전파시키는 사람을 말하며, 불현성 감염자라고 하기도 한다. 예를 들면, 매독은 감염된 후 3개월 정도 지난 뒤에 증상이 나타나며, 홍역, 백일해, 유행성 이하선염 등도 건강보균자에 의해 전파된다.

(2) 회복기보균자 : 질병으로부터 회복이 되고 있으나 계속하여 병원균을 배출하는 환자를 말한다. 예를 들면, 회복기의 장티푸스 환자는 대변으로 균을 배출한다.

(3) 만성보균자 : 임상적으로는 건강하지만 지속적 또는 간헐적으로 장기간에 걸쳐 균을 배출하는 사람을 말한다. 예를 들면, 장티푸스에 감염된 사람은 담낭 내에 살모넬라균이 평생 보균하면서 간헐적으로 균을 배출한다.

동물병원소는 병원균의 서식지를 제공하는 토끼, 앵무새 등의 동물과 병원균의 매개체 역할을 하는 모기, 이 및 진드기 등이 있다. 토양에 서식하는 균으로는 탄저균, 레지오넬라, 파상풍균 등이 있고, 콜레라, 람블편모충, 주혈흡충 등은 물속에서 서식하며, 살모넬라, 리스테리아 등은 음식물에 서식한다.

3) 병원소로부터 병원체의 탈출

감염병의 전파는 병원소로부터 병원체가 탈출함으로써 성립되는데, 병원체의 탈출 경로는 숙주의 기생 부위에 따라 다르다.

① 호흡기계로 탈출 : 코, 가래, 비말

② 소화기계로 탈출 : 침, 분변

③ 비뇨기계로 탈출 : 소변, 성기 분비물

④ 개방병소로부터 탈출 : 상처의 농, 분비물

⑤ 기계적 탈출 : 곤충의 흡혈과 주사기를 통한 혈액

4) 전파

병원소로부터 탈출한 병원체가 새로운 숙주까지 운반되는 수단은 매우 다양하다. 병원체의 전파수단은 크게 직접 전파와 간접 전파로 구분할 수 있다.

(1) 직접 전파

직접 전파는 감수성자가 성병, 나병, 피부병 환자와 성적인 접촉이나 병변 부위에 점막이 직접 접촉한 경우, 홍역, 독감 환자의 비말이나 침 등이 코, 입, 결막 등의 점막에 직접 닿을 경우, 파상풍, 렙토스피라균이 있는 오염된 토양에 상처난 피부가 접촉할 경우, 그리고 매독, 풍진, B형간염, HIV, 리스테리아, 사이토메갈로 바이러스 등이 감염된 임산부로부터 태반을 통하여 태아에게 감염되는 경우(수직 감염)를 말한다.

(2) 간접 전파

간접 전파란, 환자로부터 탈출한 병원체가 각종 매체에 의하여 감수성 있는 숙주에게 전파되는 것을 말한다. 전파매체로는 파리, 모기, 벼룩, 이, 진드기, 담수어 및 패류와 같은 생물체와 공기, 물, 식품, 식기, 의류, 주사기, 혈액제제 등의 무생물체가 있다.

① 기계적 전파 : 매개곤충이 단순히 기계적으로 병원체를 운반하는 것으로서 매개곤충 내에서 병원체의 증식이 일어나지 않는다.

② 생물학적 전파 : 병원체가 매개곤충 내에서 성장이나 증식을 한 뒤에 전파되는 경우로서 매개곤충 자체가 전파 과정에 생물학적으로 중요한 역할을 담당하게 된다.

㉠ 증식형 전파 : 매개곤충 내에서 병원체가 수적 증식만 한 후 전파하는 것을 말한다.
예 : 페스트(쥐벼룩), 뎅기열, 황열(모기), 발진티푸스(이)

㉡ 발육형 전파 : 매개곤충 내에서 수적 증식은 없지만 생활사의 일부를 지내면서 발육하여 전파하는 형태이다.
예 : 사상충증(모기), Loa loa(흡혈성등에)

㉢ 발육·증식형 전파 : 매개곤충 내에서 병원체가 생활사의 일부를 거치면서 발육과 수적 증식을 하여 전파되는 형태이다.
예 : 말라리아(모기), 수면병(체체파리)

㉣ 배설형 전파 : 병원체가 매개곤충 내에서 증식한 후 장관을 거쳐 배설물로 배출된 것이 피부의 상처 부위나 호흡기계 등으로 전파되는 형태이다.

예 : 발진티푸스(이), 발진열, 페스트(벼룩)

㉣ 경란형 전파 : 곤충의 난자를 통해 다음 세대까지 전달되어 전파되는 형태이다.

예 : 록키산 홍반열, 재귀열(진드기)

5) 새로운 숙주에 침입

병원체가 새로운 숙주에 침입하는 양식은 병원체가 병원소로부터 탈출하는 경로와 대체로 같다. 즉, 소화기계감염병은 주로 구강으로 침입하고, 호흡기계감염병은 기도로 침입하며, 그 밖에 점막, 태반 및 경피를 통하거나 곤충의 교상 또는 주사기 등에 의한 기계적 침입에 의하여 감염된다.

6) 숙주의 감수성

숙주 내에 병원체가 침입하였다고 해서 모두 감염이 되거나 발병하는 것은 아니다. 숙주의 저항력이 감염이나 발병 여부에 크게 작용한다. 저항력에는 특정한 병원체에 국한되지 않고 전반적인 저항력을 말하는 비 특이적인 저항력과 특정한 병원체에 대한 저항력인 특이적 저항력이 있는데 특이적 저항력은 면역이라 한다. 저항력에 상대되는 용어로 감수성이 있는데 감수성은 저항력이 높으면 감수성이 낮고, 저항력이 낮으면 감수성이 높다. 즉 감수성이 높으면 감염이 성립된다.

(1) 감수성(susceptibility)

숙주에 침입한 병원체에 대하여 감염이나 발병을 막을 수 없는 상태를 감수성이라 한다. 감수성에 대하여 Gottstein은 접촉에 의하여 전파되는 급성 호흡기계 감염병의 경우에 그 질환에 폭로되었던 적이 없는 미감염자가 병원체에 접촉되어 발병하는 율이 대체적으로 일정하다고 하였는데 이를 감수성지수(접촉감염지수)라고 하였으나, 이를 De Rudder는 %로 나타냈다. Rudder의 감수성지수는 두창 95%, 홍역 95%, 백일해 60~80%, 성홍열 40%, 디프테리아 10%, 폴리오 0.1%로서 두창과 홍역이 가장 높고 폴리오가 가장 낮다.

(2) 면역(immunity)

특이적 저항력인 면역은 어떤 특정한 감염균에 대하여 자기 몸을 방어하며, 임상적인 증상을 없애거나 가볍게 하는 능력을 말한다. 면역에는 크게 보면 선척적 면역과 후천적 면역으로 구분한다.

- 면 역
  - 선천면역 : 종 · 인종 · 민족 · 개인특이성
  - 후천면역
    - 능동면역
      - 자연능동면역
      - 인공능동면역
    - 수동면역
      - 자연수동면역
      - 인공수동면역

<그림 3-3-2> 면역의 종류

① 선천면역(natural immunity) : 선천면역은 그 실체가 완전히 규명된 것은 아니지만 선천적으로 동물종류에 따라 면역이 되는 종 면역이나 인종 간에 차이가 있는 경우 개인 차이에 따라 면역이 형성되는 것을 말한다.

② 후천면역(acquired immunity) : 후천면역은 어떤 질병에 이환된 후나 예방접종 등에 의해서 후천적으로 형성되는 면역을 말한다. 후천면역에는 능동면역과 수동면역으로 구분된다. 능동면역(active immunity)이란 숙주 스스로가 면역체를 형성하여 면역을 지니게 되는 것으로 어떤 항원(antigen)의 자극에 의해서 항체가 형성되는 것을 말한다. 항원(면역원)이란 간단히 말하면 생체 내에 들어가서 항체를 생산하는 물질이라고 말할 수 있는데 vaccine은 생균이나 사균 모두가, 즉 균 자체가 항원으로 작용할 수 있는 것을 말한다. 능동면역에는 자연능동면역과 인공능동면역이 있다.

㉠ 자연능동면역(natural active immunity) : 각종 질환에 이환된 후 형성되는 면역으로서 그 면역의 지속기간은 질환의 종류에 따라 다르다. 즉, 영구면역이 되는 경우도 있으며, 지속기간이 아주 짧은 경우도 있다. 영구면역이 잘 안되는 경우 질환을 화학요법으로 치료한 경우에는 그 면연력이 길게 유지되지 못한다.

㉡ 인공능동면역(artificial active immunty) : 인위적으로 항원을 체내에 투입하여 항체를 생성되도록 하는 방법으로 생균 vaccine, 사균 vaccine, 순화독소(toxoid) 등을 사용하는 예방접종으로 얻어지는 면역을 말한다.

㉢ 수동면역(passive immunty : 피동면역) : 다른 숙주에 의하여 형성된 면역체를 받아서 면역력을 지니게 되는 것을 말한다. 수동면역은 자연수동면역과 인공수동면역이 있는데 자연수동면역은 모체로부터 태반이나 수유를 통해서 얻는 면역을 말하며, 인공수동면역은 γ-globuline이나 anti-toxin등 인공제제를 인체에 투입하여 잠정적으로 질병에 대한 방어를 할 수 있도록 하는 것을 말한다. 수동면역은 능동면역에 비하여 면역효력이 빨리 나타나는 반면에 효력 지속시간이 짧은 것이 특징이다.

5. 감염병의 예방 및 관리

1) 법정감염병

법정감염병이란, 감염병의 예방 및 관리에 관한 법률(2010.12.30)의 제2조에 의하여 제1군감염병, 제2군감염병, 제3군감염병, 제4군감염병, 제5군감염병, 지정감염병, 세계보건기구 감시대상 감염병, 생물테러감염병, 성매개감염병, 인수(人獸)공통감염병 및 의료관련감염병을 말한다. 기존의 전염병예방법(2008.2.29)에서는 우리나라의 법정전염병을 제1군, 제2군, 제3군, 제4군, 지정전염병으로 구분하였으나, 2010년 12월 30일부터 시행된 감염병의 예방 및 관리에 관한 법률로 개정되면서 전염병관리에 대한 개념에서 감염병관리에 대한 보다 넓은 개념으로 변화되었으며, 그 구분 또한 구체적으로 정의하고 있다.

제1군감염병이란 마시는 물 또는 식품을 매개로 발생하고 집단 발생의 우려가 커서 발생 또는 유행 즉시 방역대책을 수립하여야 하는 감염병을 말하고, 제2군감염병은 예방접종을 통하여 예방 및 관리가 가능하여 국가예방접종사업의 대상이 되는 감염병을 말한다. 제3군감염병이란 간헐적으로 유행할 가능성이 있어 계속 그 발생을 감시하고 방역대책의 수립이 필요한 감염병을 말하며, 제4군감염병은 국내에서 새롭게 발생하였거나 발생할 우려가 있는 감염병 또는 국내 유입이 우려되는 해외 유행 감염병으로서 보건복지부령으로 정하는 감염병을 말한다. 제5군감염병이란 기생충에 감염되어 발생하는 감염병으로서 정기적인 조사를 통한 감시가 필요하여 보건복지부령으로 정하는 감염병을 말한다. 지정감염병이란 제1군감염병부터 제5군감염병까지의 감염병 외에 유행 여부를 조사하기 위하여 감시활동이 필요하여 보건복지부장관이 지정하는 감염병을 말한다. 세계보건기구 감시대상 감염병이란 세계보건기구가 국제공중보건의 비상사태에 대비하기 위하여 감시대상으로 정한 질환으로서 보건복지부장관이 고시하는 감염병을 말하고, 생물테러감염병은 고의 또는 테러 등을 목적으로 이용된 병원체에 의하여 발생된 감염병 중 보건복지부장관이 고시하는 감염병을 말하며, 성매개감염병이란 성 접촉을 통하여 전파되는 감염병 중 보건복지부장관이 고시하는 감염병을 말한다. 인수공통감염병이란 동물과 사람 간에 서로 전파되는 병원체에 의하여 발생되는 감염병 중 보건복지부장관이 고시하는 감염병을 말한다. 마지막으로 의료관련감염병이란 환자나 임산부 등이 의료행위를 적용받는 과정에서 발생한 감염병으로서 감시활동이 필요하여 보건복지부장관이 고시하는 감염병을 말한다.

2) 법정감염병의 종류

우리나라 법정감염병은 제1군은 6종, 제2군 11종, 제3군 19종, 제4군 18종, 제5군 6종으로 구분된다(감염병의 예방 및 관리에 관한 법률 제2조 ; 시행규칙 제2조, 제3조).

<표 3-3-1> 법정감염병의 종류

구분	1군(6종)	2군(11종)	3군(19종)	4군(18종)	5군(6종)
법정감염병	· 콜레라 · 장티푸스 · 파라티푸스 · 세균성이질 · 장출혈성대장균감염증 · A형간염	· 디프테리아 · 백일해 · 파상풍 · 홍역 · 유행성이하선염 · 풍진 · 폴리오 · B형간염 · 일본뇌염 · 수두 · B형헤모필루스인플루엔자	· 말라리아 · 결핵 · 한센병 · 성홍열 · 수막구균성수막염 · 레지오넬라증 · 비브리오패혈증 · 발진티푸스 · 발진열 · 쯔쯔가무시증 · 렙토스피라증 · 브루셀라증 · 탄저 · 공수병 · 신증후군출혈열 · 인플루엔자 · 후천성면역결핍증(AIDS) · 매독 · 크로이츠펠트-야콥병(CJD) 및 변종크로이츠펠트-야콥병(vCJD)	· 페스트 · 황열 · 뎅기열 · 바이러스성 출혈열 · 두창 · 보툴리눔독소증 · 중증 급성호흡기 증후군(SARS) · 조류인플루엔자 인체감염증 · 신종인플루엔자 · 야토병 · 큐열 · 웨스트나일열 · 신종감염병증후군 · 라임병 · 진드기매개뇌염 · 유비저 · 치쿤구니야열 · 중증열성혈소판감소증후군(SFTS)	· 회충증 · 편충증 · 요충증 · 간흡충증 · 폐흡충증 · 장흡충증

자료 : 감염병의 예방 및 관리에 관한 법률[시행 2010.12.30][2010.1.18, 타법개정]
감염병의 예방 및 관리에 관한 법률 시행령[시행 2010.12.30][2010.12.29, 전부개정]
감염병의 예방 및 관리에 관한 법률 시행규칙[시행 2010.12.30][2010.12.30, 전부개정]
감염병의 예방 및 관리에 관한 법률 시행규칙[시행 2013.09.23][2013.09.23, 전부개정]

이와 함께, 생물테러의 목적으로 이용되거나 사고 등에 의하여 외부에 유출될 경우 국민 건강에 심각한 위험을 초래할 수 있는 감염병병원체를 고 위험 병원체로 규정하고 보건복지부령으로 정하고 있다(시행규칙 제5조).

3) 감염병의 신고 및 보고

의사나 한의사는 감염병환자 등을 진단하거나 그 사체를 검안하였거나 예방접종 후 이상반응자를 진단하거나 그 사체를 검안한 경우, 감염병환자등이 제1군감염병부터 제4군감염병까지에 해당하는 감염병으로 사망한 경우가 있으면 소속 의료기관의 장에게 보고하여야 하고, 해당 환자와 그 동거인에게 보건복지부장관이 정하는 감염 방지 방법 등을 지도하여야 한다. 보고를 받은 의료기관의 장은 제1군감염병부터 제4군감염병까지의 경우에는 지체 없이, 제5군감염병 및

<표 3-3-2> 고위험병원체의 종류

1. 세균 및 진균(14종)	2. 바이러스 및 프리온(21종)
· 페스트균 · 탄저균 · 브루셀라균 · 비저균 · 멜리오이도시스균 · 보툴리눔균 · 이질균 · 클라미디아 프시타키 · 큐열균 · 야토균 · 발진티푸스균 · 홍반열 리케치아균 · 콕시디오이데스균 · 콜레라균	· 헤르페스 B 바이러스 · 크리미안 콩고 출혈열 바이러스 · 이스턴 이콰인 뇌염 바이러스 · 에볼라 바이러스 · 헨드라 바이러스 · 라싸 바이러스 · 마버그 바이러스 · 원숭이폭스 바이러스 · 니파 바이러스 · 리프트 벨리열 바이러스 · 남아메리카 출혈열 바이러스 · 황열 바이러스 · 서부 마 뇌염 바이러스 · 진드기 매개뇌염 바이러스 · 두창 바이러스 · 소두창 바이러스 · 베네주엘라 이콰인 뇌염 바이러스 · 중증 급성호흡기 증후군 코로나 바이러스 · 고병원성 조류 인플루엔자 인체감염증 바이러스 · 고위험 인플루엔자 바이러스 · 전염성 해면상 뇌병증 병원체

자료: 감염병의 예방 및 관리에 관한 법률 시행규칙 제5조[시행 2010.12.30][2010.12.30, 전부개정]

지정감염병의 경우에는 7일 이내에 관할 보건소장에게 신고하여야 한다. 다만, 의료기관에 소속되지 아니한 의사 또는 한의사는 그 사실을 관할 보건소장에게 신고하여야 한다. 육군, 해군, 공군 또는 국방부 직할 부대에 소속된 군의관도 위와 같은 사실이 있으면 소속 부대장에게 보고하여야 하고, 보고를 받은 소속 부대장은 관할 보건소장에게 지체 없이 신고하여야 한다. 또한 감염병 표본감시기관은 표본감시 대상이 되는 감염병으로 인하여 위와 같은 사실이 있으면 보건복지부령으로 정하는 바에 따라 보건복지부장관 또는 관할 보건소장에게 신고하여야 한다(법률 제11조).

그 밖에 일반가정에서는 세대를 같이하는 세대주(세대주가 부재중인 경우에는 그 세대원), 학교, 병원, 관공서, 회사, 공연장, 예배장소, 선박·항공기·열차 등 운송수단, 각종 사무소·사업소, 음식점, 숙박업소 또는 그 밖에 여러 사람이 모이는 장소의 관리인, 경영자 또는 대표자는 제1군감염병 감염병환자등 또는 제1군감염병이나 그 의사증(擬似症)으로 인한 사망자가 있을 경우와 제2군감염병부터 제4군감염병까지에 해당하는 감염병 중 보건복지부령으로 정하는 감염병이 발생한 경우에는 의사나 한의사의 진단이나 검안을 요구하거나 해당 주소지를 관할하는 보건소장에게 신고하여야 하며, 신고의무자가 아니더라도 감염병환자등 또는 감염병으로 인한 사망자로 의심되는 사람을 발견하면 보건소장에게 알려야 한다(법률 제12조).

관할구역에 거주하는 감염병환자 등에 관하여 감염병의 신고를 받은 보건소장은 보건복지부령으로 정하는 바에 따라 기록하고 그 명부(전자문서를 포함한다)를 관리하여 감염병환자 등을 파악 및 관리하여야 하며(법률 제15조), 그 내용을 관할 특별자치도지사 또는 시장·군수·구청장에게 보고하여야 하며, 보고를 받은 특별자치도지사 또는 시장·군수·구청장은 이를 보건복지부장관 및 시·도지사에게 각각 보고하여야 한다(법률 제13조).

또한 가축전염병예방법에 따라 신고를 받은 특별자치도지사, 시장, 구청장, 읍·면장은 가축전염병 중 탄저, 고병원성조류인플루엔자, 광견병과 그 밖에 대통령령으로 정하는 인수공통점염병의 경우에는 즉시 질병관리본부장에게 통보하여야 한다. 신고 또는 통보를 받은 행정기관의 장은 신고자의 요청이 있는 때에는 신고자의 신원을 외부에 공개하여서는 안 되며, 통보의 방법 및 절차 등에 관하여 필요한 사항은 보건복지부령으로 정하고 있다(법률 제14조).

4) 환자구분

감염과 관련한 환자의 구분은 크게 감염병환자, 감염병의사환자, 병원체보유자로 분류된다.

감염병환자란 감염병의 병원체가 인체에 침입하여 증상을 나타내는 사람으로서 진단 기준에 따른 의사 또는 한의사의 진단이나 보건복지부령으로 정하는 기관의 실험실 검사를 통하여 확인된 사람을 말하며, 감염병의사환자란 감염병병원체가 인체에 침입한 것으로 의심이 되나 감염병환자로 확인되기 전 단계에 있는 사람을 말한다. 또한 병원체보유자란 임상적인 증상은 없으나 감염병병원체를 보유하고 있는 사람을 말한다(법률 제2조).

6. 감염병의 관리 대책

감염병관리의 일반적 원칙은 감염병 발생의 6개 과정 중 어느 하나의 연결고리를 끊음으로써 감염병의 발생과 예방 및 전파를 효율적으로 저지할 수 있다. 하지만 우리나라의 감염병 감시체계에 대한 문제점은 신고율이 저조하며, 신고가 지연되기 때문에 감염병발생시 적기에 대처할 수 없는 어려움이 있다. 또한 부정확한 신고와 법정감염병에 대한 정부의 정책의 강도는 신고율의 불안전성을 유발하는 요인으로 작용하고 있어 우리나라 법정감염병의 신고 자료의 활용성을 낮게 하는 요인이 되고 있다.

감염병관리의 접근 방법은 첫째, 감염원에 대한 대책, 둘째, 감염경로의 차단, 셋째, 감수성자의 관리에 대한 3가지 방향으로 접근해야 한다.

1) 감염원에 대한 대책

감염원에 대한 대책으로는 병원체가 서식하고 있는 병원소를 제거하거나 감염병 환자를 격리하여 수용하고(병원소의 제거 및 격리), 환자의 치료나 소독을 통하여 병원체의 감염력을 약화시킨다(감염력의 감소).

이를 위해 특별자치도지사 또는 시장·군수·구청장은 감염병을 예방하기 위하여 보건복지부령으로 정하는 바에 따라 청소나 소독을 실시하거나 쥐, 위생해충 등의 구제조치(이하 "소독"이라 한다)를 하여야 하며, 공동주택, 숙박업소 등 여러 사람이 거주하거나 이용하는 시설 중 대통령령으로 정하는 시설을 관리·운영하는 자는 보건복지부령으로 정하는 바에 따라 감염병 예방에 필요한 소독을 하도록 법령으로 규정하고 있다(법률 제51조).

또한 시·도지사 또는 시장·군수·구청장은 보건복지부령으로 정하는 바에 따라 「의료법」에 따른 의료기관을 감염병 관리기관으로 지정할 수 있고(법률 제36조), 감염병 중 특히 전파위험이 높은 감염병으로서 보건복지부장관이 고시한 감염병에 걸린 감염병환자 등은 감염병 관리기관에서 입원치료를 받아야 한다. 이를 위해 보건복지부장관, 시·도지사 또는 시장·군수·구청장은 해당 공무원으로 하여금 제1군감염병, 제2군감염병 중 디프테리아, 홍역 및 폴리오, 제3군감염병 중 결핵, 성홍열 및 수막구균성수막염, 제4군감염병 중 보건복지부장관이 정하는 감염병, 세계보건기구 감시대상 감염병, 생물테러감염병에 해당하는 감염병환자등이 있다고 인정되는 주거시설, 선박·항공기·열차 등 운송수단 또는 그 밖의 장소에 들어가 필요한 조사나 진찰을 하게 할 수 있으며, 그 진찰 결과 감염병환자 등으로 인정될 때에는 동행하여 치료받게 하거나 입원시킬 수 있다는 감염병에 대한 강제처분조항을 두고 있다(법률 제41조, 제42조). 또한 감염병환자등은 보건복지부령으로 정하는 바에 따라 업무의 성질상 일반인과 접촉하는 일이 많은 직업에 종사할 수 없고, 누구든지 감염병환자 등을 그러한 직업에 고용할 수 없다는 업무 종사의 일시 제한 규정을 두고 있다(법률 제45조).

2) 감염 경로의 차단

감염원이 숙주에 도달할 수 있는 감염 경로를 차단하기 위해서는 환자 발생지역에서 들어오는 사람 및 동물의 검역과 감염된 환자 및 동물을 격리하고(검역과 격리), 상하수의 위생적 관리, 음식물 유통관리, 위생곤충의 박멸(환경위생 관리), 법정감염병의 조기발견, 신고 및 관리체계의 확보(법정감염병의 관리)를 통하여 감염이 가능한 경로를 조기에 차단한다.

이를 위해 특별자치도지사 또는 시장·군수·구청장은 감염병이 유행하면 감염병 전파를 막기 위하여 감염병환자등이 있는 장소나 감염병병원체에 오염되었다고 인정되는 장소의 교통을 일정한 기간 차단하고, 감염병병원체에 감염되었다고 의심되는 사람을 적당한 장소에 일정한 기간 입원 또는 격리시키며, 감염병병원체에 오염되었거나 오염되었다고 의심되는 물건을 사용·접수·이동하거나 버리는 행위 또는 해당 물건의 세척을 금지하거나 태우거나 폐기처분한다. 또한 감염병병원체에 오염된 장소에 대한 소독이나 그 밖에 필요한 조치를 명하고, 일정한 장소에서 세탁하는 것을 막거나 오물을 일정한 장소에서 처리하도록 명하는 등의 필요한 일부 조치를 하여야 한다(법률 제47조). 육군·해군·공군 소속 부대의 장, 국방부직할부대의 장 및 신고의무자는 감염병환자등이 발생한 장소나 감염병병원체에 오염되었다고 의심되는 장소에 대하여 의사, 한의사 또는 관계 공무원의 지시에 따라 소독이나 그 밖에 필요한 조치를 하여야 한다(법률 제48조).

3) 감수성자의 관리

감수성자는 예방접종을 통해, 면역의 형성과 추가접종을 통해 면역을 향상시키고(기초접종과 추가접종), 감염병의 유행 시 정기예방접종을 실시하며, 영양관리, 적절한 운동과 휴식, 충분한 수면을 취하여 저항력을 높이도록 한다.

(1) 정기예방접종과 임시예방접종

감염병 관리 수단으로서 감염예방과 전염성 질환의 유행에 대비하여 정기예방접종과 임시예방접종을 실시하며, 지역주민의 면역력을 증강시키기 위해 감염병의 예방 및 관리에 관한 법률에서는 예방접종의 의무와 예방접종의 종류를 규정하고 있다.

① 정기예방접종 : 특별자치도지사 또는 시장·군수·구청장은 다음의 질병에 대하여 관할 보건소를 통하여 정기예방접종을 실시하여야 하며, 이에 따른 정기예방접종업무를 대통령령으로 정하는 바에 따라 관할구역 안에 있는「의료법」에 따른 의료기관에 위탁할 수 있다(법률 제24조).

1. 디프테리아 2. 폴리오 3. 백일해 4. 홍역 5. 파상풍 6. 결핵
7. B형간염 8. 유행성이하선염 9. 풍진 10. 수두 11. 일본뇌염
12. 그 밖에 보건복지부장관이 감염병의 예방을 위하여 필요하다고 인정하여 지정하는 감염병

② 임시예방접종 : 특별자치도지사 또는 시장·군수·구청장은 보건복지부장관이 감염병 예방을 위하여 특별자치도지사 또는 시장·군수·구청장에게 예방접종을 실시할 것을 요청한 경우와 특별자치도지사 또는 시장·군수·구청장이 감염병 예방을 위하여 예방접종이 필요하다고 인정하는 경우관할 보건소를 통하여 임시예방접종을 하여야 한다. 이에 따른 임시예방접종업무를 대통령령으로 정하는 바에 따라 관할구역 안에 있는「의료법」에 따른 의료기관에 위탁할 수 있다(법률 제25조).

<표 3-3-3> 우리나라 표준 예방접종 일정표

	대상전염병	예방접종 백신종류 및 방법	횟수	출생~1개월이내	1개월	2개월	4개월	6개월	12개월	15개월	18개월	24개월	36개월	만4세	만6세	만11세	만12세
국가필수예방접종	결핵	BCG(피내용)	1	BCG (피내용) 1회													
	B형간염	HepB(0-1-6개월)	3	B형간염 1차	B형간염 2차			B형간염 2차									
	디프테리아 파상풍 백일해	DTaP	5			DTap 1차(기초)	DTap 2차(기초)	DTap 3차(기초)		DTap 4차(추가)				DTap 5차(추가)			
		Td(성인용)	1													Td 6차(추가)	
	폴리오	IPV(사백신)	4			IPV 1차(기초)	IPV 2차(기초)	IPV 3차(기초)						IPV 4차(추가)			
	홍역 유행성이하선염 풍진	MMR	2						MMR 1차(기초)					MMR 2차(추가)			
	수두	Var	1						수두 1회								
	일본뇌염	JEV(사백신)	5							일본뇌염 사백신 1~2차(기초)			일본뇌염 사백신 3차(기초)		일본뇌염 사백신 4차(추가)		일본뇌염 사백신 5차(추가)
	인플루엔자	Flu	-						고위험군에 한하여 접종								
	장티푸스	(경구용) 고위험군에 한하여 접종	-												고위험군에 한하여 접종		
		(주사용)	-											고위험군에 한하여 접종			
	신증후군출혈열	(주사용)	-							고위험군에 한하여 접종							
기타예방접종	결핵	BCG(경피용)		BCG (경피용) 1회													
	일본뇌염	JEV(생백신)	3							일본뇌염 생백신 1차(기초)			일본뇌염 생백신 2차(기초)		일본뇌염 생백신 3차(기초)		
	b형 헤모필루스 인플루엔자 뇌수막염	Hib	4			Hib 1차(기초)	Hib 2차(기초)	Hib 3차(기초)	Hib 4차(추가)								
	A형간염	HepA	2							A형간염 1차(기초)~2차(기초)							
	폐구균	PCV	4			폐구균 1차(기초)	폐구균 2차(기초)	폐구균 3차(기초)	폐구균 4차(추가)								

출처 : 질병관리본부, 예방접종도우미(http://nip.cdc.go.kr/)

주) 1. 국가필수예방접종 : 국가가 권장하는 예방접종

2. 기타예방접종 : 국가필수예방접종 이외 민간 의료기관에서 접종가능한 예방접종
   - 기초접종 : 최단 시간 내에 적절한 방어면역 획득을 위해 시행하는 총괄적 접종
   - 추가접종 : 기초접종후 얻어진 방어면역을 장기간 유지하기 위해 일정기간후 재차 시행하는 접종

① 결핵 : 생후 4주 이내 접종

② B형간염 : 0-1-6개월에 접종

③ DTaP : 디프테리아, 파상풍, 백일해의 혼합백신으로 총 5회 접종하며, 만 11~12세에 백일해를 제외한 td로 1회 접종(기타 고위험군 성인에게 우선순위에 따라 td 접종권장).

④ 폴리오(사백신) : 3차 접종은 생후 6개월에 시행하나 18개월 이내에 접종 가능

⑤ MMR(생백신) : 홍역, 유행성이하선염, 풍진의 혼합백신으로 총2회 접종(생후 12~15개월, 만 4~6세)

⑥ 수두(생백신) : 생후 12~15개월에 접종

⑦ 일본뇌염(사백신) : 기초접종은 3회(생후 12~24개월에 해당하는 모든 건강한 소아에게 1~2주 간격으로 2회 접종한 다음 2차접종 12개월 후 3차 접종), 만 6세와 만 12세에 각 1회 추가접종

⑧ 일본뇌염(생백신) : 기초접종은 2회(생후 12~24개월에 해당하는 모든 건강한 소아에게 1회 접종하고 1차접종 12개월 후 2차접종), 만 6세에 추가접종
⑨ Hib(뇌수막염) : 생후 2개월부터 5세 미만의 소아를 대상으로 접종하며 연령에 따라 1~4회 접종합니다. 면역기능이 저하된 고위험군은 5세 이후에도 접종하며 2개월 간격으로 1~2회 접종
⑩ A형간염 : 12개월 이상 소아 및 성인을 대상으로 하며, 2회접종(1차접종 후 6~12개월 후 2차접종)
⑪ 폐구균(7가 단백결합 백신) : 생후2개월~5세 미만으로 폐구균 감염의 위험이 높은 모든 소아를 대상으로 하며 2, 4, 6개월에 기초접종을 하며 12~15개월에 추가접종
⑫ 폐구균(23가 다당질 백신) : 2세 이상의 폐구균 감염의 고위험군을 대상으로 하며 건강상태를 고려한 담당의와의 충분한 상담 필요
⑬ 인플루엔자 : 9세 미만에서는 4주 이상간격으로 2회 접종, 그 다음해부터는 매해 1회 접종

특별자치도지사 또는 시장・군수・구청장은 임시예방접종을 할 경우에는 예방접종의 일시 및 장소, 예방접종의 종류, 예방접종을 받을 사람의 범위를 정하여 미리 공고하여야 하며, 예방접종의 실시기준 등이 변경될 경우에는 그 변경 사항을 미리 공고하여야 한다(법률 제26조). 정기예방접종 및 임시예방접종을 실시한 후에는 보건복지부령으로 정하는 바에 따라 예방접종에 관한 기록을 작성・보관하여야 하고, 그 내용을 시・도지사 및 보건복지부장관에게 각각 보고하여야 하며(법률 제28조), 예방접종을 받은 사람에게 보건복지부령으로 정하는 바에 따라 예방접종증명서(전자문서 이용 가능)를 발급하여야 한다(법률 제27조).

(2) 성인 예방접종

성인의 경우도 면역력이 없는 감염병의 경우는 해당 감염병이 유행하기 전에 그 감염병의 예방접종을 실시하여야 한다.

① 인플루엔자(독감) : 폐렴의 발병 가능성이 큰 감염병이기 때문에 노인, 만성폐질환자, 심장질환자, 신부전증 환자 및 당뇨병 등의 환자의 경우는 독감 유행 2개월 전인 9~10월경에 매년 1회 접종하는 것이 바람직하다.
② 풍진 : 임산부가 풍진에 감염되는 경우 태아에 감염되어 기형아를 분만할 가능성이 크기 때문에 풍진 항체가 없는 여성은 결혼 전 또는 임신 3개월 전에 예방접종이 필요하다.
③ B형간염 : 미 접종자나 항체가 없는 성인의 경우 예방접종이 필요하다.
④ 파상풍 : 흙과 접촉이 많은 직업은 10년에 1회씩 예방접종이 필요하다.
⑤ 신증후군출혈열 : 경기북부와 강원도 등 출혈열의 유행지역 주민이나 전방의 군인 등은 출혈열 예방접종이 필요하다.

(3) 예방되지 못한 환자의 조치

여러 가지 관리를 하더라도 예방되지 못하는 경우가 생긴다. 이를 위하여 진단시설의 제도화, 치료를 위한 의료시설의 확충, 무의지역의 해소 등 국가적・사회적 차원의 감염병의 관리가 필

요하며, 계속적인 보건교육 등이 필요하다. 또한 조기진단과 조기치료를 함으로써 경과를 가볍게 하며, 감염원으로서 작용하지 않도록 하는 2차적 전파를 예방해야 한다.

제2절 만성질환 관리

1. 성인병의 특성

성인병의 자연사는 감염병과는 달리 다음과 같이 원인 규명을 위한 역학적인 연구에 어려움을 주는 여러 가지 특징을 가지고 있다.

1) 직접적인 원인이 존재하지 않는다.

감염병은 원인균이 있으며, 물리적인 환경에 의한 것은 직접적인 요인이 규명될 수 있다. 그러나 대부분의 만성 질환은 하나의 직접적인 원인이 되는 요인이 없고, 이를 진단하기 위한 특수 진단 방법도 없다. 따라서 만성 질환은 대개 조기진단이 가능하지 않다.

2) 원인이 복합적이다.

만성 질환은 환경적인 것뿐만 아니라 인체의 생물학적인 특성과도 상호 관계가 있는 경우가 많다. 예를 들어 피임약과 혈전색전증의 관계에서 혈액형이 관련되어 있다는 것을 들 수 있을 것이다. 또는 이러한 여러 요인들이 서로 결합하여 상승효과가 있을 수도 있고 또는 단순히 부가적인 효과를 나타낼 수도 있다. 예를 들어 흡연과 작업상 유해물질의 노출은 방광암 발생에 부가적으로 작용하며, 석면(asbestos)에 노출된 광부의 흡연은 폐암 발생에 상승 작용을 하는 것으로 알려져 있다.

3) 장기간의 잠재 기간이 있다.

대부분의 만성 질환은 질환이 발생하기 전 사람과 환경적인 요인이 서로 접촉하고 반응하는 상당히 긴 기간을 필요로 한다. 이 잠재 기간은 어떻게 보면 감염병에서의 잠복기(incubation period)에 해당되나 이보다는 대단히 길다는 점에서 차이가 난다. 예를 들어 식습관이 어떤 질환의 중요한 원인 요소라고 가정할 때 과거 수십 년간의 식습관(예를 들어 염분의 섭취량)을 분석하여 어떤 대표성이 있는 수치를 산출한다는 것은 거의 불가능하다.

4) 질병 발생 시점이 불분명하다.

대부분의 만성 질환은 이환 시작 시점을 정확하게 알 수 없다. 예를 들면, 당뇨병의 이환 시점, 고혈압의 이환 시점, 동맥경화증의 이환 시점 등은 모두 불분명하며, 증상이 나타날 때는 이미 질환이 어느 정도 진행된 이후이다. 또한 뇌졸중의 발생은 장기간의 동맥경화증이나 고혈압증의 결과이다.

5) 발생요인이 질병의 발생과 이환 경과에 다르게 영향을 미친다.

역학연구에서 또 하나의 어려운 점은 질병 발생과 관련이 있는 어떤 요인이 질병의 발생 경과에는 다르게 영향을 미칠 수 있다는 것이다. 예를 들어 유방암은 사회·경제계층으로 보아 상류에 속하는 여자들에게 많이 발생하나 상류층은 치료를 잘 받을 기회가 많기 때문에 그 경과는 상류층이 더 좋다.

2. 성인병의 종류

1) 고혈압

(1) 고혈압의 정의

우리 몸의 혈액은 심장박동을 통해 혈관을 타고 전신을 돌아 다시 심장으로 돌아오게 된다.

혈압이란 심장이 수축 혹은 이완할 때의 힘과 (대)동맥이 저항하는 힘 사이에 생기는 압력으로 정상인의 수축기 혈압은 120mmHg, 이완기혈압은 80mmHg이다.

고혈압이란 여러 가지 원인에 의해 혈관에 가해지는 압력이 높아지는 것인데 일반적으로 수축기혈압 140mmHg, 이완기 혈압 90mmHg 이상인 경우를 말한다.

고혈압에는 원인질환이 없고 대개 가족력에 기인하는 1차성 고혈압(본태성 고혈압)과 원인질환에 의해 발생하며 원인 질환의 교정에 의해 치료가 가능한 2차성 고혈압이 있다.

(2) 위험요인

나이, 가족력, 동맹경화, 염분 섭취, 흡연, 운동 부족, 스트레스, 알코올 등이 관여하며, 당뇨병, 고지혈증, 비만, 수면무호흡증, 신장질환, 부신질환 등과도 관련이 있다.

(3) 증상

대개 무증상인 경우가 많으며 전형적으로 나타나는 증상 또한 없지만, 두통이나 어지럼증, 안구통 등이 수반될 수 있다.

(4) 진단

혈압계를 이용하여 두 번 이상 외래를 방문하여 측정한 혈압이 140/90mmHg 이상일 경우 진단을 내리며, 최근에는 120-139/80~89mmHg를 고혈압 전단계로 정의하고 심뇌혈관 질환을 예방하기 위해서는 고혈압 전 단계에서부터 관리해야 한다는 지침을 내리고 있다.

<표 3-3-4> 성인의 고혈압 분류 및 치료 기준

혈압 / 분류	수축기혈압 (WBP, mmHg)	이완기혈압 (DBP, mmHg)	생활습관 교정	초기 약물 치료: 약물사용이 꼭 필요한 조건이 없는 경우	초기 약물 치료: 약물사용이 꼭 필요한 조건이 있는 경우
정상	<120	and <80	장려	불필요	조건에 따른 약물 선택
고혈압 전단계	120~139	or 80~90	하여야 함		
고혈압 1기	140~159	or 90~99	하여야 함	단일약물 또는 복합제	
고혈압 2기	≥160	or ≥100	하여야 함	복합약물	

출처 : 보건복지부. 주요 만성질환관리사업 안내. 2010.

(5) 합병증

조절되지 않는 고혈압은 관상동맥질환(급성심근경색증, 협심증), 뇌졸중(뇌출혈, 뇌경색), 신부전 등을 유발한다.

(6) 치료 및 관리 방법

운동, 저염식, 야채·과일 섭취 증가, 금연, 절주, 스트레스 완화 등 생활 습관 개선이 중요하며 약물치료를 병행해야 한다.

(7) 고혈압 수칙(2001년 대한고혈압학회 제정)

"고혈압을 예방하며 건강과 행복을 가져다주는 7가지 생활수칙"

1. 음식은 싱겁게 골고루 먹는다.
2. 살이 찌지 않도록 알맞은 체중을 유지한다.
3. 매일 30분 이상 적절한 운동을 한다.
4. 담배는 끊고 술은 삼간다.
5. 지방질을 줄이고 야채를 많이 섭취한다.
6. 스트레스를 피하고 평온한 마음을 유지한다.
7. 정기적으로 혈압을 측정하고 의사와 진찰을 받는다.

2) 뇌졸중

(1) 뇌졸중의 정의

뇌에 혈액을 공급하는 뇌혈관에 이상이 생겨 갑자기 뇌에 국소적인 기능부전이 생기고 이로 인해 다양한 신경학적 결손(의식장애, 편측 마비, 언어 장애 등)이 수반되는 질환이다.

광범위하게 쓰이고 있는 뇌졸중의 절중의 의미는 무엇에 얻어맞아서 나가떨어진 상태라는 뜻으로 졸중풍의 준말이다.

뇌졸중은 뇌에 혈액을 공급하는 혈관이 터져 발생하는 뇌출혈과 심근경색증과 같이 혈관이 막혀 뇌로 혈액이 제대로 공급되지 못하여 발생하는 뇌경색이 있다.

(2) 위험요인

고혈압, 당뇨병, 고지혈증, 심방세동, 흡연, 비만 등을 위험요인으로 들 수 있으며 이외에도 관상동맥질환이나 말초혈관질환이 있는 경우에도 발병의 가능성이 높다. 하지만 가장 발병 가능성이 높은 경우는 과거에 뇌졸중을 한번이라도 경험한 적이 있는 사람이다.

(3) 증상

뇌의 일부가 기능하지 않음으로써 나타날 수 있는 증상은 매우 다양하다. 이중 대표적인 것이 얼굴을 비롯하여 한쪽 팔다리의 마비 및 감각 저하, 발음장애, 언어장애, 편측 무시, 보행장애, 의식 장애, 어지럼증 등이며 특히 뇌출혈인 경우 갑작스런 뇌압상승으로 오심과 구토, 두통 등이 동반되는 경우가 빈번하다.

(4) 진단

병력 청취와 신경학적 검진을 통해 이환된 뇌 부위를 알 수 있으며 CT 및 MRI검사를 통해 확진이 된다.

(5) 치료 및 관리 방법

뇌졸중의 다수를 차지하는 허혈성 뇌졸중, 즉 뇌경색의 경우 환자가 빨리 병원을 찾아 충분히 빠른 시기에 진단이 이루어지면 혈전용해술을 받게 된다. 혈전용해술은 정맥 주사를 이용한 경정맥 용해술과 혈관조영술을 통해 시행되는 경동맥 용해술이 있고, 주요 뇌동맥의 폐색여부와 치료 성공 가능성, 부작용으로 흔히 발생하는 출혈 가능성을 고려하여 의료진의 판단 하에 최선의 방법을 선택하게 된다. 증상이 가볍거나 시간이 너무 경과하였거나 출혈 가능이 너무 높은 경우에는 혈전 용해술 없이 항혈전제를 투여하여 뇌경색의 진행이나 재발을 막기 위한 치료로

넘어가게 된다. 뇌출혈의 경우 출혈의 양이 많지 않으며 약물치료로 뇌압을 낮추고 혈압, 혈당, 체온 등의 조절을 통해 뇌손상을 악화를 방지하는 치료에 주력하며 출혈의 양이 많을 경우 수술적인 치료를 고려한다. 뇌출혈 중에서도 뇌동맥류 파열에 의한 지주막하 출혈의 경우에는 대부분의 경우 조기에 수술적 치료를 시행한다.

급성기 뇌졸중 치료에서 가장 중요한 것이 합병증의 예방이다. 많은 뇌졸중 환자들이 뇌병변 자체보다는 폐렴, 요로감염, 욕창, 급성 심근경색, 폐색전증 등의 합병증 때문에 사망하거나 뇌손상이 악화되곤 한다. 또한 급성기부터 고려되어야 할 것이 재활이다. 치명적인 위기를 넘겼다고 할지라도 반신 마비 등 신경학적 장애를 가지고 남은 여생을 살아가야 하므로 환자의 삶의 질을 고양시키기 위한 재활이 중요한 관리 목적이 된다.

(6) 예방

발생 시 치명률이 높고 살아남는다고 하여도 영구히 신경학적 장애를 가지고 살아야 하는 경우가 적지 않으므로 무엇보다 예방이 최선이 치료이다. 고혈압, 당뇨병, 고지혈증, 심방세동, 비만, 흡연 등의 위험인자 관리를 통한 예방이 무엇보다 중요하다. 또한 뇌졸중을 한번이라도 경험한 경우 경험하지 않은 경우에 비해 뇌졸중 재발 위험이 높기 때문에 경미한 증상이라도 뇌졸중의 발병력이 있다면 2차 발병에 대한 예방이 꼭 필요하다.

3) 당뇨병

(1) 당뇨병의 정의

우리 몸에는 음식으로 섭취된 포도당이 영양분으로 흡수되도록 인슐린이란 물질이 췌장에서 분비된다. 이 인슐린 분비와 적용에 이상이 생길 경우 포도당이 체내로 흡수되지 못하고 혈액에 쌓여 고혈당이 된다. 우리말로 당뇨병이라 이름 붙여진 것은 고혈당으로 인해 소변으로 당 성분이 빠져나오기 때문에 붙여졌다.

제1형 당뇨병은 면역성질환으로 췌장에서 인슐린을 만들지 못하여 주로 소아, 청소년, 젊은 성인들에서 발병하고, 제2형 당뇨병은 췌장에서 인슐린은 만들어지지만 제대로 쓰이지 못하여 생기며 연령층에서나 발병이 가능하다. 또한 임신 후반기 임부에게 발생하는 당뇨병은 특별히 '임신성 당뇨병'이라고 부르는데, 통상 출산 후 정상으로 회복되지만 임신성 당뇨병에 걸렸던 임부는 나중에 제2형 당뇨병 환자가 될 위험이 크다.

(2) 위험요인

고령, 가족력, 비만, 스트레스, 내부비질환 등이 관여한다.

<표 3-3-5> 당뇨병의 구분과 정의

구 분	과거 유사명칭	정의 / 특징
제1형 당뇨병	아동(juvenile)당뇨명 인슐린의존형 당뇨병 (IDDM)	○ 주로 소아, 청소년, 젊은 성인들이 발병 ○ 신체면역체계가 인슐린을 분비하는 췌장(pancreas)의 베타세포를 파괴하여 인슐린을 생성하지 못해서 발생
제2형 당뇨병	성인(adult-onset)당뇨병 인슐린비의존형 당뇨병 (NIDDM)	○ 어느 연령층에서나 발병 ○ 인슐린 저항성(근육·간·지방세포 등이 인슐린을 제대로 사용하지 못하는 상태)이 생겨서 발생 - 초기에는 베타세포가 더 많은 인슐린을 분비하여 정상 혈당치 유지 가능 - 결국에서는 당뇨병으로 진행함

출처 : 보건복지부. 주요 만성질환관리사업 안내. 2010.

(3) 증상

가장 흔하게 나타나는 3대 증상은 다음(물을 많이 마심), 다뇨(소변을 많이 봄), 다식(식사량이 많음)이며 당뇨병 초기에는 체중감소를 유발할 수 있다.

(4) 진단

① 당뇨병의 증상이 있고 식사 시간에 관계없이 혈당이 200mg/dL 이상인 경우

② 적어도 8시간 이상 금식하여 측정한 혈당이 126mg/dL 이상인 경우

③ 75g의 포도당을 섭취하고 2시간 후 혈당을 검사하는 경구 포도당 부하 검사에서 200mg/dL 이상인 경우

* 위의 ①, ②, ③ 중 한 가지라도 해당되면 당뇨병이라 할 수 있다. 다른 날에 재검을 하였을 때 반복해서 위의 기준에 해당되면 확진이 된다.

<표 3-3-6> 검사 방법에 따른 당뇨병 진단 기준

구 분	검사방법	정 상	당뇨병 전단계	당뇨병
혈당치(mg/dℓ)	공복시 혈당검사	99 이하	100~125	126 이상
혈당치(mg/dℓ)	경구 당부하검사 (2시간 후 혈당)	139 이하	140~199	200 이상

출처 : 보건복지부. 주요 만성질환관리사업 안내. 2010.

(5) 합병증

급성합병증으로 저혈당성 혼수, 케톤산증과 고삼투압성 혼수가 있으며 모두 즉각적인 입원치료가 필요한 위중한 합병증이다. 주로 예방에 역점을 둬야할 합병증으로 눈, 신경, 신장이 주요

한 표적 장기이다. 눈에 생기는 합병증으로 당뇨병성 망막증, 녹내장, 백내장 등이 있으며 신경계 합병증으로 감각이상, 근위축, 통증, 기립성 저혈압, 위장장애, 배뇨장애, 성기능 장애가 있다. 신장에 영향을 미치며 단백뇨가 나타나고 만성신부전으로 진행한다. 또한 당뇨병 환자는 심・뇌혈관 질환 및 하지족부질환이 많이 발생한다.

⑹ 치료 및 관리 방법

식사 조절, 운동, 금연, 절주, 스트레스 완화 등 생활습관 개선이 중요하며, 혈당강하제와 인슐린을 처방하여 혈당을 조절한다. 또한 합병증을 조기 발견하기 위해 정기적인 합병증 검사가 필요하다. 고혈압 및 고지혈증의 관리도 매우 중요하다.

4) 비만

⑴ 비만의 정의

체지방이 과도하게 체내에 축적된 상태를 말하며 체중의 증가로 인해 건강에 부정적인 결과를 초래하기 때문에 질병으로 분류된다. 축적된 체지방은 온몸에 퍼져 있을 수도 있고 어떤 특정 부위에 집중 될 수도 있는데 체질량지수 기준으로 비만에 해당하지 않는다고 하더라도 복부비만 환자에서 심혈관계 질환의 위험성이 높다고 하여 주의가 요구된다.

⑵ 위험요인

폭식, 야식, 스트레스성 과식, 불규칙한 식사 등 잘못된 식습관이 관여하며 신체활동 부족과 스테로이드 복용 등 약물에 의한 요인이 있다.

⑶ 증상

가장 많이 쓰이는 비만 지표가 체질량 지수와 허리둘레이다.

① 체질량지수(Boby Mass Index, BMI)

체중(Kg)을 신장(meter)의 제곱으로 나누어 구하며(Kg/m), 체중은 8시간 금식 후, 아침에 소변을 보고나서 측정하는 것을 원칙으로 한다. 가임 여성의 경우에는 월경주기로 인하여 1~2Kg 정도 생리적으로 체중이 변화 할 수 있으므로 이를 감안한다. 우리나라에서는 아시아・태평양 지역 지침에 따라 25Kg/㎡이상을 비만으로 진단한다.

② 허리둘레

허리둘레는 선 자세에서 마지막 늑골 아래와 골반 장골능과의 중간 부위를 몸의 측면을 기준으로 측정한다. 우리나라의 경우, 남자는 90㎝ 이상, 여자는 85㎝이상이면 복무 비만으로 진단한다.

(4) 합병증

비만은 동맥경화 및 고지혈증과 밀접한 관련이 있으며 당뇨병 및 고혈압을 발병시킬 수 있다.

(5) 치료 및 관리 방법

가장 중요한 치료는 식사요법과 운동이다. 금연, 절주, 스트레스 완화 등 생활 습관의 개선이 중요하며 경우에 따라서 약물요법도 시행해야 한다.

5) 심근경색증

(1) 심근경색증의 정의

심장은 우리 몸 구석구석에 혈액을 공급하는 기능을 한다. 이 심장이 운동을 하기 위해선 심장 또한 혈액을 공급받아야 하는데 이렇게 심장의 근육에 혈액을 공급하는 혈관을 관상 동맥이라고 한다. 피에 지질 성분이 많은 경우 관상동맥벽에 축적이 되어 동맥경화가 유발되고 혈전덩어리를 형성하기도 하여 혈류 장애를 유발하는데 이 때문에 심장에 허혈 증상(피가 부족한 증상)이 생긴다. 이것을 협심증이라고 하며 관상 동맥이 완전히 막혀 부근의 심근이 괴사 상태에 빠지는 것을 심근경색증이라고 한다. 심근경색증은 급성으로 발생하는 매우 중한 병으로 흔히 심장마비로 사망하는 경우는 심근경색증 때문이다.

(2) 위험요인

흡연이 발병에 영향을 미치며, 고혈압, 당뇨병, 고지혈증, 비만 등에 의해 2차적 발생한다.

(3) 증상

전형적인 가슴 통증이 나타난다. 가슴 통증은 협심증보다 심하고 30분 이상 오래 지속되며 흉골의 바로 아래와 왼쪽 가슴을 중심으로 나타난다. 목, 턱, 왼쪽 어깨나 팔로 통증이 뻗쳐가는 방사통이 나타나기도 한다. 통증은 가슴이 조여들거나 무거운 돌이 내리누르며 고춧가루를 뿌려놓은 듯한 양상으로 나타나며, 통증과 함께 대개 식은땀과 무력감 구역, 구토 등의 증세가 나타나기도 한다.

(4) 진단

고혈압, 당뇨병, 고지혈증, 비만을 가지고 있는 환자가 가슴이 조이는 증상이 있을 경우 통증의 정도가 심하지 않더라도 협심증을 일단 의심하고 의사의 상담과 검진을 받아야 하고, 통증이 좋아지지 않고 계속되면 심근경색증을 의심하며 발병 2시간 이내 치사율이 높으므로 빨리 응급실로 내원하여야 한다. 혈액 검사 상 김근효소 수치의 증가와 함께 전형적인 증상 혹은 심전도 상의 변화가 있을 경우 진달할 수 있다.

(5) 치료 및 관리 방법

급성 발병 시에는 지체하지 않고 가까운 응급센터로 이송되어야 하고, 이송 후 고혈압, 당뇨병 등의 선행 질환이 있고 증상이 전형적이며 심전도상 이상소견이 있을 경우 항혈소판 제제, 항응고제를 투여하고 곧바로 관상동맥조영술이나 혈전용해제 투약을 시행 받게 된다. 관상동맥조영술은 진단과 동시에 치료를 하는 시술로 막힌 혈관을 뚫고 스텐트(혈관지지물)를 삽입하여 혈액이 원할 하게 흐르도록 돕는 시술이다.

(6) 예방

대부분의 심근경색증은 급성으로 발병하며 병원에 이송할 틈을 주지 않고 사망하거나 제시간에 도착하더라도 진단 및 치료 중에 치명적인 결과를 초래할 수 있으므로, 고혈압, 당뇨병, 고지혈증 등 선행질환의 관리 및 금연을 통한 예방이 무엇보다 중요하다.

6) 고지혈증

(1) 고지혈증의 정의

혈액 안에 지질 성분(콜레스테롤)이 필요 이상으로 증가하여 생기는 질환이다. 콜레스테롤은 인체를 구성하는 영양소의 일종으로서 생명 유지에 없어서는 안 되는 중요한 물질이나, 과다하게 증가할 경우 동맥경화를 유발하여 각종 심혈관, 뇌혈관 질환을 일으킨다. 혈액중의 콜레스테롤은 저밀도(LDL)콜레스테롤, 중성지방, 고밀도(HDL)콜레스테롤이 있으며, LDL콜레스테롤은 혈관 벽에 쌓여 동맥경화를 만드는데, 흔히 이상지질혈증이라고 이야기하는 것은 혈액 내 총 콜레스테롤이나 LDL콜레스테롤, 중성지방의 수치가 높거나 HDL콜레스테롤이 낮은 경우를 말한다.

(2) 위험요인

지방을 많이 먹는 식생활, 운동부족, 비만, 유전적 요인 등이 관여하며, 당뇨병, 신장질환, 간질환 내분비이상 등에 의해 2차적으로 발생하기도 한다.

(3) 증상

대부분 무증상으로 심장질환이나 뇌졸중, 말초혈관질환 등의 원인질환에 의해 증상이 나타난다.

(4) 진단

고지혈증 검사를 위해서는 8시간 이상 금식한 후 공복 시에 채혈을 하는 것이 원칙이다. 또한 알코올 성분이 체내에 남아 있는 상태에서 검사를 받으며 올바른 수치를 얻을 수 없기 때문에 술은 적어도 3일간 마시지 않은 상태에서 검사를 받아야 한다. 진단에 필요한 검사 항목은 총 콜레스테롤, 중성지방 및 HDL콜레스테롤이며 LDL콜레스테롤은 직접 측정할 수도 있고 계산식에 의해 구할 수도 있으며, 바람직한 총 콜레스테롤 수치는 200㎎/dl미만이며, 200~239㎎/dl은 경계수준, 그리고 240㎎/dl이상은 고콜레스테롤혈증이라고 하며 중성지방이 200㎎/dl을 초과할 경우 고중성지방혈증이라고 한다. LDL콜레스테롤은 100㎎/dl이면 바람직한 수준이며 100~129㎎/dl이면 적절접근 수준이고 130~159㎎/dl이면 경계위험수준, 그리고 160㎎/dl이상이면 고위험 수준으로 진단한다. LDL콜레스테롤이 가장 중요하지만, LDL콜레스테롤이 낮더라도 중성지방이 높거나 HDL콜레스테롤이 낮으면 동맥경화증이 발생할 수도 있다.

(5) 합병증

동맥경화증의 주요원인 중의 하나이며 관상동맥질환(급성심근경색증, 협심증)과 뇌졸중이 발생할 수 있다.

(6) 치료 및 관리 방법

식이요법, 운동, 금연, 절주, 스트레스 완화 등 생활 습관 개선이 중요하며 치료지침에 따라 약물치료가 필요하다.

7) 암

(1) 암의 정의

노인보건에 있어서 악성 암에 대한 관리활동은 상당히 미미한 편이다. 악성 암은 사망원인의 대부분을 차지하고 있어 지역사회 보건활동에서는 중점적으로 관리활동이 실시되어야 하는 부분이다. 악성 암은 조기발견을 위하여 증상이 없더라도 검사를 행사하는 것이 원칙이다. 악성종양이란 정상세포 이외의 세포가 생체기능에 아무런 필요도 없이 증식하여 인접조건을 파괴하여 기계적, 내분비적 또는 화학적으로 장애를 일으키고 원발 부위에서 다른 부위로 전이(metastasis)해서 증식하는 능력을 가진 질환 군으로서 암(cancer)이라고 일컫는다. 우리나라에서 가장 높은 사망률을 보이는 암의 종류는 위암이다.

(2) 위험요인

암을 일으키는 원인은 정확히 알려져 있지 않으나 내적 요인과 외적 요인으로 구분할 수 있다. 내적 요인으로는 유전인자, 면역학적 요인을 들 수 있고 외적 요인으로는 화학 발암물질(벤즈프리, 아플라톡신, 비소, 석면 등 직업적으로 노출되는 발암 물질), 대기오염, 자외선, 방사선, 바이러스, 약물, 식이 등을 들 수 있다.

(3) 특징

암의 일반적인 성질은 우선 암세포는 정상세포와 다른 이상구조를 가지고 있으며 세포들끼리 부착하는 성질이 적어서 주위조직이나 먼 곳으로 잘 퍼져나간다. 암세포가 주위조직으로 퍼지는 것을 침윤이라 하고 먼 곳으로 이동하여 성장하는 것을 전이라고 한다. 암세포의 이동은 림프관이나 혈관을 따라서 할 수도 있고 직접적인 접촉으로 장기 벽을 뚫고 이동하기도 한다. 또한 암세포는 어느 정도 자란 후 세포분열과 성장을 멈추는 정상세포와 달리 무제한적으로 자라고 성장속도가 매우 빠르다.

(4) 자가 진단법

대한암협회가 제정한 암 조기발견에 관한 7개항을 보면 다음과 같다.

① 약을 먹어도 체증이 잘 낫지 않거나 차츰 음식물을 삼키기가 어렵다.

② 대하가 많아지고 피도 섞여 나오며, 냄새가 날 때도 있으며 성교 전후에 피가 나온다.

③ 변을 보는 습관이 달라지거나 피나 곱이 섞여 나온다.

④ 젖, 피부, 혀, 입속 등에 아프지 않은 멍울이 있다.

⑤ 오줌이 잘 안 나오거나 피나 곱이 섞여 나온다.

⑥ 이유 없이 목이 쉬거나 마른기침이 오랫동안 낫지 않으며, 가래에 피가 섞여 나온다.

⑦ 상처가 오랫동안 낫지 않고 사마귀, 젖꼭지 등이 갑자기 커지며 이상해진다.

(5) 예방 방법

암의 1차적인 예방방법은 암 발생에 원인이 되는 물질과 환경에 노출되지 않도록 산업장의 일반 환경 개선이나 특별한 보호대책을 강구하는 것이다.

2차적인 예방으로는 암의 조기발견과 치료이다. 조기진단을 위해서는 정기적인 신체검사가 필요하며 암에 기인하는 경한 증세라도 암과 유관한 증상이 발생했을 때는 곧 진단을 받는 것이 좋다.

제4장 건강증진사업

제1절 건강증진의 개념과 발전과정

1. 개념

우리나라 국민건강증진법 제2조 제2항에서 “국민건강증진사업이라 함은 보건교육, 질병예방, 영양 개선, 건강 생활 실천 유도 등을 통하여 국민건강을 증진시키는 사업을 말한다”로 정하고 있다. 따라서 여러 가지 건강증진에 관한 정의를 기초로 건강증진사업을 실제적으로 추진하는데 필요한 건강증진에 관한 정의를 다음과 같이 내릴 수 있다. 건강증진은 단순히 질병의 치료나 예방에 그치는 것이 아니라 적극적인 건강 향상을 목적으로 사람들의 건강 의식 및 행동 변화를 통하여 건강할 수 있는 잠재력을 기르고 건강위험요인을 조기발견 관리함으로써 건강을 유지, 증진하려는 것으로 이를 위한 수단으로 보건교육적, 사회제도적, 예방의학적, 환경보건적 수단 등이 있다.

2. 건강증진개념의 변화

과거 질병관리 시대의 건강증진개념은 예방의 단계를 1차, 2차, 3차로 나누며 질병이 발생하기 전 단계의 관리 대책인 1차 예방에 건강증진을 포함시켰다. 이는 건강과 질병을 이분법적으로 생각하는 것으로써, 질병의 전 단계 즉 건강한 상태에서 이를 유지하고 증진하는 노력만을 포함하는 것이었다.

하지만 건강관리 시대의 건강증진은 건강과 질병을 연속선상에서 생각하고, 건강은 그 자체가 목적이 아니라 수단이며, 개인적 · 사회적 · 경제적으로 생산적인 생활을 가능하게 하는 자원이라는 개념으로 보고 있다.

즉 건강증진이란, 사람이 스스로 자신들의 건강은 관리 또는 통제할 수 있고, 건강수준을 향상시키는 것이 가능하도록 하는 과정(WHO 오타와헌장, 1986)을 말하며, 단순히 질병을 예방하는 것 이상으로 건강을 유지하기 위한 매우 적극적인 개념을 뜻한다. 또한 건강증진은 개개인의 생활방식의 변화에 초점을 맞추고 있지만 집단의 생활방식에 크게 영향을 받게 되므로 집단적인 노력이 요구되고 있다.

<표 3-4-1> 질병의 자연사에 따른 관리단계로서의 건강증진

질병의 과정	개입방법	관리(예방)대책
질병 전 단계	1차 예방	건강증진(건강한 생활양식, 건강한 환경조성 등) 특수예방(예방접종 등)
질병 잠복기	2차 예방	조기검진, 조기치료
질병 발현기	3차 예방	중증화 방지, 장애 최소화, 재활

출처 : 보건복지부. 국가 건강증진사업 운영지침. 2008.

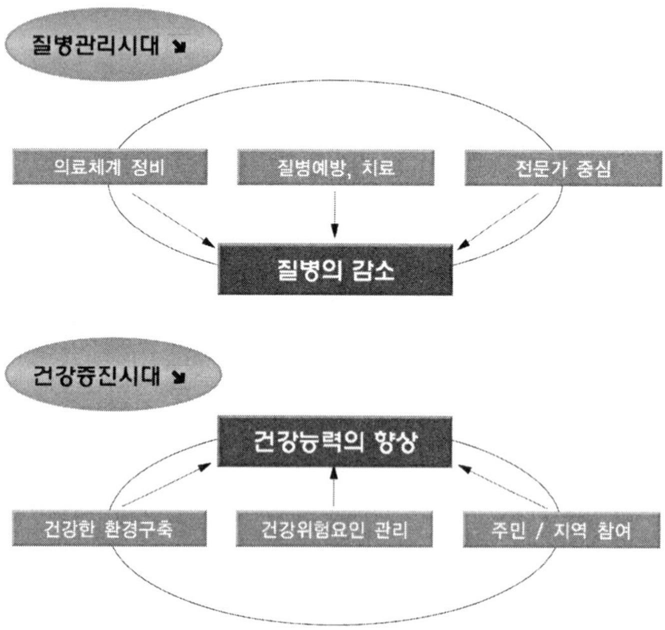

<그림 3-4-1> 건강관리를 위한 패러다임으로서의 건강증진

출처 : 보건복지부. 국가 건강증진사업 운영지침.2008

3. 건강증진 발전과정

1) 국제적인 발전과정

제2차 세계대전 이후 임상의학은 눈부신 발전을 거듭하여 질병 퇴치에 공헌해 왔다. 1970년대에 들어서면서 지속적으로 새로운 기기와 치료법이 개발되면서 의료비용 등에 의한 경제적 부담, 치료 중심의 의료제도에 대한 반성이 일기 시작하였다.

1974년 캐나다에서 당시 보건복지부 장관이었던 라론드(Maro Lalonde)명의의 보고서에 의하면 생활방식이 건강에 미치는 영향이 60% 이상을 차지하며, 건강의 결정요인으로서 올바른 생활 방식이 매우 중요하다.

라론드 보고서의 영향을 받은 WHO에서는 1978년 구소련의 알마아타에서 치료 중심의 의료에서 예방을 강조하는 1차 보건의료(primary health care ; PHC) 개념을 제창한 알마아타 선언을 채택하기에 이르렀다.

1980년대 후반이 되면서 개인의 노력에 기초한 예방활동에 대한 비판이 널리 일어나기 시작했다. 예방은 개인의 노력만으로는 한계가 있고 사회 환경의 정비, 자원 개발 등이 필요하다고 보고 질병에 걸린 혹은 바람직하지 않은 습관에 노출된 사람들에게 대한 비판이 자제되기 시작했다.

1986년 11월 캐나다 오타와에서 최초로 세계 건강증진대회가 열려 건강증진을 개인의 생활개선에 한정시키지 않고 사회적 환경의 개선을 포함하는 것을 재확인하는 오타와 헌장(Ottawa Charter)이 채택되었다. 오타와 헌장은 건강증진을 개인의 생활개선에 한정시키지 않고 사회적 환경의 개선을 포함하는 것을 재확인하는 계기를 마련하였다. 오타와 헌장에서 5가지 실행 분야로 건강 공공정책의 확립(building healthy public policy), 건강 지향적 환경조성(creating supportive environment), 지역사회 활동강화(strengthening community action), 건강증진에 대한 개인의 기술개발(developing personal skills), 보건의료 사업의 방향조정(reorienting health service) 등이 제시되었다.

그 후에 제2차 국제건강증진회의는 1988년 4월 호주 애덜레이드(Adelaide)에서 열렸다. 이 회의에서는 건강한 공중정책이 건강증진의 수단으로서 대단히 강조되었고, 특정한 우선순위를 갖는 정책이 윤곽지어 졌다. 그 정책들은 여성 보건을 지원하는 정책, 영양정책, 알코올/금연정책, 환경과 관련된 정책 등이었다(WHO, 1988).

제3차 국제건강증진회의는 1991년 6월에 스웨덴 선즈볼(Sundsvall)에서 열렸다. 이 회의는 "건강지원환경(Supportive Environments for Health)" 구축을 강조하였다. 또한 1, 2차 회의가 선진국가 중심의 모임이었다면, 3차 회의는 개발도상 국가까지 포함한 범세계적인 대회였다는 점에서 의미를 찾을 수 있겠다(WHO, 1991).

제4차 건강증진회의인 자카르타 선언(The Jakarta Declaration on Health Promotion into the 21st Century, 1997)에서는 효과적인 건강증진에 관하여 지금까지 알게 된 것이 무엇인가를 숙고하고, 건강의 결정요소를 재검토하여 21세기에 건강을 증진함에 있어서 도전하는 것들에 대응하기 위하여 요구되는 전략과 방향을 확인하는 기회를 제공하였다. 2000년 멕시코시티에서 열린 제5차 국제건강증진회의에서는 형평성의 격차를 줄이고, 계층 간 건강 불균형 문제를 해소하는 방안에 대해서 논의되었다. 제6차 국제건강증진회의는 2005년에 태국 방콕에서 열렸는데, 건강증진사업이 나아가야 할 방향을 제시하는 방콕헌장이 발표되었다.

즉 건강증진에 대한 세계의 견해는 6차례 WHO의 세계대회를 거치면서 예방단계 속의 건강증진을 뛰어넘어, 사회적·정치적 환경의 변화에 계속 근접시켜, 건강증진을 달성하기 위해서는 건강문제를 세계 및 국가발전의 핵심의제로 할 것을 주장하였다.

<표 3-4-2> 건강증진의 발전과정

연도		내 용
국제적 발전과정	1974	· Lalonde 보고서(캐나다) · 건강에 대한 새로운 조망으로 건강증진 분야에 대해 인식하기 시작
	1979	· Healthy People 2000 제정(미국) · 객관적이고 명확한 건강증진의 목표 및 대상 설정
	1986	· 제1차 국제건강증진회의(캐나다 오타와) · 오타와헌장 채택(건강증진개념 및 행동실천전략 제시)
	1988	· 제2차 국제건강증진회의(호주 애덜레이드) · 건강증진을 위한 건강한 공중보건정책 강조(여성보건,영양, 절주,금연, 환경정책)
	1991	· 제3차 국제건강증진회의(스웨덴 선즈볼) · 건강을 위한 지원환경 구축의 중요성 강조
	1997	· 제4차 국제건강증진회의(인도네시아 자카르타) · 21세기를 향한 건강증진을 위한 우선순위 제시
	2000	· 제5차 국제건강증진회의(멕시코 멕시코시티) · 형평성 격차 줄이기, 계층 간 건강 불균형 문제 해소방안 논의
	2005	· 제6차 국제건강증진회의(태국 방콕) · 방콕헌장(건강증진사업이 나아가야 할 방향을 제시)
우리나라	1983	· 전국적 규모의 국민건강조사가 정기적으로 실시
	1989	· 보건의식행태조사 실시
	1995	· 국민건강증진법 제정

▣ WHO 건강증진의 원칙

① 건강증진은 특정 질환의 위험집단에 초점을 두기보다 지역주민 전체를 대상으로 함

② 건강증진은 건강문제의 원인이나 결정요인에 초점을 둔 활동임

③ 건강증진은 건강유해요소들을 감소시키기 위한 의사소통, 교육, 의회활동, 경제적 방법, 조직변화, 지역사회개발, 지역사회활동 등 다양한 활동을 포함함

④ 건강증진은 효과적이고 확실한 지역주민의 참여를 목표로 함

⑤ 건강증진의 활성화에 가장 중심적인 역할을 하는 사람은 의료인력 보다는 1차 보건의료 전문가임

2) 우리나라의 발전과정

우리나라에서는 1983년 전국적 규모의 국민건강조사가 정기적으로 실시되었으며 1989년부터

매 3년마다 한국보건사회연구원의 주관으로 보건의식행태조사가 실시되고 있다. 1995년에 국민건강증진법의 제정으로 사업이 구체화되었다. 그 후 국민건강증진법 제4조 제1항에 따라 지난 2002년에 국민건강증진종합계획이 수립되었고, 중간평가를 거쳐 2005년 새국민건강증진종합계획이 수립되었다.

제2절 건강증진사업

1. 건강증진사업의 필요성

1) 국민건강 욕구 증대

한국보건사회연구원의 조사 자료에 의하면 15세 이상 인구 중 운동, 식사 조절, 금연·절주, 보약·영양제 복용 및 기타 방법을 통한 자신의 건강관리 실시율이 1989년의 29.7%에서 1992년에는 44.2%로 크게 증가하고 있음을 보여주듯이 국민들의 생활수준이 향상됨에 따라 삶의 질 향상 추구로서 건강에 대한 관심 및 욕구가 날로 증대되고 있다.

2) 만성 퇴행성 질환 및 사고의 증가로 인한 삶의 질 저하

만성 퇴행성 질환 및 사고의 발생은 사람들의 생활양식과 깊은 관련이 있다. 즉, 이들 상병 발생의 대부분이 개인의 건강에 대한 인식 부족과 무절제한 생활에서 기인된 것으로 밝혀졌다. 이들 상병들은 치명적 특성으로 건강 위해도가 매우 높아 7대 사망원인으로서 전체 사망의 72%를 점유하고 있어 건강 위해도가 매우 높음을 알 수 있다.

3) 건강증진사업의 건강 향상

건강증진사업은 보건교육 활동을 통하여 국민들의 건강 의식을 개선하고 건강생활 실천을 유도하는 것이 주목적이므로 건강증진사업의 효과는 결국 건강생활 실천 수준을 향상시켜 이것이 건강에 미치는 효과를 살펴봄으로써 간접적으로 유추해 볼 수 있을 것이다.

2. 건강증진의 접근모형

Labonte에 따르면 건강증진의 접근모형은 의학적 접근, 행태적 접근, 사회 환경적 접근으로 분류된다.

가장 전통적인 의학적 접근은 건강에 대한 사회적 영향을 무시했다는 문제점이 있고, 행태(교육)적 접근은 정보의 제공만으로 행동의 변화가 오기 어렵다는 문제점이 있다.

건강증진사업은 개인중심 사업과 제도 중심사업으로 구분 가능하고, 질병구조가 전염성질환에서 만성질환 위주로 변화하면서 개인 중심사업만의 사업으로 성과를 얻기가 어렵기 때문에 개인의 행동변화를 위한 환경적, 제도적 접근의 필요성이 제시되고 있다. 또한 행동에 대한 개인의 결단을 지속시켜주는 '사회적' 관계가 요구된다. 건강증진 활동의 실천은 조직적 동기화, 조직 특성 및 조직의 구성환경에 의해 영향을 받는다. 따라서 제도적 규제의 원리를 개인적 규제보다는 집단규범과 문화를 배양하고 동기화시키는 방향으로 설정하는 것이 필요하다.

<표 3-4-3> 건강증진의 접근모형

접근방법	의학적 접근	행태적 접근	사회환경적 접근
대상문제	질환	생활습관	사회적, 환경적 위험요인
사업대상	고 위험 개인	고 위험 개인, 집단	고 위험 환경, 사회
사업수단	의학적 관리 예방접종, 검진	보건교육, 지지	지역사회의 변화
수행책임	의료전문가, 고 위험 개인	보건전문가, 건강한 개인	지역사회, 주민조직
목 표	사망, 유병수준의 개선	생활습관의 개선	건강수준의 형평, 사회적 지지 생활습관의 개선

출처 : 보건복지부. 국가 건강증진사업 운영지침. 2008.

3. 건강증진사업의 사회 환경적 접근방법

1) 사회제도적 접근

사회제도적 수단은 개인 및 집단으로 하여금 바람직한 건강행위를 유도하고 건강에 해가 되는 행위를 억제하기 위한 입법적 규제나 경제적 유인 조치로서 국민건강증진법의 제정과 중앙 및 지방의 건강증진사업 조직 및 기능을 확대 강화하는 방안이다.

2) 행정 및 기술적 지원

중앙에서 사업지원을 위한 기술적 지원으로 보건교육 홍보 자료개발 보급, 보건인력의 교육훈련 실시 및 사업평가와 행정적 지원으로서 보건소의 건강증진사업 조직의 개편 강화와 인력, 예산 등을 확보하도록 한다.

3) 교육적 접근수단

교육적 수단은 사람들로 하여금 건강에 대한 올바른 인식을 갖고 건강에 유익한 상황을 실천하는 데 필요한 지식과 정보를 주고 동기 부여를 시키는 보건 교육적 활동으로서 이의 실천 전략으로서 지역사회 건강생활실천운동을 전개한다. 이러한 교육적 접근수단은 많은 시간이 소요되고 시행결과가 불확실하다는 단점을 지니고 있긴 하나 자기 자신의 선택에 의하여 새로운 사고와 행동양식을 자신의 사고 및 행동양식으로 통합 수용한다는 것이어서 지속적인 효과를 기대할 수 있고 이를 실시하는 데 저항이 적다는 장점이 있다.

4) 예방의학적 접근수단

예방의학적 수단은 지역주민 대상의 건강평가를 통하여 건강위험요인을 조기 발견하여 관리하고 개선함으로써 질병으로의 이행이나 증상의 악화를 예방하는 것이다. 건강검진 등을 통하여 발병하기 전이나 발병 초기에 위험요인을 발견하여 조기에 처방, 관리하면 적은 비용으로도 발병이나 악화를 예방할 수 있어 효과적인 건강관리가 될 수 있다.

5) 환경적 접근수단

환경적 접근수단은 건강증진행위의 실천에 필요한 사회운동 시설, 공원시설, 휴양 시설 등을 확충하고 건강한 환경 유지를 위한 흡연 구역의 설정 및 공중위생 시설 등의 확충과 위생관리 활동을 강화하는 것이다. 담배자동판매기 설치 규제나 건강 유해식품의 생산·판매 억제 등도 건강행위를 유도하기 위한 환경적 접근수단 중 하나로 볼수 있다.

6) 지역사회 참여

지역사회의 사업 참여 유도를 통한 사회적 자원동원으로서 지역사회의 주민, 유관기관 및 단체와 산업장의 대표들로 구성되는 건강생활실천협의회를 설치·운영함으로써 지역사회 자원의 사업 참여를 유도하여 사업의 활성화를 도모해야 한다.

4. 건강증진사업 목표와 전략

건강증진의 궁극적인 목표는 상병이환 및 조기사망률을 줄임으로써 건강수명을 연장하여 건강장수와 삶의 질 향상을 도모하는 데 있다. 이러한 궁극적 목표달성을 위한 실행목표로써, 보건소를 중심으로 한 지역 건강증진사업 활성화, 국민들의 건강생활실천을 유도하기 위한 사회적 환경여건 구성과 범국민 운동 전개, 중앙에 보건교육개발센터 설치를 통하여 교육홍보활동 지원 강화, 주요 만성·퇴행성 질환의 관리체계 강화와 보건기관 및 단체의 예방사업 활성화, 학교 보건교육의 강화, 기초통계생산 및 조사연구의 활성화, 국민건강증진 기금의 조속한 확보를 통한 사업생활화 등이 요구된다.

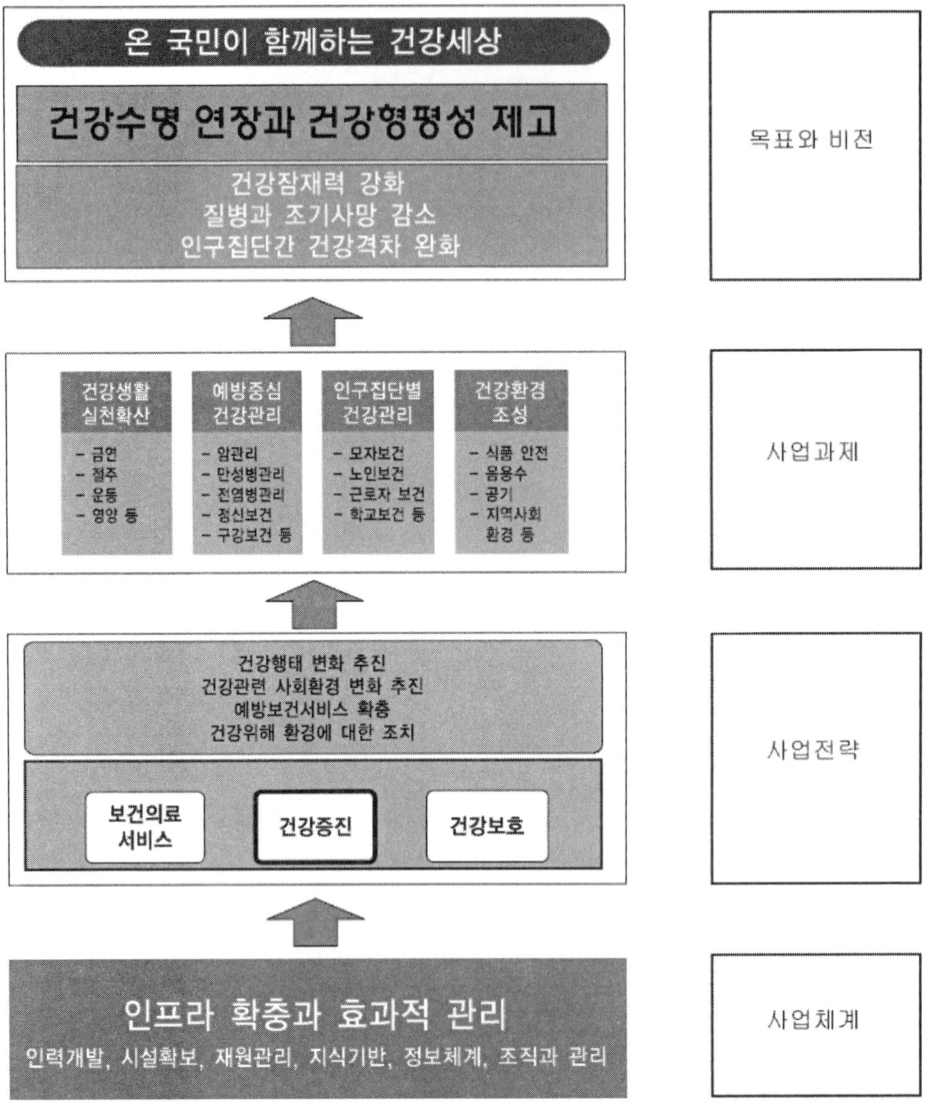

<그림 3-4-3> 국민건강증진사업 개념

출처 : 보건복지부. 국가 건강증진사업 운영지침. 2008.

▣ 건강도시(Healthy city)

건강도시란 물리적, 사회적 환경을 지속적으로 개선하고 창출하며, 지역사회의 자원을 증대시킴으로써 구성원들이 개개인의 능력을 모두 발휘하고 최대한 개발하며 서로 상부상조할 수 있도록 하는 도시이다. 건강도시사업은 현대의 건강개념과 오타와 헌장을 배경 하에 공공 보건정책 수립, 건강을 뒷받침할 수 있는 환경창출, 지역사회의 활동 강화, 개인의 기술발전, 보건 서비스의 재정비 등의 포괄적인 개념들을 지역적인 수준으로서 실현하는 것이다.

제4편 보건사업

제1장 보건교육

제1절 보건교육의 개념

1. 보건교육의 정의

보건교육이란 무엇인가? 좁은 의미로 생각하면 각종 메스미디어의 이용, 영화상영회, 강습회, 전람회, 강좌 등에서 교육적인 것을 찾아내는 방법이며 넓은 의미로 생각하면 지역사회 보건 활동 중 교육적 계몽인 것을 전부 포함시킬 수 있다.

예를 들면 가정방문, 육아상담, 보건감시 등 각기 교육적인 면이 내포하고 있는 이 모든 것에 보건교육을 포함시켜 생각할 수 있다. 가령 모성교실에서 교육을 하는 것뿐만 아니라 건강상담, 가정방문의 교육적 효과가 올라갈 수 있도록 하는 경우 식품위생 감시원이 식품관계업자의 강습회를 하는 경우 감시라고 하는 일의 교육적 효과가 올라가게 연구하여야 한다. 이와 같이 일 전체를 진행하기 위한 교육적 배려가 있는 쪽이 지역사회 활동과 보건 교육활동이 보다 밀접하게 연결되어 효과가 올라가게 될 것이다.

다시 말하면 보건교육이란 지역사회 보건 활동의 교육적인 면이라고 할 수 있다. 이렇게 보건교육은 포괄적 의미를 담고 있으므로 사람마다 각자 여러 가지의 의견을 말하고 있다.

미국의 학교보건교육 용어 제정위원회가 정의한 바에 의하면 “Health educa-tion is the sum of all experience which favorable influential habits, attitudes and knowledge relating to individual, community and racial health” 즉 “보건교육은 개인 또는 집단 및 국민의 건강에 대한 습관・태도・지식을 향상시키는 모든 경험의 총합인 것이다”라고 하였다. 또한 미국 미네소타대학 보건대학원의 보건교육 교수인 Ruth Grout는 “보건교육이란 우리들이 알고 있는 건강에 관한 지식을 교육 수단으로 통하여 개인 또는 지역사회의 바람직한 행동으로 바꾸어 놓는 것을 말 한다”라고 하였다.

보건교육의 기초적 문제로서 보건에 관한 지식의 보급 내지는 이해, 보건에 대한 태도의 변화, 보건에 필요한 사항의 실행 등 세 가지로 들 수 있다.

첫째 이해는 보건 지식을 알고 있는가? 둘째의 태도는 보건에 대하여 생각하는 방법 및 느낌과 이것을 구별하게 하는 것이며, 셋째는 문자 그대로 어떻게 실행하는가 하는 것이다. 이 보건 지식의 실행을 "행동의 변화"라고도 한다. 행동을 두 종류로 나누면 "습관적 행동" "비습관전 행동"이 있다. 습관적인 행동의 예로서는 이 닦는 것, 손 씻는 것, 식사 등 매일 반복하여야 하는 행동들이며, 비습관적인 행동은 예방주사를 맞는다든가, 검진에 참가한다든가, 암의 조기치료를 받는 등의 행동을 말한다.

우리가 보건 교육을 해 나가는데 있어서 흔히들 보건 지식의 보급에 중점을 두기 쉽다.

예를 들어 영양 교육에서 「왜 음식 섭취 시 단백질이 필요 한가」라고 하는 지식을 보급 할려고 할 경우 보건 교육 활동이 잘 되었는가를 알려면 영양 지식을 보급했는가의 여부보다는 실제로 먹고 있는가 또는 실행하고 있는가를 조사해야 한다. 왜냐하면 보건 교육의 초점은 보건상 필요한 사항의 실천에 있기 때문이다. 따라서 보건 지식을 보급하는데 중점을 두면서 그 일의 효과를 실행도 측면에서 보아야 한다. 보건 교육을 할 때의 기본적인 견해로서는 보건 지식을 보급하면 곧 실행될 것으로 가정하게 된다는 것이다. 그러므로 교육을 실시할 때는 대상자에 맞는 이해 범위 내에서 실천할 수 있도록 해야 하며 또 대상자가 왜 그런 행동을 실천하지 않으면 안 되는가를 알도록 하는 것이 중요하다.

2. 보건교육의 목적

보건교육은 잘못되어 있는 지식, 태도, 행동 등에 영향을 주어 이를 새롭고 올바른 양상으로 바꾸어 놓는데 그 목적이 있다.

WHO의 제1차 보건교육전문위원회에서 보건교육의 기본적 목적을 다음과 같이 규정하였다.

"보건교육의 목적은 주민들로 하여금 스스로의 행동과 노력으로써 자신들의 건강을 유지할 수 있도록 돕는데 있다. 따라서 보건 교육은 주민들이 그들의 생활수준의 향상에 대한 관심에서 시작하여 가족이나 지역사회 또는 국가의 한 사람으로써 보다 나은 건강 확보를 위한 책임감을 갖도록 하는 데에 있다"라고 하였다.

이와 같이 보건교육은 인간의 건강에 관련되는 모든 생활 속에 그 장소를 가지고 있는 것이다. 그러므로 가정, 직장, 지역사회 어디서든지 보건교육이 이루어져야 한다.

따라서 보건 교육은 계속적이고 활발한 과정을 겪으며 개인과 대중에 대하여 심리학적 기술을 응용하여 과학적 지식을 대중이 알아듣는 언어로써 설명해 주며 광고, 선전, 기타 여러 가지 매스컴 등 매개가 되는 것을 이용하여 교육을 한다.

3. 보건교육의 중요성

미국 미네소타대학 보건대학 원장이었던 앤더슨(Dr. Gaylord W. Anderson)은 공중보건 행정의 3대 수단은 보건봉사, 법규에 의한 규제 그리고 보건교육이라 했으며, 그 중에서도 가장 효율적이고 중요한 것은 보건교육이라 하였다.

보건교육은 개인과 사회의 효율적 생활을 위한 교육이다. 보건교육은 그 정의에서 보여 지듯이 일반 시민이 자신이 알고 있는 건강 지식과 이 지식의 실천과의 격차를 없애주거나 감소시키는 데 크게 도움이 되어야 한다. 오늘날 동서양을 막론하고 특히, 서구 선진국가에서 새로운 과학적 지식의 발견은 암으로 인한 사망을 감소시키고 심장병의 일부를 예방했으며, 심장 질환이나 불구를 감소시켰다. 또한 실명의 퇴치, 결핵이나 소아마비의 해결, 충치의 예방 등을 하여 왔다. 이러한 건강 지식은 각 개인이 이것을 이용함으로써 개인이나 사회에 큰 이익을 가져 오게 한다.

또한 병이 난 다음에 치료하는 것보다 병이 나기 전에 예방하는 것이 중요하고, 이 질병예방사업의 가장 으뜸이 되는 수단으로 보건교육이 강조되고 있는 것은 어제 오늘의 이야기가 아니다. 자신의 건강을 자신이 지키는데 필요한 지식, 태도, 행동의 무지는 다른 일반 지식의 무지보다 더 큰 문제로 받아들여야 한다.

보건사업 중 보건교육의 사업결과는 다른 사업과 같이 양(quantity)으로 쉽게 표현할 수 없으며, 그 결과 또한 쉽게 측정할 수 없는 어려움이 있어서 교육을 위한 예산을 책정하는 데 어려운 실정이나 일단 성공하면 그 결과는 영구적으로 건강 유지, 증진의 기본이 되는 것이므로 건강을 위한 보건사업에서 보건교육의 중요성은 강조되어야 한다.

4. 보건교육의 범위

보건교육의 내용이나 방법, 활동들을 규명하는 것은 매우 어려운 일이며, 학자에 따라서 그 견해가 다양하다. 그러나 그 공통부분을 요약해 보면 다음과 같다.

(1) 보건교육이 관여하여야 할 범위

① 건강 문제의 분석연구 : 개인, 집단의 건강에 영향을 미치는 영향요인, 건강 문제의 지역별, 개인별 분포, 건강 문제의 해결 방법에 대한 연구와 분석

② 홍보 : 건강과 관련된 문제에 대한 주의를 환기시키기 위하여 표어를 내건다거나 TV나 라디오, 게시판을 통한 짧은 삽입 방송 실시

③ 출판 및 홍보물 발행 : 홍보에서 제시된 내용에 대한 해결 방법을 많은 사람이 구체적으로 알게 하는 과정

④ 교육 : 직접 대상자를 대하고 그들이 가진 잘못된 건강에 관련된 지식, 태도, 습성을 변화시켜 목표한 학습이 일어나도록 하는 과정

⑤ 동기부여 : 새로이 알게 된 지식이나 건강 습성을 행동화하도록 지원

5. 보건교육의 유형

다양한 내용의 보건 관련 문제를 해결해 가기 위한 보건교육의 유형은 교육대상이나 교육주체에 따라서도 다양하다. 즉 가정에서 자녀를 대상으로 부모에 의해서 행해지는 가정보건교육, 유치원이나 초·중·고등학교에서 정규교과나 비정규교육 프로그램을 통해서 실시되는 학교보건교육, 지역 주민이나 특정 계층의 집단을 대상으로 정부나 보건관련 단체 등에 의해서 실시되는 지역사회 보건교육, 보건관련 훈련기관이나 고등교육기관 등에서 보건요원이나 보건관련 전문인을 대상으로 실시되는 전문보건교육 등 네 가지 유형으로 분류할 수 있다.

제2절 보건교육의 계획 및 추진

보건교육은 보건에 종사하는 모든 사람의 일이다. 이 말이 의미하는 것에는 두 가지 뜻이 있다. 그 하나의 협의의 보건교육을 누구나 모두 하지 않으면 안 된다는 것을 의미하는 것이고, 다른 하나는 광의의 보건교육이라는 입장에서 일상적인 여러 가지 일도 교육적인 효과가 있게 하지 않으면 안 된다는 점이다.

여기서는 협의의 보건교육의 계획과 추진에 대하여 살펴본다.

1. 보건교육의 계획

보건교육사업을 효과 있게 하려면 그 지역사회의 힘으로 달성할 수 있는 목적과 가능한 자원을 고려하여 계획을 세워야 한다. 보건계획의 계획과 추진의 지침이 되는 원칙에 대하여 세계보건기구의 보건교육전문위원회에서 권장한 것에 대하여 살펴보면 다음과 같다.

첫째, 보건교육은 전체 보건사업계획의 일부로서 처음부터 함께 계획되어야 하며, 사전 지역사회진단이 필요하다.

둘째, 보건교육 계획에 주민들이 참여하여야 한다.

셋째, 지역사회의 인재와 자원에 관한 실태파악을 하며, 지도자를 발견한다. 그리고 지역 개업의 및 공공기관의 협조를 얻도록 한다.

넷째, 보건교육은 뚜렷한 목표가 있어야 하며, 그 목표달성을 위하여 구체적인 계획이 서야 한다.

다섯째, 시범사업으로부터 시작하여 점차 확대한다.

여섯째, 모든 보건요원은 보건교육을 위한 팀웍(team work)의 일원으로서 역할을 하여야 한다. 또한 보건교육 전문가는 보건교육 사업의 보다 효율적 수행을 위한 역할을 할 수 있다.

일곱째, 보건교육에도 예산의 뒷받침이 있어야 한다. 그리고 이 예산은 사업의 우선순위에 따라 사용되어야 한다. 그리고 효과적인 보건사업을 위해서는 적절한 평가가 따라야 한다.

2. 보건교육 실시 전 평가

평가는 어느 한 시기에만 하는 것이 아니라 사업의 처음부터 끝날 때까지 계속해서 행하여진다. 보건교육을 하기 전 평가를 계획평가(사전평가)라 하는데, 이것은 사업계획 자체가 문제를 해결하는데 가능하고 완전한 효과를 얻을 수 있는 것인가를 확인하기 위해서다.

계획평가는 사전평가 또는 시초평가라고도 하는데, 보건교육의 목적확인, 성공과 실패의 기준 설정, 평가방법의 기획·선정 및 사업진도 측정의 척도 결정 등을 확인하는 것이 필요하다.

1) 보건교육 목적의 확인

보건사업의 주체는 주민들이므로 주민들의 문제, 욕구, 보건에 대한 인식, 지식 및 신념 등에 관하여 객관적인 자료를 수집하여 검토함으로써 정확한 목표를 세우도록 하여야 한다.

2) 성공과 실패의 기준 설정

사업의 성공과 실패의 구분은 그 사업의 각 개별 활동이 달성되었느냐 하는 점에 있다. 그러므로 목적을 달성하였다고 가정할 경우 그 효과의 기준을 무엇으로 할 것인가를 미리 결정하여야 한다.

3) 평가방법의 기획 및 선정

평가의 기준이 결정되면 이에 따라 평가의 방법이 선정된다. 평가의 방법이 선정될 시기는 사업의 성장과 진도를 평가할 수 있는 기준선과 변화에 대한 측정 및 변화를 확인하게 된다.

4) 사업진도 측정의 척도 결정

교육활동의 평가에 있어서 또 하나의 요점은 진도를 설정하는 것이다. 진도의 측정을 잘못하면 진행하는 다음의 단계에 해를 끼치게 된다.

3. 보건교육 추진의 준비

보건교육을 추진할 때는 계획하는 단계에서 준비할 일이 많다. 즉 교육대상, 교육장소, 교육매체, 교육내용, 교육시간 등을 고려해야 한다.

첫째, 교육대상에 대한 예비지식을 갖추어야 한다. 교육대상의 유형, 인원수, 교육정도, 생활수준, 흥미와 욕구 등을 파악해 둔다.

둘째, 교육장소에 관해서도 사전 조사를 하여야 한다. 교육장의 크기, 시청각기재 설치가능성, 암막장치, 칠판 등을 점검한다.

셋째, 매체의 선정은 교육자가 쓰기 쉬운 것으로 하되, 피교육자가 쉽게 이해할 수 있고 흥미를 가질 수 있는 것으로 선정하고 교육자가 그 사용법을 충분히 숙지하여야 한다.

넷째, 교육할 내용의 순서를 미리 정한다. 교육내용은 피교육자와 관계가 있어야 하고 그 내용에 관해서는 교육자가 먼저 이해하여야 한다.

다섯째, 정해진 시간을 엄수하도록 하며 교안의 시간 배당을 적당히 하여야 한다.

4. 보건교육 추진

보건교육의 목적달성을 위해서는 계획과정에서 뿐만 아니라 보건교육을 실시하는 과정도 중요하다. 교육을 실시할 때 주의할 점은 다음과 같다.

첫째, 피교육자의 주의를 집중시킨다. 청중이 요구하는 것이 무엇인가를 파악하고 이에 충분히 대응하는 내용을 선정하여야 하며 가급적이면 동질성의 대상별로 교육을 실시한다.

둘째, 피교육자들의 이해와 흡수 능력은 제한되어 있다. 한 번에 많은 내용을 가르치지 않도록 유의하여야 한다.

셋째, 교육은 말로서만 그치지 않도록 한다. 시범을 통해서 설명을 해주어야 하며 가능한 피교육자로 하여금 실제로 연습하여 보도록 한다.

넷째, 의욕을 북돋아 주어야 한다. 배운 결과를 실생활에 응용할 수 있도록 실생활과 결부시켜 가르친다.

다섯째, 배운 결과가 유익하다고 확신을 갖도록 가르친다. 행동의 변화는 배운 결과가 유익하다는 확신을 얻을 때에만 일어나며 또한 지속된다.

여섯째, 배운 것을 실천하였을 때에 만족을 느낄 수 있도록 한다.

제3절 보건교육의 방법 및 매체

앞서 2절에서 서술한 진단적 단계들을 끝마친 후, 수집된 정보들은 가장 적절한 교육적 방법과 전략들을 선택하기 위해 사용되어야 한다. 본 절에서는 교육학적 방법론의 기술적인 상태와 다양한 상황 하에서 그것들의 상대적 효율성에 대한 증명에 대해서 설명하고자 한다. 또한 방법론의 적절한 선택과 융합, 그리고 그 결과에 대한 지침을 제시한다. 여기서 제시된 지침들은 사용하는 것이 반드시 성공으로 귀결되지 않을지라도 그 지침은 보건교육의 실패와 성공을 보다 비판적으로 검토할 수 있게 한다.

보건교육자들은 교육 방법의 선택기준을 명백히 할 필요가 있다. 그들은 또한 대상 집단과 그들의 건강 문제에 관련되는 독특한 형태의 프로그램에 가장 알맞은 보건교육 방법을 계획할 수 있도록 준비를 갖추어야 한다.

1. 보건교육의 방법

보건교육계획을 성공적으로 실천해 가기 위한 방법은 여러 가지 형태가 있는데, 보건교육을 받을 대상의 수에 따라서 개별접촉방법, 집단접촉방법, 대중접촉방법 등이 있으며, 보건교육을 담당하는 담당자 측으로 볼 때는 일방적 보건교육방법, 왕래식 보건교육방법 등이 있으며, 이를 절충한 절충식 보건교육방법이 있다.

1) 개인접촉방법

(1) 개인접촉 적용대상과 장단점

개인접촉방법(individual contact)은 노인층이나 저소득층에 적합한 방법이며 의사와 환자, 보건요원과 모성, 위생 감독관과 업주 등의 사이에서도 개별적으로 보건교육이 이루어진다. 개인접촉방법은 가정방문, 진찰, 건강상담, 예방접종, 전화, 편지 등의 방법으로 이루어질 수도 있으며, 선생님과 학생간이나 위생 감독관과 업주간의 접촉에서도 행해질 수 있기 때문에 개인접촉을 통한 보건교육은 가장 효과적인 방법이지만 많은 시간과 경비가 소요된다는 점에서 비경제적인 방법이라 할 수 있다.

(2) 개인접촉방법에서 주의해야 할 사항

보건교육 목적이 정확하게 전달되고, 수용될 수 있도록 하기 위하여 보건교육 담당자는 신뢰를 얻을 수 있도록 행동해야 하며, 성의와 봉사정신을 가지고 대해야 하고, 온화한 분위기 속에서, 피면접자의 의사를 충분히 나타낼 수 있도록 도와주어야 한다. 보건교육 내용은 주제에서 벗어나지 않도록 하고, 급격한 질문이나 대답을 강요하지 말아야 한다.

2) 집단접촉방법

집단접촉방법(group contact)은 경제적인 방법이지만 개별접촉방법만큼의 효과는 없지만 능률적인 방법이기도 하다. 집단접촉방법은 좌담회 형식의 모임, 일방적인 보건교육으로서의 집회,

집회의 효과를 높이기 위한 특수한 방법(symposium, panel discussion, 6-6법, buzz session, role playing 등), 반상회, 강습회, 연구회, 어머니회, 부녀회, 청년회, 4H회, 종교적인 집회, 전람회, 견학 등의 집단접촉방법이 있다.

3) 대중접촉방법

대중접촉방법은 특정 집단이 아닌 무제한의 대중을 위한 교육방법으로서 라디오, TV, 신문, 인터넷 등 전자통신, 포스터, 전시, 게시 등의 방법이 이용된다.

이 방법은 집단접촉방법의 보충적 효과로 가치가 크고, 동시에 다수인을 대상으로 실시한다는 점에서 능률적 방법이라 할 수 있다. 그러나 개별접촉방법이나 집단접촉방법만큼의 확실한 효과를 기대할 수는 없다.

4) 일방적 교육방법

강연회와 강의형식이 있으며, 교육하고자 하는 내용에 대한 전문적 지식이 없는 자에게 실시되는 방법으로 일반강의, 영화, TV 및 라디오 방송, 신문논설, 신문광고 등의 일방적인 방법이 이용된다.

5) 왕래식 교육방법

이 방법은 피교육자가 보건교육을 하고자 하는 내용에 대해서 어느 정도의 지식이 있다고 보고, 상호 의견을 교환하면서 정리하고 같이 행동하면서 교육하는 방법으로 집단토의, 협의회, 좌담회, 강습회 등의 방법이 있다.

6) 절충식 교육방법

(1) 단체활동을 통한 방법

단체활동을 통해서 교육효과를 높일 수 있는 방법들로는 협의회 운영, 문제해결활동, brain-storming법, symposium, panel discussion, buzz-session, case study, seminar 등이 있다.

"Brainstorming"이란 특별한 문제를 해결하기 위한 단체의 협동적 토의방법으로, 문제점을 중심으로 폭 넓게 검토하여 구성원 스스로 해결해감으로써 최선책을 강구해 가는 방법이다.

"Symposium"이란 여러 사람의 전문가가 제각기의 입장에서 어떤 일정 주제에 관하여 발표하는 것으로, 청중의 이해를 돕는 방법이지만 전문가의 이야기를 듣는 것이므로 청중도 어느 정도의 지식이 필요하다.

"Panel discussion"은 몇 명의 전문가가 청중 앞에서 자기들끼리 대화를 진행하는 형식으로,

능력있는 사회자가 있어서 이야기를 진행, 정리해 감으로써 Panel들의 대화를 통해서 내용을 파악하고 이해할 수 있도록 하는 방법이다.

"6-6법"과 "buzz session(분단토의)"은 대체적으로 같은 뜻을 갖는데, 6-6법은 제한된 연사(6명)가 제한된 시간(6분)에 발표를 하게 한다는 의미로, 짧은 시간과 적은 인원으로 진행한다는 의미이다. 예를 들면, 100명이 모인 집회에서 100명의 의견을 다 들을 수 없으므로 소집단(6~7개)으로 나누어 소집단에서 채택된 의견을 그 소집단의 대표가 발표하게 하는 방법으로, 국제회의 등에서 많이 이용되는 방법이다.

⑵ 연극적 활동을 통한 방법

역할극(role playing)이나 사회극(sociodrama)방법이 주로 이용된다.

"Role playing"이란 교육하고자 하는 보건교육 내용을 연극이라는 수단을 통해서 실현하는 방법이다. 예를 들면 가정방문을 해서 보건교육을 하는 보건요원과 가정주부가 만나서 이야기하는 내용을 청중 앞에서 실연함으로써 보건교육의 효과를 얻는 방법으로서, 역할극이 각 개인에 의해서 연출되는 반면에 "sociodrama"는 단체에 의해서 표현되는 연극의 형태를 말한다.

2. 보건교육의 매체

보건교육에 있어서 매체는 교육실시 현장에서 학습에 도움을 주는 모든 것을 포함한다. Warren Weaver는 교육매체란 "학습에 필요한 메시지를 운반하는 그릇인 동시에 운반체"라고 정의하였다.

1) 매체의 선택기준

일반적으로 매체를 선택하는데 있어서는 그 효과 면에서 다음의 네 가지 기준을 검토하여 선택한다.

① 공간성과 시간성 : 유인물·미술품 등은 공간적인 것이며, 라디오·전화는 시간적인데 비하여 영화·TV 등은 공간성과 시간성을 겸하고 있다. 시간성과 공간성은 사람의 시각과 청각의 차이와 깊은 관계가 있다.

② 참여 : 매개체의 종류에 따라서 대상자의 참여의 정도가 달라진다.

③ 속도 : 시간성으로서의 속도는 TV와 라디오가 가장 빠르고 신문도 빠르며 주간지, 격주간지, 월간지의 순이며 영화나 책자는 속도 면에서 느리다. 콜레라 등의 전파가 빠른 전염병의 유행 시에는 속도가 빠른 TV나 라디오·일간지를 매체로 사용하여야 효과가 있다.

④ 지속성 : 매체의 선택기준으로 매체의 지속성이 고려되어야 한다.

2) 매체의 구분

보건교육 매체는 엄밀하게 구별하기 어려운 점이 있으나 직접 시각적 효과를 가지는 매체, 읽는 매체, 대중매체 및 기타 매체로 구분할 수 있다.

① 직접 시각적 효과를 가지는 매체 : 표본, 모형, 괘도, 포스터, 환등기, 영화, 인형극, TV 등이 있다.

② 읽는 매체 : 팜프렛, 리프렛(leaflet), 1매 광고지, 정기간행물, 편지, 신문 등이 있는데, 팜프렛은 매수가 비교적 많은 것을 말하고, 리프렛은 매수가 2~4매 정도인 것을 말하며, 1매는 광고지 또는 안내지라 한다.

③ 대중매체 : 신문, 라디오, TV, 잡지 등이 있다.

④ 기타매체 : 게시판, 유선방송, tape recorder 등이 있다.

제4절 보건교육의 평가

보건교육 평가는 사업의 끝에서만 하는 것이 아니라 계획 평가, 진행 평가 및 결과 평가를 해야 한다. 즉, 처음에는 계획이 잘 되었는가를 평가하고 중간 진행 과정에는 계획대로 진행되는지 여부를 점검하여 변화 혹은 조정이 필요한지 확인하며 최종적으로 사업이 종결되었을 때 사업성과 및 결과를 평가한다. 평가에서 얻어지는 자료는 다른 사업의 기획하고 실행할 때에 좋은 참고자료가 된다.

1. 보건교육 평가 원칙

1) 평가는 명확한 목표 하에 명확한 기준이 명시되어 계속적으로 실시되어야 한다.
2) 평가는 기획에 관련된 사람, 사업에 참여한 사람, 평가에 의해 영향을 받게 될 사람 등 계획하고 참가한 사람 전원에 의해 평가되어야 한다.
3) 평가 결과는 사업의 진보적인 발전을 위해 다음 보건교육 자료로 활용되는 피드백(feed back) 효과를 만들어 낼 수 있어야 한다.
4) 평가는 객관적이어야 하며 장점과 단점을 지적하여야 한다.
5) 평가 결과 보고서는 누구든지 알기 쉽게 사용되도록 마련되어야 한다.

2. 보건교육 활동의 평가방법

평가는 계획 자체에 대한 계획 평가, 보건교육 진행에 대한 중간평가, 보건교육 성과에 대한 결과평가 등 3단계 평가가 이루어져야 한다. 계획평가는 해당 분야의 전문가뿐만 아니라 보건교육 전문가의 검토를 받아야 하며, 진행평가나 결과평가는 전문가에 의한 현장조사, 문제점 토의, 대조표나 질의서와 통계자료분석 등을 통한 평가가 필요하다.

1) 계획평가

보건교육 내용 설정의 적합성, 보건교육 대상 설정의 적절성, 보건교육에 참여하는 인력이나 보건교육에 활용되는 자재의 질 및 예산의 설정은 적정한지 등의 보건교육계획 자체에 대한 사전평가를 하여야 한다.

2) 진행평가

보건교육활동은 계획대로 진행되고 있는지 또는 새로운 문제점은 없는지 등을 파악하기 위한 중간평가를 수시 실시하여야 한다. 특히 보건교육의 활동범위, 보건교육의 시기, 방법의 적정성 및 참여 대상자의 협조상태와 교육자재나 교육매체의 효율성 등을 평가하여야 한다.

3) 결과평가

보건교육 참여자 수나 교육 실시영역 등 양적 결과 및 보건교육이 의도했던 건강생활에 관한 지식, 태도, 습관 등의 개선이나 변화 및 보건수준의 향상상태 등의 질적 변화를 평가하여야 한다.

3. 보건교육평가의 내용

일반적으로 보건교육에 대한 평가는 크게 보면 각종 자료에 대한 평가, 활동에 대한 평가 및 결과에 대한 평가로 나누며, 보건교육 평가 방법으로는 관찰, 면접, 질문지, 기록과 보고, 조사, 보건 검사와 감정표, 문제토의, 능력 있는 관찰자의 의견, 통계 자료 등을 들 수 있다.

1) 자료에 대한 평가

① 경비 : 원재의 가격, 제작에 대한 일체의 비용, 조작에 필요한 경비(급여, 여비, 임차료 등)

② 자료의 질과 내용 : 매체로서 사용될 자재는 제작되기 전에 전문가들에 의해 검토되어야 한다. 안이 작성된 후에도 그 효과가 평가되어야 한다. 즉, 내용이 6하 원칙에 따른 사용목적에 적합한가를 평가하여야 한다.

③ 자료의 효과 : 효과에 대하여 작성된 안은 사전 조사를 통해 이해가 되지 않는 대목, 혼동

하기 쉬운 대목 등을 지적받아서 수정하도록 한다.

2) 활동에 대한 평가

논제, 활동 방법, 직원 또는 타 기관과의 협력 등에 대한 평가를 말한다. 즉, 한 가지 사업은 여러 개의 활동단위로 구성되며, 각 활동단위는 그 범위와 문제, 방법 및 협동의 면에서 평가되어야 한다.

① 범위에 대하여 참여할 또는 참여한 집단, 지역적인 범위, 보건교육 활동조직의 기존 여부와 그 업적, 사업이 계속될 원인 등을 조사하고 평가한다.

② 문제에 대해 어떤 문제가 고려되었으며, 그 문제는 주민 자신들에 의하여 선택되었는가? 선택된 문제는 대중의 요구에 합치되는 것인가 또는 특정한 문제에 부합되는 것인가? 보건교육은 그 문제를 해결하는 데 기여할 수 있는가? 활동의 주요 목적이 개인 또는 공중보건의 중요한 부분을 포함하고 있는가? 활동이 관계기관과 단체의 유기적인 협조로 이루어지고 있는가를 평가한다.

③ 방법에 대하여 여러 가지 전달매체 및 교육 방법이 고루, 그리고 충분히 이용되었는가? 개인적으로 또는 단체로서 주민들의 욕구와 흥미에 기인되는 동기를 발견하고 그들로 하여금 실천할 수 있도록 동기를 이용하고 있는가를 평가한다.

④ 협조 관계는 관련요원들이 서로 협조하고 있는가? 보건교육의 활동이 요원 전원의 협동으로 기획되고 있는가? 사업이 다른 관계기관 또는 단체의 사업과 잘 조정되어 있는가를 평가한다.

3) 결과에 대한 평가

사업량, 프로그램의 질, 행동의 변화, 습관의 변화, 건강 상태의 변화 등을 들 수 있다. 보건교육의 평가가 사람의 태도와 습관을 변화하는 데 중요한 뜻을 두고 있으므로 심리적인 요인이 사람의 행동을 유발시키는 데 어떤 작용을 하느냐에 관하여 더 많이 알려져야 한다.

① 사업량 : 양에 대하여 참여한 인원의 수 등 기타 수로서 헤아릴 수 있는 유형의 결과를 알아본다.

② 프로그램의 질 : 질에 대하여 전문가의 감정, 여론 조사, 가가호호 조사, 언론에 관한 것을 알아본다.

③ 지식의 변화

④ 태도 변화는 사업 전과 실시 후의 변화도 조사 : 입법의 태도, 지역사회 활동조직에 있어서의 태도와 그 이용도, 사업에 대한 대중의 지지와 참여, 여러 가지 보건봉사의 증가, 보건단체에 있어서의 증가된 관심, 보건관서와의 협조 증가, 개인 또는 단체의 대중으로서

보건사업을 막연히 반대하는 태도의 감소

⑤ 습관의 변화 : 의료 시설 이용의 증가, 각종 모임에 참가 증가, 의료, 건강상담에의 수적 증가, 예방접종률의 증가, 구강상담 또는 진료수의 증가, 임신부 조기 상담건수의 증가, 병원에서 또는 조산사에 의한 출산율의 증가, 전염병 또는 다른 질병의 보고율 증가, 보건 문헌의 발행부수 증가, 위생 시설의 설치, 요식업소의 위생 상태 개선과 위생적인 행동 규범의 준수

⑥ 보건 상태의 변화 : 어린이의 성장, 이병률, 사망률, 장애자의 수, 보건 개선, 영양 상태, 사고율의 감소, 기타 등

이 밖에도 그린(Green, 1980) 등은 보건교육 프로그램의 평가를 PRECEDE모형 개념과 관련하여 3단계 평가로 구분했다. 첫째는 과정평가(process evaluation), 둘째는 효과평가(impact evaluation), 그리고 결과평가(out-come evaluation)가 된다. 과정평가에서는 보건교육자들 간에 상호 진단하고 계획하는 데 차질이 없었는가를 평가하는 부분이다. 관심은 전문가의 훈련 정도, 수용 기준도 등이며, 이에 대한 결과는 감사, 인가증, 자격증, 정부 또는 행정 감시(계약 및 승인) 등으로 평가된다. 효과평가는 지식, 태도 및 습관의 개선을 목적으로 개발된 프로그램의 행위에 얼마만큼의 영향을 끼쳤는가에 대한 평가가 되겠다. 학습 프로그램은 지식(knowledge : cognitive domain), 태도(attitude : affective domain) 및 행동(practices : psychomotor domain)에 미치는 영향에 중점을 두고 있다. 결과평가는 개발된 프로그램에 의해 부정적인 건강 상태가 얼마나 호전되었는지 그 영향을 진단하는 마지막 단계가 되겠다. 결과평가는 학습 프로그램에 의해서 비 건강 조건의 개선 정도에 대한 지식, 태도 및 습관을 다룬다.

제5절 미래의 보건교육

1. 보건교육자의 역할

보건교육의 목적이 학습자의 필요와 흥미에 근거한 결정을 할 수 있도록 자유롭게 해주는 과정임을 볼 때, 보건교육의 대상은 자의이건 아니건 처음에는 자유롭지 못하다는 가정을 하게 된다. 따라서 보건교육 접근에 있어서 우선하는 기본 원칙인 '건강행동은 자율적인 행동이어야 한다'는 것을 명심해야 한다. 건강행동이 자율적이 아니고 강제적일 때 타인의 건강이 위험을 받는다고 볼 수 있다. 학습자들이 자유로워질 수 있으려면 우선 열등감, 적개심, 소외감, 사회·경제적 지위 등의 예속인자를 제거하거나 감소시킴으로써 가능하다. 이를 결정하는 과정을 가르치

는 보건교육이 행동하는 방법을 가르치는 보건교육보다 더 가치가 있다는 것을 의미한다.

오늘날 보건교육자들이 계획한 건강한 습성이 내일의 건강하지 못한 습성이 될 수 있다. 따라서 미리 결정된 방법으로 행동하도록 훈련시키기 보다는 그들이 자유롭게 문제를 분석하고 행동하는 방법을 결정할 수 있도록 가르쳐야 한다.

미래의 보건교육자의 역할은 다음과 같은 요인들에 깊은 관심을 가져야 한다.

① 자아 존중감을 증진시켜야 한다. 자신에 대해 자신감이 없는 사람은 자신의 결정에 확신을 갖지 못하고 전적으로 남의 영향을 받는다. 빈약한 자아존중감은 건강과 관련된 행동과 연관이 되어 있으므로 이를 증진시켜야 할 것이다.

② 소외감에서 벗어나도록 도와주어야 한다. 소외감은 사회적 고립, 무규범, 무력감으로 구성된다. 사회적 고립은 자신이 신뢰할 수 있는 중요함이 결여된 것이고, 규범이 없다는 것은 생활하는 데 요구되는 제도, 규정, 표준이 결여된 것이며, 무력함은 자신 스스로의 운명을 조절하지 못하는 감정이다.

③ 대부분의 사람들은 어떤 방법으로든지 다른 사람들에 의해 영향을 받고 있기 때문에 그들 동료집단 간의 압력에 관한 영향 관계를 보여줄 수 있어야 한다.

④ 가치정화 활동은 자신들에게 의미 있는 가치를 행하도록 하고, 이러한 가치들과 더 부합되게 행동하도록 도와야 한다.

⑤ 자신에게 가장 적절한 결정을 위하여 풍부한 건강관련 지식을 갖추도록 도와준다.

⑥ 건강관련 기술을 습득시킨다.

⑦ 보건교육자들은 학습자들의 내적 건강 소재를 개발함으로써 사람들 스스로 건강에 영향을 줄 수 있도록 해야 한다. 내부 조절은 사건들이 자신에 의해 영향을 받는다는 것이고, 외부 조절은 자신의 조절을 넘긴다는 것이다.

그러므로 보건교육의 목표는 흡연, 약물남용, 다른 건강과 관련된 행동과 빈도의 감소에만 초점을 맞출 것이 아니라 자아존중심을 증진시키고, 소외감을 감소시키고, 동료집단의 압박에 대한 영향을 깨닫고, 건강 지식과 기술을 배우도록 도와야 한다. 즉, 자유로운 사람이 건강관련 행동에 대해 스스로 결정하도록 해야 한다.

2. 보건교육 연구과제

WHO의 보고서에 의하면 보건교육에서 연구되어야 할 과제는 다음과 같다.

① 보건교육의 대상이 되어야 할 사람들에 관한 연구가 이루어져야 한다. 신념, 태도, 동기, 가치관, 소망과 행동 그리고 그와 관련한 보건 상태와 보건 문제에 대한 영향 등에 관한 연구

② 사람들의 보건행동과 그 지식, 신념, 태도, 가치관, 동기, 소망 등과의 관계에 관한 연구
③ 보건에 관한 여러 가지 실천을 결정하는 단위 구조의 상위에 관한 연구
④ 각종 보건행동의 실천에 관한 사회적 요인과 그 역할에 관한 연구
⑤ 보건에 관한 조언을 구하는 방법의 패턴에 관한 연구
⑥ 보건교육에 종사하고 있는 사람들의 신념, 태도, 가치관, 동기, 소망 그리고 이런 것들이 일반인에게 미치는 영향에 관한 연구
⑦ 보건교육의 커뮤니케이션, 사업계획, 서비스가 일반인에게 미치는 영향에 관한 연구
⑧ 각종 교육 방법의 효과와 비교, 커뮤니케이션의 과정, 커뮤니케이션의 경로와 매체 그리고 이들(각종 교육 방법이나 커뮤니케이션의 경로, 매체)의 공중위생과 학교보건 또는 교육과 훈련의 사업계획 구성요소로서의 비교적인 효과 등에 관한 연구
⑨ 집단과 지역사회에 있어서의 보건행동에의 영향과 파급에 관한 연구
⑩ 보건계획의 불가결한 부분으로서 보건교육의 서비스의 기획, 조직, 관리, 운영에 관한 연구

앞의 10개 과제 중에서 가장 많이 연구되는 것으로 다음 과제들을 들 수 있다.
㉠ 건강에 관한 사람들의 지식, 태도, 행동의 실태 조사적인 연구
㉡ 태도, 행동의 변화에 관한 사회적, 심리적, 문화적인 요인 과정에 관한 연구
㉢ 교육 방법과 매체에 관한 연구
㉣ 건강교육 프로그램의 가치에 관한 연구

제2장 학교보건

제1절 학교보건의 개념

1. 학교보건의 정의 및 목적

학교보건이란 학교 인구인 학생과 교직원이 건강하고 안전하게 생활할 수 있도록 그들의 질병을 예방하고 건강을 보호, 증진함을 목적으로 하는 지역사회 보건학의 한 분야이다.

또한 학생들이 학교생활을 하는 동안 건강에 관한 지식을 올바로 배우고, 건강행동의 습관을 형성하여 건강생활을 수행할 수 있는 능력을 길러주며, 학생들의 신체적, 정신적, 환경적 여건을 건강하게 조성하여 본래의 학교교육의 목표를 최대한 달성하게 하는 데에도 그 목적이 있다.

이러한 학교보건의 목적을 위해 제공하여야 할 보건사업의 범위는 크게 세 가지로 나눌 수 있는데 직접적인 건강관리영역인 건강관리(health service), 건강교육활동으로 보건교육(health education), 학교 내 전반적 환경관리(environmental health)가 포함된다.

2. 학교보건의 중요성

미래에 국가를 책임질 학생들의 건강은 학교당국 뿐만 아니라 그 사회와 국민들의 중대한 관심사가 아닐 수 없다. 신체적 및 정신적으로 질병에 이환된 학생은 자기의 능력을 다할 수 없다. 학교보건사업의 중요성을 살펴보면 다음과 같다.

첫째, 대상인구가 많다. 즉 초등학교에서 대학생까지의 수는 총 인구의 약 25%가 넘는다. 그러므로 전체의 보건문제를 해결하기 위해서는 학교보건문제의 해결이 중요하다.

둘째, 학교는 여러 가지 측면에서 지역사회의 중심역할을 한다. 그러므로 지역사회문제를 다룰 때 그 중심이 되는 학교의 보건문제를 먼저 해결하여야 한다.

셋째, 학생들은 보건교육의 대상자로서 가장 효과적이다. 그들을 통해서 가정에까지 보건 지식을 전파시킬 수 있다. 또한 학생들은 교육열이 왕성하므로 교육효과가 빨리 나타나며, 일찍부터 보건에 관한 지식을 습득하여 생활화하기가 쉽다.

넷째, 교직원은 그 지역사회의 지도적 입장에 있으며 일반주민과 자주 접촉함으로써 교직원의 보건에 관한 지식은 파급효과가 크다.

다섯째, 학생시기에는 성장이 가장 왕성한 시기이므로 학교보건을 발전시켜 학생들의 체위가 향상되어야 국민 전체의 체위도 향상될 수 있다.

3. 학교보건의 역사

1) 국외 학교보건의 발달

학교보건에 대한 보건학적 관심의 시작은 18세기 말에서 19세기 초에 이르는 소아보건에 대한 활동에서 비롯되었으며, 초기의 학교보건사업은 주로 학교급식과 같은 내용에서 점차 의료관찰이나 신체검사 활동으로 발전되었다.

19세기 후반부터는 교육이론의 발달과 함께 건강교육에 관한 관심이 커졌으며 특히 미국의 학교 보건사업은 보건교육을 중심으로 발달되었다. 한편 근대위학생에 기초를 둔 독일계통은 학교 환경위생을 중심으로, 사회정책을 중요시한 영국 등은 사회구제의 측면에서 학교보건을 다루어 왔다.

건강에 대한 관심사나 그에 대한 건강관리 제도는 시대적 요청과 국가적 차원에서 이를 어떻게 해결해 나갔는가에 따라 달라질 수 있다.

학교보건에 간호의 발달은 유럽국가에서 그 기원이 비롯되었는데, 조직적인 보건간호원의 시초는 1858년 영국의 리버플에서 지역간호원을 임명하여 가난한 병자를 가정 방문을 통해 돌보게 한 것이었다. 이렇듯 지역사회 영역으로 간호원의 활동이 개입된 이후 점차 학교에도 진출하게 되었는데 이도 역시 영국에서 비롯되었다.

최초로 학교에 간호원이 고용된 것은 1892년 영국 런던 지역에서 Amy Hughes로 하여금 학생들의 영양상태를 조사하도록 학교에 배치한 것이었다. 이러한 초기 유럽 보건 간호원들의 활동은 미국에 영향을 미쳐 보건사업 발전에 많은 공헌을 하였는데, 미국에서 학교 간호원들을 처음 임명한 것은 1902년 뉴욕시에 Lina Rogers를 채용하게 되면서 부터이다. 이들 학교 간호원들의 초기 역할은 주로 전염병관리에 따른 학생들의 집단 검진정도였으나 점차 확대되어 교의의 신체검사를 도와 학생의 신체적 결함을 발견하고 가정방문을 통해 교정해 나가는 노력을 보였으며 나아가 보건교육 프로그램을 발전시키기에 이르렀다.

2) 우리나라의 학교보건의 발달

우리나라의 학교보건사업은 개화기에 근대식 학교가 설립되기 시작한 19세기 말엽부터 시작되었다고 볼 수 있다. 이 당시의 교육목표에 이미 신체건강이나 위생이 지적되었으며, 신교육이 도입되면서 건강의 체육교육이 본격적으로 시작되었다. 일제시대의 학교보건에 관한 법령이 마련되었고, 1953년 UNICEF에 의해 결식아동을 돕기 위해 구호의 목적으로 학교급식이 시작되었다. 1965년 교육법의 개정으로 간호사가 학교의 양호교사로 책임을 맡을 수 있게 되어 양호교사가 학교에 배치되었다.

그리고 1967년 3월 30일(제1928호) 학교보건법이 제정되어 학교보건에 관하여 기틀을 다지게 되었다. 학교보건법에는 교육감이 학교환경위생정화구역을 절대 환경정화구역(학교출입문으로부터 50m 이내)과 상대 환경정화구역(학교경계선으로부터 200m 이내)을 정하도록 하여 교육상 유해한 시설이나 행위에 대하여 제한하였다.

4. 학교보건 인력

학교보건관리는 그 직무내용에 따라서 여러 담당자가 있으며 학교보건법과 그 시행령을 중심으로 보면 다음과 같다.

학교의사(치과의사, 한의사를 포함) · 학교약사 및 보건교사가 학생과 교직원의 보건관리를 주로 담당한다. 학교의사 · 학교약사는 각각 그 면허가 있는 자 중에서 학교장이 위촉하게 되므로 실제적인 주요 인력은 학교에 상주하는 보건교사이다. 세부적 인력배치는 다음과 같다.

1) 18학급 이상의 초등학교에는 학교의사 1인, 학교약사 1인 및 보건교사 1인을 두고, 18학급 미만의 초등학교에는 학교의사 또는 학교약사 중 1인과 보건교사 1인을 둘 수 있다.
2) 9학급 이상인 중학교와 고등학교에는 학교의사 1인 · 학교약사 1인 및 보건교사 1인을 두고, 9학급 미만의 중학교와 고등학교에는 학교의사 또는 학교약사 중 1인과 보건교사 1인을 둔다.
3) 대학(3이상의 단과대학을 두는 대학에 있어서는 단과대학) · 사범대학 · 교육대학 · 전문대학에는 학교의사 1인 및 학교약사 1인을 둔다.
4) 고등기술학교 · 공민학교 · 고등공민학교 · 특수학교 · 유치원 및 각종학교에는 제1호 내지 제3호의 규정된 해당학교에 준하여 학교의사 · 학교약사 및 보건교사를 둔다.

제2절 학교보건사업 범위와 내용

학교보건사업은 학교보건의 목적을 실현하는 데 있는 것으로, 학생과 교직원의 육체적 · 정신적 건강 증진과 질병 및 사고의 예방에 관련되는 모든 분야를 포함하여야 하며 관련된 분야로는 다음과 같다.

학교보건봉사, 학교환경위생, 학교보건교육, 학교급식관리, 학교정신보건, 학교예방과 응급처치 등이 있다.

1. 학교보건봉사

학교에서 수행될 수 있는 보건봉사 내용은 학생과 교직원의 건강평가, 학생의 건강증진사업, 건강상담 및 건강관찰, 전염병 관리, 구강보건, 응급처치, 교직원 건강관리 등이 있다.

1) 건강평가

학교보건봉사사업 중 중요한 것은 학생과 교직원의 건강을 평가하는 일로서 건강진단, 간이검사, 건강관찰, 건강기록 등을 통하여 실시하는데, 평가방법은 정기 건강평가와 수시 건강평가로 구분하여 실시한다.

(1) 건강평가 방법

① 정기 건강평가 : 매년 1회 실시하는데, 체격검사 및 체질검사는 4월부터 6월 사이에 실시하고, 체력검사는 9월부터 10월 사이에 학생과 교직원을 함께 실시한다. 평가내용은 체격검사(신장, 체중, 좌고, 흉위), 체질검사(시력, 청력) 및 체력검사(달리기, 턱걸이, 넓이뛰기 등), 영양평가, 치아이상 검사, 결핵검사, 혈액형 검사 등의 평가를 실시한다.

② 수시 건강평가 : 일정한 기간을 설정하기 않고 필요할 때마다 수시 실시하는 평가로서, 학생 자신이나 학부형의 요구, 전염병의 유행 시에 담임교사, 양호교사, 교의 등에 의해서 실시한다.

(2) 건강평가 내용 : 정기 및 수시 건강평가를 통하여

① 결핵, 세균성 전염병 감염자의 발견

② 신체적·정신적 결함자 발견

③ 건강이상 학생의 건강상태 변화 발견

④ 전염병에 의한 휴학자의 회복상태 확인

⑤ 운동선수로서의 적합성 판정

⑥ 신체적 발달상태 평가 등이 실시된다.

(3) 평가결과 처리

건강평가사업은 뚜렷한 목표 하에 실시되어야 하며, 평가결과에 대해서는 적절한 후속처리가 있어야 한다.

발견된 전염병 환자의 등교 정지, 건강한 학생에 대한 예방접종, 요양조치, 좌석, 의자의 조정 및 변경, 특수학교 편입지도, 작업 및 운동의 경감, 정밀검사지도, 전교생 휴교조치 등의 조치를 한다.

다만, 휴교조치는 다음과 같은 명확한 이유가 있을 때에만 학교장이 명할 수 있다.

① 계속적인 교내접촉이 전염원이 될 우려가 있을 때

② 각종 조치에도 불구하고 환자가 계속 발생할 때

③ 휴교로서 환자 발생이 감소하리라는 충분한 이유가 있을 때에 한한다.

2) 건강진단과 건강관찰

(1) 건강진단 담당자

건강진단 중 체격검사는 보건교사와 담임교사에 의해서 행해지고, 체력검사는 체육담당 교사나 담임교사에 의해서 행해지며, 체질검사는 의사, 치과의사 등에 의해서 행해지되 보건교사나 담임교사의 협력 하에 실시한다.

(2) 건강관찰 내용

건강관찰은 정기적 또는 수시 실시하되 담임교사, 양호교사, 체육교사, 학부모, 교의 등에 의해서 행해지지만 담임교사의 역할이 가장 크다 할 수 있다.

건강관찰 내용은 개인의 청결 등 위생상태, 질병감염 여부나 징후, 비정상적 행동・태도・용모, 정신적・정서적 안정 여부, 결석상태, 성적의 급격한 변화 등을 중심으로 관찰한다.

(3) 건강상담

건강상담은 학생이나 교직원의 건강관리에 목적이 있지만, 교육목적의 성취를 위해서도 대단히 중요하다. 건강상담은 담임교사, 보건교사, 의사, 치과의사 등이 실시하지만 학교와 가정 및 지역사회의 긴밀한 연계 하에 실시되는 것이 바람직하다.

건강상담의 대상이 되는 학생은 다음과 같다.

① 건강평가 결과 계속적인 관찰을 필요로 하는 학생

② 심신에 이상이 있는 학생

③ 학부모의 요청이 있는 학생

④ 각종 교육활동이나 체육행사 등 학교행사에 참여 여부를 결정하기 위해 실시된다.

(4) 전염병 관리

① 학교 전염병 관리는 전염병예방법 및 결핵예방법 등에 명시된 질병들을 중심으로 법이 규정한 내용을 충실히 이행해야 한다.

② 학교 전염병 관리는 전파예방이라는 측면에서 예방의학적 활동이 강조되어야 하며, 특히

결핵의 정기검사가 시행되어야 한다.

③ 전염병 환자가 발생했을 때는 등교정지, 휴학 등 다른 학생에게 전파되지 않도록 관리하고, 세균성 전염병 환자에 대해서는 1~2일 간격으로 가검물 검사를 실시하여 연속 2회 이상 음성일 때 등교시켜야 한다.

(5) 구강보건관리

유치가 영구치로 교환되는 학동기에 있어서 구강보건은 매우 중요한 의미를 지니게 되므로, 구강위생 및 치아위생에 대한 학생지도 활동이 중요하며, 충치환자가 많은 지역에서는 상수의 불소처리, 치아의 불소도포 등 우식치의 예방을 위한 활동도 중요하다.

(6) 응급처치 및 안전관리

학교는 화재, 폭발, 폭풍우 등 천재지변과 안전사고나 급환이 발생되었을 때 응급처치할 수 있는 대책을 강구해 두어야 한다.

교직원은 누구나 사고예방을 위한 안전관리 및 사고발생시 응급처치 요령을 숙지하도록 해야 하며, 학부모와의 연락망 확보와 병원으로 즉시 후송할 수 있는 후송체계가 마련되어 있어야 하고, 양호실에는 구급비상약품이 항시 비치되어 있어야 한다. 특히 등하교시 교통안전, 체육행사 및 수학여행시 안전사고 예방과 학교 시설물의 화재, 가스폭발, 성폭행, 집단 폭행 등의 사고예방활동이 중요하다.

(7) 교직원 건강관리

교직원은 정신적 불안정이나 전염병에 이환되어 있어서는 안 되므로 신규채용시는 엄격한 신체검사를 실시한 후 채용되어야 하며, 취임 후에는 매년 정기적인 건강진단을 실시하여 전염병 감염자의 휴직조치 등 적절한 조치를 해야 한다.

2. 학교환경위생관리

1) 학교환경위생관리 목표와 관리 내용

학생들은 1년 중 거의 모든 시간을 학교에서 보내게 되기 때문에 학교환경이 학생에게 미치는 영향은 상당히 크며, 학교환경위생관리는 국가 장래를 짊어지고 나아갈 학생들의 건강을 위해서 가장 중요한 교육적 활동이라 할 수 있다.

(1) 학교환경위생의 관리 목표

학교보건은 학생의 건강유지 향상, 심신의 안전, 학습능률의 향상, 질병발생방지, 편리하고 즐거운 학교생활을 할 수 있도록 하는 데에 있으므로 학교의 환경위생관리는 이들 목표를 효율적으로 실현하는 데 목표를 두어야 한다.

(2) 학교환경관리의 주요 내용

교지의 환경, 교사·교실·운동장, 의자와 책상, 채광과 조명, 난방, 급수위생, 화장실, 진개처리 등의 환경위생관리가 중요하다.

2) 교지의 환경 조건

교지환경으로서 구비되어야 할 조건은

① 충분한 면적
② 통학에 편리하고 한적한 장소
③ 위험하지 않고 안전한 장소
④ 공기가 맑고 일광이 풍부한 곳
⑤ 좋은 수질을 얻을 수 있고, 배수가 잘 되는 곳
⑥ 주변에 주점, 극장, 교도소, 도축장, 묘지, 철도 등 비교육적 시설이나 교육에 나쁜 영향을 줄 수 있는 시설물이 없는 곳이어야 한다.

3) 교사, 교실 및 운동장

교사는 교지 중 높은 지대에 건축하되 남향으로 하고 안전, 소음방지, 채광, 환기, 방서, 방한 등을 고려하여 남향 또는 동향으로 하며, 미술실과 제도실은 서북향 또는 북향으로 하는 것이 좋다.

교실의 창문 면적은 실내면적의 20~25%로 하고, 창문의 유리는 무색투명한 것이 좋다. 운동장은 충분한 면적으로 배수가 잘 되고, 하절기에는 태양을 피할 수 있는 시설이나 운동장 주변에 나무를 심는 것이 좋다.

4) 책상과 의자

학생의 의자와 책상은 학생의 자세와 신장 및 체격 등을 감안하여 불편하지 않도록 학년별, 체격별로 여러 단계의 구격을 제작하여야 한다.

의자는 앉는 면의 높이가 학생 하퇴의 길이에서 1.5cm를 감한 높이가 적당하며, 책상의 높이는 학생 좌고의 1/3에 의자의 높이를 더한 높이가 좋다.

5) 교실의 채광 및 조명

학생의 시력보호와 수업효과를 높이기 위해서는 채광과 인공조명이 적절해야 한다. 교실내의 광선의 적절한 분포와 충분한 광원 및 광원에 의한 현휘 방지가 중요하며, 시설별로 적정한 조명은 표 4-2-1과 같다.

<표 4-2-1> 주간의 적정조명

교실, 실험실, 사무실, 도서실, 흑판면	300Lux
미술실, 재봉실, 제도실, 타자실	600Lux
체육실, 휴게실, 대합실, 수영장, 강당	240Lux
계단, 화장실	120Lux
복도	60Lux

조명방법은 자연조명(채광)과 인공조명으로 구분하는데, 야간에는 주위가 어둡고, 주간에는 밝기 때문에 눈의 명암순응으로 인하여, 주간 조명은 야간의 1.5~2배 정도의 밝기가 필요하며, 광선은 좌측상방이나 좌측후방에서 비쳐 주는 것이 좋다.

학교보건법 시행규칙(제3조)이 규정한 교육시설 내에서 환기, 채광, 조명 및 온・습도의 기준은 다음과 같다. 교실 내 환기는 1인당 환기량이 시간당 21.6m3 이상이 되도록 할 것, 채광은 직사광선을 포함하지 않은 천공광에 의한 수평조도와 실내 조도의 비율이 5% 이상으로 하되, 최소 2% 미만이 되지 않도록 할 것, 인공조명에 의한 조도는 책상 면에서 300Lux 이상으로 할 것, 실내온도는 18℃ 이상 28℃ 이하로 하되, 난방온도는 8℃ 이상 20℃ 이하로 할 것, 비교습도는 30% 이상 80% 이하로 할 것 등으로 규정하고 있다.

6) 기타

학교에서 급수위생, 환기, 난방, 화장실 관리, 쓰레기 처리 등의 학교환경위생은 제2장 환경위생을 참고하기 바란다.

3. 학교보건교육

학교보건교육은 일반적으로 학생들로 하여금 건강생활에 필요한 지식과 기능을 습득시키고 올바른 건강생활을 실천하는 태도를 양성시켜서 개인은 물론이고 가정과 지역사회 주민의 건강을 증진하는데 그 목적이 있다. 학교보건교육은 단순히 재학생에게만 시행해서 된다는 것이 아니고 가정이나 보호자도 의식한 교육, 나아가서는 생애교육 또는 전인교육을 지향하는 것이어야 한다.

1) 학교보건교육계획

(1) 학교보건교육계획의 목표

학교보건교육계획은 학생들의 건강생활을 지도해 나가기 위한 가장 중요한 일이다. 따라서 학교보건교육을 성공적으로 실현해 가기 위한 좋은 계획을 수리하기 위해서는 학교보건교육목표를 명확히 설정하고 계획되어야 한다.

① 건강생활에 대한 올바른 지식과 태도 및 행동을 통한 건강 활동의 생활화가 가능하도록 계획하고,

② 가정 및 지역사회에서 간접적 교육효과를 얻을 수 있도록 계획되어야 하며,

③ 앞으로 완전한 건강세대를 이룩할 수 있도록 교육하는 데 목표를 두고 계획되어야 한다.

따라서 보건교육계획은 이러한 학교보건교육의 목표를 실현할 수 있도록 계획되어야 한다.

(2) 학교보건교육의 계획 시 고려 할 사항

학교보건교육의 계획에는 다음의 사항들이 고려되어져야 한다.

첫째, 보건교육의 계획은 종합적인 전 학업과정 작성에 있어서 그 일부분을 차지한다.

둘째, 보건교육 계획의 전 직원의 책무이다.

셋째, 계획생활에 학생을 참여시켜야 한다.

넷째, 학교에 있어서의 보건교육 계획은 학교와 지역사회의 종합적인 전체 보건계획사업계획의 일부분으로서 이루어져야 한다.

다섯째, 보건교육은 지역사회로부터 협조를 얻도록 한다.

여섯째, 보건교육 계획은 계속적이어야 한다.

일곱째, 보건교육 계획에는 주도적 역할이 있어야 한다.

여덟째, 계획은 반드시 행동적인 결과를 가져와야 한다.

2) 학교보건교육의 접근방법

보건교육은 학교에서 뿐만 아니라 가정과 지역사회의 상호 협력하에 함께 실시되어야 한다.

(1) 학교보건교육방법과 내용

보건교육은 초등학교, 중·고등학교, 대학 등 그 대상에 따라 보건교육 내용이 다르고 접근방법도 차이가 있을 수 있으나, 일반적으로 초·중·고등학교에서는 건강상담, 특별활동(전시회, 연극, 견학, 체육대회 등), 각종 회합(보건교육특강, 세미나, 사례 발표회, 양호교사와 담임교사와

의 연석회의 등), 모든 교과목을 통한 포괄적이고 체계적인 보건교육 등의 접근방법이 있다.

① 초등학교 : 건강습성의 기초지식을 부여하며 그 조성을 가져오는 중요한 시기이며, 주로 담임교사를 중심으로 이루어지고 있다. 교육내용은 일반적으로 청결생활, 구강위생, 눈·귀의 위생, 질병예방, 음식물과 건강, 신체의 운동과 발달 등에 관한 내용이다.

② 중학교 : 중·고등학교의 보건교육은 재학 시는 물론 장래 성인생활에 필요한 보건지식을 부여하여야 한다. 교육내용은 건강보전, 신체의 형태적인 발달, 신체의 기능적인 발달, 환경위생, 정신질환, 국민의 수명 등에 관한 것이다.

③ 고등학교 : 건강의 의의, 가정생활과 건강, 질병의 예방, 사고재해와 예방, 국민보건 등에 관하여 학습한다.

④ 대학교 : 대학에서의 보건교육은 일반적으로 교양과목으로서 건강의 개념, 공중보건사상, 질병관리, 기호품 및 약물과 건강, 건강한 사회생활 등에 관하여 폭넓은 교육을 실시하고 있다.

⑵ 가정과 협력하는 보건교육

학교교육만으로 효과가 없는 학생이나 문제아동의 보건교육을 위해서는 학교와 학부형의 의견을 함께 하는 노력이 필요하며, 이를 위해 학부모와 학생의 공동실습, 학부형과 학생대표와의 학교보건운영위원회 개최 등 협력활동을 통한 보건교육의 접근이 필요하다.

⑶ 지역사회와 함께하는 보건교육

학교, 가정, 지역사회가 서로 상반되는 생각을 가지고 있거나 의견을 달리하고 있다면, 학교보건교육의 성과는 얻을 수 없기 때문에 학생도 지역사회의 일원임을 감안하여 지역사회와의 협력을 얻도록 하여야 하며, 이를 위해 지역사회 대표와의 연석회의나 이들을 대상으로 강연회 등 지역사회의 동참을 유도하는 노력이 필요하다.

4. 효과적인 학교보건교육의 방법

1) 흥미를 갖게 한다.

강력한 흥미만이 절실한 관심을 환기시키는 수단이 되므로 보건교육에 있어서도 무엇보다도 강력한 흥미를 갖게 하는 것이 중요하다.

보건교육을 진실로 재미있고 흥미진진한 학과로 하기 위해서 보건교육교사는 한층 연구와 노력을 기울여야 될 것이다. 생각하기에 따라서 보건체육은 학생에게 중요한 것이며 건강에 직접 관계된 교재이며, 실제에 있어서도 최대의 관심과 흥미를 확인시킬 수 있어야 할 것이다.

2) 어려운 전문용어를 피한다.

우리는 명랑하고 유쾌한 보건교육에 있어서 이러한 한문, 전문용어를 피하고, 학생들의 부담을 가볍게 하고 알기 쉬운 말과 용어로서 보건교육의 무궁무진한 흥미를 돋우도록 해야 할 것이다.

3) 알기 어려운 이론을 피한다.

보건교육의 원리의 어려운 생리, 해부, 위생, 심리 등의 기초 위에 성립하는 응용과학이기 때문에 그 이론이나 공식을 전문적으로 추구해 간다면 일반 학생들은 따라갈 수가 없을 것이다. 예를 들면, 근시, 약시 등의 발생에 관한 이론을 설명함에 있어서 광선의 성질이나 눈의 구조를 상세하게 설명한다면 보건교육은 도저히 적은 시간으로는 당치도 않다. 그것보다도 중요한 것은 사람들 중에 많은 근시의 예방과 눈의 위생이다. 이에 중점을 두는 것이 좋다. 그리고 광선과 눈의 구조에 관해서는 이과 시간에 상세하게 학습하도록 한다.

4) 적절한 예를 든다.

보건교육에 있어서 일상 경험에 입각하여 가급적이면 적절한 예를 들어 이해를 쉽게 해야 할 것이다. 학생들로부터 이제까지의 성공담 혹은 실패담을 듣는 것도 좋고 신문, 라디오, 잡지 등에도 건강에 대한 예가 많을 것이다. 특히, 향토의 보건 문제, 지역적 특성 또는 계절적, 기후적 조건 등도 충분히 고려할 필요가 있다.

5) 문제를 제기한다.

학생은 일반 성인에 비하여 활발한 의심이나 풍부한 연구심을 가지고 있다. 따라서 이를 자극하고 조장함으로써 왕성한 학습 의욕을 환기시킬 수가 있다. 그리고 학생은 보건을 기정사실로서 가르침을 받는다는 것보다 스스로가 직면한 생활의 문제로서 스스로 이를 추구해 가는데 무한한 흥미를 갖게 된다. 또한 교사도 끊임없이 학생에 대해서 새로운 질문이나 문제를 제기하여 테스트나 조사 과제를 주고, 그 연구를 촉구해야 할 것이다.

6) 학생심리에 적응해야 할 것이다.

보건교육은 학생의 신체발달과 정신발달 상태에 적응하여 점진적으로 전개해야 된다. 우선 연소자에 대해서는 원리나 원칙적인 것은 될 수록 피하고, 행동에 의해서 곧 이해하도록 해야 한다. 그리고 중학교 학생들은 개인위생이 중심이 되고 이를 기초로 하여 공중위생에 대해 언급할 것이며, 고등학교, 대학에서는 오히려 보건의 원리나 사회적 문제를 중심으로 하고, 공중위생과 사회보건이 중점이 되어야 한다.

특히, 보건교육에 있어서는 각자의 체질과 개성에 따라서 교육을 하는 것이 중요하다. 예를 들면, 허약한 학생에게 격렬한 스포츠정신을 주장하는 것은 오히려 해로우며, 운동을 좋아하는 학생에게 스포츠의 효용을 강조한다면 그 교육 효과가 적을 것이다. 또한 젊은 학생들에게 공통적인 호기심, 경쟁심 및 정의감, 협동정신 등도 건강 지도에 이용해야 할 것이다.

7) 합리적인 계획을 세운다.

보건교육은 관련 교재나 협력할 사람들이 많으므로 여러 가지 조건을 잘 음미하여 학교 전체의 학교보건계획을 세워야 한다. 이에 따라서 학년계획, 학급계획 등이 연간, 월간, 주간, 일간 등으로 세워진다. 이때 학교 행사, 사회 행사, 계절, 기후, 시설환경(운동장, 강당, 음악교실, 라디오) 등에 대해서도 고려할 필요가 있다.

계획을 세우기에 앞서서 준비 조사를 하는 것도 중요하다. 조사 항목으로는 다음과 같다.

① 학생생활의 실태 : 수면, 식사, 학습, 심부름, 운동, 취미 등

② 학생의 건강 상태 : 호흡, 맥박, 체온, 투베르쿨린 반응, 시력, 청력, 과거의 병력, 기타

③ 학생의 발육 상태 : 신장, 체중, 가슴둘레, 폐활량, 악력, 배근력

④ 향토 또는 그 지역사회의 보건 상태 : 풍습, 인구, 사망, 출생, 전염병

⑤ 실리를 얻도록 유도한다.

8) 적절한 평가와 테스트

교육 실시의 전제로서 기본적인 실태 조사가 필요한 것과 같이 교육의 효과에 대해서도 적절한 평가가 필요하다. 평가의 방법으로는 조사, 판정, 검사 등 여러 가지가 있으나 보건교육의 목표가 학생의 건강을 지키는 데 있으므로 그 결과로서, 건강의 보존, 체력증진, 태도 개선, 발육촉진, 지식 개발, 결함의 조정, 기술의 수련 등에 대해서도 향상, 진보의 정도를 가급적 객관적인 방법으로 검토한다.

9) 최신의 지식, 기술의 활용

보건교육의 내용이 상식에 떨어지지 않기 위해서 특히, 최근의 뉴스 의학 지식을 도입하고자 또한 텔레비전, 라디오, 슬라이드, 영화 등을 활용한다. 독일에서는 보건교육용으로 영화를 제작하고 뉴욕대학의 체육원리 강의에 일간신문을 사용하고 있는 것이 그 좋은 예이다.

10) 훈련을 시킨다.

보건위생 지식을 산지식으로 만들기 위하여 교통안전, 스포츠안전, 화장실, 입욕 등에 관한 절차와 버릇을 가르치고, 오물처리, 식사예절의 지도훈련을 생활화한다.

제3절 학교급식

1. 학교급식의 목적과 중요성

학교급식의 목적은 급식 활동을 통한 학생들의 심신의 건전한 발달을 도모하고, 나아가 국민생활 개선에 기여함을 목적으로 하고 있다(학교급식법 제1조).

최근 결식아동의 증가가 사회 문제로 대두되고 있는 가운데 학교급식의 중요성이 재인식되고 있다. 학교급식의 중요성은 건강적·교육적·경제적·사회적 측면으로 나누어 요약하면 다음과 같다.

① 건강적 측면 : 합리적인 영양의 섭취, 연령에 알맞은 영양 공급, 건강증진 및 체위 향상
② 교육적 측면 : 질서 의식과 예절교육, 생활규칙과 습득, 바람직한 식습관 형성 및 개선, 학습효율 상승
③ 경제적 측면 : 효율적인 급식(최소의 경비로 영양식 공급)
④ 사회적 측면 : 농수산물의 구조개선 촉진, 국민 식생활의 개선, 사회적 지원

2. 학교급식의 역사

학교급식제도가 도입된 것은 1850년대부터라고 할 수 있지만, 영국은 1906년에 학교급식법을 제정하고, 미국은 1946년에 학교급식 연방법을 제정하였으며, 일본은 1954년에 학교급식법을 제정하였다.

우리나라는 학교급식은 1953년 UNICEF가 전쟁으로 인한 결식아동을 돕기 위한 구해책의 일환으로 실시하였다. 1953년부터 1972년까지 주로 전재아동이나 극빈아동에 대한 구호책으로 UNICEF, CARE 및 USAID 등의 원조양곡을 받아서 학교급식을 실시하였으나 참다운 학교급식이 되지 못하였다.

그 후 도시에서는 학부모 부담에 의학 유상급식, 농촌지역의 학교에서는 자활급식 형태 등으로 학교급식이 이루어져 왔다. 그러다가 1977년 9월 학교급식용으로 납품한 식빵으로 인한 식중독 사건으로 학교급식은 일시 중단되었다.

1978년부터 새로운 방향전환이 되어 학교급식 시설을 갖추고 학교에서 조리하여 완전 영양급식이 되도록 시범학교를 지정해서 국가의 경제적 지원 아래 영양사를 두고 실시하게 되었다. 1981년 1월 29일 학교급식법이 제정되어 그 후 1983년경까지는 학교급식이 영향보충급식(부분급식)

에서 완전영양급식의 형태로 전환되어 학교급식제도가 확립되어 가고 있다. 1990년대에는 학교급식 인구를 점차 확대해 가고 있어 학교급식사업의 확대기라고 할 수 있지만, 학교급식은 그 대상을 1차적으로 초등학교 재학생으로 하고 재정적 지원형태에 따라 도서벽지형, 농촌형 및 도시형으로 구분하여 실시하고 있다. 그러나 아직까지도 급식대상에 포함되는 비율이 낮으며, 또한 무상급식이 되지 못하고 있는 문제점이 있다.

21세기에는 초·중·고등학교 등 모든 학교, 모든 학생에게 적용할 수 있는 학교급식제도로 발전시켜야 한다.

제3장 인구와 보건

제1절 인구의 개념

1. 인구의 정의

인구(population)는 일정 시간에 일정 지역에 생존하는 인간의 집단으로서, 어원상으로 라틴어의 populatio(민중)에 그 기원을 두고 있다. 또한 인간집단을 생물학적・혈연적으로 본 유전공동체인 인종, 법적 관점에서 본 국적공동체인 국민, 정신적・문화적 견지에서 바라본 문화공동체인 민족과 구별되는 시공공동체라 할 수 있다. 인구 연구는 인구의 규모, 구조, 특성 및 분포와 관련하여 이들 인구 현상과 그 변화요인을 수량적으로 분석함과 동시에 그 질적 연구 즉, 그 인구 변화에 영향을 미친 사회, 경제적 및 문화적 요인(determinants)과 인구 변수의 변화로 인해 사회 제반현상에 미친 결과(consequence)를 연구하는 학문이다. 인구는 출생, 사망 그리고 이동에 의하여 변하는 바 이들 3요소를 인구 변수(components of population variables)라 한다. 그리고 인구 연구(population study)는 인구학(demography)과 동의어로 사용되지만, 인구 연구가 보다 광의로 사용되고 있다.

2. 인구 이론의 발전

인구학의 시조라고 일컬어지는 John Graunt는 1622년에 출생, 사망에 대한 인구의 수량적 분석으로부터 인구변화에 관련된 사망력, 출산력, 혼인력 및 인구이동에 관한 제한된 인구이론을 제시하였고, Edmund Halley는 이어 1693년에 처음으로 경험적 생명표를 작성하여 정지인구를 제시하였다.

체계적, 학문적인 인구이론을 독립적으로 전개시킨 것은 영국의 고전경제학의 창시자인 Thomas R. Malthus(1766~1834)이다.

1) 맬더스주의(Malthusism)

T. R. Malthus는 영국의 고전경제학의 창시자이며 체계적인 학문적 인구이론을 개발하고 전

개한 사람이다. 그는 인구론이라는 저서에서 인구의 증가력(생산력)과 인간을 부양하기 위해 필요한 생산자료(식물)를 대비하여 인구의 증가는 기하급수적이고 식량증가는 산술급수적이라고 하고 인구의 증가를 식량과 연관하여 다음과 같은 원리로 인구론을 전개하였다.

① 규제의 원리 : 인구는 반드시 식량에 의해 규제된다.

② 증식의 원리 : 인구는 특별한 기전에 의해 저지되지 않는 한, 식량이 증가하면 인구도 증가한다.

③ 파동의 원리 : 증식과 규제의 상호작용에 의해 균형과 교란의 파동을 주기적으로 반복한다.

Malthus가 제시한 인구증가의 적극적 억제는 인구가 증가함에 따라서 제기되는 문제인 죄악, 빈곤, 조기사망, 전쟁 등에 의하여 이루어지게 되며, 예방적 억제는 인구증가를 미연에 방지하는 것으로서 우리 인간에게서만 볼 수 있는 인위적인 현상으로 만혼, 결혼억제, 금욕 등 출산을 의식적으로 회피하여 인구의 증가를 규제한다는 것이다.

Malthus는 자연고갈이 당연히 일어난다고 보고 인구 억제를 도덕적으로 주장하였지만 만혼, 금욕 등이 반드시 다산을 방지한다고 볼 수 없고 도덕적 억제가 출생을 억제하는지는 확실치 않으며 인구 억제의 가장 효과적인 수단의 피임을 무시했다는 비판을 면치 못하고 있다.

2) 신맬더스주의(N대-Malthusism)

맬더스는 인구증가의 예방적 억제책으로 만혼, 금혼 등을 제시하였는데 이는 현실적으로 실행되기 어렵다. 즉, 인구규제의 수단으로 만혼주의를 택하게 됨으로써 여러 가지 사회범죄, 사회악이 생기게 될 뿐만 아니라 현실적으로 성욕의 억제가 무리이기 때문에 Francis Place(1771~1854)는 피임에 의한 산아조절을 주장하게 되었는데 이것이 신맬더스주의이다. 맬더스주의 중 인구규제방법을 달리하고 있는 신맬더스주의는 근대 문명국가의 출산율 감소에 영향을 미쳤다.

3) 적정인구론(Optimum population theory)

E. Cannan(1881~1935)은 인구의 과잉을 식량에만 국한할 것이 아니라 생활수준에 둠으로써 주어진 여건 속에서 최고의 생활수준이 주어질 때 실질소득을 최대로 할 수 있다는 적정인구론을 주장하였다.

즉, 적정인구론은 인구와 자원과의 관련성에 근거한 이론으로서 그 나라의 사회, 경제적인 여건 하에서 국민 개개인이 최대의 생산성을 유지하며 최고의 삶의 질을 유지할 수 있는 인구를 적정인구라 하였다. 그 나라의 1인당 소득이나 생산성이 최대가 될 수 있는 인구규모가 적정인구이다. 적정인구의 개념은 플라톤에 의해 처음 제시되었고 Cannan에 의해 처음으로 이론화되어 1920년대와 1930년대에 많은 주목을 받았다.

4) 안정인구론(Stable population theory)

안정인구론은 현대 인구이론으로서 1925년 미국의 Alfred J. Lotka가 발표한 이론이다. 안정인구론은 인구이동이 없는 폐쇄인구(closed population)에서 어느 지역의 연령별, 성별 사망률과 출생률이 변하지 않고 오랫동안 고정되면 인구구조가 고정되고 인구규모 역시 일정하게 된다는 이론이다. 이 이론이 현대 인구분석학의 기초 이론이다.

제2절 인구조사

1. 인구정태와 동태

1) 인구정태

일정지역의 인구는 출생, 사망, 이동(전입, 전출) 등의 여러 요인에 의하여 끊임없이 변동되는데 이 변동되는 인구의 측정순간 상태를 인구정태(state of population)라 한다. 정태통계란 일정시점에 있어서 일정지역의 인구의 크기를 말하며, 자연적(성별, 연령별), 사회적(국적별, 배우관계별), 경제적(직업별, 산업별) 구조에 관한 통계로서 인구주택총조사가 포함된다. 인구구조, 인구규모, 인구분포 등이 인구정태통계이다.

2) 인구동태

일정기간 인구의 변동현상을 인구동태(movement of population)라 하며 동태통계란 출생, 사망, 결혼, 이혼, 이민, 사산, 이동 신고 등 각종 신고 자료를 기초로 해서 만든 것으로 출생통계, 사망통계가 이에 포함되고 상주지 조사방법과 발생지 조사방법이 있다.

2. 국세조사(National census)

국세조사는 1849년 스웨덴에서 최초로 시작되었고, 1790년에는 근대적 의미의 국세조사가 미국에서 시행되었다.

우리나라에서는 삼국시대 이후의 호구조사가 모체라 할 수 있으며 근대적 의미의 국세조사는 1925년에 간이 국세조사가 처음이라 할 수 있다. 국세조사는 10년마다 실시하나 우리나라에서는 5년(7월 1일 기준)마다 간이 국세조사를 실시하고 있으며 그 방법은 현재 인구조사와 상주 인구조사가 있다.

3. 인구의 추계(Estimation of population)

인구증가율이 등차급수적 이라면 연간 인구증가 수는 $R=(P_2-P_1)/N$으로서 n년 후의 추계인구는 $Pn=P_1+n \cdot R$이 되다. 인구증가율이 등비급수적 이라고 보면 $P_2=P_1(1+r)^2$며 n년 후의 추계인구는 $Pn=P_1(1+r)n$이 된다.
(R = 연평균 증가 수, P_1 = 전의 조사인구, P_2 = 후의 조사인구, N = 인구조사의 간격연수, n = 전조사에서 후조사의 간격연수)

제3절 인구성장

1. 인구증가

인구의 크기는 출생과 사망의 차이에 의한 자연증가와 유입 및 유출의 차이에 의한 사회 증가로서 결정되는데, 일개 국가나 지역사회의 인구증감은 자연증가와 사회증가의 합을 의미하지만, 세계 인구증감은 출생과 사망의 자연증가에 의해서 결정된다.

사회증가 = 유입인구 - 유출인구
자연증가 = 출생인구 - 사망인구
인구증가 = 자연증가 + 사회증가

1) 자연증가(natural increase)

출생이 사망에 비해 초과, 즉 인구의 자기생산순량을 자연증가라 하고, 출생수보다 사망수가 클 때는 자연감소라 한다.

① 조자연증가율(crude natural increase rate)은 (연간출생-연간사망)÷인구×1,000 또는 초출생률-조사망률로 산출한다.

② 증가지수 또는 동태지수(vital index)는 출생수와 사망수의 비, 또는 조출생률과 조삼율의 비로 산출한다.

③ 재생산율(reproduction rate) : 재생산이란 여자가 일생동안 낳는 여자아이의 평균수이며, 어머니의 사망률을 무시하는 재 생산율을 총재생산율이라고 하고, 사망을 고려하는 경우에는 순재생산율이라 한다.

2) 사회증가(social increase)

일정지역 인구의 전입과 전출의 차이를 말하며 실제 사회증가수가 나온다.

① 사회증가 = 전입인구 - 전출인구

② 인구증가 = 자연증가 + 사회증가

3) 인구증가율

인구증가율은 자연증가 인구와 사회증가 인구의 합에 대한 연앙인구 1,000명당의 비율로 산출한다. 그러나 연간 인구증가율은 연말인구와 연초인구와의 차를 연초인구 100명당의 비율로 산출하기 때문에 인구증가율과 혼돈해서는 안 된다.

$$\text{인구증가율} = \frac{\text{자연증가} + \text{사회증가}}{\text{인구}} \times 1{,}000$$

$$\text{연간 인구증가율} = \frac{\text{연말인구} - \text{연초인구}}{\text{연초인구}} \times 100$$

2. 인구 변천이론

다른 인구 이론과는 달리, 인구 변천 이론은 인구 성장과 관련하여 출생률과 사망률이 변천과 관련한 인구 변천 모델에 관한 이론으로서, 고출생, 고사망의 인구 성장의 옛 정체기(old balance)에서 저 출생, 저 사망으로 새로운 안정기(new balance)로 변화해 온 서구 국가의 실질적인 인구 변천에 바탕을 둔 이론으로서, Notestein과 Thompson의 인구 변천 3단계설, Blacker의 인구 변환 5단계설이 있다.

한 나라의 인구 변천은 이상과 같이 사망률이 먼저 떨어진 후 고출생률은 지속되어 인구 성장이 급증하는 기간을 거쳐 인위적으로 출생률을 억제함으로써 저사망, 저출생을 유지하여 인구 성장이 안정되는 일반적인 인구 변천 모델에 따라 대부분 변화하지만 그 변천 속도나 변천 기간 내지 양상이 약간은 차이가 있으며, 어느 나라 또는 어느 지역에서는 출생률이 사망률보다 먼저 또는 동시에 떨어지는 경우도 있다.

1) 인구변환 3단계설

Notestein과 Thompson은 인구 변천 단계를 크게 3단계로 구분하였다.

(1) 제1단계(고출생, 고사망)

주로 유럽에서 산업혁명 이전의 시기로 고출생, 고사망에 의해 인구가 정체된 시기를 말한다.

(2) 제2단계(고출생, 저사망)

유럽에서 1850~1950년 사이의 시기를 말하는 것으로, 산업혁명으로 경제가 발전됨에 따라 의식주의 생활수준 향상과 의약의 발전에 의해 사망률이 점점 감소되지만 고출생률은 그대로 지속되어 인구가 급속하게 증가하는 단계를 말한다.

(3) 제3단계(저출생, 저사망)

출생률이 떨어져서 저출생, 저사망의 시기로서 인구가 현상 유지 또는 감소하는 단계를 말한다.

이상과 같이 일반적으로 한나라의 인구변천은 사망률이 먼저 떨어지고 고출생률은 지속되는 가운데 인구성장이 급증하는 기간을 거치게 되고 이를 해결하기 위해 인위적으로 출생률을 억제함으로써 저사망, 저출생을 유지하여 인구 성장이 안정되는 일반적인 인구변천 모델을 따르게 된다. 그러나 그 변천 속도나 변천 기간 내지 양상에는 약간의 차이가 있으며, 국가나 지역에 따라서는 출생률이 사망률보다 먼전 또는 동시에 떨어지는 경우도 있다.

2) 인구 변환 5단계설

인구 변천 3단계설로는 각국의 인구 현상을 설명하기에 부족하므로 이를 보완한 인구 변환 5단계설이 나왔다. Blacker는 인구 변천을 5단계로 나누어서 설명하고 있다.

(1) 제1단계(high stationary stage)

고출생률, 고사망률의 시기로서 인구의 증감이 거의 없는 인구 정지형이며, 후진국의 인구가 이에 속한다.

(2) 제2단계(early expanding stage)

사망률은 감소하고 고출생률은 지속됨에 따라 인구가 급격히 증가하는 인구증가형이며, 경제개발초기단계 국가의 인구가 이에 속한다.

(3) 제3단계(later expanding stage)

사망률과 출생률이 동시에 감소됨에 따라 2단계에 비해 인구 성장이 둔화되는 인구성장둔화형이다.

(4) 제4단계(low stationary stage)

출생률이 더욱 낮아져서 저출생, 저사망으로 인구 성장이 아주 낮거나 거의 안정된 인구증가 정지형이다.

(5) 제5단계(diminishing stage)

출생률이 사망률보다 낮아져서 인구가 감소하는 인구감소형이며, 북유럽과 북아메리카 등이 이에 속한다.

<표 4-3-1> Blacker의 인구변천단계와 특징

단계	특 징	국 가
제1단계(고위정지기)	고출생, 고사망의 인구정지형	후진국형 인구형태
제2단계(초기확장기)	저사망, 고출생의 인구증가형	경제개발 초기국가
제3단계(후기확장기)	저사망, 저출생의 인구성장 둔화형	산업발달과 핵가족화 경향의 국가
제4단계(저위정지기)	사망률과 출생률이 최저인 인구증가 정지형	이탈리아, 중동, 구소련
제5단계(감 퇴 기)	출생률이 사망률보다 낮은 인구감소형	북유럽, 북아메리카, 일본, 뉴질랜드

제4절 인구구성

인구를 구성하고 있는 개인은 다양한 특성을 가지고 있다. 이에 따라 인구의 구성단위를 분류하고 수적으로 표현한 것이 인구구성이다. 인구의 구성은 여러 가지로 나타낼 수 있는데 남녀별, 연령별, 인종별, 직업별, 사회계층별, 교육별 등으로 표시할 수 있다. 주로 연령별, 성별구성이 중요한 자료로 쓰이며 성별, 연령별 구성은 혼합하여 인구피라밋이라는 그림으로 표시하는데 인구구성을 나타내는 자료로서 가장 많이 사용한다.

1. 성별구성

성비(sex ratio)는 남녀별 구성비를 표시하는 방법인데 이는 여자 100명에 대하여 남자 인구비를 나타낸다. 성비에는 1차, 2차, 3차 성비가 있는데 1차 성비는 태아의 성비를 말하며, 2차 성비는 출생 시의 성비를, 3차 성비는 현재의 인구의 성비를 말한다.

$$성비 = \frac{남자수}{여자수} \times 100$$

일반적으로 출생 시의 성비는 여자 100에 대하여 남자가 105 전후이지만 영아사망률이 여자보다 남자가 높아서 결혼적령기가 되었을 때는 성비가 거의 같게 되며, 노령기에는 남자 사망률이 높아 여자 인구가 많아진다. 성비에서 현재 문제가 되는 것은 의학의 발달로 태아의 성감별이 가능해짐에 따라 남아선호사상 및 적은 수의 자녀출산 경향 등으로 인위적인 성비의 조절을 하고 있는 경향이 있어 자연의 법칙이 왜곡되는 현상이 나타나고 있다.

인구의 유입, 유출이 없고 출생과 사망의 증감만이 있는 봉쇄인구에서는 남녀의 인구비가 거의 같거나 여자 인구의 비가 다소 많은 것이 보통이다.

2. 연령별 구성

연령별구조는 성별구조보다 훨씬 복잡하다. 성은 남녀로 구분되지만 연령구분은 다양하며 매세 간격으로 좁게 분류하면 오차가 커지므로 보통 5세 간격으로 구분한다. 연령별 인구구조를 파악함으로써 교육시설의 확충, 고용의 문제, 산업의 방향 및 확대정도, 인구정책, 아동 및 노인복지, 국방계획 등에 대한 예측을 할 수 있다.

A. J. Lotka는 안정인구와 정지인구를 구분하였다. 안정인구(stable population)란 일정한 인구구성률과 연령별 특수사망률에 의해서 고정된 인구분포를 보이는 인구를 의미한다. 정지인구(stationary population)는 안정인구 중 성장률이 0인 경우, 즉 연령별 분포뿐만 아니라 각 연령에서 인구의 절대수까지 변하지 않는 경우로 생명표의 기초이론을 제공하고 있다.

연령구조는 출생, 사망, 인구이동에 의해서 결정되며, 연령별 구성은 영아인구, 소년인구, 생산연령인구, 노년인구 등으로 구분된다.

3. 인구피라밋

인구 구성 중 남녀별 및 성별의 구성을 결합하여 그림으로 표시한 것으로 남녀로 나누어(여자는 우측에 표시, 남자는 좌측에 표시) 연령에 따라 표시하는데 보통 5세 간격으로 나눈다. 이러한 인구피라밋에는 피라밋형, 종형, 항아리형, 별형(성형), 기타형이 있다.

① 피라밋형(pyramid form) : 인구증가형 이라고도 하며, 인구가 증가할 잠재력을 많이 가지고 있는 형으로 출생률이 높고 사망률이 낮은 형이며, 14세 이하 인구가 65세 이상이 인구의 2배 이상이 된다.

② 종형(bell form) : 인구정지형으로 출생률과 사망률이 낮으며 14세 이하의 인구가 65세 이상의 인구의 2배 정도가 된다. 이상적인 인구형이다.

③ 항아리형(pot form) : 인구감소형으로 출생률이 사망률보다 낮으며 평균수명이 높은 선진국에서 볼 수 있다. 14세 이하의 인구가 65세 이상의 2배 이하가 된다.

④ 별형(star form) : 도시형, 유입형이라고 하며 생산연령인구가 많이 유입되는 도시지역의 인구구성으로 생산층 인구가 전체인구의 50% 이상인 경우이다.

⑤ 기타형(guitar form) : 농촌형, 유출형 이라고도 하며 별형과는 반대로 인구가 다수 유출되는 농촌에서 볼 수 있는 형으로 생산층 인구가 전체 인구의 50% 미만인 경우이다.

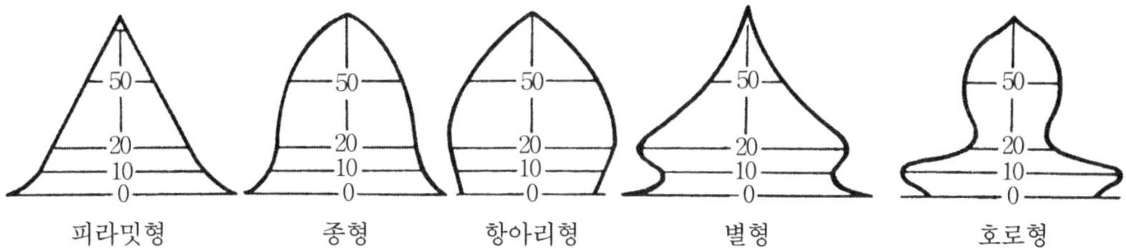

<그림 4-3-1> 여러 가지 형태의 인구형

4. 부양비(Dependency ratio)

인구학에서 경제적인 생산능력을 논할 때 사용되는 지표로서 생산능력을 가진 인구와 생산능력이 없는 어린이와 노인인구의 비를 말한다. 부양비는 더 세분하여 소년부양비와 노년부양비를 산출할 수도 있다. 인구구조는 모든 사회에서 낮은 연령층이 많기 때문에 총부양비는 대개 유년부양비에 의해 결정된다.

총부양비는 개발도상국이 선진국에 비해 높으며 노년부양비는 선진국이, 유년부양비는 개발도상국이 높다.

$$\text{유년부양비}(Youth\,D.R) = \frac{15\text{세 미만 인구}}{15\sim64\text{세 인구}} \times 100$$

$$\text{노년부양비}(Old\,D.R) = \frac{65\text{세 이상 인구}}{15\sim64\text{세 인구}} \times 100$$

$$\text{총부양비}(Total\,D.R) = \frac{0\sim14\text{세 인구} + 65\text{세 이상 인구}}{15\sim64\text{세 인구}} \times 100$$

$$\text{노령화지수}(\in dex\ \ of\ \ Aging) = \frac{65\text{세 이상 인구}}{0\sim14\text{세 인구}} \times 100$$

제5절 생명표

1. 생명표

인구집단에 있어서 출생과 사망에 의한 생명현상을 표시하는 방법으로 사용되는 생존수, 사망수, 생존율, 사망률, 사력, 평균여명 등 6종의 생명함수로 표현하는 것을 생명표(life table)라 한다. 즉 생명표란 동시 출생 집단에 대한 생존과 사망현상을 일정시간으로 나타내는 것이다.

어느 일정시점에서 동시에 10만 명이 탄생했다는 가정 하에, 현재의 연령별 사망률이 계속 변하지 않고 전출입이 없다고 한다면, 연차적으로 사망률이 진행되어 생존자는 감소해서 영세인구

l_0 = 10만이 l_{100}이 되면 생존자는 0이 될 것이지만 현실적으로는 10만 명을 추적하는 것이 불가능하기 때문에 6종류의 생명함수로 표시하는 것이다. 그 밖에 직업별이나 보험대상자 집단의 보험생명표 등 특정 부분집단의 특정 생명표로도 이용될 수 있다.

2. 6종의 생명 함수

1) 생존수(l_χ)

일정한 출생수(10만명)가 어느 연령에 도달했을 때까지 생존할 것으로 기대되는 수를 그 연령의 생존수(l_χ)라 하고, 동시 출생자가 절반 $\left(\frac{1}{2}lx\right)$으로 감소되는 때를 반감기라 한다.

일반적으로 l_1(1세) 이후부터 노년기에 갈수록 남자보다 여자가 많아지는 경향이 각국의 공통된 현상이며, 반감기는 선진국의 경우는 60~70세 이후로 나타나고 있지만 후진국에서는 40~50세에서 나타난다.

인구동태통계에서 0세 인구란 출생 후 1년 미만의 영아인구를 뜻하지만 생명표에서는 출생시점을 의미한다.

2) 사망수(dx)

x세의 사람 중 "$x+1$"세에 도달하지 못하고 사망한 자의 수를 x세에서의 사망수라 하며, 이를 d_x로 표시하면 $d_x = l_x - l_{x+1}$이 된다.

3) 생존율(p_x)

x세의 사람 중 x+1세에 도달할 수 있는 자의 비율을 x세에서의 생존율이라 하며, 생존율은 x세의 사람이 1년간 생존하는 확률이라고 할 수 있는데, 생존율을 p_x로 표시하면, $p_x = \frac{l_{x+1}}{l_x}$이 된다.

4) 사망률(q_x)

x세의 사람 중 x+1세에 도달하지 못하고, 사망하는 비율은 x세에서의 사망률이라고 하며, q_x로 표시하면 $q_x = \frac{d_x}{l_x} = \frac{l_x - l_{x+1}}{l_x}$가 성립된다.

5) 사력(u_x)

x세에 도달한 자가 그 순간에 사망할 수 있는 확률이 1년간 계속된다고 가정한 것이지만 일

반적으로 생명표에서 사용되지 않는다.

6) 평균여명

x세의 생존자수가 x세 이후 생존할 수 있는 연수의 평균을 x세에서의 평균여명이라 하며, 평균수명이란 출생 직후 평균여명이다.

즉, 평균여명이란 x세에 도달한 자가 앞으로 평균 몇 년을 더 살 수 있는가의 기대수명을 말하며, x세의 사람이 장래 생존하는 총 연수를 생존 수 l_x로 나눈 것이다.

제6절 인구문제

1. 인구문제의 인식

인구문제는 인구의 크기, 지역적 분포, 구성 등 인구현상에 있어서의 모든 변화에 의하여 발생한다. 현재 대다수 국가의 인구문제는 인구의 폭발적인 성장과 인구의 불균등한 분포로 집약된다. 그러나 선진국에서는 저 출생으로 인한 인구감소 및 부양비의 문제가 대두되고 있다. 인구와 관련된 문제로 앞에서 말한바 있는 3P와 3M complex(malnutrition, morbidity, mortality)를 언급한다.

인구문제와 관련된 주요 내용을 살펴보면 다음과 같다.

① 인구증가와 경제 발전 : 인구증가 특히 개발도상국들에 있어서 급격한 인구의 증가는 자본과 자원의 부족을 초래하며, 또한 완전고용을 달성하기 힘들게 하여 경제성장을 어렵게 하고 있다.

② 인구증가와 자원부족 : 인구의 증가는 필연적으로 자원의 소비를 촉진하게 되어 한정된 자원의 부족을 초래하게 된다.

③ 인구증가와 환경오염 : 인구의 증가는 자원의 소비에 따른 폐기물의 증가를 유발하는데 인구의 급격한 증가로 인한 폐기물의 증가는 이미 하나뿐인 지구의 생태계가 수용할 수 있는 능력을 벗어나 생태계의 파괴가 진행되고 있다.

④ 인구증가와 기아 : 세계 식량안정지수인 곡물비축량은 점점 줄어들고 있으며, 더욱 문제가 되는 것은 식량의 분포가 선진국에서는 풍부하나 개발도상국의 경우에는 심각하게 부족하여 영양부족으로 인한 사망자의 수가 가중될 것이라는 전망이다.

⑤ 인구증가와 공중보건 : 인구증가에 비해 보건의료의 공급이 부족하고, 기아, 불충분한 위생시설 등으로 저개발국에서는 질병의 이환율과 사망률이 심각한 문제로 대두되고 있다.

2. 인구정책

인구정책에는 인구조정정책과 인구대응정책이 있는데 개발도상국에서는 인구조정정책이 인구정책의 거의 전부를 이루고 있는데, 인구조정정책에 있어서는 양적조정정책과 질적 조정정책으로 나누어 볼 수 있다.

양적조정정책은 사망률과 출생률이 저하에 관심을 두는데 인구의 양적 문제에 관련되는 직접적인 대상은 출생률로서 가족계획사업을 통하여 달성하는 방법을 채택하고 있다. 질적 정책은 인구의 질적 정책을 말하는데, 인구의 성별, 연령별 구조 등의 불균형을 결혼 및 출산을 통하여 이루려는 우생학적 정책과 결부되어 있으며, 또한 Lenz가 주장한 인구의 역 도태현상, 즉 산아제한에 의한 출산억제가 시행될 경우 사회·경제적으로 상류층에서 수용하기 쉬우며, 이 현상이 장기간 계속될 경우 사회계층간의 출산력의 차이로 인구의 자질이 저하 된다는 학설도 질적 조정정책의 과제가 되고 있다.

제7절 우리나라 인구 현황과 대책

1. 저 출산과 고령화

1) 저 출산

20세기에 접어들면서 출산율이 떨어져 노인인구가 늘어나는 현상을 대부분의 선진국이 처한 상황으로, 이는 전체 인구수의 감소 및 인구의 고령화를 초래하고 있다. 우리나라에서도 출생율은 합계출산율 기준으로 1960년 6.0명으로 매우 높았으나 1983년에는 대체출산율(2.1명) 보다 낮은 2.08명으로 줄어들었으며, 이후에도 계속 줄어들어 1988년에는 1.5명으로 감소하였고 2004년에는 1.16명, 2014년에는 1.2명으로 세계적으로도 매우 낮은 수준을 보이고 있다.

이러한 저 출산의 원인은 각 나라마다 차이가 있는데, 우리나라의 경우 인구학적 요인 및 사회·경제적 원인 등 복합적 요인에 의해 발생하고 있다. 인구학적요인의 변화를 보면 조혼인율·합계출산율의 감소, 초혼연령상승, 가임여성(15~49세)규모의 감소, 기혼여성의 출산율 감소가 있고 사회경제적 요인으로는 자녀교육비의 증가, 여성의 일과 양육 병행의 어려움 등이 있다. 또한 결혼이나 자녀에 대한 가치관의 변화에 의해서도 출산율 저하의 영향을 받고 있다.

2) 고령화 사회

인구의 고령화는 출산율의 감소와 사망률의 감소로 인해 발생하며 전체 인구 중에 노인들의 비중이 높아지는 인구통계학적 변화를 의미한다. 65세 이상의 노인이 전체 인구에 7%이상인 나라를 노년인구국(Aged population)이라 하며, 노년인구국은 다시 고령화사회, 고령사회, 초고령사회로 분류된다. 고령화 사회는 65세 이상 인구가 총인구 비율에서 7~14%미만, 고령사회는 14~20%미만, 초 고령 사회는 20% 이상이 되는 경우를 의미한다.

14세 이하의 어린이 인구에 대한 65세 이상의 노인인구의 비율을 노령화 지수라고 하는데, 우리나라의 2000년 65세 이상 노인인구비율은 7% 이상으로 이미 고령화 사회로 진입하였으며, 노인인구는 2018년 14.3%, 2026년 20.8%로 급격히 증가할 전망이다.

우리나라는 고령화 그 자체보다 고령화 속도에 문제가 있는데 고령화 사회에서 고령사회까지 18년, 고령사회에서 초 고령 사회로 진입하는데 8년이 걸릴 것으로 예상되고 있다.

3) 저 출산 · 고령화 사회 · 경제적 영향

저 출산은 노동력 규모의 감소를 초래하는데, 우리나라의 경우 생산 가능인구(15세~64세)가 2016년에 이르면 3,619만 명을 정점으로 급격히 감소할 것으로 예상되고 있다. 이러한 생산가능인구의 감소는 노인에 대한 부양비의 증가를 의미한다. 저 출산으로 인한 생산 가능인구 100명이 부양해야 할 유소년부양비는 계속 감소하고 있으나 노년부양비는 1998년 9.3%에서 2008년 14.3%로 오히려 증가하고 있다.

그 밖에 저 출산·고령화는 노인의료비의 증가로 인한 사회보험재정 악화, 학령인구감소로 인해 공교육 부문의 구조조정이 필요하며, 국방자원인력의 부족을 초래한다.

4) 저 출산에 대한 대책

OECD국가 중 프랑스나 스웨덴 같은 상대적 고 출산 국가들은 출산율을 높게 유지하기 위해 저 출산 문제에 대한 국민의 인식제고를 통한 자발적 참여유도, 양성평등에 기반한 취업 여성의 일·가정양립 정책의 보편적 적용, 자녀양육비용 경감 등 범정부적 차원의 가족 친화적 정책을 지속적으로 추진하고 있다.

우리나라에서도 저 출산에 대한 대책으로 자연분만·미숙아 치료비 전액지원 등 건강 보험급여 확대, 교육비·결혼비용에 대한 소득공제 확대 등 세제 지원, 육아휴직급여인상 및 공무원 육아휴직기간 근무경력 인정 등 여러 부처에서 출산지원 정책이 시행되고 있으나, 결국 자녀를 안심하고 맡길 수 있는 다양하고 질 높은 육아 인프라를 확대하고, 자녀양육의 경제적 부담을 경감시키며, 임신과 출산 및 자녀양육에 대한 사회책임을 강화하도록 하여야 한다.

2. 인구대책

지역사회나 국가의 여건에 따라 알맞은 인구를 유지시키고 인구문제를 해결하기 위한 대책인데 이러한 인구문제를 해결하기 위해서는 그 지역사회나 국가가 지니고 있는 정치, 사회, 경제적인 상황이 고려되어야 할 것이다.

인구의 양적인 조절을 위해서는 가족계획, 이민 등의 방법을 이용해야 하고 인구의 질적인 조절을 위해서는 우생학적인 노력을 해야 할 것이다. 그리고 사회, 경제적인 측면서 보면 현대 산업구조의 변화로 생산연령인구의 도시집중화 현상이 일어나고 그에 따른 주거환경문제, 공해문제, 실업문제 등이 야기되고 있기 때문에 이들을 조절하기 위한 인구 분산책이 필요하다.

또한 인구팽창으로 인하여 새로운 자원개발과 식량증산의 노력이 가중되어야 할 것이다. 도시인구의 증가로 인한 인구밀집지역에 대한 대책과 농촌지역의 노인인구에 대한 대책도 복지차원에서 검토해야 할 것이다.

그러나 많은 OECD선진국에서는 인구의 양적 팽창단계를 지나 저 출산으로 인구가 감소하는 현상이 발생하고 있다. 이러한 저 출산은 인구 중 노인인구가 차지하는 비중을 증가시켜 생산가능인구를 감소시킴으로써 노동생산성의 감소, 연금수급자의 확대, 노인의료비의 상승 등으로 경제 성장을 둔화시킬 것으로 예상되고 있다. 따라서 인구대책은 국가마다 사회, 경제 및 문화적 여건을 고려하여 정책을 시행하는 것이 바람직하다.

제4장 모자보건과 가족계획

제1절 모자보건의 개념

1. 모자보건의 정의

건강한 국민을 육성하기 위해서는 모자보건에 그 기초를 두어야 한다. 모자보건은 형태는 나라와 지역에 따라 차이가 나지만 일반적으로 사회경제상태와 밀접한 관계를 맺고 있어서 모자보건의 수준은 한 나라의 사회경제 수준을 나타내는 중요한 지표가 되고 있다.

세계보건기구 모자보건 전문분과위원회(1952)의 정의에 의하면 "모성보건이란 모성의 건강유지와 육아에 대한 기술을 터득하여 정상분만과 정상적 자녀를 갖도록 하며 예측가능한 사고나 질환, 기형을 예방하는 사업이다."라고 하였다.

모자보건법 제1조에서는 모자보건을 '인류를 생산할 모성의 생명과 건강을 보호하고 질병을 예방하며, 건전한 자녀의 출생과 양육을 도모함으로써 국민건강에 기여하게 함을 목적으로 하는 학문인 동시에 어머니와 자녀를 대상으로 하는 보건사업이다.'라고 정의하고 있다.

우리나라 모자보건법(1999)에서 모자보건 사업이란 모성의 생명과 건강을 보호하고 건전한 자녀의 출산과 양육을 도모함으로써 국민보건 향상에 이바지함을 목적으로 임산부 또는 영유아에게 전문적인 의료봉사를 함으로써 신체적 정신적 건강을 유지하게 하는 것으로 정의되어 있다.

2. 모자보건의 목적

어머니가 될 여성과 임산부의 건강을 유지하고 정상 임신과 안전 분만, 건강한 양육을 통해 영아사망과 신생아 사망, 그리고 모성사망을 줄임으로써 국민보건 발전에 기여하려는 데 있다. 즉, 모자보건은 모성의 건강을 보호하고 증진하여 건강한 자녀를 낳게 하고, 태어난 어린이를 건강하게 성장·발육케 하여 타고난 잠재력(genetic potential)을 최대로 발휘할 수 있게 하는 것을 목적으로 한다. 모자보건법에서 보면 모자보건의 목적은 모성의 건강과 생명보호, 건전한 자녀의 출산과 양육의 도모로 국민건강 향상에 기여하는 것이다.

모자보건의 근본적인 목적은 모든 임산부들로 하여금 건강을 유지·증진하고 영·유아 보건에 대한 지식을 습득시키며 정상 분만 및 건강한 어린이를 출산하도록 한다. 또한 모든 어린이로 하여금 가정 내의 건전한 환경에서 사랑과 보호를 받으며 성장하게 하고 적당한 영양과 건강지도 및 효과적인 의료봉사를 제공해 주며 생활태도를 길러준다. 그러므로 모자보건은 출생 이전과 이후의 모자에 대한 보건관리에 의하여 이환율과 사망률을 현저하게 감소시키고자 하는 데 주 목적이 있다.

3. 모자보건의 중요성

앞에서 언급한 바와 같이 모자보건은 건강한 다음 세대를 이어주는 사업, 즉 국민 재생산력과 자질을 향상시키는 데 공헌하는 국가적 사업이다. 그 대상 인구는 모든 여성과 18세 미만의 모든 어린이를 포함한다. 협의의 대상(15~49세의 가임여성과 영유아를 중심으로 한 학령기 아동)으로 한정하더라도 국민의 반수를 차지하는 국가사업임을 알 수 있다. 이들은 환자가 아닌 건강한 자들이므로 건강에 이상이 발생하기 이전에 체계적이고 지속적인 건강관리와 질병예방에 주력함으로써 효과의 극대화를 기할 수 있다. 그러나 이들은 질병이나 사회 환경의 급격한 변화에 적절히 대응하는 데는 취약한 특성도 가지고 있다. 따라서 국가적으로 이들에 대한 적극적인 대책을 강구하지 않을 때에는 개인건강에 치명적인 결과를 초래할 뿐만 아니라 장기적으로는 국민의 자질과 국력 저하로 이어지게 된다. 영아사망률, 모성사망률, 주산기사망률 등 모자보건 관련지표가 그 국가발전 수준을 나타내는 지표로서도 인식되고 있는 이유가 바로 여기에 있는 것이다.

4. 모자보건의 대상

광의의 모성인구는 제2차 성징이 나타나는 생식기에서 폐경기에 이르는 모든 여성으로 가임연령(reproductive age : 15~49세)이다. 즉, 광의의 모성인구는 초경이 시작된 여성에서 폐경에 이르는 여성을 의미한다.

협의의 모성인구는 임신·출산중인 여성, 출산 후 산욕기에 있는 여성, 그리고 수유중인 여성을 의미한다.

어린이의 인구는 넓은 의미로는 태아에서 사춘기에 이르는 남녀 모든 어린이를 말하지만 실제 모자보건사업에서는 0세부터 14세에 이르는 어린이를 포함한다.

5. 모자보건의 내용

모자보건사업의 범위는 대상인구와 관련된 모든 보건 서비스를 포함하며, 국가와 지방자치단체는 다음과 같은 모자보건사업을 하기 위하여 보건소에 모자보건기구를 설치(제7조)하도록 하고 있다. 모자보건사업의 구체적인 내용은 다음과 같다.

첫째, 임산부의 산전관리 및 분만관리와 응급처치

둘째, 영유아의 건강관리 및 예방접종

셋째, 피임 시술 및 피임 약재의 보급에 관한 사항

넷째, 부인과 질병 및 그에 관련되는 질병의 예방

다섯째, 장애 아동의 발생 예방 및 건강관리

6. 모자보건의 특성

1) 공중보건학의 한 분야

모자보건의 대상 인구는 지역 주민의 과반수이상을 차지하고 있으며, 대상의 대부분이 건강하게 생활하고 있는 건강인 이다. 따라서 모자보건은 의료(임상) 분야라기보다는 보건관리 또는 공중보건학의 한 분야로 보는 것이 타당하다. 그러나 모자가 임신, 분만, 산욕시기에 당면하는 위험이나 신생아기 및 영유아기의 성장 과정에서 조우하는 위험은 치명적인 경우가 많으므로 의료적인 측면의 중요성을 간과할 수 없는 측면도 있다.

2) 모성과 소아의 일체성

(1) 모체와 태아와의 관계

임신 중의 모체와 태아 사이에는 밀접한 기능적 관계가 있다.

태아는 태반을 통해서 모체와 연결되어 있으며, 그 태반을 통해서 모체로부터 산소나 물, 영양분 등을 공급받고 탄산가스나 노폐물은 모체에 배출하며 성장한다. 모체와 태아 사이에는 여러 가지 호르몬의 분비 및 대사도 활발하게 일어나는데, 예를 들면 임신 중 모체로부터 다량 배출되는 estrogen의 일종인 estriol은 태반에서 분비된 호르몬이 태아의 체내에 들어가서 태아의 신장 등에 의해 대사되어 다른 호르몬으로 변화된 후 다시 태반을 통해서 모체로 들어와서 estriol로 배설된다. 만일 태아가 무뇌증이라든가 기관에 이상이 발생하면 대사가 일어나지 않기 때문에 모체의 estriol 배설이 극도로 줄어들게 된다. 이러한 모체와 태아 간의 복잡한 호르몬 대사 현상은 태아태반 기능(fetoplacental unit)이라는 하나의 기능 유니트로서 이해되고 있다. 근년에는 태아의 하수체, 부신계가 성숙하면 부신피질 호르몬의 분비가 증가하고, 이것이 태반 중의 산소의 움직임이나 스테로이드 호르몬 대사의 변화를 가져와 분만을 유발시키는 것으로 알려져 있다.

⑵ 태아의 발육에 미치는 모체환경의 영향

외부에서 모체에 가해지는 환경 인자나 모체 내에서 발생하는 여러 가지 변화가 태아의 발육에 큰 영향을 미친다. 영국에서 1969년 발표된 조사 보고서에 따르면 모체의 연령, 경산 횟수, 사회적 지위, 신장 및 임신 중독증의 유무 등은 주산기 사망에 영향을 미치는 것으로 보고되었으며, 저체중아의 출산 원인을 조사한 일보의 보고(1981)에 의하면 수면 시간이 짧고 , 편식이 심한 사람, 모자건강수첩의 교부가 늦은 사람, 임산부 검진 횟수가 적은 사람, 임신 중에 보건지도를 받지 않은 사람들에게서 유의하게 저체중 자녀를 출산하는 빈도가 높았다. 또한 많은 연구에서 임산부가 흡연하면 모세혈관이 수축하여 태반에서 혈액의 흐름을 방해하는 등 태아의 발육이 지연되거나 정신지체아의 출산 확률이 높은 것으로 보고되고 있다. 모체의 정신적 상태에 따라서도 태아는 영향을 받는다. 예를 들어 화를 내거나 놀랄 때는 부신으로부터 아드레날린이 분비되어, 태반을 통하여 태아에게 작용하게 되기 때문에 태동을 유발하여 저체중아 출산으로 이어지는 경우가 있다. 이처럼 태아는 모체의 환경에 민감하게 영향을 받으며 출산 후의 발육 과정에도 영향을 미친다.

⑶ 모자 상호 작용

아기는 여러모로 미숙한 상태로 태어나지만 양육자나 주위 사람들과 사회적 교류(접촉)를 통해서 발달이 촉진된다. 아기는 주된 양육자인 모친에 대하여 점차 애착(attachment)을 가지게 되고, 모친도 자녀에 대한 애정의 깊이를 더해 가는 가운데 모성이 확립되면서 모자 상호 작용(mother-infantinteraction)이 활발해지고 이에 따라 모친과 자녀는 결합(mother-infantbonding) 관계를 형성해 가는 것이다.

① 정서적 응답성(emotional availability)

언어를 획득하기 이전의 아기의 표정이나 울음소리는 커뮤니케이션 수단이다. 모친은 아기의 몸짓이나 울음소리를 듣고 아기가 무엇을 요구하는지 이해하고 적절하게 대응하여야 한다. 아기의 정서적 신호를 이해하고(알아차리고) 대응해 가는 것을 '정서적인 응답성'이라 한다. 모친이 요구에 잘 대응하였을 때 아기는 울음을 그치고 웃는 얼굴이 된다. 이것이 모친에게는 보수로 작용되어 의욕과 자신감을 갖게 된다. 아기는 요구하면 모친이 들어준다는 신뢰감을 배워간다. 이렇게 하여 모친과 아기 사이에는 정서와 행동 교환이 이루어지고, 모친은 아기의 정서 표현을 이해하고 응답성을 높임으로써 애착과 결합 관계를 더욱 튼튼히 쌓아가게 된다.

② 애착(attachment)

모친의 애착은 대개 태동을 느끼면서 시작되어 출산 후 아기와의 접촉을 통하여 강화된다고 한다. 아기 쪽에서도 모친에게 대응을 기대하는 신호를 보내게 되므로 모자 상호 작용에 의하여 애착이 확립되어간다. 한편, 자녀의 애착 형성에는 모친의 육아 행동에 의한 상호 작용이 중요하므로 모친의 건강, 성격, 보육태도 등은 자녀의 건강이나 정신발달에 큰 영향을 미치게 된다. 애착 행동에는 개인차가 있으며, 애착의 강약과 반드시 일치하는 것은 아니다. 또 애착 형성에는 자녀와 접촉하는 시간의 양과 같은 기계적인 대응보다는 정서적인 응답성이 어떠한가 하는 접촉의 질이 더욱 큰 영향을 미친다는 사실을 기억할 필요가 있다.

제2절 모자보건의 관리

1. 임신과 산전관리

건강한 모성은 초경이 시작되면 폐경까지는 임신력을 가진다. 임신은 배란 직후부터 24시간 이내에 성숙된 난자와 정자의 수정에 의하여 이루어지게 된다. 임신은 수정난이 자궁에 착상함으로써 성립되며 분만이 끝날 때까지의 임신기간은 약 40주이다.

1) 임신의 진단

임신증상으로는 입덧 등의 소화기증상, 피부의 착색이나 융기, 기초 체온의 장기간 고온 유지, 자궁의 증대, 유선의 발육과 유륜부의 착색, 태동의 자각, 월경 정지 등이 있으나 개인차가 크므로 두 가지 이상의 중복된 징후가 나타나면 요검사, 기초 체온 진단, 초음파 진단 등에 의해 확정 진단을 받는 것이 바람직하다.

2) 분만 예정일

분만 예정일은 어디까지나 추정일로서 확정일은 아니다.

① 최종 월경일 부터의 계산법

최종 월경이 시작된 달 + 9(또는 -3) = 분만 예정 월

최종 월경이 시작된 날 + 7 = 분만 예정일

② 임신 성립일로부터 산출할 경우

1회의 성교로 임신하고 그 날을 알고 있는 경우, 266일을 더해준다.

③ 배란일을 2주로 해서 266일을 더해 주는 방법

기초 체온으로 최종 배란일을 알고 있는 경우에도 적용

④ 첫 태동에 의한 계산

첫 임신인 경우, 첫 태동을 자각한 날을 임신 20주로 가정하여 20주를 더하여 예정일로 계산한다. 경산부의 경우에는 첫 태동을 임신 18주로 가정하여 22주를 더해서 예정일로 잡는 경우도 있으나 부정확하다.

⑤ 초음파 진단법

임신 7~11주 경에 두 전장을 측정하여 임신 시기를 추정한다.

3) 산전관리

임신은 생리적 현상이므로 특별한 생활을 할 필요는 없다. 그러나 정상적으로 경과하고 있는 임산부라도 임신에 따른 심신의 변화 때문에 일상생활에 불편을 겪는 경우가 있다. 경우에 따라서 임산부 자신과 남편, 가족들이 생활환경을 조정함으로써 순조로운 임신 경과를 위해 협조할 필요가 있다.

(1) 정기적인 검진

안전하게 분만을 끝내기 위해서는 특별한 이상이 없어도 정기적인 검진을 받음으로써 임신이 순조롭게 경과하고 있음을 확인하는 것이 중요하다. 또 검진을 받음으로써 이상의 조기발견이 가능하다. 검사 항목은 체중, 요검사, 혈압 등이며, 검진 횟수는 23주까지는 4주에 1회, 35주까지는 2주에 1회, 36주 이후 분만일까지는 매주 1회씩 규칙적으로 받도록 하여야 한다.

(2) 보건지도

임신 전 기간에 걸쳐서 모체의 생리적 변화에 따라 나타나는 문제점에 대하여 바른 지식과 정보를 제공하고, 임산부 자신이 자기 관리(self care)를 할 수 있도록 원조한다. 보건지도 내용으로는 임신 신고와 모자건강수첩 교부, 정기검진의 필요성과 방법, 일상생활지도, 임산부 영양과 모유영양 준비, 분만 준비(장소 선택), 이상의 조기발견과 대처 방법 등이다. 특히 임신기의 영양은 모체의 건강 유지 및 태아의 발육에 중요한 역할을 할 뿐만 아니라 출산 후 모유로 육아에 임하고자 하는 모성의 기본적인 역할에도 영향을 미치게 된다.

2. 출산과 분만관리

분만(출산)은 태아가 산도를 통하여 모체 밖으로 태어나는 과정을 가리킨다. 분만 중의 여성을 산부라 하고 처음 분만하는 경우에는 초산부, 이미 분만의 경험을 가진 경우는 경산부라 한다.

분만은 분만 경과와 시기, 분만양식, 출산아수 등에 따라 분류한다.

1) 분만 경과에 의한 분류

정상분만과 이상분만이 있으며, 정상분만은 임신 37~42주에 자연스러운 진통으로 성숙된 태아가 전방후두위로 태어나고, 모자가 분만에 의한 장애나 합병증이 없이 경과가 양호한 분만을 말한다. 분만소요 시간에 있어서는 초산부가 30시간미만, 경산부가 15시간 미만일 경우이다. 이상분만에는 모자의 생명에 위험이 수반되므로 유도 및 겸자분만, 제왕절개술에 의한 수술분만 등 인공 조작이 필요하게 된다.

2) 분만 시기에 의한 분류

임신 기간이 37~42주까지의 분만을 정기산, 22~36주까지의 분만을 조산, 21주까지의 분만을 유산이라고 하며, 정상분만 기간을 초과한 경우를 과기산이라 한다.

3) 기 타

분만양식에 따라 자연분만과 인공분만, 태아 수에 따라 단태분만과 다태분만, 출산아 생사에 따라 생산과 사산으로 분류된다.

3. 산욕 및 신생아 보건관리

산욕기란, 분만이 종료하여 자궁, 산도, 오로가 회복되고 임신 가능한 신체로 되돌아오기까지의 경과를 말한다.

산욕기는 출산으로 인한 체력 손실, 분만으로 인한 동통 경험과 피로 외에도 분만 자체에 대한 불안과 수고 등 신체적 회복과 함께 정신적 회복을 기하는 시기로 약 6~8주가 소요된다.

1) 산욕부의 건강관리

산후의 일상생활과 육아 활동은 신체의 회복 상태에 따라 점차 넓혀 가도록 하며, 역할의 변화와 가족 관계의 재조정을 단계적으로 추진해 가도록 한다. 또 이 시기에 발생하기 쉬운 이상의 조기발견과 자기 관리에 대하여 숙지하도록 한다.

2) 신생아 건강관리

생후 4주까지의 아이를 신생아라 부른다. 출생체중 2,500g 미만을 저출생체중아(출생 체중, 1,500g 미만을 극저출생체중아, 출생체중 1,000g미만을 초저출생체중이라 함). 출생체중 2,500g~4,000g을 정상출생체중아, 그 이상을 거대아라 한다. 이 시기는 생리적, 생화학적으로 미숙한 상태로 태내 환경에서 태외 환경으로 적응하는 시기이다.

신생아의 영양은 모유 영양이 가장 좋으므로 모체에 특별한 이상이 없는 한 모유수유가 바람직하다. 수유의 기본은 자율 수유(self-demand feeding)로 마시고 싶을 때 원하는 만큼 마시게 함으로써 모자 간의 신뢰 관계를 키워갈 수 있도록 하는 것이 좋다. 신생아는 체중에 비해 체표면적이 크고, 피하지방이 얇아서 열 손실이 많다. 또한 체온 조절 기능이 미숙하여 환경의 영향을 받기 쉬우므로 실내 온도는 24~26℃, 습도는 50% 전후가 적당하다. 체온은 36~37℃로 유지하게 한다. 이 시기에는 아직 모체로부터 받은 수동면역항체를 가지고 있으나 모체가 항체를 가지고 있지 않는 질환에는 이환되기 쉽다. 세포면역 기능도 미숙하여 감염증에 이환되면 중증화되기 쉽다. 따라서 매일 목욕과 제대소독, 유방 및 수유용 기구의 소독, 의복의 세탁 등 주변을 청결히 하도록 노력해야 하며, 선천성 대사이상 검사도 받도록 한다.

4. 영유아 건강관리

생후 1년까지를 영아기라 하고, 입학 전의 만 6년까지를 유아기로 구분한다.

영아기는 모친으로부터 받은 면역이 감소하고 행동 범위의 확대로 인해 감염 기회가 증가하는 시기이다. 모유 영양이 줄어들면서 이유를 시작하게 되는데, 영아기 후반에 이유를 거의 완료하게 된다. 특히 인간을 인간답게 하는 특징이라 할 수 있는 정서나 행동, 언어 등의 발달이 모자 상호 작용에 의하여 시작되는 시기이므로 충분한 피부 접촉에 의한 모자 관계나 가정 내의 인간관계를 형성할 수 있도록 노력할 필요가 있다.

유아기는 신체적 기능과 함께 정신적 기능도 급격하게 발달하며, 기본적인 생활 습관을 익히게 되어 집단생활에 적응할 수 있는 기초적 능력을 지니게 된다. 이 시기의 생활행동 범위는 가정에서 사회로 확대되고, 운동 기능과 지적 기능, 즉 언어 능력과 기억력이 발달하고 수의 개념이 확립된다. 놀이를 통하여 부모와 가족, 친구와의 상호 작용에 능동적인 역할을 하게 됨으로써 사회성을 획득해 간다. 유아기는 기본적인 생활 습관을 완성하고 정신적·사회적으로도 균형 잡힌 인간으로서의 기초가 형성되는 중요한 시기이다.

건강관리에 있어서 감염과 사고의 기회가 많고 질병에 대한 면역력이 약해서 전염성 질병을 포함한 기타 질병에 잘 이환될 뿐만 아니라 건강관리의 잘못으로 인하여 장애나 사망을 초래하기도 한다. 호기심으로 인한 지적 욕구가 강하고 활동량이 많아져서 사고를 일으키기 쉬우므로 안전에 대한 지도 감독이 필요하다. 또한 규칙적인 건강검진을 통하여 정상적인 발육·발달을 확인하는 것과 선천성 장애나 잠재성 질병 등을 조기에 발견하여 치료받을 수 있도록 하는 것도 중요하다. 이 시기의 일반적인 건강관리 내용은 아래와 같다(김초강, 1996).

① 일상생활 습관 형성 및 신체 청결 유지
② 사고예방을 위한 안전교육
③ 식사 예절 및 영양관리
④ 예방접종 및 추가접종
⑤ 영구치 보전을 위한 구강보건 지도
⑥ 성장 발육 측정 및 평가
⑦ 체격, 체력 및 자세지도
⑧ 시력 검사
⑨ 수면 및 휴식
⑩ 또래 집단과의 적응력 및 예절교육
⑪ 선천성 장애나 결함을 발견하기 위한 지속적인 경과 관찰

5. 우리나라 모자보건 현황

우리나라의 영아사망율 등 국가보건 지표는 선진국 수준이나, 저체중출생아, 다태아 등의 증가로 새로운 건강문제로 대두되고 있다.

영아사망율은 1천 명당 3.0명(2013년)으로 OECD 평균 4.1명(2013년)보다 낮으며, 모성사망비도 10만 명당 11.0(2014년)으로 선진국 수준이다. 안전분만율 등 의료서비스 이용율은 높으나, 임신·출산·양육에 대한 국민인식도 및 실천율은 낮은 수준이다.

임산부 및 영유아의 건강이 차세대 건강을 좌우하나, 신생아 집중치료실, 산부인과 의료기관 등 관련 인프라 부족과 통합적 관리도 미흡하며, 사업대상 확대, 지원근거 마련 등 모자보건법 개정 등 제도적 개선이 요구되고 있다.

또한 빈곤정책에서 중산층까지 포함한 보편적 정책으로의 전환이 필요하며, 국민인식이 미흡하여 사회적 지원 및 사전 예방적 투자가 부족한 실정이다.

이러한 문제점을 해결하기 위해서는 영유아사전예방적 건강관리를 통한 차세대 인적자원을 확보하고, 불임부부 지원 등 임신·출산에 대한 사회적 지원 강화하며, 임산부 및 가임기여성 건강보호를 통한 국민보건 향상을 도모해야 한다. 또한 모자보건 의료서비스의 지역적 불균형을 해소하고, 하위법령 정비를 통한 모성·영유아 건강을 위한 제도적 보호 장치를 마련하고자 노력해야 할 것이다.

비전	모성과 아동의 건강 사회 구현

정책 목표	◇ 임산부·가임기여성의 신체적·정신적·사회적 건강 증진 도모 ◇ 건강에 대한 사전 예방적 투자로 차세대 건강한 자원 확보 ◇ 임신·출산·양육에 대한 사회적 환경조성 ◇ 모자보건사업의 지원 및 전달체계 구축

추진 전략	모성(가임기여성) 생식건강증진	모성(임산부) 건강지원	아동 사전 예방적 지원	임신·출산·양육 사회책임및제도강화
주요 과제	○ 가임기여성생식 건강지원 - 대학생 생식 건강 센터 운영 - 인공임신중절 예방홍보 - 임신·출산·육아 포털사이트	○ 임산부·아동 건강관리 - 철분제 지원 - 표준모자보건수첩 지원 ○ 모유수유클리닉 ○ 건강한 임신출산 건강정보등록 ○ 산후조리원 관리 강화	○ 선천성대사이상 검사 및 환아관리 ○ 미숙아·선천성 이상아 등록관리 및 의료비 등 지원 ○ 신생아 청각선별 검사 ○ 국립대병원 신생아집중치료시설 지원 ○ 취학전아동 실명 예방사업	○ 불임부부 지원 ○ 임산부의 날 ○ 임산부 배려 캠페인 ○ 모자보건법령 개정

※ 관련과제 : 임산부및영유아보충영양관리사업(WIC), 임산부 및 영유아 건강검진, 산모신생아도우미 지원사업

정책 수단	모자보건 전달체계 강화	모성·아동 건강정책 기반 조성 및 법령정비
이행 과제	○ 민관 협력모델 개발·적용 ○ 지자체 모자보건 담당 역량강화 ○ 지역보건 매니저로서의 보건소 역할모델 개발	○ 모자보건법령 개정 ○ 건강기초통계 확보 ○ 건강정보 확보를 위한 산모 신생아 등록체계 구축

<그림 4-4-1> 모자보건사업의 기본목표 및 주요업무 추진사업

출처 : 보건복지부. 모자보건사업안내. 2008.

제3절 가족계획의 개념

1. 가족계획의 정의

가족계획이란, 부모로서의 책임을 자각하고 자녀를 낳아 길러서 건강한 가정을 구축하는 것을 기본 이념으로 한다. 이 기본 이념은 '모든 자녀의 부모의 희망에 다라서 태어나야 한다'는 생각에서 출발하고 있다. 구체적으로 가족계획은 가정의 행복과 자녀의 행복이라는 입장에서 현재와 장래의 육아환경과 능력 등을 고려하여 무리가 없는 합리적인 수태 조절을 하는 것이다.

가족계획의 정의는 나라와 학자마다 다르게 정의하고 있으나 세계보건기구의 정의는 "가족계획(family planning)이란 근본적으로 산아제한을 의미하는 것으로 출산의 시기 및 간격을 조절하여 출생 자녀수도 제한하고 불임증 환자의 진단 및 치료를 하는 것이다."라고 하였으며, 국제가족계획연맹에 의하면 "가족계획이란 반드시 정의를 내려야 할 필요성은 없으나 통상 의식적으로 가족 내의 자녀의 수와 출산간격을 조절하는 것"으로 정의하였다.

모자보건법에 의하면 가족계획이란, 가족의 건강과 가정경제의 향상을 위하여 수태 조절에 관한 전문적인 의료서비스와 계몽 또는 교육을 하는 사업으로 정의되고 있다.

2. 가족계획의 필요성

가족계획의 필요성에 대하여 김초강(1996)은 다음과 같이 열거하고 있다.

첫째, 어머니와 자녀의 건강 유지를 위해서 필요하다. 어머니가 가장 건강 할 때 자녀 출산을 계획함으로써 어머니와 자녀의 건강을 유지할 수 있기 때문이다.

둘째, 자녀의 양육 능력 조절을 위해 필요하다. 터울과 출산시기 및 자녀수를 고려한 적정 가족수를 계획함으로써 가족 모두 건강하고 행복할 수 있기 때문이다.

셋째, 생활양식 개선 및 경제생활 향상을 위해 필요하다. 가임 기간 중 반복되는 임신과 많은 자녀수는 어머니와 자녀의 건강에 장애요인이 될 뿐만 아니라 자녀 양육 및 교육의무의 부담을 가중시켜 가정경제를 어렵게 하여 결국 가족 전체의 삶의 질 개선에 저해요인으로 작용한다.

넷째, 도덕·윤리적 입장에서 필요하다. 원하지 않는 반복 임신의 대부분이 인공임신중절에 의해 처리되므로 원하지 않는 임신은 사전에 예방하여 윤리적인 문제 발생을 차단할 필요가 있다.

다섯째, 여성의 인권 존중이라는 입장에서 필요하다. 반복되는 임신, 출산, 육아는 여성의 자기 개발과 사회참여를 저지하는 장애요인으로 작용하기 때문이다.

3. 가족계획의 역사

가족계획은 일반적으로 피임, 산아제한 및 가족계획의 세 가지 시기로 나눌 수 있다.

1) 피임의 시기

인간이 계획적으로 피임을 하고자 하는 것은 기원전부터 시작하였다는 보고가 있다. 그러나 인구증가의 문제를 체계적으로 거론하기로는 1784년 Malthus의 "인구론"출판을 계기로 예방적 억제와 적극적 억제를 통하여 사전에 조절하여야 하는 것으로 인식하게 되었다. 즉 그는 인구론에서 예방적 억제, 즉 결혼의 기피 및 만혼 등을 통한 인구조절을 주장하였다.

신멜더스주의자(new malthus)들은 금욕이나 만혼보다는 결혼생활 중에 임신을 예방하여 조절을 하는 것이 가장 이상적이라고 하였는데, 대표적인 학자는 Francis Place이다.

2) 산아제한의 시기

제1차 세계대전 후부터는 피임보다는 산아를 제한하여야 한다는 것이 주된 내용이었으며, 비교적 조직적이고 근본적인 문제부터 해결하려 하였다. 미국의 Margaret Sanger는 1914년 산아제한 연맹을 창설하였고, 2년 후인 1916년에는 미국에서 최초의 산아제한 진료소를 개설하였다. 이 시기에는 조직적인 산아제한 금지 법률의 폐기, 산아제한 합법성의 법률화 및 대중계몽운동 등을 시도하였으며, 이 운동은 제2차 세계대전까지 계속되었다.

3) 가족계획의 시기

제2차 세계대전 이후부터 대중화운동의 목표가 산아제한 개념과는 달리 부모가 사전에 가족수를 계획하고 책임을 가지자는 방향으로 진행되었다. 이 운동의 대표적인 선구자는 미국의 Sanger를 위시하여 스웨덴의 Ottensen Vensen(옌센)과 인도의 Dhavanthi Rama Rau 등이다. 이들은 1952년 국제적인 가족계획 운동의 전개를 위하여 국제가족계획연맹(IPPF : International Planned Parethood Federation)을 창설하였다. 1974년 세계 136개국 대표가 부카레스트에서 모여 "세계인구의 해"로 선포하고, 세계인구계획행동강령을 채택하였고, 국제연합에서도 국제연합부설기구로 국제연합인구활동기금(UNFPA : UN Funds for Population Activities)을 설치하고 세계의 인구문제를 해결하기 위한 재정적, 기술적 지원을 하고 있다. 우리나라는 1961년 4월 양재모 교수를 주축으로 민간단체인 대한가족계획협회를 설립하였다.

4. 가족계획의 내용

1) 결혼

가족계획은 결혼에서부터 시작된다. 건전한 결혼, 우생학적인 결혼은 건강한 가정을 이룬다. 따라서 불건전한 결혼, 연령차가 심한 결혼, 지나친 만혼은 피해야 한다.

2) 초산연령

초산과 단산은 빠를수록 좋다. 단산은 35세 이전이어야 한다. 그러나 20세 미만의 출산은 산전관리의 부적절로 사산, 조산이 증가될 수 있고 또한 합병증 발생률과 모성 사망률이 증가할 수 있다. 반면에 35세 이상의 출산은 고 위험 임신시기로 선천적 기형, 유산, 난산, 임신중독증, 미숙아 분만율이 배로 증가한다. 따라서 출산연령은 22~29세가 가장 적당하다.

초산이 빠를수록 좋은 이유는 불임의 조기발견, 조기치료, 난산의 방지, 자녀의 터울 조절, 노후의 자녀양육, 교육능력 고려, 빠른 단산 등이 있다.

또한 단산이 빠를수록 좋은 이유는 35세 이후에 많이 발생하는 자궁암이나 자궁근종에 의한 불임증 방지, 여자의 젊음을 오래 유지, 자녀양육의 임무를 비생산 연령이 되기 전에 마칠 수 있음, 모성사망의 위험성 감소 등이 있다.

3) 출산간격

출산간격(birth interval)은 자녀의 터울로서 모체의 육체적·정신적·경제적인 면을 고려하여 보통 2~5년의 간격이 좋다. 만 3년이 가장 적당하다. 만약 5년이 초과되면 초산과 같아 난산이 우려된다.

출산간격을 두는 이유는 여성이 분만 후 정상적인 신체상태로 회복되기 위해서는 휴식과 준비기간이 필요하고 정신적인 부담을 덜며 경제적인 어려움을 피하기 위함이다. 연년생이거나 5년 이상의 터울이 되면 정서발육에 지장을 초래함은 물론 성격발달 등 형제간의 관계형성이나 역할습득에 많은 문제가 발생되기도 한다.

4) 출산횟수

가족계획의 본래의 의미는 자기 분수에 맞는 자녀를 갖도록 하는 것이므로 부모의 건강, 경제적 능력, 가정환경 등에 따라 출산횟수는 결정된다.

분수에 맞는 자녀를 갖도록 적절한 출산을 해야 하며, 특히, 남아선호사상을 배격하여 남녀 구별 없는 출산이 이루어져야 한다. 보통 1~2명이 바람직하다.

5) 출산계절

따뜻한 봄이 적당하다. 출산계절은 양육, 이유시기, 학교입학시기 등을 고려하여야 한다. 즉, 성장과정에 태양열을 많이 받게 되며 모체도 신선한 채소 등 영양가를 충분히 섭취할 수 있으며 학교에 입학해도 가을이나 겨울에 낳은 아이보다는 성장이 다소 빠르며 학업에도 유리하다. 봄에 출산하면 음식물의 보관이 용이하고 아이의 소화불량이나 설사 등의 발생도 적다. 따라서 봄에 출산하기 위해서는 여름에 임신하는 것이 좋다.

6) 건강한 아기를 낳기 위한 임신중의 주의

① 성병(선천매독, 임질)에 의한 불구아, 기형아 분만

② 임신 초 풍진에 감염되면 모체는 경증으로 경과하나 태아는 기형아가 되는 수가 많다.

③ 수면제 마취제 남용 : 저능아, 팔·다리가 짧은 불구아

④ 호르몬제 남용 : 반음 반양화(여아임신중 남성호르몬 복용 시나 그 반대의 경우)

⑤ 빈혈, 영양부족 : 불건강한 아이

⑥ 방사선 과량조사 : 불구아, 사태아

⑦ 정신의 불건전 : 태아에 간접영향(과로, 근심, 비애를 피해야 함)

7) 육아지도

좋은 계획으로 출산된 아이가 건강하게 성장하지 못한다면 아무런 의미가 없게 된다. 따라서 가족계획은 결혼에서부터 육아교육까지를 포함하는 광범위한 사업이다. 육아지도와 교육에는 영양관리, 이유관리, 질병감염방지, 성격지도, 정서적 발달지도, 정기적 예방접종, 각종 사고예방 등이 포함된다.

5. 피임방법

피임의 원리는 배란억제, 수정방지, 자궁착상방지 등으로 가족계획을 실천하기 위하여 피임법을 사용하는데 다음과 같은 구비조건을 갖추어야 한다.

① 피임효과가 절대적으로 확실해야 한다.

② 육체적, 정신적으로 무해하고 성생활에 지장이 없어야 한다.

③ 피임의 효과는 일시적이야 하며, 임신을 원하면 언제라도 임신이 가능해야 한다.

④ 피임에 실패했더라도 태아에게 해가 없어야 한다.

⑤ 실시방법이 간편하고 부자연스럽지 않아야 한다.

⑥ 비용이 적게 들고 구입이 쉬어야 한다.

⑦ 부작용이 없어야 한다.

1) 영구적 피임(불임법)

가족계획에서 사용되고 있는 방법은 여성을 대상으로 하는 난관수술과 남성을 대상으로 하는 정관수술이 있다. 불임법은 성선기능을 장해하지 않고 성호르몬의 분비에는 변화가 없으므로 임신을 못하게 할 뿐이며 신체적 장애는 없는 방법이다.

① 난관수술 : 난관은 여성의 자궁 양쪽에 하나씩 붙어 있어서 자궁과 난소를 연결하는 통로의 역할을 한다. 난관수술이란 난자의 통로인 난관을 막아 정자와 난자의 수정을 못하도록 하여 임신이 되지 않게 하는 피임법이다. 이 방법에는 복강경수술과 미니랩이 있다.

② 정관수술 : 정자의 배출은 사정에 의해서 고환에서부터 정관을 통해서 몸 밖으로 배출된다. 정관수술이란 정자가 몸 밖으로 배출되지 못하게 정관을 절단함으로써 임신을 할 수 없게 하는 피임법이다. 이는 수술이 간편하고 소요시간이 매우 짧다.

2) 일시적 피임법

일시피임의 재래식 방법은 성교중절, 질 세척, 수유연장법 등이 있으며, 콘돔, 다이아프램법, 살정자법, 월경주기법, 기초체온법 등이 있으나 현재는 주로 피임약, 콘돔, 자궁내장치 등을 이용하고 있다. 다음에서는 이용도가 높은 일시적 피임법에 대하여 살펴본다.

① 먹는 피임약 : 난소에서 난자가 배출되는 데는 여성의 성호르몬인 황체호르몬과 난포호르몬이 서로 작용한다. 먹는 피임약은 주로 이 두 호르몬의 혼합형 제제(sterioid hormone)로 난소에서의 배란작용을 억제하여 자궁경관 점액의 점도를 높여 피임을 하는 방법이다.

② 자궁내 장치(IUD) : 자궁 내 장치는 보통 루프라고도 하는데 자궁 내 장치를 하면 자궁과 난관의 수축운동이 활발하여 난관 끝에서 수정란을 자궁 속으로 빨리 운반하게 되고 자궁 내 점막의 국소적 이물반응으로 포배를 분해 시켜 수정란의 착상을 방해한다.

③ 콘돔 : 콘돔은 남성이 사용하는 피임방법으로 성교직전 음경에 얇은 고무주머니를 끼우는 것으로서 사정된 정액은 고무주머니 속에 받아지므로 자궁내에 남성의 정자가 들어갈 수 없다. 따라서 정확히 사용하고 품질에 이상이 없는 한 피임효과는 좋다.

제4절 우리나라의 가족계획사업

1. 가족계획사업의 역사

인구증가로 인한 경제발전의 침체를 극복하기 위한 가족계획사업은 민간부문에서 먼저 전개되었다. 1961년 4월 양재모교수를 주축으로 대한가족계획협회를 설립하여 가족계획사업을 추진하였다. 그 후 1962년 국가시책으로 채택하여 가족계획사업을 국가의 주도로 추진하기 시작했다. 초창기부터 경제개발 5개년 계획의 일환으로 추진되어온 가족계획사업의 성격을 요약하면 다음과 같다.

① 1단계 : 1962~1966년까지의 시기로 피임 보급체계의 확립
② 2단계 : 1967~1971년까지의 시기로 지역사회중심 피임보급의 기반조성
③ 3단계 : 1972~1976년까지의 시기로 특수집단을 통한 선별적인 사업전개
④ 4단계 : 1977~1981년까지의 시기로 종합적인 접근방안 도입
⑤ 5단계 : 1982~1986년까지의 시기로 획기적인 종합정책의 추진

가족계획사업의 적극적인 추진 결과 국가에서 목표하는 인구증가율 1% 달성은 계획 연도인 1993년보다 무려 8년이나 앞당긴 1985년에 이미 달성했다. 1987년부터는 질적인 면에 더 중점을 두어 모자보건과 연계하여 추진하고 있다. 그리고 가족계획에 대한 정부 지원도 대폭삭감하기 시작했다. 정부의 피임보급실적은 자궁 내 장치는 꾸준히 가장 많이 보급되고 있으며, 콘돔, 불임수술, 먹는 피임약 순이다.

2. 가족계획사업의 평가

1) 가족계획사업의 양적 성공

우리나라의 가족계획사업은 양적인 면에서 괄목할 만한 성과를 거두었다. 합계출산율이 1960년에 6.0에서 1971년 4.7로 떨어졌고 1981년에는 2.7, 1987년에는 1.6으로 하강하였다. 그리고 인구증가율 1%의 목표달성은 1985년에 달성하였다. 이러한 성공의 요인은 정부의 강력한 의지와 인적·물적 자원의 우선 배정으로 사업이 지속적으로 추진되었으며, 민간단체의 적극적인 협조 및 연구가 있었고, 연구기관에서의 요원의 훈련 및 평가 등이 지속적으로 이루어 졌다. 또한 국민의 생활수준의 향상, 자녀에 대한 사상의 변화, 여성의 사회진출 확대 등도 가족계획사업 성공의 요인들이다.

2) 문제점

1988년 전국 가족보건 실태조사 자료에 의하면 다음과 같은 사항 등이 조사되었다.

첫째, 마지막 임신의 52.9%만이 원했던 임신이었고 나머지 47.1%는 원치 않는 임신이었는데 그 중에서 20.2%는 피임실패에 의한 임신 경험률이 전국적으로 29%나 된다. 둘째, 인공 임신중절률이 1.6%으로서 총 출산율과 맞먹는 높은 비율이다. 셋째, 인공임신중절 이유가 자녀불원, 즉 단산 목적이 79%가 되고 터울조절이 5%나 된다. 넷째 25세 미만의 부인들의 27%가 한두 번씩의 인공임신중절 경험을 가진 것으로 보고되었다. 이와 같은 것을 볼 때 우리나라의 가족계획사업이 질적으로 많은 개선을 해야 할 것을 시사하고 있다. 가족계획사업의 질적 향상은 모자보건사업의 향상과 함께 검토되어야 할 것이다.

제5장 보건영양

제1절 보건영양의 개념

1. 보건영양의 정의

사람은 생존에 필요한 물질을 외부로부터 섭취하고 성장과 조절을 계속한다. 이런 성장과 생활을 계속 영위할 수 있도록 하는 것을 영양(nutrition)이라 하며 이에 필요한 물질을 영양소(nutrients)라고 한다.

영양학의 영역은 음식물을 중심으로 연구하는 식품과학과 인간중심으로 연구하는 영양과학으로 대별할 수 있으며, 영양과학의 영역은 기초영양학, 임상영양학, 보건영양학으로 나누어 생각할 수 있다.

보건영양학이란 지역사회 전 주민의 건강을 위해서 음식물(영양)과 인간과의 관계를 연구하는 학문으로, 그 연구방향은 개인을 중심으로 하는 것이 아니고, 지역사회 전 주민의 식생활에 있어서의 결함을 제거하고, 개선하여 영양부족이나 결핍이 없도록 하는 데에 있기 때문에 지역사회영양학이라고도 한다.

2. 보건영양의 중요성

국민의 건강은 음식물의 위생적 조건에 따라서 영향을 받지만, 음식물의 영양적 조건에 따라서도 영향을 받게 된다. 음식물이란 양적으로 충분하고, 질적으로 훌륭하여야 하며 맛이 있어야만 하는데 이를 훌륭한 식이의 3대 요소라 할 수 있다. 특히 질적으로 불량한 음식물의 장기적 섭식은 각종 결핍증상이나 질병을 일으키게 되므로, 국민 모두가 영양적으로 균형 있는 훌륭한 식생활을 할 수 있도록 관리한다는 것은 매우 중요하다. 따라서 국민영양관리는 국력향상 및 경제적 발전의 원동력이 되는 가장 중요한 요소로서 국민의 체력 향상과 건강유지, 근로자의 작업능력 향상 및 정신적 안정과 작업의욕의 고취로 생산성을 향상시킬 수 있으며, 질병이환율의 감소 및 결핍증 예방과 사망률을 감소시키는 등의 목적을 실현해 간다는 점에서 국민영양관리는 대단히 중요하다.

제2절 영양소

1. 영양소의 작용

1) 5대영양소

생명을 유지하고 건강한 일상생활을 영위하기 위해서 인체가 체외에서 식품을 섭취하여 생명활동을 영위하는 것을 영양이라 하고, 체외에서 섭취한 물질 중에서 인체에 이용되는 성분을 영양소(nutrient)라 한다.

일반적으로 영양이라 하면 식품의 생산, 저장, 가공, 운반, 분배, 식단, 조리, 상차림 등이 포함되고, 특히 식품을 섭취하는 사람의 심리적, 물리적, 생물학적, 의학적 요인 등도 포함된다. 또한 영양소에는 탄수화물, 지질, 단백질, 비타민, 무기물 등이 있는데 이것들을 5대 영양소라 한다.

물도 빼놓을 수 없는 중요한 영양소이나 물은 특별한 경우에만 필요한 것이 아니므로 5대 주요 영양소에는 포함시키지 않으며 6대 영양소를 말할 때에는 대개 물을 포함시킨다.

2) 영양소의 3대 작용

영양소는 여러 가지 작용을 하지만 중요한 것을 요약하면 열량공급, 시체의 조직 구성 및 신체의 기능 조절의 작용을 하는데 이를 영양소의 3대 작용이라 한다.

① 열량공급 작용 : 영양소의 열량 발생량은 세포내에서 영양소가 화학적 변화를 거쳐 발생되는 것으로 단백질, 탄수화물, 지방질은 함유식품 1g을 공기 중에서 산화시키면 각각 4, 4, 9kcal의 열량을 낸다.
그러나 실제로는 이들 열량식품이 체내에서 이용될 때는 그 식품이 가진 열량가보다 높은 열을 생산하게 되는데 이는 식품의 특이동적작용(SDA : specific dynamic action)에 의한 것이다. 특이동적 작용은 식품이 소화·흡수·대사될 때 에너지를 필요로 하기 때문에 일어나며 단백질은 16~30%, 탄수화물은 4~9%, 지방질은 4% 전후의 열량상승이 있게 된다.

② 신체의 조직구성 : 인체의 구성성분은 유기물과 무기물로 구분되는데 인체구성은 유기물인 단백질이 약 16%, 탄수화물이 소량, 지방질이 약 14%와 무기질이 약 5%, 수분 65%로 구성되어 있다. 그리고 인체의 구성은 수없이 많은 세포로 구성되어 있으며, 이들은 20여종의 원소로 구성되어 있다.

③ 신체의 생리기능 조절 : 신체의 기능이 원활히 될 수 있는 것은 물, 무기질, 비타민 등의 작용에 의하는데, 주로 식품의 산화작용, 신경작용, 심장운동, 각종 분비선의 기능 조절 등

의 작용을 한다.

3) 열량소의 작용

(1) 탄수화물(당질, carbohydrates)

탄수화물은 인체 내에서 분해・흡수・산화되어서 에너지원(4㎉/g)으로 이용되고, 남은 것은 1차적으로 간장에 글리코겐으로 저장되고, 그래도 남은 것은 지방조직에 지방으로 저장된다.

1cal는 물 1g을 14.5℃에서 15.5℃로 1℃상승시키는데 필요한 열량이다. 그러나 영양학에서는 1cal의 1,000배인 1㎉를 대 칼로리(Cal)로 사용한다. 포도당 1분자가 완전 산화되면 38 ATP (38×7=266 cal)를 생성하는데 이 화학 에너지가 생명유지 및 생활에너지로 사용된다. 음식물로 섭취한 탄수화물의 기능은 다음과 같이 정리할 수 있다.

① 글리코겐으로 간장과 근육에 저장된다.
② 해당계와 TCA회로에서 화학에너지원인 ATP를 생성한다.
③ 중성지방으로 지방조직에 저장되므로 체중 증가율을 감소시킨다.
④ 비 필수아미노산으로 전환되어서 단백질 합성에 이용된다.
⑤ 혈당을 유지하고, 체내를 순환하면서 에너지를 공급한다.
⑥ 당 단백질 및 당 지질 등의 생체 구축성분으로 된다.
⑦ UDP(uridine diphosphate)-glucuronic acid로 전환되어 해독작용 한다.
⑧ 핵산성분인 ribose 5-phosphate를 공급한다.
⑨ NADPH2를 공급하여 생체의 생합성 균형을 유지한다(예 : 지방합성).

탄수화물의 대표적인 대사 이상에 당뇨병, 저혈당증, 유당불내증, 갈락토스혈증 등이 있다. 특히 당뇨병은 일반적으로 췌장에서 분비되는 인슐린(insulin)의 부족 때문에 발병한다. 인슐린이 부족하면 혈액의 포도당(혈당)이 세포 내로 흡수되지 못하므로 정상공복혈당이 120mg/dℓ보다 높아져서 160mg/dℓ이상이 되면 소변으로 혈당의 포도당이 배설되므로 당뇨병이라 한다.

(2) 지질(lipids)

지질이란 지용성 용매인 에테르(ether), 클로로폼(chloroform), 벤젠(benzene) 등에 용해되는 것으로 지방(fat)과 기름(oil)의 총칭이고, 탄수화물과 같이 C, H, O의 화합물이며, 1g당 9Cal의 높은 열량을 낸다. 특히 글리세롤(glycerol) 1분자와 지방산 3분자가 에스테르(ester)결합한 것을 중성지방이라 하고, 지방산 대신 인산이 결합한 것을 인지질이라 한다.

지질의 종류는 지방산의 종류에 따라 결정될 수 있고, 지방산은 크게 포화지방산과 불포화지방산으로 분류할 수 있는데 사람이 식품을 통해서 꼭 섭취해야할 필수지방산은 불포화지방산으로 리놀렌사(linolenic acid), 아라키돈산(arachidonic acid)이 있으며, 이 필수지방산은 에너지원, 발육, 생식작용, 항 지방간 작용, 고지혈증, 고 콜레스테롤혈증을 예방 튼튼한 모세혈관 형성, 세포막의 구성성분인 인지질의 구성성분, 신경섬유의 구성성분인 myelin층의 주요 구성성분, virus 감염을 예방하고, X선 조사에 대한 저항성 증대, 아라키돈산은 국소 호르몬인 prostaglandins으로 전환, 혈액응고를 예방, 근육을 튼튼하게 한다. 그리고 3분자의 지방산과 1분자의 글리세롤이 에스테르결합한 지질의 기능을 보면 다음과 같다.

① 지방은 불수용이므로 삼투압에 영향을 미치지 않는다.
② 탄력성이 커서 외부 충격으로부터 신체를 보호해 준다.
③ 열 절연체로 체온을 유지해 준다.
④ 그램(gram)당 에너지 발생량과 에너지 저장량이 크므로 에너지 공급원인 동시에 잉여 에너지를 저장할 때 체중을 가장 가볍게 할 수 있는 영양소이다.
⑤ 지방은 많은 지용성 영양소의 소화와 흡수를 도와준다.
⑥ 뉴론(neuron)에서 신경전달의 절연체 역할을 하는 미엘린(myelin) 수초의 주요한 구성부분으로 신경의 자극전달이 정확, 신속하도록 도와준다.
⑦ 지방, 특히 콜레스테롤은 성호르몬과 부신피질 호르몬 등의 전구체이다.
⑧ 지방은 헤모글로빈, 윤이 나는 머리카락 및 탄력성 있는 피부 등을 형성한다.
⑨ 호르몬과 유사한 기능을 가진 생리활성 물질인 프로스타글란딘(prostaglandins. PGs)의 전구체이다.

지질의 대사 이상으로 동맥경화증, 고지혈증, 저지혈증, 케톤산증(ketoacidosis), 담석증, 지방간, 비만 등이 있다. 특히 비만은 만성 순환계 질환인 관상동맥질환과 고혈압, 그리고 당뇨병의 원인이 될 수 있으므로 비만도 질병이라고 생각하고 예방 및 치료하여야 한다.

(3) 단백질(Protein)

단백질은 신체의 주요 구성성분으로서 칼로리원과 효소와 호르몬의 성분이다. 또한 단백질은 질병에 대한 면역체와 항독물질의 주성분이 된다. 단백질의 1일 필요량은 체중 1kg당 1g이지만 1.3~1.6g이 되어야 충분하다. 필수 아미노산은 반드시 음식물을 통해서 섭취되어야 하며 단백질의 부족증으로는 발육정지, 신체손모(marasmus), 부종, 빈혈, 전염병에 대한 저항력 감소 등이 있다.

단백질의 결핍은 성인보다 어린이에게 더 많이 발생하는데 이는 어린이가 성장에 필요한 단백질 요구량이 많기 때문이다. 단백질을 구성하는 아미노산의 종류는 약 20종이 있는데, 신체에서 합성되지 않기 때문에 반드시 식사를 통해서 섭취해야 하는 아미노산을 필수 아미노산이라고 한다. 성인의 필수 아미노산은 이소루신(isoleucine), 루신(leucine), 라이신(lysine), 메티오닌(methionine), 페닐알라닌(phenylalanine), 트레오닌(threonine), 트립토판(tryptophane), 발린(valine)의 8종이 있고, 어린이는 히스티딘(histidine)이 첨가된다.

단백질 결핍증은 단백질 뿐만 아니라 에너지 등 여러 가지 영양소가 동시에 결핍되는 경우가 많다. 이와 같이 단백질과 에너지가 모두 결핍된 것을 단백질 에너지 불량(protein energy malnutrition ; PEM)이라고 한다. PEM은 어린아이의 생명을 위협하고 성장 및 지능발달을 저해할 뿐만 아니라 질병에 대한 감수성을 증가시켜 국민보건을 위협한다. PEM은 모유 영양을 너무 오랫동안 계속하거나 보충식 없이 부적합한 인공영양을 주었을 때, 비 위생, 빈곤, 계속적인 감염 및 임신으로 인한 출생아 등에서 올 수 있다.

영・유아의 단백질-에너지 불량에 기인한 질병은 2가지가 있는데, 하나는 단백질의 결핍이 심각한 카시오커(kwashiokor)이고, 다른 하나는 에너지와 단백질이 모두 결핍된 마라스머스(marasmus)이다.

카시오커는 에너지 섭취는 적당하나 단백질 특히 필수 아미노산의 영양실조 상태를 말한다. 혈장 단백질의 감소 혈액의 희석, 혈색소의 감소로 빈혈의 원인이 되고 부종, 창백, 색소탈출, 색소침착 등의 변화가 나타나며 5세경에 가장 많이 나타난다.

마라스머스증은 출생 직후부터 모유나 인공영양의 공급이 부족하거나 비위생적인 수유로 설사가 계속되는 경우에 잘 발생되는 증세로서 근육이 소모되어 뼈만 남게 되며 부종이나 지방간이 되는 현상으로 고열량 식품의 공급이 필요하다.

4) 조절소의 작용

(1) 무기염류

무기염류는 신체의 기능조절에 있어서 중요한 역할을 하고 있어 무기염류가 부족하게 되면 여러 가지 생리적 이상을 초래하게 된다.

① 식염(NaCl) : 무기염류 중에서 가장 필요량이 많은 것으로 근육 및 신경의 자극, 전도, 삼투압의 조절 등 조절소로서의 기능을 하며, 부족하면 열중증이 발생할 수도 있고 탈력감이 생기기도 한다. 식염은 우리나라의 경우 성인이 1일 15g 정도를 섭취하는데, 이는 다른 나라에 비해 다량을 섭취하고 있으므로 이를 적절히 조절할 필요가 있다. 그러나 땀을 많이 흘리거나 설사 등으로 탈수가 되었을 때는 충분히 보충해 주어야 한다.

② 칼슘(Ca) : 칼슘은 뼈, 치아의 주성분이 되는데, 부족하면 뼈와 치아의 발육불량이나 쇠퇴가 오고 치아의 모양이 골격의 형태에 이상을 나타날 수 있다. 필요량은 성인의 경우 1일 0.5~0.7g이 필요하며, 임산부는 0.4g과 수유부는 0.5g의 추가 공급이 필요하다.

③ 철분(Fe) : 철분은 혈액성분의 구성성분인데, 체내 저장이 안 되므로 식품을 통해서 공급해야 하며, 흡수율은 10~20%이다. 철분이 부족하면 빈혈이 발생한다. 철분은 성인의 경우 남자의 경우 1일에 10mg 정도, 여자는 18mg 정도가 필요하며, 임산부와 수유부는 2% 정도를 추가 공급하여야 한다.

④ 인(P) : 인은 뼈, 뇌신경의 주성분이 되는데, 부족하며 뼈 및 신경작용의 장애가 오고 질병에 대한 저항력이 약화될 수 있다. 인은 인산칼슘이나 인산마그네슘 형태로 존재하며, 성인의 경우 하루 필요량은 1.5g 정도가 필요하다.

⑤ 요오드(I) : 요오드는 갑상샘 기능유지에 작용을 하는데, 부족할 경우 갑상샘의 장애를 가져온다. 특히 임산부에게 많이 공급해 주어야 하는데, 해조류에 많이 함유되어 있다.

(2) 비타민(vitamin)

모든 동물세포의 정상적인 대사 작용에 필수적인 물질을 말한다. 대부분의 비타민은 조효소의 역할로서 동물의 정상성장, 신체유지, 생식에 절대적으로 필요하며, 극미량 필요하나 비타민 자체가 에너지를 발생하거나 세포의 구성물질은 아니다.

비타민은 발견된 순서에 따라 알파벳 순서로 명명되었으며, 지용성인 A, D, E, K와 수용성인 B complex 및 C로 구분된다.

① 비타민 A : 생리적 기능으로는 rhodopsin생성, 상피조직의 형성과 유지, 항상화제로서의 작용이 있다. 결핍시의 증상으로는 야맹증, 세균 등의 감염에 대한 저항력 약화 및 안구건조증이 있다. 성인의 1일 필요량은 700~750RE이며, 간·난황·버터·녹황색의 야채·황색의 과일에 많이 들어 있다.

② 비타민 B군 : 비타민 B는 B1(thiamin), B2(riboflavin), niacin, B6, B12로 분류된다. B1의 부족시 각기증상, 식욕부진, 피로감을 초래하며, 성인의 1일 필요량을 1.2~1.3mg이다. B2(riboflacin)의 부족 시에는 성장정지, 식욕감퇴, 체중감소, 구순염, 설염 등을 초래할 수 있고, 성인의 1일 필요량은 1.4~1.7mg이다. Niacin의 결핍 시에는 펠라그라를 일으키며, B5의 결핍은 피부염, B12의 결핍은 악성 빈혈증을 일으킬 수 있다. B1은 쌀눈·강회미·콩과류·간·난황 등에 B2 및 B6는 간·난황·우유 등에 많이 함유되어 있다.

③ 비타민 C(ascorbic acid) : 비타민 C의 결핍 시에는 괴혈병의 원인이 되며, 치아의 발육이상이나 잇몸 출혈의 원인이 되는데, 성인의 1일 필요량은 50~60mg이다. 야채나 과실에 많이 함유되어 있다.

④ 비타민 D(calciferol) : 체내에서 생성될 수 있는 유일한 비타민으로서 뼈의 생성에 관여하는데, 결핍 시에는 구루병을 일으킨다. 1일 필요량은 10 ug이며, 난황·간·버터 등에 많이 함유되어 있다.

⑤ 비타민 E(tocopherol) : 항산화제에 작용을 하며, 부족 시에는 생식기능 장애로 불임증 및

유산의 원인이 될 수 있다. 주로 식물성 기름에 많이 함유되어 있으며, 동물성에는 간・우유・계란 등에 있다.

⑥ 비타민 K(koagulation) : 혈액응고에 필수적인 성분으로 결핍 시에는 출혈 시 혈액이 응고되지 않아 출혈이 오래 지속된다. 급원식품으로는 녹색채소와 차(tea)에 많고 과일・곡류・우유・계란 등에도 있다.

5) 수분의 작용

인체를 구성하는 성분은 비타민을 제외한 4대 영양소와 수분으로 구성되는데, 인체의 60~70%가 수분으로 되어 있다. 수분의 기능은 영양소의 노폐물의 운반, 분비액의 성분, 대사과정의 촉매작용, 체온 조절작용 등이 있다.

체내 수분의 5%를 상실하면 갈증이 생기며, 10%를 상실하게 되면 신체에 이상이 오고, 15% 이상을 상실하면 생명이 위험하다. 성인에게 1일 필요한 물의 양은 2~2.5ℓ이다.

6) 열량과 기초대사량

영양소의 체내 산화로 인체활동에 필요한 에너지가 생성되는데 실제로 인체의 소모된 에너지를 보충해 주고 정상적인 인체기능을 유지하는 데 필요량이 요구된다. 이를 열량(calorie)이라고 하며, 1cal라 함은 1cc의 물의 온도를 1℃높이는 데 필요한 열량이다. 성인의 경우 1일 소비열량은 2,400~2,500kcal(여자는 2,000~2,100kcal)이고 임신초반은 300kcal가 증가하고 후반에는 600 kcal, 수유부는 900kcal가 더 요구된다.

인간의 생명현상에 필요한 열량은 여러 가지 열량 제한요소에 의해 달라지는데, 열량 제한요소에는 성, 연령, 활동량, 신체적 조건, 체중, 기후 등이 있다.

기초대사량(basal metabolic rate ; BMR)이란 식사 후 12~16시간 후 가장 안락한 자세로 정신적으로나 육체적으로나 아무 것도 하지 않고 실온에서 30분간 조용히 누워 있을 때 생명을 유지하는 데 소요되는 최소한의 열량을 말한다. 즉, 체중 1kg당 한 시간에 1kcal가 소요되며 실온이 20℃일 때 최저를 나타낸다. 60kg인 사람은 대략 60 × 24 = 1,440kcal가 기초대사량이다.

기초대사량에 영향을 주는 인자에는 체표면적, 연령, 성별, 기온, 호르몬 분비량 등이 있는데, 남녀 모두 20~40세 사이에는 비슷하다. 특이동적 작용(specific dynamic action ; SDA)이란 음식물의 소화흡수과정에 이용되는 칼로리 소모현상을 말한다.

탄수화물이나 단백질, 지방의 섭취 시 특히 단백질의 경우 SDA에 의한 대사량이 섭취열량의 30% 정도 증가되며 탄수화물이나 지방에 의해 연소되지 않고 비축되었다가 필요시 이용된다. 즉, 단백질은 16~30%, 당류는 4~9%, 지방질은 3~4%가 소모된다. 따라서 단백질이 열량원으로 불리하다는 것은 SDA에 소요되는 열량이 많기 때문이다.

7) 영양권장량

영양권장량은 식사 기준량(dietary standard)이라고도 하는데 건강한 대다수가 건강을 유지하고 사회적으로 충분한 활동을 할 수 있는 영양요구량을 충족시키기 위한 양으로서 과학적 지식을 근거를 하여 영양학자들이 권장하는 각 영양소별 섭취 수준이다. 영양권장량이란 용어로 미국에서 처음으로 RDA(recommended dietary allowance)라고 표기하였으나 1981년 국제연합의 국제영양권장량위원회가 세계의 영양권장 섭취량에 대한 보고서에서 RDIs(recommended dietary intakes)를 사용한 이후 미국을 제외한 많은 나라에서 RDIs가 사용되고 있다. WHO에서는 "영양권장량(RDIs)이란, 거의 모든 사람(nearly all people)이 건강을 유지하는 데 충분하다고 생각되는 양"이라고 정의하고 있다. 즉, RDIs는 정상적인 건강 상태일 때에만 적용되는 것으로 대사 이상에 의하여 필요로 하는 증가량을 충족시키지 않으며 또 특수한 환경에서의 필요량에 맞는 양도 아니다.

제3절 보건영양 관리

1. 특수시기의 영양

특수시기 영양이란 영유아기, 임신기, 산욕기, 노년기, 질병상태 등 생리적으로 특수한 영양공급을 필요로 하는 시기에 공급되는 영양을 말한다.

1) 영유아기 영양

영유아기는 성인에 비하여 생리작용에 필요한 영양뿐만 아니라 성장 발육에 필요한 영양분의 공급이 필요하기 때문에 단위 체중 당 성인의 3배 정도의 열량이 필요하다.

특히 뇌의 무게는 1세 때 이미 성인의 70%까지 자라며, 2세 때는 머리 둘레가 성인의 90%까지 성장한다. 특히 3세 때까지는 급속히 성장하므로 이때의 영양공급은 성장발달에 대단히 중요하다.

2) 임신부 영양

① 임산부의 체중 증가 : 임신기의 가장 특징적인 것은 임신 진행에 따라 체중이 12~15kg정도 증가하는 것인데, 그 60%는 태아성장, 체액, 유선, 태반성장, 모성혈액 증가이고, 나머지는 지방의 형태로 모체의 몸속에 저장된다.

② 임산부의 소요열량 : 임신으로 소요되는 총 열량은 80,000 kcal 전후로서 20~30세의 여성

의 1일 칼로리 소요량은 2,000kcal, 임신 전반기 2,150kcal, 후기에 2,350kcal로서, 임신으로 증가되는 열량은 임신 전기에 150kcal, 후기에 350kcal 전후이다.

수유부는 모유 분비량이 2~6개월에 있어서 1일 850ml 전후이므로 이의 열량 510kcal에 안전율 10%를 고려하면, 560kcal가 되고, 보육활동 열량 10%를 가산하면 2,760kcal(2,000kcal + 560kcal + 200kcal)가 소요된다.

③ 임신부의 필요영양소 : 임신부는 평상시보다도 단백질 15g, 칼슘 300mg, 철 8~12mg 정도의 추가 공급이 필요하며, 비타민 A 및 B군도 평상시보다 많은 공급이 필요하고, 수유부는 비타민 A 및 B군과 칼슘의 공급이 임신기보다도 더 많이 공급되어야 한다.

3) 노년기 영양

노년기에는 활동량의 감소로 작업대사량이 감소하고, 체세포의 감소로 기초대사량도 감소해서 남자는 2,000kcal 미만, 여자는 1,700kcal 이하로 떨어진다. 노년기에는 소화기능의 퇴화로 질 좋은 단백질과 각종 비타민류를 공급해야 하며, Ca의 부족으로 노인성 골다공증이 생기기 쉬우므로 충분한 섭취가 필요하다.

4) 환자의 영양

환자의 체온이 1℃ 상승하는 데 기초대사량은 13% 정도 항진하며, 고단백이 요구되는 환자는 특이동적 작용도 증가되는데, 기초대사가 항진되는 경우는 비타민의 소모도 증가되기 때문에 추가의 열량공급과 함께 비타민의 공급도 필요하다.

또한 환자는 소화흡수 능력도 감소되는 경우가 있기 때문에 소화부담이 적은 식사의 공급이 필요하며 뇌졸중증, 고혈압, 당뇨병, 갑상선기능장애 등등 질병의 종류에 따라서도 각종 무기 염류 등 조절소의 공급과 염분의 제한 등 특별히 영양소 관리가 요구된다.

2. 영양 상태 판정 및 영양장애

영양상태를 평가 하는 데는 크게 직접측정과 간접측정으로 크게 대별되며, 직접측정은 임상증상에 의한 판정으로 주관적인 판정법과 신체계측이나 생화학적 검사 등 객관적인 방법이 있다. 그리고 간접적인 방법에는 연령별 특수사망, 특수질병의 이환율 및 식이섭취평가 등이 있다.

1) 직접측정

(1) 임상증상에 의한 판정 : 주관적 판정

의사의 관찰에 의한 판정으로 많은 경험에 의해 신체에 나타나는 상태를 대상으로 판정한다.

그러나 영양결핍으로 인한 임상증상은 영양결핍이 심각하여 상당히 오랜 기간 동안 계속되어야 나타나는 것으로 많은 장애요소가 있다.

(2) 객관적 판정법

① 신체계측에 의한 판정법 : 신장, 체중, 흉위, 좌고 등의 신체 계측치를 기준치와 비교하여 판정하거나 이들의 조합에 의한 계측방법이 쓰여 지고 있다.

영유아기부터 학령기 전반까지는 "Kaup 지수"가 사용되는데, 22 이상은 비만, 15 이하는 마른 아이로 판정한다. 학령기 이후의 소아에게는 "Rohrer 지수"가 사용되는데, 160 이상은 비만으로, 110 미만은 마른 아이로 판정한다. "Vervaek 지수"는 92 이상은 비만으로, 82 이하는 야윈 체중이다. 비만도는 20 이상은 비만, ±10 이내는 정상, -20 이하는 마른 체중으로 판단한다.

성인 비만증의 판정에는 "Broca 지수"가 이용되거나 피하지방층의 두께를 측정하는 방법도 있다.

(신체계측 지수)

$$Kaup\text{지수} = \frac{\text{체중}(Kg)}{(\text{신장}\,cm)^2} \times 10^4$$

$$Rohrer\text{지수} = \frac{\text{체중}(kg)}{(\text{신장}\,cm)^2} \times 10^7$$

$$Vervaek\text{지수} = \frac{\text{체중}(kg) + \text{흉위}(cm)}{(\text{신장}\,cm)} \times 10^2$$

$$\text{비만도}(\%) = \frac{\text{실측체중} - \text{표준체중}}{\text{표준체중}} \times 10^2$$

Broca에 의한 표준체중 = (신장 cm - 100) × 0.9

② 이화학적 검사에 의한 판정 : 최근에는 영양상태나 질병상태의 판정을 위해서 생화학적 검사방법이 많이 사용되고 있다. 혈액비중의 측정, 헤모글로빈의 미량 정량, 혈액검사 소변검사, 미량정량검사 등이 발전되어 집단검사에 이용되고 있다.

(2) 간접측정

우리 주위에서 기왕에 존재하는 생정통계를 수집하여 재분석하여 간접적으로 한 지역사회의 영양상태를 판정하는 방법으로서는 다음과 같은 것이 있다.

첫째, 연령별 특수사망률

둘째, 이환율 및 특정 질환의 사망률 및 식이섭취평가가 있다.

3. 영양장애

영양장애란 영양소의 과량섭취나 부족으로 발생되는 비만증이나 결핍증 등의 건강장애나 질병상태를 말한다. 영양장애는 다음과 같은 형태가 있다.

첫째, 영양상태의 결핍증이란 필요 영양소의 결핍으로 발생하는 병적 상태를 말한다.

둘째, 저 영양(under nutrition)이란 열량섭취의 부족 상태를 말하고

셋째, 영양실조증(malnutrition)이란 영양소의 공급이 질적·양적 부족으로 나타난 불건강의 상태를 말하며

넷째, 기아상태(starvation)란 저 영양과 영양실조증이 함께 발생된 상태를 말한다.

영양장애의 판정의 기준은 열량단백질 결핍증과 비만증이 있다.

열량단백질결핍증(protein - calorie malnutrition)은 열량단백질실조증이라고도 하는데, 발전도상국이나 후진국 어린이들에게서 잘 발생하며 malasmus와 kwashiorkor의 형태가 있으며, 이 두 가지 혼합형의 경우도 있다.

① malasmus증 : 출생 직후부터 영유아기에 모유나 인공영양의 공급이 부족하거나 비위생적인 수유로 인하여 설사가 계속되는 경우에 잘 발생된다. 또한 기아상태에서 잘 발생되며 근육이 소모되어 뼈만 남게 되고 부종이나 지방간이 된다.

② kwashiorkor증 : kwashiorkor란 원래 아프리카 황금해안의 일부 지역에서 유래한 말로 단백질 부족의 전형적인 형태이다. 식생활이 탄수화물이 주가 되며, 단백질과 무기질이 부족한 음식물을 장기적으로 섭취함으로써 발생되는 단백질 결핍증상으로 주로 이유기 이후 어린이에게 잘 발생하는데, 체중이 평균보다 적으며 전염병의 감염이 잘 된다.

한편 영양의 과다섭취로 인한 영양장애의 형태는 비만증(obesity)이라 한다. 비만증이란 체지방의 과량 침착상태로서 운동선수의 근육발달로 인한 체중과다를 비만증이라 하지는 않는다. 우리가 흔히 비만증의 5D를 말하는데 그것은 용모손상(disfigurement), 불편(dis-comfort), 활동불편(disability), 질병(disease), 사망(death)을 말한다.

열량영양소의 과량섭취는 당질이 지방질로 변화되어 축적되며, 이것은 당질로 다시 환원되지 않는데, 평균체중의 20%를 초과하는 경우로서 체지방이 체중의 25%에 이르면 비만이라 한다. 비만증의 원인은 유전적 요인·과다열량의 섭취·운동부족·내분비계의 장애 및 심리적 요인들이 작용하며, 비만증의 진단은 외모·피하지방층의 두께·신장과 체중의 비교·체성분 등에 의해서 판단한다.

제4절 보건영양사업

1. 보건영양사업

1) 보건영양사업의 목표

영양이란 식생활을 통해서 간강증진과 질병예방 및 건강회복을 위해서 가장 중요한 요소로서, 국민 영양사업의 목표 설정은 나라마다 다소 다를 수 있으나 일반적으로 영양소 결핍으로 인한 질병발생 예방, 비만증과 과소체중 관리, 임산부, 조산아 및 영유아 영양관리, 성인병 관리, 노인의 영양관리 등 국민의 보건 영양사업 목표는 다양하다.

2) 국민영양조사사업

국민보건영양사업 목표를 달성하기 위하여 지역사회가 가지고 있는 영양문제를 파악하기 위한 조사사업, 지역사회의 영양상태 판정사업 등을 지속적으로 수행하여야 한다. 또한 조사 결과를 근거로 영양개선사업 계획 추진 및 사업평가 등의 사업을 수행하게 된다. 그러나 성공적인 조사를 위하여 조사사업을 계획할 때는 영양학적・과학적・기술적으로 현실성이 있는지를 고려하여야 하며, 지역사회의 특수성에 따라 그 지역사회의 경제적, 사회적 여건과 그 지역사회 농산물・축산물・수산물 등과 생활습관, 식생활 방법 등을 조사 검토하여야 하고, 계절적 변화에 따른 식생활 내용이나 생산물을 고려하고 조사한 결과를 근거로 국민의 영양향상을 위해서 최선의 방법이 무엇인가를 찾아내어 이를 국민보건영양사업에 적용하여야 한다.

2. 보건영양사업의 기획과 수행

1) 영양계획

(1) 영양계획의 의미와 전략

영양계획(nutrition planning)은 인구집단과 지역사회의 영양 문제점을 파악하고 문제의 해결을 위한 프로그램을 고안하여 집행함으로써 영양 향상을 도모하는 일련의 과정을 뜻한다. 주민의 식생활 변화를 통해 영양 상태의 향상을 도모하는 영양서비스를 위한 계획은 주민의 필요와 요구에 기초한, 주민의 생활양식 및 가치관과 부합되는, 주민에 의한 사업의 수행이 필수적이며 또 지속적인 효과를 가져 올 수 있다.

(2) 영양사업의 수행에 필요한 여건

영양사업을 계획하고 수행함에 있어서 어떤 철학과 가치관을 가지고 접근하는가에 따라서 사업의 성격이 달라지고 성공 여부도 달라질 수 있다. 성공적인 영양사업을 달성하기 위해서는 다음의 여건이 필요하다고 생각되고 있다.

① 권한의 분산과 이양
② 자발적 참여의 유도와 동기 유발
③ 주민의 요구에 맞는 접근
④ 여러 분야의 협조를 중시한 접근
⑤ 사회·문화적으로 적합한 접근

(3) 영양계획의 각 단계에서 고려해야 할 요인

① 문제점 파악 : 현상과 원인
② 목표 설정 : 장기적·단기적 목표, 목표 달성에 필요로 하는 시간
③ 영양 향상의 고안과 선택 : 효과적인 사업 형태와 예산 조달
④ 프로그램 수행 : 책임의 소재, 예산 운용, 사업의 수행 및 종료 시점은 언제인가?
⑤ 평가 : 목적과 주민의 영양요구에 부합했는가?

2) 영양행정

(1) 영양행정과 활동

영양행정이란, 지역사회 구성원이 건강하고 문화적인 최저한의 생활을 할 수 있는 권리를 가지고 있으므로, 이를 보장하기 위한 행정을 뜻한다. 영양행정은 관련법규에 따라 영양 개선 및 향상을 시도하는 국가 및 지방자치제의 행위로서 대상은 모든 국민이 된다.

영양행정 기능은 계획 → 집행→ 평가 및 관리 등의 일련의 과정으로 진행된다. 계획에 있어서는 의사결정과 우선순위의 결정이 핵심이 되며, 집행에서도 담당 행정기관이 업무를 명확하고 합리적으로 수행하여야 하고 또 평가 및 관리에서는 그 기준이 가장 중요하다. 이러한 영양행정의 기능을 원활히 수행하기 위해서 행정조직과 이를 과학적이고 객관적으로 뒷받침 할 수 있는 연구 및 조사를 위한 조직이 필요하다.

(2) 우리나라의 영양행정조직

우리나라의 영양행정은 중앙기구인 보건복지부 건강정책국 건강정책과에서 총괄하고 있다. 시·도에서는 시청 및 도청의 보건과·환경위생과에서 맡고 있으며 또 시·도에서는 영양지도

원을 두고 영양관련 업무를 수행하도록 하고 있다(국민건강증진법 시행규칙 제17조 2항). 시・군・구 단위에서는 보건소에서 영양지도원이 영양사업을 담당하도록 규정되어 있다(국민건강증진법 시행규칙 제17조 3항).

3. 영양정책

1) 영양정책 입안을 위한 전략

① 사회지도급 인사들로 하여금 정책의 타당성, 일반인의 이용 가능성과 실현성, 영양 향상의 효율성 등에 대하여 확신을 갖도록 유도하여야 한다. 이를 위하여 과학적으로 입증된 자료를 바탕으로 공식적 행사(세미나, 워크샵 등)는 물론 정책결정자들이 관심을 가질 수 있는 비공식적 행사에도 적극적으로 참여한다.

② 국민들에게 건전한 식생활이 영양 및 건강에 중요한 역할을 한다는 것을 인식하도록 대중매체, 단체 및 학교 등을 이용하여 지속적으로 교육 및 홍보한다.

③ 평소 다른 건강관련 전문가나 단체와 연대 및 협조하여 영양사업의 중요성 인식이 파급되도록 하며, 정부의 건강관련 행사에도 적극적으로 참여한다.

④ 정책 입안을 위한 정보를 제공하거나 영향력을 행사하고자 할 때에는 정책 입안환경, 정책이슈, 정책결정자와 역할분담자의 특성, 그리고 정보와 정보제공자의 특성 등을 파악하여 신중하고 효율성 있게 접근한다.

2) 영양정책 입안을 위한 전문가의 역할

영양정책 입안을 위해서 전문가가 해야 할 일을 지역적 차원에서, 그리고 국가적 차원에서 할 수 있는 일로 구분하여 보면 다음과 같다.

(1) 지역 차원에서의 역할

① 영양에 관한 주민의 요구를 대변하여 문서화하는 일
② 지역 주민의 호응을 이끌 수 있는 조직을 구성하는 일
③ 혁신적인 소규모의 영양사업을 개발 및 수행하여 광범위한 영양사업으로 확대를 꾀하는 일
④ 영양관련 업무의 조직과 집행에 대한 파악과 역학 관계의 이해
⑤ 자신의 관심사에 관하여 정책결정자와 대화하고 설득력 있게 설명하는 일

(2) 국가적 차원에서의 역할

① 입법 과정에 대한 이지와 흐름을 이해하고 자문 요청이 있을 때 신속히 임하는 일
② 관련 자료의 상시 준비와 필요성을 언제라도 적극적으로 설명하는 준비된 자세

③ 개인적으로 영양 문제에 관심이 많은 정책결정자에 대한 공량
④ 법안 제정에 중심 역할을 하는 정책결정자 및 공무원에게 지속적인 필요성을 강조하는 일 (방문, 서신, 전화 및 통신 등)
⑤ 각 지역의 조직을 지원하고 연대를 강화시키는 일

(3) 영양 프로그램의 사례

세계 각국에서 각종 영양 프로그램이 정책적으로 개발되어 수행되고 있다. 대개 한 가지 정책보다는 몇 가지가 연합 또는 조합되어 국가적 특성에 맞게 운용되고 있다.

대표적인 것으로 보충급식 프로그램, 식량가격 보조정책, 영양소 강화정책, 조제식품, 영양교육 프로그램, 소득증대정책, 식량원 조정책, 영양재활 프로그램, 신소재 식품 개발, 영양연구 지원정책 등이 있다.

4. 영양교육

1) 영양 및 건강교육 이론의 발달

영양교육은 개인 또는 인구집단의 영양에 관한 행위를 바람직하게 할 목적으로 학습 경험을 베풀어주는 과정이다. 영양교육의 궁극적인 목표는 식품과 영양에 관한 행태를 변화를 통한 건강의 유지와 향상에 있다고 할 수 있다. 따라서 영양교육은 건강 및 보건교육의 포괄적인 개념 속에서 이해되어야 하고 또 이루어져야 한다.

세계적으로 영양교육의 중요성이 인식되기 시작하였던 1950~1960년대에는 KAP 이론(knowledge, attitude, practice)이 주류를 이루었다. 1970년대에는 건강교육의 발전과 더불어 사회심리학적인 접근이 활발해졌다. 특히 질병의 이환을 사전에 방지하도록 하는 예방행동을 유도한다는 이론으로서 건강신념 모델(health belief model)이 등장하였다. 그 후 관찰학습, 자기강화, 결과 및 가치 기대감 그리고 자아효능감 등이 중요시 되는 사회학습 이론(social learning theory)이 대두되었다.

최근에는 주로 Green 등이 제시한 건강교육 이론이 적용되고 있다. 이 이론은 건강 및 영양교육의 개발을 위해서는 필요의 진단, 계획, 실시 및 평가의 단계가 필요하다는 주장이다. 이는 인간의 식 행동에 영향을 미치는 내재적인 요인과 주변의 환경요인을 종합적으로 진단하여 영양교육을 수행하고, 식 행동과 주변 환경을 동시에 변화시키고자 하는 시각으로 평가되고 있다.

2) 영양교육의 방법

영양교육의 대상은 전 국민이다. 그러나 대상의 특성과 여건에 따라 적절한 교육 방법이 선정되어야 하므로 일반적으로 개인, 가정 및 집단 등으로 분류하여 실시한다.

개인지도 또는 상담의 경우, 대상이 결정되면 각 개인이 갖고 있는 문제 해결을 위한 설득력 있

는 대화를 하여야 한다. 즉, 자신이 있는 명확한 이론을 가지고 진실성이 있고 상대방이 납득할 수 있는 표현으로 상대방의 반응을 살펴가면서 진행하며, 반드시 질의응답 시간을 가져야 한다.

가정지도의 경우, 가정이라는 집단을 대상으로 영양지도를 하는 것이며 대개 가족구성원의 식생활 주도자인 주부를 상대로 하는 지도가 되는 경우가 많다. 가정지도를 할 때에는 가정 방문이 가능한 시간을 약속하고 방문 지도하여야 한다. 지도 내용에 따라서는 문제를 제시하는 방법을 사전에 연구해 두어야 한다. 해당 가족 구성이나 가정의 생활 실태를 파악해 두어야 하며 가족의 공통적인 영양 문제를 다루는 것이 좋다. 영양 지도를 할 때에는 친밀감이 가는 구체적인 알뜰한 지도를 해야 하며 효과가 나타날 때까지 꾸준히 지속적으로 지도한다.

집단 지도는 여러 종류의 집단에 대한 지도이며 그 방법에도 여러 가지가 있다. 집단을 대상에 따라 구분하면 생활을 중심으로 한 집단(학교 및 회사의 기숙사생, 군대 및 고아원의 구성원 등), 조직되어 있는 집단(단체, 지역집단, 봉사집단, 주부모임 등의 멤버), 그리고 임시로 모인 집단(강연회나 전시회 등에 모인 사람들) 등으로 구분할 수 있다. 집단 지도는 동시에 많은 사람을 교육시킬 수 있다는 이점이 있으나 단순한 강습으로 끝나서는 곤란하다. 교육의 방법과 내용을 청중에 맞게 선택하여야 하며 대상의 수준에 맞는 교육을 실시하여야 한다.

이해를 쉽게 하고 깊은 인상을 남게 하기 위하여 시청각 매체 등의 보조 교육매체를 활용하며 간단한 교재 또는 유인물을 배부하여 끝난 후에도 크고 응용할 수 있게 하여야 한다. 일방적 지식 전달보다는 참가자들이 터놓고 토론을 하게 함으로써 참가자들로 하여금 자기 자신들의 모임이라는 의식을 갖게 하여야 한다.

5. 우리나라 보건영양사업의 실제

우리나라에서는 1962년에 보건소법이 제정되면서 그 업무 중에 영양 개선이 명시되었다. 또 1969년에 국민 영양개선령이 제정되어 특별시, 직할시, 도 및 시, 군, 구에 영양지도원을 두도록 하였다. 영양지도원은 영양 개선의 지도 및 관리 업무를 담당하도록 하였다. 그러나 활발한 영양사업이 전개되지는 못하였다. 1995년 건강증진법이 제정된 이후, 일선 보건소에서 영양사업이 주요 사업의 하나로 인식되어 지역보건법에 영양사업의 의무가 명시되고 보건소 영양전담(영양지도원) 인력으로 영양사가 명시되었다. 또 1995년 지역보건법이 제정되어 그 시행규칙에 영양 전공자의 배치가 명시 되는 등의 발전 과정이 있었다. 1997년 8월에는 건강증진기금이 확정 및 집행되기에 이르렀다.

현재 보건소에서 근무하는 영양사(식품위생직)에 의해 수행되고 있는 영양사업의 내용을 살펴보면 다음과 같다. 지역사회 진단, 영양 실태 조사, 영양강좌 개설(영양교육 포함), 개인별 영양상담 및 결과 분석, 집단급식 시설관리 및 교육, 복지 시설 영양관리, 건강검진 시 식생활 조사 및 검사 결과에 대한 식이요법 처방, 교육매체 제작, 방문 보건사업 및 영양관리자 교육 등이 있다.

제5절 한국인의 영양실태 및 개선책

1. 한국인의 영양실태

해방 후 50년간 영양소별 섭취량의 변화를 보면 총열량 영양소의 섭취가 1940년대에는 2,435Cal, 1970년대 2,280Cal, 1980년대 2,052Cal, 1995년대 1,839Cal로 감소하다가 2005년 2,016Cal로 증가하였다. 그러나 해를 거듭할수록 식생활의 개선으로 단백질의 섭취량은 꾸준히 증가하고 있으나 지방질의 과다섭취로 인한 비만의 우려가 높아지고 있다.

질병관리본부가 2014년11월 발표한 '영양 부족 및 과잉 섭취 현황 실태' 보고서에 따르면 국민의 절반가량이 음식으로 섭취하는 에너지가 모자라거나 그 반대로 넘치는 것으로 나타났다. 국민의 20%가량이 칼슘・철・비타민A・비타민B2 등 필수 미량 영양소를 충분히 섭취하지 못하거나 지방 섭취가 지나쳤다. 이는 균형 잡힌 영양 섭취와 이를 통한 질병 예방과 건강생활 영위라는 보건정책의 목표가 빗나갔음을 의미한다.

영양부족은 신체적・정신적 활력을 떨어뜨리고 면역력을 저하시켜 결핵・말라리아 등 후진국형 감염성 질환에 쉽게 걸리게 한다. 특히 20대 가임기 여성의 영양 부족은 배란, 임신, 출산에 이르는 모자건강에도 악영향을 줄 수 있다. 이로 인해 출산율 저하뿐 아니라 저체중아의 출산으로 영・유아 건강에까지 영향을 끼칠 수 있다.

거꾸로 과잉 지방 섭취는 성인병의 원인이 제공하고 의료비 등 사회적 비용 증가의 원인이 된다. 특히 주목되는 점은 20대 남녀의 영양 문제가 심각하다는 사실이다

2. 국민영양의 개선책

문명의 발달과 경제적 생활수준의 향상으로 변천하는 식생활의 세계적 추세로 인하여 갖가지 문화병을 초래하지 않기 위해서는, 균형식의 실천에 대한 보다 효과적인 영양교육의 필요성을 절감하고 치료보다 예방에 중점을 둔 영양시책을 실시해야 한다.

① 아동들의 올바른 식습관 확립을 위한 초등학교, 특히 두뇌 발달이 빠른 태아 및 영・유아기의 최적 영양공급을 위한 어머니의 교육과 모유나 우유의 보충식이 개발

② 성장기 아동들의 보다 균형된 심신의 발육을 위한 최적 환경을 마련해 줌에 있어서 보다 과학적이고 체계화된 학교급식의 범국가적 실시

③ 영양실태 조사에 있어서 자료의 통일성 내지 연속성의 효과적 연구와 과학적 평가

3. 영양교육

① 영양의 지도계몽의 강화 등을 들 수 있다. 보건 영양교육 강화, 식생활개선 운동의 적극 추진, 집단급식 지도의 강화, 취약 계층(모성, 영유아, 영세민) 영양지도의 강화, 식료품 판매점 및 시장에 대한 지도 등이 여기에 포함된다.

② 영양관계 조사 연구사업의 적극 추진이 필요하다.

③ 특수 영양식품의 보급 및 지도 육성책이 필요하다.

④ 성인병에 대한 영양지도 등에 의한 국민건강 향상책이 필요하다.

⑤ 국민건강과 직결되는 사업에 국민 스스로 많이 참여해야 할 것이다.

제6장 식품위생

제1절 식품위생의 개념

1. 식품위생의 정의

식품은 인간이 삶을 영위하기 위하여 섭취하는 반드시 필요한 음식물로서 하루라도 없으면 살아갈 수 없는 필수불가결한 요소이다.

따라서 식품은 인간이 생명을 유지하기 위하여 적당한 영양소를 함유하여야 하며, 각종 병원 미생물에 오염되었거나 유해·유독물질을 함유하여 인간의 건강과 생명에 위해를 일으키지 않는 위생상 안전한 것이어야 한다.

식품위생의 정의에 대해서는 1955년 제네바에서 행해진 세계보건기구(WHO)의 환경위생전문 위원회에서 식품위생에 대한 보고서가 작성되었는데, 이 보고서에 의하면 다음과 같은 정의를 하고 있다.

“Food hygiene” means all measures necessary for ensuring the safety, wholesomeness, and soundness of food all stages from its growth, production or manufacture until its final consumption.

즉 식품위생이란, 식품의 성장(재배), 생산, 제조에서 최종적으로 사람에게 섭취될 때까지의 모든 단계에서 식품의 안정성, 건전성 또는 완전 무결성을 위해 필요한 모든 수단을 말한다고 정의하고 있다.

한편, 우리나라에서는 1962년 1월 20일 식품위생법이 처음으로 공포되었으며, 내용은 식품위생이라 함은 식품, 첨가물, 기구 또는 용기, 포장을 대상으로 하는 음식에 관한 위생을 말한다.

미국에서는 식품위생을 『Food Sanitation』이라 하고, 영국에서는 『Food Hygiene』이라고 표기한다.

2. 식품위생관리

1) 식품위생관리 3대 요소

인간생활의 3대 기본요소는 의생활, 식생활, 주생활이라 할 수 있다. 특히 식생활이란 생명이나 건강과 직접 연결되는 것으로, 식품위생관리의 3대 접근요소는 ① 식품의 안전성(safety), ② 완전 무결성(wholesomeness), ③ 건전성(soundness) 의 확보에 있는 것이지만 그 중에서도 식품의 안정성이 가장 중요한 요소이다. 아무리 많은 영양소가 내포되었다 하더라도 안전성이 없는 식품이란 식품으로서의 가치가 없다.

다음으로 중요한 것은 영양소가 적절히 함유되어 음식물로서 완전성이 확보되어야 한다. 세 번째로 중요한 것은 식품으로서 건전성을 확보하는 일이다. 안전성이 확보되고, 영양가가 충분하다고 하더라도 통상적으로 식품으로서 사용되는 건전성이 확보되지 못한다면 식품으로서의 가치는 상실되는 것이다.

근래 많이 사용되는 보건 3대 악이란 말은 ① 부정식품, ② 부정의료, ③ 부정의약품을 지칭하는데, 특히 유해식품, 유해첨가물, 부정식품, 불량가공식품, 불량 식기구, 포장, 용기 등과 부정식품의 유통이 없도록 관리하는 문제는 식품의 안전성 및 건강성 확보를 위해 가장 중요한 식품위생의 과제이다.

2) 식품위생관리영역

식품위생관리상 검토되어야 할 중요 문제들은 ① 식품을 통한 병원미생물(전염병)의 감염, ② 식중독, ③ 식품을 통한 기생충 질병의 감염, ④ 식품의 오염(폐수, 농약, 방사능 등)에서 오는 피해, ⑤ 식품보존방법의 부적합, ⑥ 식품위생 행정활동, ⑦ 부정식품의 단속 및 유통관리, ⑧ 식품검역 등의 문제 등이 논의되어야 하나 본 장에서는 식품관련 감염병, 식중독, 식품의 보존 및 위생관리 등에 대해서만 논의하고자 한다.

제2절 식품과 감염병

식품으로 인한 위생상의 위해요인으로는 각종 경구감염병, 인수공통감염병, 식중독, 기생충 질환, 식품 가공이나 식품 첨가시의 독소 및 발암물질 등이 있다.

1. 소화기계 감염병(경구 감염병)

식품을 통하여 인체에 감염 될 수 있는 질병으로 세균에 의한 것과 바이러스에 의한 것이 있다. ① 세균에 의한 것으로는 장티푸스, 파라티푸스, 세균성 이질, 콜레라, 디프테리아, 성홍열, 결핵 등이 있으며, ② 바이러스에 의한 것으로는 성홍열(scalet fever), 폴리오, 간염, 홍역, 천연두 등이 있다.

소화기계 감염병의 특징으로는 ① 폭발적으로 발생, ② 온도가 높은 계절(여름)에 발생, ③ 짧은 잠복기와 높은 발병률, ④ 불현성 감염이 대부분이라는 것이다. 소화기계 전염병을 예방하기 위해서 식품을 신선하고 위생적으로 취급하고, 환자나 보균자의 조리종사를 금지시킨다.

2. 기생충 질병

1) 종류

(1) 육류를 통하여 감염되는 것

① 무구조충 : 쇠고기

② 유구조충·선모충 : 돼지고기

③ 톡소플라스마 : 고양이

(2) 어패류 및 게를 통하여 감염되는 것

① 간디스토마 : 제1중간숙주(우렁이), 제2중간숙주(잉어, 붕어)

② 폐디스토마 : 제1중간숙주(다슬기), 제2중간숙주(가재, 게, 새우)

③ 광절열두조충(긴촌충) : 연어, 송어, 농어, 꼬치어

④ 요꼬가와 흡충 : 제1중간숙주(다슬기), 제2중간숙주(은어, 숭어)

⑤ 아나시키스증 : 바다생선(오징어, 낙지, 조기, 대구, 청어, 고등어)

(3) 채소류를 통하여 감염되는 것

회충, 구충, 요충, 편충, 동양모양선충, 유규낭충증, 이질아메바, 람볼편모충 등

2) 기생충의 피해

① 영양물질의 탈취, 흡혈하여 악성 빈형을 유발시킨다.

② 유충류의 유충 이행 시에 폐포의 모세혈관의 파괴, 압박감 등이 올 수 있다.

③ 회충의 다수집결로 장폐쇄증을 일으킨다.

④ 미생물의 침입으로 장의 점막에 기생하여 장내 세균의 침입이 용이하여 복막염을 일으킨다.

⑤ 유독물질의 분비로 장애를 초래한다.

3) 예방대책

① 분뇨를 완전처리하고 비료화하지 않는다.
② 야채는 흐르는 물에 5회 이상 씻는다.
③ 도마, 칼 등을 위생적으로 관리한다.

3. 인축(수)공통감염병

인축공통감염병이란 일반적으로 사람과 동물에 공통으로 감염되는 질병을 말한다. FAO와 WHO의 정의에 의하면 "인축공통감염병이란 척추동물과 사람 사이에서 자연히 이행할 수 있는 모든 질병 또는 감염을 가리킨다"고 하였다.

사람과 동물이 같은 병원체에 의해 감염되는 경우가 있다. 인축공통감염병을 예방하기 위해서는 도살장 위생이 제일 중요하다. 병에 걸린 가축을 발견 시 즉시 폐기처리하며 위험성 있는 수육을 먹을 때는 충분히 가열해서 먹는다. 돼지에게는 예방접종을 실시하며, 결핵을 앓고 있는 소를 조기에 발견하여 대처하여야 한다. 인축공통감염병의 종류는 다음과 같다.

① 결핵(tuberculosis) : 이환된 소의 젖으로부터 감염
② 탄저(anthrax) : 이환된 소나 양, 말, 돼지 등의 고기로부터 감염
③ 야토병(tularemia) : 산토끼의 고기로부터 감염
④ 파상열(undulant fever, 브루셀라병) : 소, 양, 말, 돼지, 개, 닭의 고기로부터 감염
⑤ 돈단독(swone ergsipelas) : 돼지나 이환동물의 고기로부터 감염

제3절 식중독

자연유독물, 유해화학물질, 세균 등이 음식물에 오염되거나 첨가된 것을 섭취하였을 때 발생하는 질병으로 위장장애, 신경장애 및 생리적 이상을 초래하는 현상을 식중독이라 한다.

1. 식중독의 분류

· 세균성 식중독 : ㉠ 감염형 : 살모넬라균, 장염비브리오균, 병원성 대장균 등
㉡ 독소형 : 보툴리누스균, 포도상구균 등

· 화학성 식중독 : 유해금속, 유해첨가물, 농약 중독 등
· 자연독 식중독 : 동·식물성, 곰팡이 등

1) 세균성 식중독

세균성 식중독은 여름철에 발생빈도가 가장 높고, 식중독 중 발생률이 가장 높은 것이다.

(1) 감염형 식중독 : 음식물을 통해 세균이 체내에 침입·증식함으로써 발생한다.

① 살모넬라균
㉠ 원인균 : 살모넬라 속의 균종이 150종 이상이며 대표적으로는 장염균, 돈콜레라균, 쥐티푸스균 등이다.
㉡ 잠복기 : 섭취한 뒤 12~48시간 경과 후 발병하고, 사망률은 낮으나 발병률은 75%이상이다.
㉢ 증상 : 복통, 구토, 설사가 일어나며 38~40℃의 고열이 난다. 보통 2~5일이면 발열이 그치고, 7~10일이면 완치된다.
㉣ 감염경로 : 원인식품은 수육제품, 어패류, 어육제품, 두부, 유제품 등이며, 그 경로는 균의 이환 또는 보균된 것을 섭취 시 발생한다.
㉤ 예방책 : 환자나 보균자의 조기발견과 치료 및 취급금지, 도축장의 위생검사 철저, 식품의 안전보관과 저온 보존, 위생해충 및 서족의 구제, 식품의 가열처리 등

② 장염비브리오균
㉠ 원인균 : 해수세균의 일종으로 병원성 호염균
㉡ 잠복기 : 8~20시간(12시간 전후)
㉢ 증상 : 복통, 구토, 설사, 두통, 권태감 등이 있는 급성 위장염으로, 37.5~38.5℃ 정도의 미열이 난다.
㉣ 감염경로 : 주로 여름철에 발병하고 원인식품은 초밥이나 조개류 및 가공품 등이다.
㉤ 예방책 : 열에 약하므로 익혀서 섭취하고 생식을 피한다. 조리기구 등을 위생적으로 관리한다.

③ 병원성 대장균
㉠ 원인균 : 대장균
㉡ 증상 : 복통과 설사를 보이는 위장염형과 이질과 비슷한 이질형, 그리고 출혈성 대장염

형 등으로 나눌 수 있으며, 공통적인 증상은 복통과 설사이다. 때로는 세균성 이질과 구별하기 어렵기도 하다.

㉢ 감염경로 : 원인식품은 햄, 치즈, 소시지, 분유, 도시락, 두부, 가공품 등이며, 물을 매개로 한 수계의 집단 발생도 보인다.

㉣ 예방책 : 감염형 식중독과 같은 주의가 필요하다.

(2) 독소형 식중독 : 음식물에 세균이 번식하여 독소를 내고 그 독소에 중독된다.

① 보툴리누스균

㉠ 원인 : 균체외독소에 의하여 발생하며, 혐기성 세균으로 아포를 형성하고 운동성이 있는 간균이다.

㉡ 잠복기 : 12~36시간

㉢ 증상 : 신경마비증세, 호흡곤란, 연하곤란, 실성, 복시 등의 현상이 일어나고, 열은 없으나 치명률이 높다.

㉣ 감염경로 : 원인 식품은 통조림, 소시지 등과 식육·과일 등이 혐기성 상태에 놓일 때

㉤ 예방책 : 위생적인 조리, 가열처리, 통조림 및 소시지 등의 위생적 보관

② 포도상구균

㉠ 원인균 : 황색포도상구균이며, 원인물질은 균이 생성하는 장독소에 의한다.

㉡ 잠복기 : 1~6시간이며, 평균 3시간 정도로 짧다.

㉢ 증상 : 복통, 구토, 설사, 타액 분비 증가 등의 증세를 보이며, 1~2일이면 치유된다.

㉣ 감염경로 : 주로 가공식품, 우유, 유제품 등이 식품의 원인이며, 늦은 봄, 가을철에 많이 발생한다.

㉤ 예방책 : 화농성 질환자의 식품 취급금지, 깨끗한 조리법, 저온보존 등

2) 화학성 식중독

(1) 유해 금속

① 비소 : 비산염을 오인해서 먹거나 농작물에 잔류되어 나타나는데, 아비산인 경우 중독량은 5~50mg, 치사량은 100~300mg이다. 구토, 쌀뜨물 같은 변의 증상과 경련, 심장마비로 며칠 후 사망한다.

② 수은 : 유기수은에 오염된 식품을 섭취했을 때 나타나는 미나마타병의 원인물질로, 말초신

경마비, 시력감퇴, 보행곤란 등 신경장애 증상을 일으키고 중독증상은 메스꺼움, 구토이다.

③ 납 : 통조림관의 땜납, 법랑제품 등을 사용할 때 유약성분이 식품에 용출된다. 급성중독은 드물지만 구토, 복통, 사지 마비, 인사불성 등의 증상이 나타나고, 만성 중독은 빈혈, 배뇨장애, 사지감각장애 등을 일으킨다.

④ 구리 : 조리용 기구나 식기에서 용출되는 구리 녹에 의한 식중독이 많다. 독성은 중독량 3~10g 이며 구강의 불쾌감, 메스꺼움, 구토, 현기증, 경련 등이 일어난다.

⑤ 아연 : 도금한 용기나 기구에서 용출되며, 치사량은 가용성 아연 화합물 3~5g 정도이다. 구토, 설사, 위통, 식은땀, 호흡곤란, 경련, 허탈, 혼수 등의 증상을 거쳐 사망하게 된다.

(2) 유해첨가물

① 착색료

㉠ 아우라민 : 염기성 타르 황색 색소로 값이 싸고 색이 아름다우며 사용하기 편리하여 과자류, 면류, 단무지, 카레가루 등 광범위하게 사용되었다. 독성이 강하여 다량 섭취하면 20~30분 후 피부에 흑자색 반점이 생기고 두통, 의식불명, 맥박감소 등의 증상이 나타난다.

㉡ 로다민 B : 핑크색 염기성 타르 색소로 과자, 어묵 등에 사용된다. 섭취 시 전신이 착색되고 착색된 소변을 보게 된다.

② 감미료

㉠ 둘신 : 식품첨가물로 사용되었으나 혈액독을 유발시키기 때문에 사용이 금지되었으며, 설탕보다 250배의 단맛을 가지고 있다. 발암성 물질로 혈액독, 중추 신경계에 작용하여 장애를 준다.

㉡ 시클라메이트 : 무색의 결정성 가루로 물에 잘 녹는다. 단맛은 설탕의 40~50배 정도이며 청량감을 주어 많이 사용하였으나, 발암성에 대한 논의가 많으므로 1970년부터 금지되었다.

③ 보존료

㉠ 포름알데히드 : 물에 녹기 쉬운 무색의 기체로, 단백질의 변성작용을 가지고 있어 살균 및 방부작용을 한다. 두부의 방부 목적으로 사용하여 문제를 야기 시켰다. 간장 등에 불허용 보존제로 쓰이나 식품이나 플라스틱제 용기에서 검출되어서는 안 된다고 식품위생법에 규정하고 있다. 증상으로 구토, 현기증, 호흡곤란 등의 장애가 나타난다.

㉡ 승홍(HgCl) : 살균작용이 강하여 의약품으로 쓰이고 방부성도 강하여 주류 등에 쓰이

며, 독성이 심한 독물에 속한다. 피부와 접촉하면 피부알레르기를 일으키고 세포의 대사 기능을 억제하며, 사구체와 세뇨관에 변성을 일으킨다. 급성은 구토, 복통이 일어나고 만성중독은 신장장애, 구내염 등을 일으킨다.

④ 농약 중독

㉠ 유기인제 : 맹독성 물질로 살균제나 살충제의 성분으로 쓰인다.

㉡ 유기염소계 : 살충제나 제초제 성분으로 쓰이며, 인체의 지방조직에 축적이 잘 되는 물질로 만성 중독의 위험성이 큰 농약류이다. 유기인제나 유기염소 농약이 나타내는 독작용의 주요 기전은 신경계 장애이다.

㉢ DDT : 환경에서의 잔류성이 큰 농약류이다.

3) 자연독 식중독

자연식품 자체가 내포하고 있는 유독 물질의 섭취로 발생하는 식중독

(1) 식물성

① 독버섯

㉠ 종류 : 활촉버섯, 땀버섯, 독우산버섯, 화경버섯, 무당버섯, 광대버섯, 끈적버섯 등의 종류가 있다.

㉡ 독성분 : 무스카린, 팔린, 아마니타톡신, 콜린, 뉴린, 필즈톡신 등이 있다.

㉢ 증상 : 자율신경계에 작용하여 부교감신경의 말초 흥분을 일으키며, 위를 자극하여 구토, 복통, 설사를 유발시킨다.

㉣ 독버섯의 특징 : 악취가 나고 쓴맛, 신맛, 매운맛이 난다. 색이 선명하고 화려하다. 점액을 분해하거나 공기 중에서 변색된다.

② 감자 : 독성분은 솔라닌으로 복통, 위장장애, 현기증, 의식장애를 일으킨다.

③ 독미나리 : 독성분은 씨큐독신 등이 있다.

(2) 동물성

① 복어독 : 동물성 자연독 중 가장 대표적인 것으로 강한 독성을 가지고 있고, 독성이 가장 강한 시기는 5~7월이다. 복어의 생식기(고환, 난소), 창자, 간, 피부 등에 테트로도톡신 독이 들어 있고 난소에 가장 강한 독성분이 들어 있다. 치사율이 높으며 운동마비, 언어장애, 지각장애, 고열과 오한, 호흡장애 등의 증상을 보인다.

② 조개독 : 모시조개의 독소는 베네루핀이며, 색시톡신은 마비성 패독 이다.

(3) 곰팡이 식중독

곰팡이의 섭취로 일어나는 질병은 곰팡이독 중독증이라 하고, 곰팡이의 감염으로 발생하는 진균증과는 구별된다. 곰팡이 독은 대부분 저분자화합물이고 항원성을 가지지 않는 점이 특징이다.

① 곰팡이독 중독증의 특징
  ㉠ 곡류, 목초 등의 식물 또는 사료의 섭취가 원인이다.
  ㉡ 계절과 관계가 깊다.
  ㉢ 원인 식물이 곰팡이에 오염되어 있다.
  ㉣ 항생물질은 치료 효과가 없다.
  ㉤ 동물 또는 사람 사이에서는 전파되지 않는다.
② 간장독 : 동물의 간경변, 간종양 등을 일으키는 물질군으로, 간암을 일으키는 아플라톡신을 비롯하여 스테리그마토시스틴, 이슬란디톡신, 루테오스키린 등이 있다.
③ 신장독 : 신장에 급성 또는 만성의 질병을 일으키는 물질군으로 오크라톡신, 시트리닌, 시트레오미세틴 등이 있다.
④ 신경독 : 뇌와 중추신경계에 장애를 일으키는 물질군으로 시클로피아존산, 파툴린, 시트레오비리딘, 말토리진 등이 있다.

제4절 기타 식품오염과 관리

1. 방사성 물질에 의한 식품오염

핵폭발 실험에 의한 환경오염이나 원자력 발전 등에 의한 많은 방사성물질이 방출되어 식품을 오염시키기도 한다. 이렇게 오염된 방사성 물질은 동·식물 및 음료수를 통하여 인체에 들어와서 특히, 발암성 물질이나 유전변이의 물질을 유발하는 경우가 있어 식품위생상 매우 중요하다.

2. 화공약품에 의한 식품오염

가축의 질병이나 생장 촉진을 위해 사용되는 항생물질이나 탄소를 함유하고 있는 모든 물질이 산화 연소되면 다환방향족 탄화수소가 생긴다. 이것은 공장지대의 매연, 자동차 배기가스 등에 함유하고 있으며, 또한 훈연식품의 연기 중에 들어 있어, 훈연한 식품이나 숯불로 구운 고기, 볶은 식품 중에 함량이 많다. 석면은 대부분의 식수 중에 포함되어 있으며, 물이나 다른 식품을 통해서 섭취된 석면은 혈액 중으로 들어가며 석면을 취급하는 사람 등에는 암발생률이 높다. 특히, 어패류, 과실, 우유, 난류 등에서 PCB(polychlorinated biphenyl)와 PBB(polybrominarted biphenyl)가 발견되어 체내의 지방조직에 축적되어 독성을 나타낼 수 있다.

우리나라에서는 PCB의 환경오염에 대비하여 환경보존법으로 공장폐수와 방류수에 대하여 0.003mg/ℓ 이하, 사람의 건강 보호를 위한 수질의 환경기준으로는 전 수역에서 검출되어서는 안 되는 것으로 규정하고 있다. 식품의 독성 오염물질의 일종인 PCB는 미강유를 제조할 때 탈취공정에서 가열매체로 사용되는 PCB가 누설되어 기름에 흡입됨으로써 중독이 일어난다.

3. 환경호르몬

내분비계 교란물질이란, 생명체의 정상적인 호르몬 기능에 영향을 주는 합성 혹은 자연 상태의 화학물질이다. 미국 환경보호부(EPA)에서는 이 물질을 "항상성 유지와 발달 과정의 조절을 담당하는 체내의 자연호르몬의 생산, 방출, 이동, 대사, 결합, 작용 혹은 배설을 간섭하는 체외물질"로 정의하고 있다.

즉, 내분비계(호르몬계)란 생체의 항상성, 생식, 발생, 행동 등에 관여하는 각종 호르몬을 생산, 방출하는 기관으로서 선, 호르몬, 표적세포 등 3가지의 부분으로 구성되어 있다. 내분비선으로부터 생산된 화학적 신호인 호르몬은 마치 통신네트워크와 같은 역할을 하며, 혈액을 통해 체내 이곳저곳의 표적이 되는 세포 및 조직에 정보와 지령을 전달하게 된다.

결국 환경호르몬이라는 것은 호르몬이 표적세포에 정보와 지령을 전달하는 과정에서 이를 방해·교란하는 물질을 말한다. 일반적으로 이것은 합성물질로 존재하며, 생체호르몬과는 달리 쉽게 분해되지 않고 안정하여 생체 내 잔존율이 높아 심지어 수십 년간 지속이 가능하고, 인체 등 생물체의 지방 및 조직에 농축되는 성질이 있다.

내분비계 장애 물질은 합성세제 원료인 알킬페놀, 플라스틱 원료인 비시페놀 A등 대상 물질이 광범위하고 그 작용 메카니즘이 복잡하여 과학적인 연구를 통한 규제 방안 마련이 시급한 것으로 알려지고 있다.

1) 음식물 및 용기 관리 방안

① 지방질이 많은 육류보다는 곡류, 채소, 과일이 풍부한 식단 선택

② 전자렌지에 플라스틱 또는 랩으로 음식을 씌워 데우는 일 삼가

③ 과일이나 야채는 흐르는 물에 깨끗이 씻고 되도록 껍질을 벗겨 섭취

④ 1회용 식품용기 사용 자제

⑤ 바퀴벌레 퇴치(붕산 등과 같은 물질로 예방)

2) 생활주변 관리 방안

① 금연
② 파리, 모기 등 해충 구제를 위한 살충제의 과도한 사용 억제
③ 주거지 주변의 정원이나 텃밭에 농약 살포 자제
④ 플라스틱제품을 어린이가 입에 대지 않도록 주의
⑤ 폐건전지, 파손된 수은온도계, 형광등 등과 같은 유해폐기물의 적절한 처리
⑥ 세척력이 지나치게 강한 세제의 사용 자제
⑦ 손의 청결 유지

3) 소비자로서의 선택 방안

① 치아치료 시 아말감 사용 억제
② 세제를 사용할 때는 내분비계 장애물질이 함유된 세제 사용 자제
③ PVC가 포함된 어린이용 장난감 구매 자제
(가능한 한 목재 또는 천연 소재로 된 장난감 선택)

4. 우유의 위생 관리

우유는 주로 생식하는 식품이기 때문에 다른 식품에 비해서 영양소가 많이 함유되어 있으므로, 미생물의 증식이 잘되어 변패하기 쉬어며, 또한 생산, 취급, 처리, 가공, 수송, 보관 등을 위생적으로 하는데 많은 어려움이 있다.

1) 우유의 살균법

저온유지살균법(holding pasteurization) : 62~65℃에서 30분(살균효율 85~90%)
고온단시간살균법(high temperature short time pasturization) : 72~75℃에서 15초
초고온단시간살균법(ultra high temperature heating system) : 120~135℃에서 2~3초(살균효율 99.99%)

2) 우유의 미생물 오염에 대한 방지책

젖소의 건강관리와 착유 시 유방의 청결, 우사 및 착유 소의 위생 관리 철저, 우유 처리장과 유제품 공장의 위생, 용기, 기구 등의 세척과 멸균, 우유 취급과의 건강관리, 서족이나 곤충의

구제, 주의 환경위생을 청결하게 해야 한다.

제5절 식품의 변질과 보존법

식품의 변질이란 자연 상태에서 식품의 영양 성분이 변화되거나 비타민이 파괴되고 탈수되는 변화로 향미가 손상되어 식품 본래의 성질을 잃는 것을 말한다. 단순히 수분의 증발과 빛, 온도에 의한 변질도 있고, 효소의 작용과 산소의 산화작용에 의한 변질도 있다. 식품의 변질에는 부패, 발효, 변패, 속성, 사후강직, 그리고 자기소화 등이 있다. 식품의 보존은 변질을 예방하는 것이다.

1. 식품의 변질

1) 부패(putrefaction)

부패는 가장 일어나기 쉬운 변질로 주로 부패균인 혐기성 또는 호기성 미생물의 작용에 의하여 단백질이 분해되어 아민이나 암모니아가 생성되어서 악취가 나는 현상을 말한다. 부패균의 최적온도는 저온균, 중온균, 고온균에 따라 각각 4℃, 5~10℃, 50~60℃이고, 부패의 최적 수분 함량은 60% 정도이다. 특히 부패는 냉동식품의 해동, 가열 후에 잘 일어난다.

2) 변패(deterioration)

변패란 질소성분이 함유되지 않은 유기화합물로서 당질이나 지방질의 식품이 미생물에 의해 분해되어 변질되는 것을 말한다. 그러나 음식물에서 부패와 변패를 엄격하게 구별하는 것은 불가능하고, 편의상 식품의 주성분에 따라 육류, 어패류, 난류 등과 같이 단백질이 주성분인 물질의 변질을 부패라 하고 밥류나 주류·버터류 같이 당류나 지방질이 주성분인 물질의 변질을 변패라 한다.

3) 발효(fermentation)

유기물(식품)이 미생물에 의하여 분해되면서 사람에 유용한 물질을 생성하는 현상을 말한다. 예를 들면 초산발효, 알코올발효, 젖산발효 등이 있다.

4) 사후강직(cadaverous stiffening, rigor)

생물의 근육이 사후에 점차 굳어지는 현상을 사후강직이라 한다. 사후강직은 사후 10분~5시간 정도에서 시작하여 24~48시간 정도에 최고가 된다. 실온이 높으면 사후강직은 빨리 일어난다.

5) 자기소화(self digestion)

사후강직 후에 사체 내의 효소반응에 의하여 근육의 연화작용이 일어나는데 이런 현상을 자기소화라 한다. 자기소화는 효소반응이므로 실온, pH 등에 영향을 받는다. 자기소화의 최적온도는 해수어의 경우 40~50℃이고, 담수어의 경우는 23~30℃이고, 0℃에서는 자기소화의 속도가 극히 느리다. 어육은 사후강직이 약해서 자기소화와 부패가 일어나기 쉬우므로 특히 신선도를 주의하여야 한다.

6) 숙성(aging)

조류나 포유류의 경화조직이 연화되면 맛과 향이 증가되어 식용에 적합하게 되는데 이런 현상을 숙성이라 하고, 숙성은 일종의 효소반응이므로 쇠고기의 숙성 최적온도는 0℃에서 10일 정도이고, 8~10℃에서는 4일이며, 실온이 높을수록 숙성기간이 짧아진다.

2. 식품의 보존방법

식품의 변질을 막기 위해서는 미생물의 오염을 방지하거나 오염된 미생물의 증식과 발육을 억제하는 것이 중요하다. 미생물의 번식과 발육에 관계되는 것으로는 온도, 습도, 영양분 및 pH 등이 가장 중요한 요소이다.

식품의 보전은 미생물의 번식을 억제하거나 살균하여 보존하게 되는데, 보존방법으로는 물리적 방법·화학적 방법·복합처리 방법(물리·화학적 방법) 및 생물학적 방법이 있다.

1) 물리적 방법

(1) 냉장 및 냉동법 : 일반적으로 식품을 저온에 보존하면 미생물의 증식이 억제되거나 정지된다. 또한 미생물의 발육온도에는 많은 차이가 있으나 일반적으로는 0℃ 이하에서는 번식이 억제되고 -5℃ 이하에서는 대부분 번식을 하지 못한다. 이와 같은 원리를 이용한 것이 냉장 및 냉동법으로서 움저장, 냉장, 냉동방법이 있다.

① 움저장(cell storage) : 감자, 고구마, 채소류 및 과일 등을 움속(지하)에 온도를 약 10℃로 유지하면서 저장하는 방법이다.

② 냉장(cold storage) : 식품을 0~4℃로 보존하는 방법으로 일반 식품의 단기간의 저장에 널리 이용되나 장기간의 보존에는 적당치 않다. 특히 육류나 어패류의 냉장상태에서의 장기보존은 변질되기 쉬우며, 채소류는 -2℃ 이하로 저장하면 조직이 파괴되어 변질되며, 과

일류는 당분이 많으므로 -1℃ 이하로 냉장하는 것은 좋지 못하다. 채소는 일반적으로 0~5℃에서 습도 80~90%로 저장하고, 육류나 조리된 식품은 0~5℃에서, 어패류는 4~6℃에서 저장한다. 어류를 얼음이나 빙설로 저장하는 것을 빙장(icing)이라 하는데, 얼음이 고르게 섞이도록 하여야 한다.

③ 냉동(freezing storage) : 냉동은 0℃ 이하로 보전하는 방법을 말하는데, 장기간의 보존이 가능한 반면에 식품의 조직에 변화를 주게 된다. 이 방법은 미생물의 증식을 억제시키는 것이고 사멸은 기대하기 어렵다. 식품을 냉동 후 상온에 두면 냉동 중 파괴되었던 식품의 조직에서 액이 분리되어 나오는 것을 drip이라고 하는데, 이 양이 많을수록 영양가・맛・빛깔 등의 손실이 많고 부패하기 시작한다.

(2) 탈수법 : 식품을 건조시키면 식품 중의 가용성 고형성분의 농도가 증가되고 삼투압이 높아지는데 미생물은 삼투압에 대하여 저항성이 약하므로 생육하지 못한다. 일반적으로 세균은 수분함유량이 15% 이하에서는 번식하지 못하나 곰팡이는 13% 이하에서도 비교적 번식이 가능하므로 곰팡이의 생육이 불가능할 정도로 건조시켜 저장하여야 한다.

식품의 건조과정은 다음과 같은 단계를 거쳐 이루어진다.

① 표면 증발 : 물체의 표면에서 수분의 증발

② 내부 확산 : 내심부의 물이 표면으로 이동

③ 내심부에서 직접 수분의 증발 : 표면증발과 내부확산의 병행

탈수법에는 일광건조법과 인공건조법이 있으며, 인공건조법에는 고온건조법・열풍건조법・냉동건조법・배건법・분무건조법・감압건조법이 있다.

(3) 가열법 : 가열은 식품에 부착되어 있는 미생물을 죽이거나 효소를 파괴하여 미생물의 작용을 저지함으로써 식품의 변질을 방지하여 보존하는 방법이다. 일반적으로 포자를 형성하지 않는 미생물은 80℃에서 30분이면 사멸되나 포자균은 120℃에서 20분간 가열할 필요가 있다. 그러나 음식물의 종류에 따라서 가열처리로 음식물 고유의 향미・비타민・영양가 등이 손상될 수 있다.

(4) 자외선 및 방사선 조사 : 조사살균법에는 자외선과 방사선이 사용되고 있다. 이 방법은 살균 중 발열이 적으므로 식품을 그대로 살균할 수가 있어 냉온살균법 또는 무열살균법이라 하기도 한다.

① 자외선 살균법 : 자외선의 살균작용 유효파장은 2,500~2,700Å 사이이며, 오존을 발생하여 일종의 산화작용에 의한 식품표면의 세균을 살균시키지만 내부에 있는 세균에 대한 살균효과는 없다. 따라서 기구, 식품의 표면, 청량음료 및 분말식품에 한한다.

② 방사선 살균법 : 방사선 α, β, γ선중 γ선이 가장 살균력이 강하며 주로 우리나라에서는 CO_{60}이 사용되고 있다. 현재 32개국에서 270여종의 식품이 산업적으로 실용화되고 있으며, 우리나라에서도 1987년부터 다음과 같은 식품 등에 방사선으로 처리한 식품이 실용화되고 있다.

감자・양파・마늘 : 0.15kGy 이하

밤 : 0.25KGy 이하

생버섯 : 1KGy 이하

건조버섯 : 1KGy 이하

건조향신료(고추, 마늘, 파 등) : 15KGy 이하

※ KGy 이하 = 1/10Mrad = 100만 rad = 0.97rentgen

2) 화학적 보전법

(1) 절입법 : 식품을 소금이나 설탕 또는 산성 pH에 저장하는 방법으로 식품이 탈수되어 미생물의 발육이 억제된다. 절입법은 세균의 생육을 억제할 뿐이며, 살균력은 없고 또한 호염균・호당균 등 절임상태에 적응하는 균들이 있으므로 절대적인 보존방법은 아니다.

① 염장(Salting) : 식품에 소금을 넣으면 삼투압이 높아져서 식품이 탈수되어 건조상태가 되고 미생물도 원형질의 분리를 일으키므로 미생물의 생육이 억제된다. 보통 10~20%의 소금 농도를 유지하나 호염균(Halophilic bacterea : 식염내성균) 도 있으므로 절대적인 보존법은 아니며, 산과 병행하면 효과가 크다.

② 당장(sugaring) : 식품을 설탕 또는 전화당으로 저장하는 방법으로 일반적으로 40~50%의 농도로 사용하나 호당성균(saccharophilic bacteria)도 있으므로 산과 병행하면 효과적이다.

③ 산장(pikling) : pH가 낮은 초산, 젖산을 이용하여 식품을 저장하는 방법으로, 세균은 pH 4.9 이하가 되면 생육하지 못하고 효모는 pH 3.1에서 생육이 저지된다. 또한 일반적으로 같은 pH에서도 유기산이 무기산보다 미생물의 번식을 저지하는 효과가 크다.

(2) 보존료 첨가법 : 합성보존료나 산화제를 사용하여 보존하는 방법으로 식품위생법에 의하여 사용용도와 사용 식품량이 맞도록 사용하여야 한다. 합성 보존제는 첫째, 인체에 대해 독성이 없고 둘째, 미량으로서 효과가 있어야 하며 셋째, 무색・무미・무취해야 하고 넷째, 식품에 어떤 변화가 없어야 하며 다섯째, 사용방법이 간편하고 가격이 저렴해야 한다.

3) 복합처리법(물리 · 화학적 처리법)

복합처리법에는 훈증과 훈연법이 있다. 훈증(fumigation) 은 식품을 훈증제로 처리하여 곤충의 충란이나 미생물을 사멸시키는 방법으로 곡류의 저장 등에 사용한다. 훈증제로는 chloropicrine, $CHCl_3$, NO_2가 널리 사용되고 있는데, 인체에 유독하므로 사용할 때에 주의하여야 한다. 훈연(smoking) 은 목재를 불완전 연소시켜 연기를 식품에 침투하도록 하여 저장성을 높이는 방법으로 육류와 어류의 저장과 가공에 응용된다. 훈연제로는 수지가 적은 침엽수(참나무, 떡갈나무, 벚나무 등)가 좋다. 훈연의 살균력은 연기 중에 aldehyde, alcohol, phenol, acetone 등이 식품의 육 조직에 침입되어 미생물의 발육을 억제하고 또한 훈연에 의해 식품이 건조되어 저장성을 높인다. 훈연법에는 오훈법, 냉훈법 및 액훈법이 있다.

4) 생물학적 보전법

세균, 곰팡이 및 효모의 작용으로 식품을 저장하는 방법으로 유산균의 이용으로 치즈・발효유 등의 형태로 보존하는 것을 말한다.

제6절 식품첨가물

1. 식품첨가물의 정의

의도적 식품첨가물은 식품의 품질을 개량하여 보존성 또는 기호성을 향상시킬 뿐만 아니라 영양가 및 식품의 실질적인 가치를 증진시킬 목적으로 사용하며, 넓은 의미로 식품 본래 성분 외에 것을 지칭한다.

유엔식량농업기구(FAO) 및 세계보건기구(WHO)의 합동전문위원회에 의하면 "식품첨가물이란 식품의 외관・향미・조직 또는 저장성을 향상시키기 위한 목적으로 일반적으로 적은 양이 식품에 첨가되는 비 영양물질"이라고 하였다.

미국의 국립과학기술원 및 국립연구협의회 산하의 식품보호위원회(food protection committee of the national academy of science-national research ciuncil)에서는 "식품첨가물이란 생산, 가공, 저장 또는 포장의 어떤 국면에서 식품 속에 들어오게 되는 기본적인 식량 이외의 물질 또는 물질들의 혼합물로서 여기에는 우발적인 오염물은 포함되지 않는다"고 정의하였다.

우리나라 식품위생법 제2조2항에서는 "첨가물이라 함은 식품을 제조, 가공 또는 보존함에 있어 식품에 첨가, 혼입, 침윤 기타의 방법으로 사용되는 물질을 말 한다"고 정의하고 있다.

2. 식품첨가물의 구비조건

① 인체에 유해한 영향을 미치지 않을 것
② 식품의 제조가공에 필수불가결할 것
③ 사용목적에 따라 효과를 소량으로도 충분히 나타낼 것
④ 식품의 영양, 이화학적 성질 등에 영향을 주지 않을 것
⑤ 식품의 화학분석 등에 의해서 그 첨가물질을 확인할 수 있을 것
⑥ 식품의 상품가치를 향상시키며, 외관을 좋게 할 것
⑦ 값이 저렴하고 식품의 영양가를 유지시킬 수 있을 것 등이다.

3. 식품첨가물의 분류와 사용기준

우리나라의 식품첨가물의 분류는 식품첨가물의 사용목적에 따라 구분하고 있으며, 현재로 지정된 첨가물은 화학적 합성품 370여종, 천연첨가물 50여종이다. 사용목적에 따른 구분은 다음과 같다.

첫째, 식품의 기호성을 높이고 관능을 만족시키는 것
둘째, 식품의 변질을 방지하는 것
셋째, 식품의 영양을 강화하는 것
넷째, 식품의 품질을 개량하여 일정하게 유지하는 것
다섯째, 식품제조에 필요한 것
여섯째, 기타로 구분하고 있다.

그리고 첨가물의 사용기준을 정하는 방법은 사용할 수 있는 식품의 종류 제한, 식품에 대한 사용량 또는 사용농도의 제한, 사용목적에 대한 제한 및 사용방법에 대한 제한으로 4종류로 제한하고 있다.

4. 식품첨가물의 종류와 특성

우리나라는 식품위생법에서 6종류로 첨가물의 분류를 하고 있고, 미국의 국립과학기술원 및 국립연구협의회 산하 식품보호위원회에서는 식품첨가물을 기능과 용도에 따라 40종으로 분류하고 있다. 여기서는 식품첨가물의 목적에 따라 그 특성을 살펴본다.

① 보존료(chemical preservatives) : 식품의 변질 및 부패를 방지하고 식품의 신선도를 보존하여 영양가의 손실을 방지하는데 사용되는 물질을 보존료라 한다. 사용이 허가된 보존료의 종류와 사용식품은 디히드로초산(치즈, 버터, 마가린), 소르빈산·소르빈산칼륨(식육제

품, 치즈, 된장 등), 안식향산 및 나트륨(청량음료, 간장), 파라옥시 안식향산부틸·에틸·프로틸(간장, 식초, 인삼음료), 프로피온산 나트륨(빵 및 생과자, 치즈) 등이다.

② 살균료(bacteriocides germicides) : 식품의 부패 원인균 또는 전염병균 등을 사멸시키기 위하여 식품에 첨가 또는 식품제조 시에 사용한다. 허용 살균료는 표백분, 고도 표백분, 차아염소산 나트륨, 이염화 이소시아뉼산 나트륨 및 에틸렌 옥사이드가 있다.

③ 산화방지제(antioxidants) : 공기중의 산소에 의한 변질을 방지하기 위하여 사용하는 첨가제가 산화방지제이다. 산화방지제로는 디부틸 히드록시 톨루엔, 몰식자산 프로필, 에리트로브신, L-아스코르빈산(비타민 C), DL-α토코페롤(비타민 E), EDTA 등이 있다.

④ 착색료(coloring matters) : 색소는 자연색소가 바람직하나 여러 가지 이유로 합성착색료를 사용한다. 합성색소로는 타르색소가 8종, 타르색소의 알루미늄 레이크 7종 및 비타르색소가 7종으로 총 22종이 허용되어 있다.

⑤ 조미료(seasoning) : 식품의 고유한 맛만으로 충족을 느끼지 못할 경우 맛을 좋게 하고자 첨가하는 물질을 조미료라 하는데, 단맛·신맛·짠맛·쓴맛을 4원미라 한다. 매운맛·풍미·떫은맛·청량미 등은 4원미의 복합미 이다. 조미료는 핵산계, 아미노산계, 우기산계로 구분되어 있다.

⑥ 감미료(nonnutritive sweetners) : 합성 감미료는 당질 이외의 감미를 가진 화학적 합성품을 총칭하는 것으로서 영양가가 없다. 인체에 해로운 것이 많아 식품으로 사용할 수 있는 것은 매우 한정되어 있다.

⑦ 기타 : 이외에도 사용 목적에 따라 식품의 색을 보존하든가 또는 발색시키는 발색제(color fixative), 유색물질을 무색으로 만드는 표백제(bleaching agents), 밀가루 개량제(maturing agents), 미각의 자극 및 식욕의 증진 목적으로 신맛을 내게 하는 산미료(acidulants), 착향료(flavoring agents), 빵·과자 등에 첨가하여 연하게 하는 팽창제(leavening agents), 비타민·무기질·아미노산 등을 강화하는 강화제(dietary supplements), 유화제(emulsifiers), 호료(thicker) 등이 있다.

제7절 식품의 위생관리

1. 식품위생행정 강화

1) 예방행정 강화

식품위생행정은 모든 보건행정 중에서 가장 중요한 행정활동이다. 식품은 생명과 건강유지를 위해 절대 불가결한 요소이지만 불량식품, 비위생적 식품 및 유해식품은 건강은 물론 생명유지에도 직결되기 때문에 식품위생행정은 어떤 보건행정보다도 중요한 활동이다. 따라서 식품위생행정은 사후관리보다는 예방행정에 역점을 두어야 한다.

① 위생관계법의 강제집행이나 단속행정보다는 식품위생에 관한 보건교육 활동을 강화해야 하며,
② 국제화 시대를 맞아 수입식품에 대한 식품검역을 철저히 수행하는 일은 내국인의 피해를 예방한다는 점에서 대단히 중요한 과제이다.
③ 부정식품이나 불량식품의 생산이나 유통을 방지하는 철저한 관리 행정활동이 필요하며,
④ 식품을 통한 각종 전염병, 기생충 질병 및 식중독을 미연에 방지하는 노력이 중요하다.
⑤ 식품과 관련되는 기계, 기구, 시설, 용기, 포장 등과 식품의 원료, 첨가물, 제조과정, 조리과정, 보존방법, 유통과정 등에서 발행할 수 있는 각종 문제점을 배제하기 위한 예방행정적 노력이 필요하다.

2) 식품행정의 전문화

학교급식이나 산업장 급식 등 집단급식 장소에서 발생하는 식중독이나 식품관련 전염병이 많기 때문에 이를 방지하기 위해서 식품안전성 관리의 행정체계를 일원화하여 관리의 전문성도 강화할 필요가 있다. 현재 한국의 식품관리 행정활동은 다원화되어 있어 관리의 전문성이 떨어질 수밖에 없다. ① 농산식품의 재배는 1차적으로 농림부가 관리하고 있으나 수입, 2차생산품, 유통, 소비는 식약청이 담당하고 있으며, ② 수산식품은 1차적 생산 및 수입은 해양수산부가 관장하고 있으나 2차 생산품과 유통 및 소비과정은 식약청이 담당하고 있다. ③ 축산식품은 농림부가, 먹는 물은 환경부가 1차, 2차 및 유통과정을 관장하고 있으나 소비 과정은 식약청이 담당하고 있으며, ④ 학교급식은 교육인적자원부가, 주류는 국세청이, 수입식품은 관세청이 담당하는 등 식품의 안전관리는 일원화되어 있지 않기 때문에 식품에 관한 안전관리행정도 전문화되지 못하고 있다.

3) 식품위생행정의 과학화

HACCP 제도의 개발 : 식품행정의 과학화를 위해 1998년에 출범한 식품의약품안전청은 식품위해요소중점관리기준(hazard analysis critical control point ; HACCP)을 적용하는 노력을 강화하기 시작했다. HACCP 제도의 개발은 1959년 미국우주계획에 참여한 한 식품제조회사가 우주식품의 100% 안전성을 확보하기 위하여 시작되었으며, 국제식품규격(CODEX)은 각국에 이를 적용할 것을 권고하였다. 즉 최종 식품의 검사로 완전한 안전성을 확보하는 것은 너무 많은 검체가 필요하다는 것을 알게 됨으로써 도입된 것이다. 식품행정의 과학화를 위해 HACCP 제도는

식품의 원료에서부터 제조, 가공, 유통 및 소비에 이르기까지 모든 단계에서 인체에 위해한 요소를 공정별로 분석하여 이를 중점 관리하는 예방적 위생관리 제도이다.

HACCP 제도의 장점 : HACCP 제도는 해당 식품으로 인한 식중독이나 질병발생의 경우 그 원인과 책임을 분명히 할 수 있기 때문에 식품위생행정에 반드시 도입 운영될 필요가 있다.

HACCP 제도의 적용 : HACCP 제도는 미국, 일본, 캐나다, 유럽연합 등 선진 각국이 채택하고 있으며, 우리나라도 1995년 식품위생법에 HACCP 제도의 근거 조항(제 32조 2항)을 신설하는 것을 시작으로 1997년 식육가공품(햄, 소시지류), 1998년 유 가공품(우유, 발효유), 1999년 어육가공품(어묵류, 어패류의 조미 가공품) 등에 적용하고 있다. 또한 농림부는 2000년 7월부터는 도축장까지도 적용하고, 2003년부터는 모든 유제품 취급업체도 의무화하도록 그 적용범위를 확대해가고 있다.

2. 식품위생관리

1) 식품위생행정의 중요성

식품위생 관리는 주민의 건강, 안전, 생명의 위해를 방지하기 위해 정부가 감당해야할 가장 중요한 행정활동으로서 그 주요 내용은 다음과 같다.

① 식품제조 시설 및 식품영업소의 위생관리
② 식품위생 감시 및 대민 홍보사업의 강화
③ 계속적인 식품위생검사 및 연구기능의 활성화
④ 부정식품의 근절 및 불량식품 유통의 관리 등 법의 강제적 집행과 자발적인 실행의 장려
⑤ 식품취급자의 건강진단 및 위생교육의 강화
⑥ 식품의 위생관리를 위한 규격과 성분규격의 제정 및 관리
⑦ 식품제조업소에서 생산되는 식품의 품질관리 및 종업원의 위생관리를 위한 위생관리인제도의 강화
⑧ 수입식품의 검역활동 및 위생검사의 철저 등

식품위생관리를 위해서는 행정부의 식품위생관리 행정과 식품관련 산업장의 자체 관리가 중요하기 때문에 여기서는 식품위생감시원의 역할과 식품관리인의 주요 업무에 관해 논의하고자 한다.

2) 식품위생 감시원의 주요 직무

식품위생법시행령(제6조)에서 규정한 식품위생감시원의 주요 직무는 식품위생관련 지도업무, 단속업무 및 법이 규정한 관리업무 등이다.

① 식품위생지도 업무 : ㉠ 식품 등의 위생적 취급기준 이행지도, ㉡ 영업자 및 종업원의 건강진단과 위생교육이행 확인지도, ㉢ 조리사, 영양사, 영업자 등의 법령 준수여부 확인지도 업무

② 단속업무 : ㉠ 수입판매 또는 사용이 금지된 식품 등의 수거 업무, ㉡ 표시기준 또는 과대광고 금지의 위반여부 단속 업무

③ 수거, 검사 및 폐기업무 : ㉠ 검사에 필요한 식품 등의 수거 업무, ㉡ 시설기준의 적합성 확인 검사, ㉢ 부정 불량식품 등의 압류, 폐기 업무

④ 행정처분 등의 업무 : ㉠ 행정처분의 이행여부 확인 업무, ㉡ 영업소의 폐쇄를 위한 간판제거 등의 조치 업무를 수행한다.

3) 식품위생관리인의 주요 직무

산업장의 위생관리인은 ① 식품의 표시기준의 적부확인, ② 식품원료 및 제품의 출하 전 확인검사, ③ 사용하는 기구, 용기, 포장의 규격기준의 적합여부 검사, ④ 종업원의 건강진단 및 위생교육, ⑤ 위생 및 품질관리일지 작성 등의 직무를 충실히 수행하는 것이 중요하다.

제7장 정신보건

제1절 정신보건의 개념

1. 정신보건의 정의

사회조직의 복잡화와 더불어 심리적 요인, 환경적 요인, 유전적 요인은 상당한 정신장애자나 정신병자의 증가를 초래하게 되어 급기야 사회문제화 됨에 따라 정신보건의 중요성이 새삼 강조되고 있으며 정신・인체의학(psychosomatic medicine)이라는 새로운 의학 체계가 등장하게 된 것이다. 정신보건학에서 말하는 정신건강에는 여러 가지 학설이 있으나 Glover 박사는 건강한 정신을 다음과 같은 조건이 충족될 경우라고 정의하고 있다.

① 정신질환이 없으며,

② 자기 자신의 행동에 있어서 정신적 갈등의 지배를 받지 말 것,

③ 자기 자신의 일에 만족할 만한 근로능력이 있을 것,

④ 사랑할 수 있는 능력과 도덕적인 사고를 할 수 있을 것 등이다.

한편, Wallace는 심리학, 아동연구, 교육, 사회학, 정신의학, 생물학 등으로부터 추출된 보건상 지식이나 기술을 적용하여

① 개인과 사회의 정신적 건강의 유지와 증진에 관한 문제와,

② 정신병 및 정신적 결함과 이어 부수되는 정신적, 사회적 부적응의 예방과 치료 문제를 취급하는 과학이라고 정의하였다.

2. 정신보건학의 목적

정신보건학이 추구하는 목적은 지역사회 전체 주민이 건강한 정신으로 생활하도록 유도함과 동시에 정신질환을 예방하는데 있다. 즉,

① 정신장애(mental disorder)를 예방하고

② 건전한 정신 기능을 유지・증진시키며

③ 정신질환이 발생했을 경우에는 이를 치료하며

④ 치료 후 사회복귀 등의 목적을 갖는다.

3. 정신보건의 역사

고대에는 마음이 병든 사람은 신을 거역한 죄로 악귀가 쓰인 것으로 보았다. 그래서 병든 사람에게서 악령을 몰아내기 위해 마녀나 마법사 등은 환자를 물에 빠뜨리거나 매달거나 몸을 지지거나 하였고 심지어 처형하기도 했다.

그리스 시대에는 pytagoras에 의해 정신질환자를 위한 식이요법, 물리요법 등이 제시되었으며, Hippocrates는 두뇌의 장애가 정신질환의 원인이라 여겨 식이요법과 약물요법을 강조하고 유전적 소인에 대해서도 관심을 가졌다. 중세까지 정신질환은 신의 저주나 악령에 의한 것 또는 죄에 대한 벌로 인식되었다. 따라서 그 당시 정신질환자에 대한 치료법은 인간적인 치료법과는 전혀 동떨어진 격리적, 형벌적 차원에서 잔혹하게 다루어졌다.

르네상스 시대에 이르러 비로소 정신질환에 대한 연구가 인간성을 존중하는 입장에서 이루어지기 시작하였고 정신질환에 대한 미신적인 이해에서 벗어나 과학적인 태도로 이해하려는 노력은 18세기 이후의 일이다.

16세기 J. Weyer가 인도주의적 치료를 발달시켰고, P. Pinel, W. E. Tuke, V. Chiarugil에 의해 근대 정신의학이 탄생했다. 1792년 프랑스의 P. Pinel은 당시 강력한 반대를 뿌리치고 정신병자들을 묶은 쇠사슬을 풀어주어 자유롭게 일할 수 있도록 하면서 개방치료를 실시하였다. 프랑스의 혁명의 소용돌이와 전쟁의 와중에서 정신병자를 쇠사슬로부터 해방시킨 Pine의 대담한 개혁은 정신보건 분야에서 제1차 혁명으로 일컬어지고 있다.

이탈리아의 의사 V. Chiarugil은 처음으로 정신병자 수용소 소장이 되어 정신병자들에게 인간적이고 도덕적 치료를 베풀었다. 또한 퀘이커 교도인 영국의 W. E. Tuke는 기독교 정신과 합리적인 원칙에 입각하여 1932년에 York 구호소(York Retreat)를 개소하여 환자를 인간적으로 취급하기에 이르렀다. 미국에서는 B. Rush가 정신질환의 의학적 보호와 인간적 치료를 보장하는 운동의 선구자가 되기도 하였다.

역사적으로 보아 20세기 이전까지의 정신보건은 유치 또는 보호시설의 개념이 강하였다. 정신보건의 개념을 한 차원 높여준 사람은 S. Freud였다. 즉, 정신장애와 정서장애가 생물학적이고 유기적인 요인에만 기인되는 것이 아니라 가정과 환경에서의 사회적 요인에 의해서도 기인될 수 있다는 것을 강조하였다.

1908년 미국의 Clifford Beers에 의해 정신보건에 대한 최초의 개념이 정립되었으며, 같은 해 코네티컷 중에 '정신위생협회'를 조직하여 1909년에는 정신위생 국민위원회로 발전시켰고, 1930년 워싱턴 53개국 대표들이 모여 최초의 국제정신위생회가 개최되었다. Beers는 정신건강운동에 매진하였고 정신건강의 유지, 정신질환의 예방, 정신질환에 대한 계몽 및 조기발견, 치료를 주장하여 현대적 정신보건사업의 발전에 크게 공헌하였다.

우리나라에서는 1913년 조선총독부에 의해 정신과 병실이 마련되었으며 1919년에는 종로구에 10개의 병상을 갖춘 최초의 사립정신위생시설이 마련되었다. 또한 1935년에는 국가가 운영한 정신 병원이 개설되기에 이르렀다. 1967년 정신보건법을 제정하여 정신 이상자를 보호하고 정신병자는 강제치료를 받도록 하고 있다.

1995년 12월 개정된 정신보건법은 기존의 장기입원(수용) 중심에서 벗어나 지역사회에서 정신질환을 예방, 조기발견, 치료, 재활시키는 지역사회 정신보건에 정책의 중심을 두기 시작하였다.

제2절 정신질환의 원인 및 주요 정신질환의 종류

1. 정신질환의 원인

대부분의 정신질환은 그 원인이 밝혀지지 않고 있다. 현재까지 정신질환의 원인과 관계있는 것으로는 유전적 요소, 심리적 원인, 사회문화적 요소 및 뇌조직의 기질적 또는 기능적 이상 등이 알려져 있다.

1) 유전적 요소

유전소질이 같은 일란성쌍생아의 한 쪽이 정신분열증이나 조울병에 이환되었을 때 나머지 한 쪽이 같은 정신질환에 이환되는 경우가 이란성쌍생아보다 월등히 높은 사실은 유전적인 요소가 정신질환의 한 원인임을 증명한다.

그러나 일란성쌍생아에서도 정신질환에 이환되는 사람과 그렇지 않은 사람이 있다는 것은 소질만이 정신질환발병의 유일한 결정원인이 못됨을 의미한다.

2) 심리적 요인

어린 시절에 어머니와의 관계를 포함한 대인관계는 정서발달에 영향을 주는 것으로 알려져 있다. 과잉보호나 거절은 의존적이고도 미숙한 사람으로 만들며 정신건강이 병적으로 될 소지를 만든다.

또한 신체의 유지에 기본적인 요소인 산소, 영양, 물, 수면 등의 결핍은 그 정도가 크거나 오래 지속된 경우 정신질환의 발생가능성이 높아진다.

3) 사회문화적 요소

사회문화적 요소는 정신질환의 양상이나 크기를 결정한다. 가정의 파탄, 사회적 불안정이 정신질환과의 연관성이 있는 것으로 알려져 있다. Holling와 Redlich(1958)는 미국의 뉴레이븐시의 24만명을 대상으로 조사한 결과 사회계층(직업, 교육, 주택을 고려함)에 따라 정신질환의 차이가 있었는데, 정신질환·정신분열증·히스테리는 사회계층이 낮을수록 많았으며, 사회계층이 높을수록 신경증·강박장애·공포불안장애·성격장애가 많았다.

4) 뇌조직의 기질적 또는 기능적 이상

감염, 신진대사장애, 중독, 외상 등으로 중추신경계에 이상이 생길 경우 지남력(orientation)·기억·지능판단의 장애·정동의 불안정 등이 일반적으로 온다. 그러나 이러한 증상이 오는 경우는 기질성뇌증후군 중에서도 심한 경우에만 해당한다.

2. 정신질환의 분류

정신질환의 분류는 엄격하게 구분되는 것이 아니지만 의학적인 면에 중점을 두는 분류와 정신보건사업에 중점을 두는 분류로 구분하고자 한다.

정신질환은 협의로 보면 내인성 정신병과 외인성 정신병으로 대별하지만, 넓은 의미로는 신경증이나 정신결함까지도 포함한다.

1) 협의의 정신질환

내인성 정신병은 정신분열증, 조울병, 우울증 등이 있고, 외인성 정신병은 신체적 원인이 되는 마비성 치매, 뇌매독, 중독성 전염병과 심인성 원인이 되는 반응성 조울병, 정신분열증 반은, 구금성 정신병 등이 있다.

2) 넓은 의미의 정신질환

신경증에는 히스테리, 강박신경증, 정신쇠약 등이 있고, 정신결함증에는 정신박약, 이상성격, 인격결함 등이 있다.

3. 주요정신질환

정신질환의 범위는 정신분열증이나 조울병 등으로부터 약물중독증, 지능부족, 인격결함, 성격이상 등에 이르기까지 확대 해석하는 경향이 있으며, 정신보건법에서는 정신병(기질적 정신병 포함), 인격 장애, 알코올 중독, 약물 중독 및 기타 비정신병정신장애를 가진 자를 말한다고 규정하고 있다. 정신질환의 일반적 증세는 매우 다양해서 ① 기억력 장애(건망증, 기억력 상실), ② 사고기능 장애(과대망상, 피해망상), ③ 지각장애(착각, 환각, 환청), ④ 행동장애(과잉행동, 무기력), ⑤ 감정 장애(불만, 분노, 우울증), ⑥ 지능장애(정신지체, 정신박약), ⑦ 의식장애(혼란, 혼수) 등이 있다.

1) 정신분열증

정신분열증은 정신병 환자 중에서 가장 많으며, 대개는 청년기에 발병해서 만성적으로 진행되는데, 20~40세 인구에 다발하는 정신질환이다.

정신분열증(schizopherenia)은 감정, 사고, 행동 등에 장애가 있는 정신질환으로서 특히 감정과 사고를 조절하고 통합하는 뇌기능 장애가 심한 질병이다.

① 발병원인 : 정신분열증의 발생원인은 사회 환경적, 심리적, 생리적 원인 및 유전적 원인이 있는 것으로 보고 있으나 확실한 기전은 밝혀지지 않았다. 유전적 소인이 있다는 증거는 양친의 한쪽에 정신분열증이 있으면, 자녀의 9~10%에서 발병하고, 30~40%는 본증과 유사한 병적 인격자로 발현되며, 양친이 전부 본증인 경우에는 자녀의 50% 이상에서 발현되고, 30%가까이가 병적 인격자로 된다는 보고가 있어 그 유전성이 인정되고 있다.

정신분열증은 뇌의 생리적 기능이나 화학적 기전이상 등을 비롯한 생물화학적 요인과 스트레스와 같은 사회적 심리적 요인들이 복합적으로 관여하는 정신질환으로 이해되고 있다. 또한 간질, 뇌종양, 뇌염 등 뇌손상과 약물 남용이나 심한 스트레스가 주요 원인이 된다는 주장도 있다.

② 본증의 주요 증세 : 무반응, 함구, 환각, 거절 등의 증세와 과대망상이나 피해망상, 비합리적 언행 등의 증세가 있다. 생활과정에서 직면하는 어려움을 적응하지 못하고, 비현실적 망상 속에서 자신의 소망을 실현하려 하거나 자신의 실패는 남의 탓으로 전가하려 하고, 다른 사람들과 어울리는 것을 기피하려고 한다.

2) 조울병과 우울증

조울병(manic-depressive psychosis)은 극심하게 침울하거나 슬픈 기분에서부터 기분이 지나치게 고양되거나 쾌활한 양상까지 극단적인 기분의 변화가 주기적으로 나타나는 병이기 때문에 양극성 장애라고도 한다. 그러나 기분이 몹시 좋은 상태인 조증(mania)이 있는 경우나 조증과 우울증이 번갈아 나타나는 경우를 모두 조울증에 포함한다. 인간의 감정 상태는 항상 일정하게 유지되는 것이 아니고, 때로는 우울해지거나 슬퍼지기도 하며, 사기가 저하하거나 충전하기도 하지만 우울한 감정이 몇 주일 지속되어 일상생활에 지장을 받을 정도가 되는 경우는 우울증(depression)이라고 한다.

① 우울증의 원인 : 우울증의 원인은 모두 명확히 밝혀지지는 안했지만 갈등, 실연, 반목 등의 인간관계, 발병이나 폐경, 정년퇴직 등에 의한 심리적 갈등이나 스트레스 등을 부정적으로 결론 짓는 경우 우울한 기분을 더욱 악화시키는 요인이 된다. 그 밖에 뇌의 정보를 전달하는 신경전달 물질의 화학적 불균형이나 고혈압약, 항불안약, 마약류, 중추신경흥분제 같은 약물을 사용하다가 중단했을 경우나 당뇨병, 암, 내분비질환 등이 우울증의 원인이 되기도 한다.

② 우울증의 증상 : 일상생활이 우울하거나 슬픈 기분을 느끼고, 매사에 자신감이 결여되거나 의욕이 없어지는 등 감정적 장애가 있으며, 불면증, 미래에 대한 불안감 및 일상생활의 피곤증이나 집중도가 저하되기도 한다. 식욕저하, 체중감소, 가슴답답증, 두통, 소화불량, 변비 등이 있다. 심한 경우는 환각이 동반하거나 자살이라는 극단적인 결정을 택하는 경우도 있다.

③ 우울증의 발현빈도 : 우울증은 50%이상이 20~50세에서 발병하지만 드물게 아동이나 노인들에게도 발현하며, 여자가 남자보다 2배 정도나 많은데 그 이유는 호르몬 분비의 차이나 출산과정 및 남녀 간의 사회적 스트레스의 강도 차이 때문이라고 보고하고 있다.

④ 우울증의 예방과 치료 : 우울증 환자의 50% 이상이 가벼운 증상으로 시작하여 심한 우울장애로 발전할 수 있기 때문에 예방과 조기치료는 대단히 중요하다. 우울증의 확실한 예방법은 없지만 우울증의 가능성을 갖고 있는 사람의 주변 환경을 긍정적으로 조성해 주고, 어려움이 닥쳤을 때 정서적으로 지지해 주며, 우울증이 예상되는 상황을 피할 수 있도록 도와주는 것이 중요하다. 자살기도자 들은 자살의사를 주변사람에게 말하는 경우가 많기 때문에 자살을 예측할 수 있는 말이나 행동이 나타나면 빨리 치료를 할 수 있도록 조치하는 것이 중요하다.

3) 진성간질

진성간질(essential epilepsy)은 그 원인이 정확하지 않으나 주로 경련발작, 정신발작, 불쾌증을 나타내는 정신질환인데, 간질은 알코올 중독, 뇌막염, 매독 감염 등에 의한 외적 원인의 경우가 많다.

4) 정신박약

'정신박약(mental deficiency)'은 선천적 또는 생후 비교적 조기에 중추신경계에 장애를 받아 그로 인해 지능발달이 항구적으로 저지되어 있는 상태를 말한다. 최근에는 이 호칭이 부적당하다고 하여 '정신지체'라는 말을 많이 사용하고 있다. 정신지체의 정도는 지능지수(IQ)의 점수에 따라서 분류하는 방식과 정신연령의 정도에 따라서 분류하는 방식이 있다. 즉, 지능지수 20이하를 극심도, 지능지수 20~34를 심도, 지능지수 35~49를 중등도, 지능지수 50~70을 경도로 구분한다.

5) 신경증

'신경증(neurosis)'이란 흔히 노이로제라고 더 알려진 것으로, 정신적 원인에 의해 일어나는 정신적 또는 신체적 증상을 일으키는 질병이다. 흔히 질병에서 보듯 신체의 구조, 자익, 신경학적 계통과 일치하는 병변은 볼 수가 없다.

대개 심리적인 이유에서 발생하는 불안을 바탕으로 발생하는데 불안을 방어하는 형태에 따라서 표현되는 증상이 다르고 특이하다. 그래서 표현되어지는 병태나 방어하는 체계에 따라서 신경증의 이름을 달리 붙인다.

신경증의 원인을 요약하면 유전이나 체질과 같은 소인적 요인에 갈등이 오래 지속됨으로써 여러 가지 준비인자가 영향을 주며, 여기에서 스트레스나 피로와 같은 결실인자가 작용하여 증상을 일으키는 것이다.

신경증의 기본 증상은 불안이다. 불안이 막연한 불행이 닥칠 것 같은 수준일 때 불안 신경증이란 말을 쓰고, 불안이 보다 구체적인 대상을 갖게 되면 공포신경증이라고 한다. 넓은 광장 에서 공포를 느끼기도 하고 타인에 의해 좋지 않은 평가를 받게 될지도 모른다는 사회공존, 동물이나 벌레, 고소, 밀폐 공간 등이 공포의 대상이 되는 단순 공포증도 있다.

불안이 극심한 공황상태의 증상이 주가 되면 공황장애라고도 한다. 강박신경증은 싫고 괴로운 사고가 지속적으로 반복되기도 하고, 반복적이고 상동증적인 행동을 하고자 하는 병적이고 불가항력적인 충동도 나타내며, 여기에 수반하는 강박행동도 보인다.

스트레스에 반응하는 급, 만성 반응도 있고, 여러 가지 신체증상을 감각기관이나 운동성에 급격한 장애를 일으키는 소위 히스테리신경증도 있다.

신체적 질병을 의심할 만한 증거가 없는데도 불구하고 지속적으로 건강에 대한 불안을 호소하는 증상이 있으면 건강 염려증이다.

때때로 불안이 압도적으로 인격을 혼란시켜 인격의 일부 요소나 자아기능이 상호간에 해리현상을 일으키면 해리신경증이라고 한다. 해리신경증의 주된 증상은 심인성 건망증, 둔주, 다중인격 등의 특징을 보인다.

6) 인격장애

유전자적, 체험, 기질적, 심리적, 사회문화적 요인 등이 모두 관여하는 것으로 생각된다.

'인격 장애'를 분류하면 편집성 인격 장애는 모든 것을 의심하며, 어떤 상황에서도 사람과 환경에 대하여 경계하고 의심한다.

정신분열성 인격 장애는 사회적 관계, 형성 능력에 결함이 있어서 다른 사람에 대하여 따뜻한 느낌이 없고 무관심하며 무감각하다.

또한 육감이나 미신, 텔레파시 등 마술적인 것에 관심이 많으며, 비현실적인 경험을 한다고 한다.

히스테리형 인격 장애는 항상 자신을 멋있게 보이려고 하고, 다른 사람의 관심을 끌려고 하며, 따라서 뭔가 드라마틱한 것을 좋아한다.

자기애 적 인격 장애는 자기만 중요하게 생각하고 자신의 독특함에 빠져 있다.

반사회적 인격 장애는 교도소에 갈 만한 반사회적 행동(도둑질, 거짓말, 파괴행동, 약물중독 등)을 반복하며, 자신의 잘못된 행동에 대하여 반성하는 느낌을 전혀 갖지 않는다.

그 밖에 경계성 인격 장애, 회피성 인격 장애, 의존성 인격 장애 등이 있다.

7) 노인성 치매

치매는 질병명이라기보다는 여러 가지 원인에 의해 나타날 수 있는 기억력, 사고력, 판단력, 계산능력 등 지적능력과 인지 능력의 감소를 의미한다. 노인성 치매는 알츠하이머병과 뇌졸중등이 대표적이며, 만성 알코올 중독, 뇌종양, 뇌출혈 등의 뇌질환 등 다양하다. 특히 알츠하이머병은 치매환자의 60%라는 보고가 있으며, 초기에는 의욕감소, 반복되는 일을 잊어버리는 등의 비교적 가벼운 증세를 나타내다가 진행됨에 따라 건망증이 심해지고, 더욱 심해지면 가족이나 친지도 인지하지 못하게 되고, 중국에는 5~10년 내에 폐렴 등의 합병증으로 사망할 수도 있는 질병이다.

제3절 성장과정별 정신보건과 문제점 및 대책

1. 성장과정별 정신보건

인간은 일생을 통해 끊임없이 변화를 한다. 어려서부터 늑대와 함께 지냈던 늑대소년의 이야기에서 보듯이 인간은 사회적인 접촉 속에서 성장해야만 한다.

1) 태생기

인간형성의 최초의 과정인 태생(아)기(the period of fetus)에 최선의 환경을 제공하고 교육시킨다면 보다 튼튼하고 건강한 인간을 만들 수 있을 것이다. 태교란 태아에게 최선의 환경을 제공하여 좋은 영향을 받게 하는 것이므로 어머니의 정신적 자세는 태아환경과 출산 후 자녀교육에도 지대한 영향을 미친다. 어머니의 정신보건이 태아에게 미치는 영향이 크다. 특히, 유전적 요인과 체내감염·임신초기의 투약과 밀접한 관계가 있다.

2) 영아기

인간은 태어난 순간부터 소리에 반응하고 불쾌감을 표현하는 소리를 낸다.

출생 후 1년 동안에 일어난 발달적 변화는 대단하다. 이 시기의 운동능력이나 행동특성이 아동후기나 성인기의 언어, 지각, 운동, 인지 및 대인관계의 전반적인 발달에 대한 기초가 된다. Freud는 사회적 행동에 있어서 영아기(infancy)의 생물학적 요구의 중요성을 제시하였을 뿐만 아니라 초기 모자관계의 중요성을 인식시켰다. 따라서 영아기는 인격형성의 기초가 되는 시기로 가장 친근한 어머니와의 관계에서 깊은 관심이 요구된다.

3) 유아기

걷기 시작할 때부터 입학할 때까지의 시기, 즉 생후 12~13개월부터 6세쯤에 이르는 기간을 일반적으로 유아기라 한다. 이때는 성장의 훨씬 많은 부분이 지적 능력 및 대인관계의 영역에서 일어난다. 자극요인이 많은 시기이므로 이에 따라 복잡한 심리적 기능이 문제가 되고 자극의 양과 종류가 중요성을 지니게 된다.

4) 학령기 : 학동기

초등학교에 입학하는 6~7세부터 12세까지를 학령기로 잡는다. 학동기의 어린이의 생활권은 그들이 초등학교에 입학함과 동시에 현저하게 확대되며, 초등학교에서 기초교육을 받음으로서 풍부한 지식을 얻고 더욱이 친구관계 안에서 살아있는 인생경험을 쌓아간다.

학동기에는 부모의 과보호나 과 간섭적인 상태가 일어나기 쉬운데, 이를 탈피하여 자율적인 건강한 상태에 도달할 수 있도록 지도하여야 한다.

5) 청년기

청년기는 인생 중에서 가장 변화가 풍부한 격동의 시기이다. 청년기는 13~22세경의 연령층을 이루므로 시기에 따라 현저한 차이를 보인다. 이 시기에는 지금까지 경험하지 못했던 신체의 외관상 변화나 성적 성숙에 눈을 뜨게 되어 불안해지고 신체에 대한 고민이나 열등감을 가지기 쉽다.

또한 청소년기는 지능의 발달이 최고로 되어 사고력의 발달도 현저해지며 기성세대에 대한 반항의식이 생기기도 한다. 청년기는 사회적으로나 심리적으로 욕구저해 상황에 놓이기 쉬운 시기이다. 그러므로 물리적이고 억압적인 것보다는 논리적인 이해를 돕도록 하여야 한다.

6) 성인기

이 시기는 심신의 기능이 안정되고 활동력이 인생에서 가장 왕성하며 사회적으로도 독립된 존재이다. 결혼과 가정을 이루고 자녀의 양육에도 책임을 져야 할 시기이다. 일생 중 가장 의욕적이고 책임 있는 사회적 추구가 갈망되는 시기로, 사회적 기능의 수해오가 추구, 개인적인 가정의 형성, 여가선용을 적절히 추구하여 행복한 삶을 영위하도록 한다.

성인기(adulthood)에 당뇨병, 고혈압, 심장병, 담석증 및 암의 증후가 되는 현상 등이 발생하고 여러 가지 신진대사기능의 저하 및 감퇴에서 오는 건강위협의 신호가 나타난다. 또한 성인기에는 정신분열증과 조울증의 발병과 생활상의 갈등에서 오는 신경증과 같은 정신장애가 나타나기 쉽다.

7) 갱년기

갱년기(involutional period)는 초로기(presenium) 또는 중년기(middle age)라고 하는데 보통 45~65세 사이의 연령층을 의미한 시기로 노련한 사회성 기술로 적용하고 지도력을 발휘하고 결실을 거두는 시기이다. 그러나 한편으로는 인생의 왕성기가 지나고 직장과 가정에서 자신의 위치가 점점 미약해져 가는 시기이다. 따라서 신체적·정신적으로 변화가 많은 시기로 우울증, 신경증, 불안감이 생길 수 있으므로 가족들의 이해와 위로가 필요하다.

갱년기는 인생에서 제2의 사춘기라고 일컬을 정도로 중년의 위기(middle crisis)라고도 한다.

8) 노년기

심신의 기능이 쇠퇴하고 사회적으로도 서서히 집단에서 떨어지며 적응력도 상실되어 가는 시기이다. 흔히 상실의 시대라 불린다.

신체·정신·사회적인 퇴행으로 소외감을 느낄 수 있고, 노인질환의 발생 등 현대의 핵가족화로 지학적·도피적 행위의 유발이 쉽다. 노년기는 일정한 시기에서 시작된다고 보겠으나 실제로 노환은 누구에게 있어서나 같은 속도로 진행되는 것도 아니고 또 동일한 개인에 있어서도 한결같이 진행되는 것은 아니다.

2. 정신보건의 문제점

1) 정신보건 문제

(1) 개인의 정신보건 문제

정신질환의 요인과 상태에 직면하면 자기의 사회를 위하여 참여되어야 하며, 건강인 으로의 회복을 통해 건강을 획득할 권리가 있다. 이러한 정신 건강적 보장을 오래도록 유지하기 위해서는 가족과 사회와의 관계에 있어 영향을 미칠 수 있는 모든 병리적 요소를 제거하는데 관심을 가져야 한다.

개인의 환경, 경제, 사회요소적 형성 과정이 그 개인의 인간관계와 적응 유형을 결정하는 기본적 요소임을 깨달아 보다 성숙한 인격의 자아실현을 이루어야 한다. 가족은 사회적 한 기본단위로서 개인을 수용하고 있으며 이 혈연적 집단 속에서의 악 환경, 자아상실, 가치관 교환 등이 정신건강을 해치는 가정요인으로선 가장 심각한 것이다.

가족 병리적 영향은 성장기의 개인성격 형성을 왜곡시키거나 부정적 측면을 도일시 시켜주는 기본 조건이 된다. 가족 가운데 영향력 있는 사람이 정신 병리적 요인을 가짐으로써 가족 상호간의 평형을 깨고, 보다 심각한 가족병리를 형성시키는 예는 허다하다. 가족 병리적 요소가 가족 전에의 정신장애를 유발시킬 수도 있고 정신장애자는 가족 내에서의 희생물로 존재할 경우도 허다하다.

사회도 또한 개인의 정신 건강에 많은 영향을 미치는 바, 사회·문화적 배경의 차이나 사회가 갖는 바람직하지 못한 병리적 병폐, 이념과 종교적 차이, 사회윤리관, 가치관의 차이, 이런 문제들은 개인의 정신 건강에도 불구하고 일어날 수 있는 사회적 문제들이다.

(2) 특수문제

① 청소년 문제

청소년기의 정신병리 요소는 서로 상반된 감정, 사고, 행동 등을 동시에 하기 때문에 이해하기 어려운 것으로 생각되며 독특한 자아에 대한 위기, 2차 성징에 대한 자신감과 불안, 지금까지의 부모에 대한 의존과 독립심의 교차, 가치관의 붕괴와 새로운 윤리관에 도전 등 교차된 감정에 양립하여 교란하며 갈등하기 때문에 문제가 야기된다.

가출, 비행, 약물의 남용, 성문제의 문란 및 정서적 불안정으로 인한 정신장애 등 청소년기 문제에 보다 깊은 관심이 필요하다.

② 노인문제

인간의 발달 단계별로 가장 큰 위기를 내포하고 있는 시기가 있다면 그것은 청소년기와 노년기이다. 노년기의 뇌의 위축은 어느 정도 기질적 변화를 바탕으로 한다는 주장이 많고 성인병의 만성화로 오는 정신적 변화도 심각하다. 신체적인 건강이 보장되었던 노인들도 갑자기 정년을 맞으면서 소외와 외로움, 죽음, 이별에 대한 공포, 불안 때문에 정신장애현상을 많이 일으킨다.

③ 약물, 알코올 등 중독 문제

알코올과 약물중독은 마약을 비롯해서 진통제, 환각제, 항불안제, 수면제, 각성제 등의 남용으로 생기는 중독 현상과 본인의 과용상태가 아니더라도 작업장의 조건에 따라 중독되는 중금속이나 농약 등의 오염현상 때문에 생기는 정신장애 현상은 사회적인 문제로서 취급되어야 한다.

④ 성 문제

성에 대한 개방된 정보는 정상적인 성교육이 미치지 못할 만큼 범람하고 있다. 성을 인식하는 시기에서부터 성년의 성적 윤리관에 이르기까지 올바른 성적 목표를 잃고 있다. 성 문제는 각 개인의 생리학적인 욕구와 사회문화적 조건, 충족하는 승화된 방법들, 그리고 성을 통해 궁극적으로 추구되어야 하는 자아실현 문제가 종합적으로 다루어져야 한다.

⑤ 자살문제

자살은 공격적 충동성이 내재화됨으로써 자신을 파괴하는데 순간적인 충동성 때문에 오는 경우는 예견하기 어렵다. 정신분열증을 비롯한 여러 정신증이 이에 속하고 다음으로는 심한 조울증, 특히 우울증 회복기에 맞는 좌절감이나 여러 형태의 상실과 이별 등이 원인이 된다. 또한 신체적 장기 질환을 앓을 때 생길 수 있는 죽음의 공포와 질병의 고통으로부터 벗어나기 위해 자살한다. 한편 특수한 목적을 위해 자신의 의지에 의해 자살하는 경우도 있다.

⑥ 정신박약의 문제

정신박약이란 지능장애를 중심으로 하여 전인격적, 발육적인 장애상태를 말한다. 1975년 WHO의 보고에 의하면 정신박약이란 정신능력의 전반적인 발달이 불완전하고, 또 불안전한 상태를 기재하려는 것이라고 정의하고 있다. 즉 정신박약은 지능의 정상 이하를 포함한 정신발달의 정지 또는 불완전한 상태로서 의학적 치료 또는 기타 특별한 보호나 훈련을 요하던가, 아니면 그것에 의해서 움직여질 수 있는 상태나 정도의 것을 말한다.

발생예방대책은 우생학적 대책, 모자보건관리, 사회문화적 광범위한 대책이 필요하며 정박아 조기발견, 조기치료, 교육, 지도훈련 등의 종합적인 지도체계 설정을 위한 대책이 이루어져야 한다.

2) 정신장애와 복지문제

1948년 제3차 국제연합총회는 세계 인권을 통해 “모든 사람은 사회의 일원으로서 사회보장을 받을 권리를 가지며, 국가적 노력과 국제적 협력을 통하여 또는 각국의 조건과 자기의 인격의 자유로운 발전에 불가결한 경제적, 사회적, 문화적 권리를 실현할 권리를 가진다.”고 함으로써 건강관리의 개념을 구성했다.

정신장애자에 대한 복지문제는 사회보장, 의료보험 등을 바탕으로 원인, 치료, 재활문제에 이르기까지 일련의 사회적 문제로 취급되어야 한다.

3. 정신보건의 치료와 대책

생활환경의 급격한 변화와 사회구조의 복잡·다양화에 따라 정신질환자 수는 점차 증가하고 있다. 정신건강장애는 줄곧 사회적 문제로 다루어져 왔으며 치료방법도 최근에 와서 빠른 속도로 발전하고 있다. 정신건강장애의 치료방법에는 정신요법, 정신분석, 최면술, 현실요법, 집단요법, 전기요법, 외과적 요법, 화학요법 등이 있다.

또한 인지적 행동치료로서 전문적 상담과 지도가 필요하다. 정신질환에 관한 선입견을 버리고 도움이 필요할 때 전문인 또는 상의할 수 있는 주변 사람을 찾는 것이 중요하다.

정신보건은 결국 지역사회 내에서 해결하는 방법을 모색해야 한다. 전국적으로 정신병자의 실태를 파악하여 정신 장애자를 위한 보호시설(정신병원의 정신과, 진료소 등)을 확충하고 정신보건 상담소를 설치하여 환자를 조기 발견하여 치료하도록 한다.

또한 정신의학 교육에 대한 정부의 다각적인 지원을 통해 정신박약아 시설, 특수학교, 구호원 등의 설치로 정신 장애자들을 직접 보호하도록 하며 아동 상담소를 설치하여 아동 정신보건에도 힘쓴다. 정신보건법, 아동복지법, 우생관계법 등과 같은 법률제정 역시 정신보건을 제도적으로 뒷받침해주는 대책이다.

마지막으로 가정과 직장, 병원, 보건소, 기타 교육기관에서 정신보건에 관한 교육과 계몽이 요구된다.

G. Caplan은 지역정신보건사업의 원칙으로 ① 지역주민에 대한 책임, ② 환자의 가정과 가까운 곳에서 치료, ③ 포괄적인 서비스, ④ 여러 전문 인력 간의 팀 접근, ⑤ 진료의 계속성, ⑥ 지역주민참여, ⑦ 정신보건사업의 평가와 연구, ⑧ 예방, ⑨ 정신보건자문, ⑩ 보건의료서비스와 사회복지서비스와 연계 등 열 가지를 제시하였다.

정신질환자는 인간으로서의 존엄과 가치를 보장받아야 하며 최적의 치료를 받을 권리가 있다. 따라서 모든 정신질환자는 정신질환이 있다는 이유로 부당한 차별대우를 받아서는 안 된다.

장애를 손상(impaiment), 불능(능력장애 또는 일상생활 및 사회생활 기능장애, disability) 및 불리(handicap)의 세 가지 단계로 분류하고 있는 WHO의 분류에 따라 정신장애의 정의와 범주를 살펴보면, 대체로 정신장애와 신체장애는 장애로서 많은 동질성이 있음을 발견하게 된다. 따라서 WHO는 다음의 여섯 가지 장애를 장애인의 범위에 포함시키도록 권장하고 있다.

① 운동 및 감각장애

② 정신지체

③ 정신질환

④ 만성 알코올 및 약물남용

⑤ 만성 심혈관 및 폐질환, 만성 위장 손상, 피부질환, 암, 만성 통증

⑥ 노인

그러나 아직까지 우리나라가 일본의 경우 장애인의 범위를 의학적 모델(medical model)에 입각하여 주로 신체구조 및 신체기능상의 장애로 판정하고 있어서 정신장애인 경우 과중한 의료비 부담과 취업의 어려움 등으로 인한 경제적 고통을 겪고 있을 뿐만 아니라 사회적 편견에 의해서 더욱 큰 고통을 받고 있는 것이 현실이다. 그러나 최근에는 신체·정신의 기능적인 장애에 추가하여 특정한 일을 어느 정도 수행할 수 있는지의 여부에 의한 과업수행(노동) 능력, 개인적 요인뿐만 아니라 환경적 요인에 의해 불이익을 받는 조건까지 포함하는 사회적인 의미의 장애 등 포괄적인 장애범위를 채택하는 방향으로 정신보건 정책이 변하고 있다.

제4절 정신보건 관리

1. 지역사회 정신보건

우리의 정신질환의 치료에 획기적인 혁명을 겪었다. 처음으로 Pinel이 정신질환자를 족쇄에서 해방한 것을 정신의학사의 1차 혁명, Freud의 정신분석학이 2차 혁명, 1950년대에 시작된 향정신성약물의 개발을 3차 혁명이라고 한다. 그 후 지역사회 정신보건을 4차 혁명이라 할 수 있다.

정신보건의 지역사회화는 정신보건문제가 개인의 문제이기보다는 지역사회 전체의 문제라는 인식에서 요구되고 있다. 그러므로 지역사회 정신보건사업의 방향은 예방과 조기발견, 조기치료 및 사회복귀이다. 이를 위해 미국에서 1963년 케네디 대통령 시 공포된 지역정신보건법(Community Mental Health Act)을 분기점으로 정신질환자들의 치료를 전통적으로 병원을 중심으로 한 입원치료방법에서 입원보다는 외래치료로, 병원치료보다는 보건소 수준 또는 병원 이외의 시설로서 하향 조절을 시행하였다.

2. 예방정신보건

정신보건에서의 예방이란 정신질환의 발생률과 유병률의 감소에 목표를 두는 것이다.

1) 1차 예방

1차 예방은 새로운 환자의 발생을 감소시키는 예방으로 생체 기술적 방법과 심리사회적 방법이 있다.

2) 2차 예방

2차 예방은 효과적인 조기조정을 통해 장애의 기간을 줄여준다. 조기에 치료함으로써 질환으로부터 올 수 있는 위험도, 합병증, 불쾌도 및 이병기간을 감소시키고 정신장애의 유병률을 가장 효과적으로 떨어뜨린다.

3) 3차 예방

3차 예방은 장기적인 합병증을 방지하고 만성 정신질환의 합병증을 감소시키는데 그 주된 목표를 둔다. 두 가지 중요한 방향이 설정되는데, 첫째는 사회성 붕괴증후군(social breakdown syndrome)이라는 중요한 합병증을 예방하여 영구적인 무능력자가 되지 않도록 새로운 사회적 역할을 발전시켜준다. 둘째는 환자 개개인의 기능수준을 최대한 활용할 수 있도록 재활을 위한 능동적 프로그램의 실시이다. 그러기 위해서 사회적으로 적절한 성인의 역할을 수행할 수 있도록 환자의 행동을 재학습시켜야 한다. 초기진단과 치료계획을 수립할 때부터 재활은 시작되어야 한다.

3. 우리나라의 정신보건 관리

공중보건이 지향하는 정신보건사업의 가장 중요한 목표는 지역사회 전체 주민의 정신건강 증진과 유지, 정신질환의 예방활동과 정신질환자의 치료 및 치료자의 사회복귀를 돕는 일이다. 정신보건법에서는 국민의 정신건강증진과 정신질환관리를 목적으로 정신질환의 예방, 정신질환자의 의료 및 사회복귀를 돕기 위한 국가와 지방자치단체의 의무, 국공립정신병원 및 사회복귀시설의 설치, 정신질환자의 권익보호, 중앙과 지방의 정신보건심의위원회의 운영 등을 규정하고 있다.

1) 정신보건관리 목표

정신과 육체는 불가분의 관계에 있으며, 하나의 통일체로서 정신신체(psychosomatic)라 할 수 있기 때문에 정신과 육체를 분리해서 논의해서는 안 되지만 육체적 건강을 전제로 하고 정신건강문제를 논의해 본다.

정신보건관리의 목적은 모든 국민의 정신질환을 예방하고, 건전한 정신기능을 유지, 증진하는데 있다. 따라서 정신보건사업은 정신장애(mental disorder)의 예방, 건전한 정신기능의 유지 증진, 정신병의 조기발견, 치료자의 사회복귀(rehabilitation)등을 실현해 가는데 목표가 있다고 할 수 있다.

2) 정신질환자 관리기반 구축

정신보건 관리를 위해서 무엇보다 전국적 규모의 정신질환자의 실태를 파악하는 일이 우선되어야 할 사항이며, 다음으로는 정신의학교육의 다각적인 정부지원, 지역사회 각 병원의 정신과의 증설과 정신질환자의 관리인원 확충, 정신보건법・아동복지법・우생관계법 등 법적 장치와 적극적인 행정적 관리 및 보건교육의 강화활동 등이 있다.

3) 정신보건관리 활동

지역사회에서 정신보건관리는 정신장애자 조기발견・조기치료, 정신장애의 특수예방, 폐질방지 및 보호, 정신질환 치료 후 사회복귀, 일반적 건강증진, 재가 환자의 지도와 치료 등의 활동이 중요하지만 가장 중요한 것은 정신장애 발생의 예방적 사업이라 할 수 있다.

4) 정신장애의 예방 활동

정신병이 발병하지 않도록 미연에 예방하는 1차적 예방활동, 발병했을 때 조기발견, 조기 치료하여 악화나 만성화를 막는 2차적 예방, 치료된 사람이 사회복귀 후 재발을 막는 3차적 예방활동으로 나누어 관리한다.

5) 정신건강유지 증진 활동

국민의 정신건강유지 증진을 위하여 다음과 같은 도움이나 관리 노력이 필요하다. 규칙적인 생활습관과 적절한 운동 및 과로를 피하고, 충분한 휴식을 취하도록 하며, 영양관리와 자신에게 맞는 수면습관 유지 및 과음과 흡연을 삼가도록 한다. 가족들과 함께 즐거운 시간을 많이 갖도록 하고, 숨김없는 대화를 갖도록 노력한다. 지나치게 경쟁적인 생활태도를 지양하고, 사회생활에서 공동체 의식을 갖도록 하며, 자신의 성공에 지나치게 집착하지 않도록 한다. 자신과 주변환경에 대해 긍정적인 사고를 갖도록 하며, 항상 감사하는 마음과 미운, 적개심, 분노를 적절히 해소하도록 돕거나 그런 사회풍토를 조성한다.

제8장 노인보건

제1절 노인보건의 개념

1. 노인의 정의

한 개인의 연령은 신체적·정신적 능력과 밀접한 관련을 가지고 있다. 따라서 나이라고 하는 가시적 현상이 그 사람의 육체적·정신적 능력의 감퇴와 일치한다고 말할 수 없다.

생리학적 연령과 기능적 연령을 구분해야 한다. 노인이란 일반적으로 생리적·신체적 기능의 쇠퇴와 더불어 심리적인 변화가 일어나서 자기 유지기능과 사회적 역할기능이 약화되고 있는 사람이라고 정의되고 있다.

이러한 추상적 정의에 비해 구체적인 관점에서 보면 65세 이상을 노인으로 정의하고 있고 노인복지법에서도 65세를 노인의 기준연령으로 삼고 있다.

고령화 사회(aging society)는 경제적 성장과 의료 수준의 발달로 인간의 평균수명이 증가함에 따라 노인인구가 급증하는 사회로서 65세 이상의 노인인구 비율이 전체인구의 7~14% 미만을 차지하며 출생률과 사망률이 저하된 사회를 의미한다. 고령사회(aged society)는 전체인구 중 65세 이상의 인구비율이 14~20% 미만인 사회를 의미하며, 65세 이상 인구비율이 20% 이상인 사회를 초 고령사회(super-aged society)라고 한다.

우리나라는 2000년에 이미 고령화 사회에 진입하였으며, 향후 10년 후인 2018년에는 고령사회에, 2026년에는 초 고령사회에 도달할 것으로 전망된다.

현대 사회에 이르러서는 노인인구의 상대적 구성비가 증가하고 있는 반면, 가족구성이나 생활방식이 변함에 따라 노인의 문제는 개인과 가정의 문제가 아니라 사회 전체의 문제가 되고 있다. 특히, 노인인구는 급증한 반면, 우리나라 노인들은 낮은 교육수준과 많은 독신노인, 그리고 경제적 빈곤 및 경제활동 능력이나 기회를 갖지 못하고 있기 때문에 노인문제는 잠복해 있는 시한폭탄과 같다.

<표 4-8-1> 연령계층별 인구 및 구성비

(단위 : 천명, %)

	1980	1990	1998	2000	2008	2015	2018	2026
총인구	38,124	42,869	46,287	47,008	48,607	51,015	51,635	52,704
0~14세	12,951	10,974	10,092	9,911	8,458	7,030	6,681	6,277
15~64세	23,717	29,701	33,126	33,702	35,133	37,444	37,574	35,320
65세 이상	1,456	2,195	3,069	3,395	5,016	6,541	7,381	11,108
구성비	100.0	100.0	100.0	100.0	100.0	100.0	100.0	100.0
0~14세	34.0	25.6	21.8	21.1	17.4	13.8	12.9	11.9
15~64세	62.2	69.3	71.6	71.7	72.3	73.4	72.8	67.0
65세 이상	3.8	5.1	6.6	7.2	10.3	12.8	14.3	21.1

출처 : 통계청,「2008 고령자 통계」, 장래인구추계」, 2015~2065

2. 노인보건의 의의

노인은 노화현상으로 인해 신체·생리적 기능 저화와 경제·사회적 활동력 감소로 의존성을 나타낸다. 특히 노년기에 있어 건강유지는 개인의 복지상태와도 직접 연관되기 때문에 노인 개개인은 일상생활 중에 건강추구 행위를 하게 되나, 신체적 기력의 쇠퇴에 따른 활동의 둔화현상으로 인해 건강관리를 포함한 건강추구 행위 자체에 있어서도 제한을 받게 된다. 최근 이러한 노인인구의 증가로 인하여 노인을 대상으로 연구하는 노인학과 노인병학이 관심을 끌고 있다. 노인학은 노인의 문제를 다각적인 차원에서 종합적으로 접근하는 학문이며, 노인병학은 노인의 질병에 대한 임상적, 예방적, 치료적, 사회적 측면을 중점적으로 다루는 일반의학의 한 분야라 할 수 있다.

흔히 노년기를 상실의 시기라 한다. 즉, ① 역할의 상실, ② 소득의 상실, ③ 건강의 상실이다.

보건학적 입장에서 본 노인문제는 일상적 활동능력, 질병 이환율, 사망원인, 그리고 스스로 인식하고 있는 건강상태 등에 대한 문제이다. 노인의 질병 이환수준은 다른 인구집단에 비해 당연히 높다. 또한 노인의료비 역시 다른 연령층에 비해 높을 수밖에 없다. 그러나 노인의료 충족률은 비교적 낮은 수준에 머물러 있다.

오늘날 노인인구의 증가로 인구구조상 노령화 현상을 야기 시키고, 더불어 평균여명기간의 연장으로 악성 신생물, 뇌혈관장애, 고혈압, 당뇨병 등 각종 성인질환에 이환되어 이로 인한 사망률이 증가하고 있는 추세이다. 그러므로 성인병의 재발이나 침상위의 인간 간호를 포함한 광범위한 보건의료대책이 필요하다.

결국 노인문제를 해결하기 위해서는 노후의 소득보장과 의료보장 및 관계복지시설의 확충, 사회활동기회의 제공 등의 방안이 마련되어야 한다.

3. 노인보건의 중요성

노인보건은 주로 노년의 건강에 관한 문제를 다루는 것을 말한다고 할 수 있다.

노인보건이 중요하게 된 배경을 살펴보면 다음과 같다.

첫째, 인구통계학적 이유이다. 우리나라는 2000년에 65세 이상 인구가 총인구의 7.2%에 이르러 "고령화사회"에 들어섰고, 향후 2018년에는 "고령사회"에 진입할 것으로 전망되어 노인의 인구가 평균수명의 연장으로 현저하게 증가하고 있다.

둘째, 과학적 도는 지적이유이다. 노인인구의 증가에 따라 노화에 관하여 노화의 기전이나 유전적 조절 등에 관한 관심이 고조되고 있다.

셋째, 역학적 이유이다. 노인인구의 급증에 따라 만성, 비전염성질환의 비중이 점차 증가하고 있다. 이에 따라 노인과 밀접한 연관이 있는 심장질환, 암, 기관지염과 같은 만성 하부 호흡기 질환, 당뇨, 알츠하이머 등의 질환의 관리가 매우 중요하게 부각되고 있다.

<표 4-8-2> 65세 이상 인구의 사망원인 및 사망률

(단위 : 명/10만명)

구분	1위	2위	3위	4위	5위
2005	악성 신생물 (133.8)	뇌혈관 질환 (64.1)	심장질환 (39.3)	자살 (24.7)	당뇨병 (24.2)
2010	악성 신생물 (144.4)	뇌혈관 질환 (53.2)	심장질환 (46.9)	자살 (31.2)	당뇨병 (20.7)
2015	악성 신생물 (150.8)	심장질환 (55.6)	뇌혈관 질환 (48.0)	폐렴 (28.9)	자살 (26.5)

출처 : 통계청, 「2015년 사망원인통계」

<표 4-8-3> 65세 이상 건강보험 노인의료비

(단위 : 억원, %, %p)

	2010	2011	2012	2013	2014	2015	전년대비 증가(률)
전체의료비 (A)	436,570	460,760	482,349	507,426	545,275	580,170	6.0
노인의료비 (B)	137,847	148,384	160,382	175,283	193,551	213,615	10.0
비율 (B/A×100)	31.6	32.2	33.3	34.5	35.3	36.8	1.5

출처 : 통계청, 「2016 고령자 통계」

자료 : 건강보험심사평가원, 「2003년 건강보험심사평가통계연보」, 「2004년 건강보험심사통계지표」, 「2008~2015년 진료비통계지표」

넷째, 의료비의 증가이다. 노인성 질환은 단기치료로 끝나는 것이 아니기 때문에 국민 총 의료비의 관점이나 개인의 관점에서 볼 때 의료비가 현저하게 증가하고 있다. 2015년 건강보험의 65세 이상 노인의료비는 21조 3,615억 원으로 2014년에 비해 10.0% 증가하여, 전체의료비 증가율 6.0%에 비해 크게 상회하였다.

그러므로 노인성질환에 대한 예방이나 비용이 적게 들면서 치료할 수 있는 제도적 장치가 필요하다.

제2절 노년기와 건강

1. 노화현상

노화란 수정에서부터 출생, 성장 그리고 죽음에 이르기까지 생물이 시간의 경과와 더불어 서서히 모든 장기의 기능이 저하하여 체내의 항상성이 붕괴되어 버린 과정을 말한다. 노화와 달리 노쇠는 노화과정 중에서 급격히 쇠퇴하는 마지막 단계를 말한다.

일반적으로 노인을 65세 이상으로 보고 있다. 그러나 노화는 반드시 연령을 기준으로 적용하는 것은 아니고, 생리적 연령이 중요하다. Dorland 의학사전에 의하면 "노화란 연령이 증가함에 따라 발생하는 점진적인 구조적 변화로서 질병이나 사고에 기인하지 아니하고 궁극적으로는 사망을 초래하는 것이다." 라고 정의되어 있다.

정상적인 노화와 질병에 의한 변화는 근본적으로 다른데, 이들을 정확히 구별하는 것은 매우 어렵다.

1) 노화의 특징

진정한 노화의 특징을 열거하면 다음과 같다.

① 보편성 : 노화에 따른 어떠한 변화가 누구에게나 동일하게 일어나야 한다.

② 내인성 : 노화는 질병이나 사고가 아닌 내적인 변화에 의존하여야 한다.

③ 점진성 : 노화에 따른 변화는 연령이 증가함에 따라 심해져야 하며, 절대로 회복 될 수 없어야 한다.

④ 쇠퇴성 : 노화는 궁극적으로 사망을 초래해야 한다.

2) 신체적 노화현상

노화현상 중에서도 전신위축, 색소침착, 혈관의 탄력성 감퇴 등의 구조적인 감퇴현상이 가장 뚜렷하며, 순환기능, 호흡기능, 소화기능, 내분비기능, 신경기능, 감각기능 등의 기능적인 감퇴현상도 나타난다.

① 순환기능

심장 그 자체는 특별한 변화가 없으나 혈관벽의 경화와 비후, 혈관의 탄력성 저하, 혈액량의 이상치 초래 등의 경우가 많다. 전신 혈액순환은 청소년기에는 남녀 모두 11~12초였던 것이 연령증가에 따라 점차 느려져 노년기에는 남자 19~21초, 여자 17~19초가 된다.

② 호흡기능

호흡기능은 대개 20세 이후부터 감퇴되는 변화가 나타나 호흡근의 근력저하와 관절의 유연성 저하로 최대환기량, 심흡기량 등의 감소와 잔기용량, 총용량비(잔기량/총 폐용량)등의 뚜렷한 증가가 나타난다.

③ 소화기능

소화기관의 기능 약화와 분비액의 감소가 보이는데 소화효소인 펩신, 트립신 등은 40세 이후부터 저하되기 시작하여 70세 이후에 급속히 저하되며, 이하선, 설하선, 악하선 등의 타액선도 위축되어 60세 이후에도 ptyalin의 분비량도 급속히 감소한다.

④ 내분비기능

생리적 기능에 깊이 관여하고 대사에 적용하는 각종 내분비는 난소, 고환, 췌장 등은 노화함에 따라 감퇴하고 부신피질, 성장호르몬 등은 감소하는 경향이 뚜렷하지 않다.

⑤ 신경 및 감각기능

노년층에서는 신경세포의 위축, 과립증가 및 지방 침착률이 증가되고 뇌동맥의 경화도 급증한다. 정신적 기능은 사고, 인식령, 시각적 파악 등이 저하되는데 특히 비판력, 모순의 구분능력은 뚜렷이 저하되며 피부감각이나 취각 등도 퇴화한다.

2. 노인성 질환

노인에게서 발생한 질병은 대부분 완치될 수 없는 것이 많아 건강관리의 목적은 질병의 완치보다는 기능의 유지나 회복에 역점을 두어야 한다.

노인환자에게서 가장 흔한 만성질환은 관절염, 고혈압, 청력장애, 심장질환, 시력장애, 당뇨병이다. 이 장에서는 본서의 질병관리의 만성질환에서 소개되었던 질병은 제외하고, 노인에게서 주로 발생하는 질환을 설명하고자 한다.

① 순환기능 : 심장에는 특별한 변화가 없으나 혈관 벽의 비후와 경화성 변화가 있으며 혈관 전반에 탄력성이 저하되고 혈압도 연령 증가와 더불어 이상치를 나타내는 경우가 많다. 혈액순환은 15~20세에서는 11초이던 것이 연령 증가와 더불어 지연되어 60~70세에서는 남자는 19~21초, 여자는 17~19초가 된다.

② 호흡기능 : 호흡기능의 변화는 호흡근의 근력 저하와 최대환기량·1초 시한폐활량·호예량·심흡기량 등의 감소가 현저하며, 잔기량과 총용량비율(잔기량총폐용량) 등의 증가가 뚜렷하다.

③ 소화기능 : 소화기능은 전반적으로 연령의 증가와 더불어 저하된다. 소화효소인 트펩신, 트립신 등은 40세부터 저하되기 시작하여 70세 이후에 현격히 감소하며 침샘도 위축되어 60세 이후에는 ptyalin량이 급속히 감소한다. 그리고 위의 운동능력이 저하되고 위산의 분비량이 감소한다.

④ 신경기능 및 정신기능 : 인식력, 비판력이나 모순의 발견력이 저하된다. 시력의 저하와 건망증의 증가, 과민성, 비정상적인 반응 등이 증가한다. 특히 노인들의 자기의 역할이나 취미생활이 없을 경우 가치관이나 삶의 보람의 상실 등 정신적인 갈등이 올 수 있다.

1) 골다공증

많은 사람들이 노인성질환으로서 뼈가 약해지거나 뼈에 구멍이 생기고 또는 뼈가 부러지는 골다공증에 대해 주의를 함에도 불구하고 건강문제로서 대두되고 있다.

골다공증은 여성이 남성에 비해 4배 이상 위험도가 높은데, 이는 여성의 뼈가 남성에 비해 약하고 또한 폐경기 이후 뼈의 손실이 급속하게 이루어지기 때문이며 30~40대 이후부터가 많다. 또한 낮은 뼈의 응집 때문에 골다공증이 많고, 자연적 또는 외과적인 의미에서 폐경의 조기 발생은 에스트로겐이 생성되지 않은 기간이 늘어난다. 약하고 작은 체형의 여자들은 상대적으로 뼈의 응집도가 낮은 경우가 많은데, 이로 인해서 골다공증이 발생 할 수 있는 위험도가 매우 높다. 아울러 칼슘 섭취가 적은 사람들은 뼈의 응집도가 낮고 성인기에 있어서 뼈의 손실 정도가 평균 이상일 수 있다.

비활동적인 사람들은 근육과 뼈의 충실도가 낮아지기 쉽고, 정확한 원인은 밝혀지지 않았지만, 흡연·음주·카페인 등의 과다복용은 골다공증과 연관성이 있다.

골다공증의 치료는 적절한 칼슘의 섭취, 의사가 권장하는 적절한 수준의 운동, 넘어지는 것을 예방하고 에스트로겐과 같은 호르몬을 사용하는 방안 등이 있다.

또한 칼슘을 많이 함유한 식품, 즉 우유, 채소나 과일 및 쥬스를 섭취하는 것이 권장된다. 뼈의 강화를 위한 적절한 운동, 근육의 유연성과 강화, 적절한 칼슘의 섭취 등은 초기 성인기동안 골다공증을 예방하는 중요한 활동이다.

2) 치매

치매란 성인에게서 일어나는 지적 장애이며, 대부분은 뇌기질성 병변에 의한 것이다. 그리고 치매는 병명이 아니고, 지적 상태를 가리키는 것으로서 기억력이 희박하고 판단력과 행동에 있어서 저능적인 상태로 노인성 치매를 소위 노망이라고 부른다. 노인이 되면 각종 질환이 많이 발생하는데, 그 중에서 가장 무서운 질환인 치매는 근육의 힘이 5% 정도 소실되기 때문에 근력의 저하가 두드러진다. 이러한 치매는 뇌혈관장애성 치매와 알츠하이머형 치매로 나누어진다.

정신이상은 기억력과 정상적인 지적능력 관리의 점진적인 뇌의 손상이며 가장 대표적인 알츠하이머 질환은 노인들을 위협하는 골절과 함께 가장 흔한 문제 질환 중의 하나이다. 이 질환은 65~75세의 사람들 중에서는 20명에 1명꼴로, 80세 이상의 노인들에게서는 5명 중 1명꼴로 나타나는 것으로 추산하고 있다. 이 질환은 대부분 노인들의 마음과 많은 연관성이 있고, 40대 후반이나 50대 초반과 같은 나이에서도 나타나는 경우가 있다.

알츠하이머 질환의 원인은 유전적인 소인, 면역기능체계의 비정상, 천천히 활동하는 바이러스, 알루미늄에 대한 과도한 수준의 노출, 유전적인 결함, 신경전달자의 부조화 등이다.

뇌혈관장애성 치매의 원인은 뇌경색, 즉 뇌출혈이 있게 되면 뇌혈관성 치매로 진행될 가능성이 높다. 뇌에 병세가 있게 되면, 전산화단층촬영에 의해 정확한 진단이 가능하다. 치매의 80% 정도가 뇌혈관장애를 동반하게 되며, 이때에는 뇌 순환 개선 작용약이나 뇌 대사 개선 작용의 약제를 병행하는 치료가 효과가 있다. 이러한 치매는 언어장애, 운동장애, 지각의 장애를 동반하기 때문에 이의 예방과 적절한 치료가 요구된다. 이 병에 잘 걸리는 환자의 유형으로는 성격이 완고하고, 다른 사람의 말을 잘 들으려 하지 않고, 자기중심적인 성격의 소유자가 많다. 또한 친구가 적고, 웃음이 적고, 다른 사람과의 대화도 적고, 낙천적이지 않은 사람에게 많다. 그러므로 이 병에 안 걸리기 위해서는 책을 많이 읽어 뇌 운동을 꾸준히 하고, 글을 계속해서 쓰고, 다른 사람과의 대화를 자주 하는 것이 예방책이다.

3) 요실금

노년의 남성들 중에서는 19%, 노년의 부인들 중에서는 38%가 요실금을 약간씩 경험하고 있다고 한다. 그러나 이러한 요실금은 노화과정의 필수적인 한 부분은 아니다. 대부분의 경우 이러한 예로 중추신경 시스템, 투약, 골반근육의 감염, 골반의 약화 등 신경적인 문제로 인해 발생한다.

요실금은 노인에게 있어서 사회적, 육체적, 감정적인 문제를 수반한다. 바지가 젖는다는 두려움은 노인들로 하여금 고독하게 만들고 사회적인 활동을 두려워하게 만든다. 이러한 노인들을 돌보는 사람들은 쉽게 실금을 하는 노인들에게 화를 내고 짜증을 내게 될 것이다. 스스로 적절한 치료를 못하고 계속적으로 실금을 하게 되는 경우, 다른 질환에 감염되거나 문제를 야기 시킬 수 있다. 약물치료는 방광의 조절력을 향상시키고, 방광의 수용력을 늘이고, 배뇨를 쉽게 한다. 골반을 치료하는 외과수술은 스트레스의 억제 곤란에 종종 효과적일 수 있다. 인공적인 기구를 통해서 소변이 천천히 나오도록 하고, 화장실을 가까이 설치하며, 배뇨를 하기 위한 적당한 시간배정과 기타 새로운 방안들이 이러한 문제를 해결해 줄 것이다. 또한 여성들에게 있어서 이러한 문제를 해결하도록 골반부위를 강화하는 운동을 배우는 것도 바람직하다. 소변을 조절하는 생체기전을 잘 유지하고, 마음과 몸의 반응을 증진시키는 것은 예방을 위한 좋은 방안일 것이다.

4) 우울증 등 정신장애

우울증은 노인들에게 있어서 가장 대표적인 정신적 문제라고 한다. 그러나 심한 우울증의 경우 젊은 성인에 비해 노인들이 4% 정도 낮은 것으로 나타나고 있다. 나이에 관계없이 자신의 건강에 무관심한 사람들, 여러 만성질환을 앓고 있는 사람들, 많은 약물을 복용하고 있는 사람들, 운동을 하지 않은 사람들은 우울증에 빠질 가능성이 높다. 적응 능력이 뛰어난 사람들은 우울증에 빠지는 정도나 기간이 짧은 편이다. 그러나 질병에 걸린 사람들, 삶의 큰 어려움에 직면해 빠져나갈 곳이 없는 사람들이 우울증에 걸리기 쉽고, 나아가 생을 포기하고 그들의 문제를 해결하는 수단으로서 자살을 고려하는 경우도 있을 것이다.

5) 기타 노인병

노인은 이상의 질환 이외에도 악성 신생물, 호흡기계 질환, 소화기계 질환에 잘 노출되고, 또한 순환기계 질환이나 당뇨병으로 고통을 당하고 있는 노인도 많아 이들에게 보건의학적인 관리가 요청된다.

제3절 노인의 질병예방 및 건강증진

노년기를 건강하고 즐겁게 보내기 위해서는 노화현상이 나타나기 시작하는 40대 이전에 일상생활을 통한 올바른 생활습관을 쌓아 올린다는 것이 무엇보다 중요하다. 즉 40대 이전에 올바른 생활을 보내고 정신연마를 수행한 사람이 행복한 노년기를 맞을 수 있게 되는 것이다.

1. 식사

노년기에는 성장을 위한 칼로리는 필요하지 않고 일상생활을 유지할 정도면 되므로 필요로 하는 총 칼로리는 젊은 사람보다 적어도 된다. 일반적으로 하루 1,800칼로리 정도면 충분하다. 노년기에는 저장력이나 소화력이 약하므로 부드럽고 당질이 좋은 식품을 섭취하고 하루에 50~60g의 단백질이 필요하다. 그 외에 칼슘이 부족하지 않도록 하여야 하는데, 칼슘이 부족하게 되면 뼈가 부러지기 쉬우며 비타민의 부족을 가져온다.

2. 술과 담배

건강과 술에 대한 평가는 매우 다양하다. 특히 우리나라는 술의 소비량이나 술을 마시는 습관을 고려하여 볼 때 폭주하는 경우가 많으므로 주의를 요한다.

담배는 의학적으로 백해무익한 것으로 오래전부터 알려져 왔다. 담배와 폐암과의 관계 등 많은 연구결과가 담배의 해독을 심각하게 경고하고 있다.

3. 목욕과 용변

땀 등의 얼룩진 피부와 때를 씻어내는 것만이 아니라 피부의 탄력을 위하여도 목욕 또는 피부의 청결은 바람직하다. 목욕을 할 때는 너무 뜨거운 탕에 들어가면 혈압이 올라 뇌졸중을 일으키는 수가 있으므로 주의하여야 한다.

노년기에는 소화가 잘 되는 부드러운 것만을 섭취하면 분변의 량이 줄어 변비를 일으키는 원인이 된다. 그러므로 너무 부드러운 것만을 섭취하지 말고 소화에 지장이 없는 정도로 섬유질이 있는 음식을 섭취하여야 한다. 가능하면 노인은 재래식 변기보다 양변기를 사용하는 것이 바람직하다.

4. 수면과 운동

노년기의 잠은 일반적으로 얕고 짧은 경향이 있다. 이것은 주간의 육체적 노동이 젊었을 때보다 적고 생리적으로 긴 수면을 필요로 하지 않기 때문이라고 생각되며, 또한 밤에 화장실을 가기 위해서 일어나므로 수면이 방해되는 일도 있다. 야간에 배뇨가 빈번히 있는 경우는 질병과 관계가 있는 수가 있으므로 의사의 진찰을 받을 필요가 있다.

노년기의 운동은 피로하지 않을 정도로 그리고 매일 규칙적으로 행하는 것이 가장 바람직하다. 개인차가 있지만 일반적으로 노년기의 운동으로는 산책이나 체조가 적당하며, 한 번에 과격하거나 심한 운동은 좋지 않다.

적어도 매년 1회 또는 2회 정도가 바람직하며, 조기발견, 조기치료는 병상의 조정이 가능하고 합병증을 예방할 수 있어 수명 연장에 도움이 된다.

21세기에 들어서 여러 분야에서 노인에 대한 종합적인 연구계획이 진행되고 있으므로 고령자에 대한 교육은 고령자 자신의 필요도 향상에 따라 장래 교육의 중추적 과제가 될 것이다. 고령기를 즐겁고 보람 있게 보내기 위해서는 무엇보다도 건강하지 않으면 안 되기 때문에, 건강증진을 목적으로 하는 건강교육을 최우선으로 하여야 할 것이다.

제4절 노인보건사업현황

1. 우리나라의 노인보건사업

보건복지부에서 실시하고 있는 정책적 사업들 중에서 노인을 대상으로 하는 사업은 매우 다양하다. 그 중 노인의 보건의료와 관련된 주요 보건사업을 소개하면 다음과 같다.

첫째, 노인장기요양보험제도이다. 노인장기요양보험제도는 고령이나 노인성 질병 등으로 목욕이나 집안일 등 일상생활을 혼자서 수행하기 어려운 이들에게 신체활동·가사지원 등의 서비스를 제공하여 노후 생활의 안정과 그 가족의 부담을 덜어주기 위한 사회보험제도이다.

둘째, 노인의료복지시설(노인전문병원 제외)에 입소할 수 있는 대상자의 자격기준 및 입소절차에 따른 제반사항을 규정하여 시설입소의 객관성과 형평성을 확보하고 있다.

셋째, 치매상담센터의 운영이다. 치매상담센터는 지역사회 치매관리사업에 대한 원활한 수행과 치매노인 등록에 따른 관리 및 이에 필요한 상담·지원 등의 서비스를 제공함으로써 치매노인이 보다 건강한 삶을 누릴 수 있도록 함을 목적으로 하고 있다.

넷째, 치매상담센터와 더불어 치매 조기검진사업을 실시하고 있다. 치매의 위험이 높은 60세 이상 노인을 대상으로 치매 조기검진을 실시하고 치매환자를 조기에 발견·관리함으로써 치매노인 및 그 가족들의 삶의 질을 제고하고, 치매환자의 등록·관리를 통해 효과적으로 치매를 치료하고 관리함으로 목적으로 시행하고 있다.

다섯째, 노인 안검진 및 개안수술을 지원한다. 저소득층 노인 등에 대한 정밀 안검진의 실시로 안질환을 조기 발견·적기 치료함으로써 노인들의 실명 예방 및 일상생활이 가능한 시력을 유지하도록 하기 위하여 안검진을 실시하고 있다. 또한 노인 개안 수술비 지원을 통한 노인 및 가족의 의료비 부담 경감을 목적으로 실시하고 있다.

여섯째, 질병의 조기 발견 및 치료로 건강의 유지·증진을 도모하고, 노인건강수준 향상으로 건강하고 활기찬 노후생활을 보장하기 위하여 노인 건강진단을 실시하고 있다. 건강진단 결과에 따라 치과진료가 필요한 노인에 대하여는 보건복지부 노인정책과에서 수행하는 노인구강보건사업과 연계하여 진료를 받을 수 있도록 조치하고 있다.

2. 세계보건기구의 노인보건사업

전 인류의 보건문제를 담당하고 있는 세계보건기구에서는 노인의 건강을 유지증진하기 위해서 여러 가지의 사업을 전개하고 있다. 즉, 노인의 생활의 질 향상을 위해서 다양한 보건의료복지 증진을 위한 정책과 사업을 개발하고 있다.

이러한 사업 중의 하나로서 노인보건의료의 질 향상을 위한 보건요원지침서를 만들어 활용하고 있기도 하다.

제5편 환경보건사업

제1장 환경보건관리

산업의 발전과 인구의 과밀로 인류의 서식처는 환경오염이라는 위기에 처해 있다. 특히, 제3세계에서는 고체폐기물, 오수처리 그리고 산업폐수와 그에 따른 인구의 밀집과 이동으로 인한 사회 문화적 영향과 연관되어 환경 문제를 더욱 악화시키고 있다. 이러한 이유는 안전한 급수를 위한 오수처리, 고체폐기물의 처분에 대한 시설이 적절하지 못할 뿐 아니라 필수적인 도시서비스(urban service)를 제공할 수 있는 재원이 부족하기 때문이다. 또한 도시로 몰리는 저생활층의 대규모 이동에 대한 적절히 대응할 수 있는 시간적 여유와 계획의 미 수립으로 대도시는 급격한 불균형적 팽창을 하고 있다. 그러한 일차적 이유들로 말미암아 도시나 지방의 발전과 밀접한 관련이 있는 환경에의 영향을 평가하기 위한 환경계획의 기틀을 마련하는 것이 중요하다.

제1절 환경보건의 개념

환경이란 우주를 둘러싸고 있는 모든 실체들을 의미하는데, 일반적으로 환경은 인간환경을 의미한다. 인간환경은 인간을 주체로 하여 그를 둘러싸고 있는 주위의 일체를 말한다.

환경위생에 대하여 WHO의 환경위생전문위원회는 “위생이란 인간의 건강을 보전하고 증진을 도모하며, 질병의 예방 및 치유에 힘쓰는 일이다. 환경위생이란 인간의 신체발육, 건강 및 생존에 유해한 영향을 미치거나 미칠 가능성이 있는 인간의 물리적 생활환경에 있어서의 모든 요소를 통제하는 것이다”라고 정의하고 있다.

즉, 환경보건이란 인간의 건강한 생활을 유지하기 위하여 인간과 환경 사이에 존재하여야 할 생태학적 평형을 의미한다. 환경보건학은 인간이 건강한 생활을 유지·증진시키는 데 필요한 지식과 기술을 연구하는 학문으로서, 환경위생학과 유사한 학문이다. P. Walton Purdom은 “환경보건은 인간 주위에서 인간의 건강과 복지에 영향을 주는 각종 생물, 물질, 힘, 상태를 취급하는 공중보건의 한 분야이다"라고 하였다.

제2절 환경문제와 환경관리의 중요성

산업화는 생활수준의 향상이나 가난을 벗어나는 가장 궁극적인 방법으로 간주되었다. 그러나 모든 산업 시설이 공해물질의 오염원이고, 이 공해 물질들은 건강, 환경 그리고 근로자와 가족들의 거주와 관련되어 있다. 그러므로 계획입안자들은 대규모 산업화와 환경의 중요한 측면을 보존하려는 노력 사이에서 어려운 입장에 처하게 된다.

환경의 고찰은 도시개발에 있어서 경제적인 효율성과 사회적 균등의 목적을 동시에 제공한다.

환경 문제는 도시개발계획의 설정, 그리고 관리 협조체제에 실제로 적용되어야 한다. 개발도상국이나 선진국의 환경 문제는 환경의 오염도가 다를 뿐 거의 공통적인 면이 많다. 급격한 성장이나 자원의 부족은 인구의 과밀이 가져다주는 환경의 악영향을 가속시켜 문제해결을 더욱 어렵게 만들고 있다. 오수나 고체폐기물은 건강에 악영향을 미치며, 가정오수는 지하수를 오염시키고 있다. 공장에서 흘러나온 미처리 폐수는 수로를 오염시키거나 수자원을 고갈시키고 음용수로서의 사용을 위협하고 있다. 급수체계나 민감한 토지로부터 멀리 떨어진 장소에 개발하는 것은 제한하거나, 환경의 충격을 완화시키는 방법으로 개발을 유도하여 환경 비용을 줄일 수 있지만 그 또한 많은 문제들이 예상된다.

산업폐수는 가정오수와 비슷한 문제를 야기 시키지만, 공장들이 거주지역에 근접해 있기 때문에 선진국에서는 폐기물의 양이 훨씬 적어도 폭로 수준은 더 크다. 공장들이 산업공단으로 재배치될지라도 대규모의 거주지역과 상업지역을 따로 나누는 것은 실제적이지 못하며, 경제적으로도 바람직하지 못하다.

생산적인 접근으로 폐기물 생산자들 가까이에 고체폐기물을 재활용하는 산업을 유치하여 재생을 적극적으로 유도한다. 그러나 안타깝게도 후진국에서는 폐기물을 단지 불필요한 것으로 간주하고 있으며, 재생에 대한 실제적인 잠재성을 인식하지 못하고 있다. 게다가 고체폐기물의 적절한 수집, 관리 그리고 처분으로 인한 건강 문제나 경제적인 손실 비용을 거의 간주하지 않고 있다. 고체 폐기물에 대한 프로그램은 음용수 급수 프로그램과 밀접한 관련이 있으며, 수체계의 개선과 건강의 유익성을 인식시키는데 중요하다.

선진국의 도시폐기물 생산자들은 주로 가정주택, 상업지역 그리고 산업지역들이지만, 후진국에서는 거리가 투기장소로 이용되고 있어, 거리에 버려지는 폐기물은 가정쓰레기부터 동물의 사체나 버려진 자동차에 이르기까지 다양하다. 후개발국의 도시폐기물의 관리에 있어 가장 시급한 문제는 거리에 널려 있는 쓰레기를 치우는 작업이다. 그 쓰레기들은 빗물에 씻겨 급수체계로 들어가 배수관을 막기도 하며, 쓰레기와 함께 고여 있는 물은 질병의 숙주를 위한 장소로 제공되어 주민들의 건강에 위험을 가져다준다. 투기(opining dumping)는 고체폐기물의 흔한 형태로 남아 있지만, 위생매립(sanitary landfills)은 비용 효과적인 방법이다. 그럼에도 불구하고 도시폐기물의 유기물질로부터 얻어지는 자원의 회수는 기술적으로 가능하다. 습기가 있는 유기폐기물의 미생물학적 분해를 위한 기후 조건이 양호할 때 복합퇴비화(composting), 생물가스전환(biogas conversion), 혹은 매립지로부터 메탄가스의 회수가 가능하게 된다.

부적절한 토지개발은 큰 비용이 드는 환경의 손상을 가져오는 원인이 된다. 비탈이나 산의 경사면으로부터 식물이 제거되거나 건물의 건축 시 토양 덮개를 깔지 않았을 때 토양이 쉽게 부식되어 습기를 저장하는 능력을 잃게 되고, 그로 인해 강우의 흐름을 증가시켜 홍수를 일으키므로 주거지역으로는 부적당하게 될 것이다. 토양의 부식으로 인해 강이 오염되거나 관개나 배수체계를 막거나 다른 지역의 수원에 홍수를 일으키기도 한다. 개발에 의해 손상되는 유형들을 방지하기 위하여 식목을 하고, 토지 형태를 유지하고 부식을 최소화하며, 자연수로를 잘 관리하는 데 목적이 있다. 그러기 위하여 지방정부는 토지의 형태, 물의 흐름, 공기의 흐름 등을 조사하여 환경에의 충격을 흡수하는 지역으로 개발지를 옮기는 것이 바람직하다.

위에서 기술한 바와 같이 개발에 따른 환경오염이 미치는 영향은 지대하다. 환경오염은 오염물 생산자 뿐 아니라 도로망의 개발 즉, 고속도로의 건설에 의하여 수질, 대기, 소음 등의 공해를 유발하며, 야생동식물의 거주지나 성장 유형들을 변화시켜 생태계를 파괴시키기 때문에 도로의 디자인에 따라 지하수의 오염을 가져오기도 한다.

그러면 어떻게 이러한 상황을 극복할 수 있을까? 하는 문제는 투자와 정책의 전환에 의하여 해결될 수 있다. 개발 구역의 변경, 개발 부지의 변경에 의한 개발 단위 비용은 새로운 개발 구역으로 이주함에 따라 훨씬 줄어 들 수 있으며, 자연환경에 최소한의 영향을 미칠 수 있다.

제3절 환경보건의 역사

인류의 시작과 함께 환경에 대한 인간의 노력은 시작되었다. 그리스 시대의 위대한 의사인 히포크라테스는 그의 저서 히포크라테스 전서(Corpus Hippocraticum)에서 나쁜 공기를 miasma(장기)라고 하여 모든 질병의 원인이라고 하였다. 이는 질병과 환경적 요인과의 관계를 언급한 최초의 저서이다.

로마시대의 J. Caeser(B.C. 102~44)는 급수와 배수시설에 지대한 관심을 가졌으며 M. T. Valo (B.C. 117~26)는 주택위생과 환기에, 또한 P. Vitolvius(B.C. 106~43)는 건축위생에 관심을 가지고 노력하였다. 히포크라테스와 견줄만한 인물인 Galenus(A.D. 130~200)는 건강의 필수조건으로 걱정과 번뇌가 없어야 하며 경제적으로 독립을 주장하였고 최초로 Hygiene이라는 말을 사용하였다.

인류 역사에 있어서 중세만큼 많은 전염병이 발생한 적도 없었다. 특히 중세에 발생한 페스트는 전 유럽을 공포의 도가니로 몰아넣었다. 그러나 이러한 전염병의 만연은 인류에게 새로운 대비책을 마련하도록 하였다. 즉, 검역과 격리 그리고 보건(위생)행정이라는 새로운 제도의 필요성이 대두되었다.

아랍의 Abikenna(980~1036)는 질병의 예방법을 기록한 의학정전을 편찬하여 위생사상의 보급에 지대한 노력을 하였다. 또한 Friedrich 2세는 불결물 제거법, 급수, 식품경찰, 시가청소법, 건축위생법 등을 제정하였고, 한센병 환자를 격리수용 시켰다.

이탈리아의 B. Ramazzini(1633~1714)는 산업보건의 선구자이며 Paracelsus(1493~1541)는 광산병에 대한 연구로 산업의학의 출발점을 제시하였다. 영국의 J. Lister(1872~1912)는 석탄산 살균법, 소독수술에 성공하였고, 또한 기계, 기구, 의복의 고온 멸균법을 개발하여 보고하였다.

E. Chadwick(1800~1875)은 위생학자로 산업혁명 이후 기계 및 작업에 의한 외상, 유독물질에의 노출 등 인간에 대한 새로운 위험요인으로 환경문제가 대두됨에 따라 '대영제국 근로자들의 보건상태에 관한 조사 보고서'를 발표하여 공중보건사업의 조직화를 위해 헌신적인 노력을 기울였다. 또한 그는 구빈법 개혁, 근로자 건강, 묘지위생 등에 대한 관심을 기울여 공중보건의 기틀을 마련하였다.

뮌헨대학의 생화학 교수인 M. V. Pettenkofer(1818~1901)는 최초로 위생학 교실(1866년)을 창립하였고, 이로 인하여 생활환경 중 자연적 환경, 특히 이화학적 환경이 인체에 미치는 영향을 과학적으로 규명하고자 노력하는 등 위생문제를 체계적으로 연구하여 환경보건학을 과학적 토대 위에 올려놓았다. R. Koch(1843~1910)는 건열멸균법, 고압증기멸균법, 저온소독법을 개발하였고, 1881년에는 승홍수($HgCl_2$)소독법 등을 발표하여 명성을 얻었다.

Massachusetts 공과대학의 교수인 Sedwick은 위생공학, 산업보건학, 보건통계 등 10여 개 종류의 연구실을 설립하였고, 이를 시작으로 1913년에는 Massachusetts 공과대학의 Harvardeogkr이 공동으로 세계 최초의 공중보건대학원을 설립하였으며, 1922년에는 이 대학원이 Harvard 보건대학원으로 개칭되었다.

A. Grotjahn은 M. V. Pettenkofer의 실험위생학을 비판하고 사회위생학, 사회병리학, 사회치료학을 체계화하여 '사회위생학 사전(1912년)'을 출간하였다.

경제협력개발기구인 OECD는 환경문제가 사회문제화 되자 1970년 환경위원회를 설치하여 가맹국의 건전한 경제발전을 위해 환경문제를 검토하게 되었고 오염자부담의 원칙(polluters pay principle ; PPP)을 채택하기에 이르렀다.

1972년 Roma Club은 "성장의 한계"라는 보고서에서 인구의 증가, 공업화, 환경오염, 식량생산 및 천연자원의 소비가 현 상태로 진행된다면 조만간 성장은 정지되고 인류는 멸망할 것이라고 경고하였다. 같은 해 스톡홀름에서는 제1차 UN 인간 환경회의가 개최되어 인간환경선언을 하였다. "지구는 하나뿐(Only One Earth)"이라는 인식을 가지고 공해문제의 심화에 대한 전 인류의 경각심을 일으키고 공해문제를 해결하기 위해 국제협력이 필요하다는 것이 이 회의의 중요한 과제가 되었다. 그 이듬해인 1973년 UN 산하에 UNEP(United Nations Environment Planning)가 만들어졌다. UNEP의 주된 임무는 UN 내 기존의 WHO(세계보건기구), FAO(식량농업기구), WMO(세계기상기구)등이 행하고 환경관계 활동을 일원적으로 조정하고, 이들 기구가 착수하지 않은 문제에 발안권(initiative)을 주어 환경 분야에서의 국제협력을 촉진하는 것이다.

1982년 케냐의 나이로비에서 UNEP의 10주년 특별회의를 열고 "세계자연헌장(World Charter For Nature)"이 채택되었고, 1983년 환경과 개발에 관한 세계위원회(World Commission on Environment and Development ; WCED)가 구성되었다. 1992년 리오데자네이루에서 환경정상회담(earth summit)이 개최되어 리오환경선언(Rio Declaration : 기후변화협약, 생물다양성협약)이 채택되었다.

제4절 환경영향평가

1. 환경영향평가제도

환경영향평가는 환경오염 사전예방 수단으로서 사업계획을 수립·시행함에 있어서 당해 사업의 경제성·기술성뿐만 아니라 환경성까지 종합적으로 고려하여 환경적으로 건전한 사업계획안을 모색하는 과정이자 계획기법이라 할 수 있으며, 사업 시행 전 미리 환경보전측면에서 충분한 고려가 이루어지도록 함으로써 환경오염을 사전에 예방하는데 그 의의가 있다.

통합영향평가법 제1조 및 제2조에서는 "환경영향평가대상사업의 사업계획을 수립·시행함에 있어서 당해 사업이 환경에 미치는 해로운 영향을 미리 예측·분석하고 이에 대한 대책을 강구하는 것"이라 정의하고, 그 목적을 "환경적으로 건전하고 지속가능한 개발이 되도록 함으로써 쾌적하고 안전한 국민생활을 도모함"이라 규정하고 있다.

2. 환경영향평가의 중요성

환경영향평가란, 영향에 대한 정보를 교환하거나 해석하며, 입법적인 제안, 정책, 프로그램, 프로젝트와 운용 절차의 개선, 건강 및 생물지리학적인 환경의 영향을 확인, 예측하기 위하여 고안된 활동이다.

환경영향평가에서 주로 다루어지는 내용들은 다음과 같다. 환경영향평가서 초안은 비평과 논평을 받기 위해 행정기관의 장에게 제출되며, 모든 논평이 취합되면 최종 환경영향평가서가 작성되고 환경부에 제출된다.

① 제안된 실행계획이나 다른 방안에 대한 설명을 제공한다.
② 환경 변화의 본질과 정도의 크기를 측정한다.
③ 사람에 대한 관련성을 확인한다.
④ 환경 변화의 중요성을 측정하는 데에 쓰이는 기준을 정의한다.
⑤ 예상된 환경 변화의 중요성을 측정한다.
⑥ 다음의 사항 중 하나를 추천한다.
   ㉠ 계획의 승인
   ㉡ 복원 활동
   ㉢ 하나 이상의 대응안의 승인
   ㉣ 기각
⑦ 수행계획 후 조사 절차에 대한 권로를 한다.

3. 환경영향평가의 기능

1) 정보제공 기능

환경에 영향을 미칠 가능성이 있는 계획 입안이나 사업 실시에 즈음해서 당해 사업의 실시로 인한 환경영향을 최소화 할 수 있도록 환경영향의 정도, 영향저감방안 등 환경영향에 관한 정보를 정책결정권자에게 제공함으로써 정책 결정시 반영하도록 한다.

또한, 지방자치단체 및 지역주민에게 계획이나 사업에 대해 판단할 수 있도록 사업의 현황이나 환경영향 등에 관한 정보를 제공할 뿐만 아니라 환경영향평가 절차에 참여하는 행정기관, 주민으로부터 지역의 환경정보를 제공받기도 한다.

2) 합의 형성기능

지역주민에 대한 평가서 공람, 설명회·공청회 개최, 설명자료 배포 등을 통한 정보제공, 주민의견 청취 등의 일련의 환경영향평가 절차를 통하여 지역의 환경정보가 평가서에 반영되고, 이러한 쌍방적인 정보교류를 통해서 지역관계자와의 관계를 긴밀히 함으로써 사업에 대한 이해·설득 내지는 합의형성을 촉진한다.

3) 유도기능

정책결정권자에게 환경적인 측면에서 유용한 정보를 제공하여 친환경적인 계획을 수립토록 하는 가장 기본적인 역할이며, 계획 입안자가 스스로 규제기준을 상회하는 목표를 설정하거나, 규제기준이 정하여져 있지 않는 환경항목에 대해서는 환경보전목표를 설정한 다음 그 목표를 유지・달성할 수 있도록 계획을 수정하기도 하고, 복수의 대안 중에서 환경영향을 최소화할 수 있는 방안을 선택하는 등의 방법으로 보다 친환경적인 계획안이 되도록 유도하는 기능을 수행한다.

4) 규제기능

환경영향평가제도를 규제제도와 연계하여 제도화하는 것이 가능하고, 계획이나 사업의 실시가인・허가를 필요로 하는 경우 평가협의 조건을 붙이거나 환경영향평가절차를 완료한 후 협의조건 미 이행 등에 대하여 벌칙 등 제재를 과하는 등의 제도로 규제를 설정할 수 있다.

4. 효과 및 한계

1) 효과

첫째, 환경기초시설의 확충, 녹지의 원형보전 등 예방적 차원의 환경관리를 가능하게 하고,

둘째, 주민의 참여를 통하여 사업계획 수립 전반에 대한 절차적 민주성을 확보하는 한편 교육의 장으로서 환경보전에 대한 사회적 관심을 제고하고 나아가 향후 발생 가능한 환경 분쟁을 예방하며,

셋째, 농약오염 피해방지를 위한 골프장 조정지의 설치, 공단 자체폐기물처리시설의 설치등과 같이 환경관련 법령 등 현행제도의 미비점을 보완하는 한편, 장기적으로 제도개선을 유도하게 된다.

2) 한계

첫째, 환경영향평가란 현재 이용 가능한 평가기법, 정보・자료 등을 바탕으로 미래의 불확실한 환경변화상태를 예측, 분석 및 평가하는 것인데, 평가기법 및 정보・자료 등이 충분히 발달되지 못하여 미래에 대한 정확한 예측이 곤란하고,

둘째, 경제적 편익에 비하여 환경적 손실은 계량화 및 금전화가 상대적으로 어려워 각 대안간 과학적인 비교・검토가 곤란하며,

셋째, 개발과 보전의 조화수준에 대한 판단기준을 정하기 어려워 각 개인의 가치관(개발과 보전사이의 가치 준거)에 따라 서로 다른 의견이 제시될 우려가 있다.

5. 협의절차

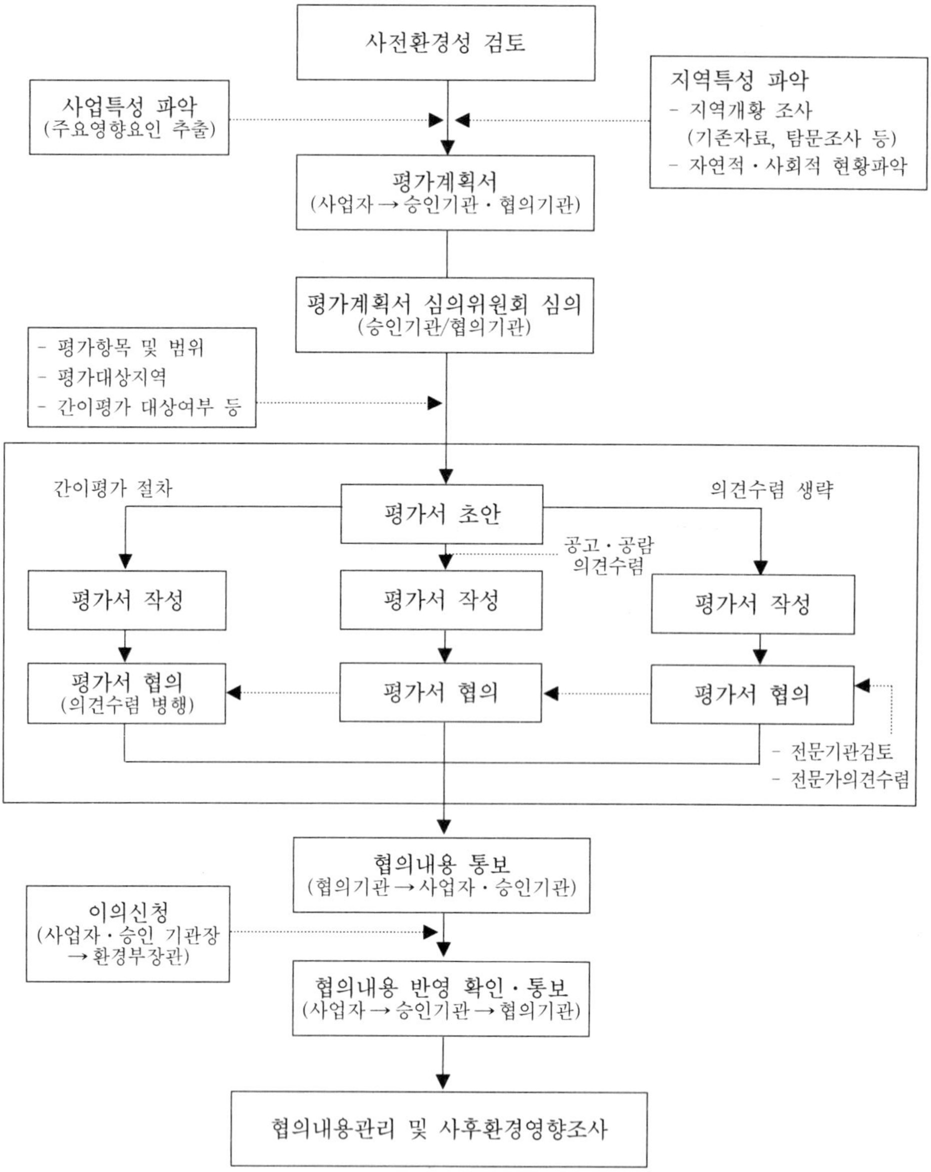

<그림 5-1-1> 협의절차

제5절 폭로(피폭)에 의한 건강의 위해도 평가

오염의 방지 목적은 유해한 물질로부터 사람의 건강을 보호하는 데 목적이 있다. 환경오염 방지대책 뿐 아니라 화학물질 노출에 대한 건강의 영향은 환경의 오염 상태를 측정하는 척도가 된다. 건강의 위해도는 어떤 특별한 상황에서의 상해, 질병 그리고 치사의 확률이다. 위해도 평가의 결과는 근로자 피폭, 배기가스 분출과 방출폐수, 대기와 물에 의한 노출, 식품 속의 잔류물질, 폐수처리 장소와 자연적으로 발생하는 오염물질에 관한 법규적인 의사 결정에 필수적이다.

법규의 실행계획은 건강의 위해도 평가와 위해도 관리의 두 가지 뚜렷한 과정에 기초를 두고 있으며, 다음과 같이 정의된다.

① 건강의 위해도 관리(risk management) : 위해도 관리는 건강의 위해도 평가, 이용 가능한 제어기술, 비용편익 분석, 기준에 맞는 안전성, 사례의 수, 정책 분석 그리고 사회 정치적 요소들의 결과에 근거한 가장 적절한 실행계획을 선정하며, 법적인 대응안들을 평가하는 과정이다. 건강의 위해도 평가는 위해도 관리의 기본 원리 중의 하나에 속한다.

② 건강의 위해도 평가(health risk assessment) : 노출에 대한 유해는 환자 경유해도평가라는 복합 학문 분야로 이루어진 방법론이며, 피폭으로부터 환경의 위험에 이르기까지 건강의 잠재적 악영향의 확률을 정량 그리고 정상적으로 나타낸 것이다. 위해도 평가를 수행하는 힘은 입법화로부터 나온다.

일반적으로는 건강의 위해도 평가는 4가지 절차로 이루어진다.

① 건강의 유해도 확인(health hazard identification)

② 폭로량-반응의 평가(dose-response assessment)

③ 폭로의 평가(exposure assessment)

④ 위해도 특성화(risk characterization)

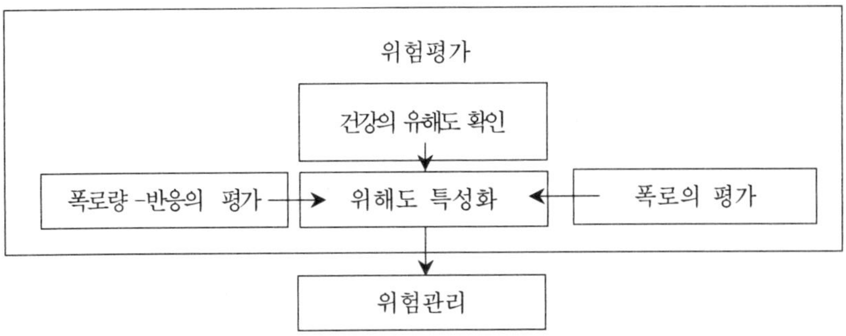

<그림 5-1-2> 위해도 평가 및 위해도 관리

제2장 대기와 대기오염 관리

제1절 대기환경

1. 기후의 개념

기후(climate)란, 어떤 장소에서 매년 반복되는 정상상태에 있는 대기현상의 종합된 평균상태이다. 기상(atmospheric phenomena)은 대기 중에서 일어나는 하나의 물리적 현상으로 순수한 자연현상을 말하며, 구름・눈・비・바람・고기압・저기압・태풍 등을 말한다.

기후에 영향을 미치는 요소에는 기온, 기습, 기류, 복사열, 기압, 풍속, 풍속, 강우, 구름량, 일조량 등이 있다. 기후요소에 영향을 미치고 기후에 변화를 일으키는 것들은 위도, 해발, 지형 등에 의하여 영향을 받기 때문에 시간적, 지리적 조건이 크게 영향을 주고 있다. 기후의 3요소는 기온, 기습, 기류이다.

2. 온열조건

인간은 체내의 열 생산과 열 방출작용으로 항상성을 이루어 37℃정도의 일정한 체온을 유지하는 항온동물이다. 이러한 열 생산과 열 방출에 영향을 주는 온열인자는 ① 기온, ② 기습, ③ 기류, ④ 복사열 등인데 이들을 4대 온열인자, 또는 온열요소라고 하며, 이들의 종합적인 상태를 온열상태, 또는 온열조건이라고 한다.

① 기온 : 기온은 태양의 복사열에 의한 것으로 하루에도 밤과 낮 사이에 차이(일교차)가 심하며, 계절에 따라서도 큰 차이(연교차)가 있다. 또한, 실제대기온도의 분포는 해발 고도에 따라서 차이가 나는데 보통 100m 높이마다 대체로 기온이 0.5~07.℃ 정도 낮아진다. 실내의 보건학전 온도는 침실 15±1℃, 거실 18±2℃, 병실 21±2℃이다.

② 기습 : 일정 공기가 함유할 수 있는 최대의 수증기량에는 한계가 있는데, 이 한계에 이르렀을 때를 포화상태라고 하며, 이때의 습도를 절대습도라고 한다. 기습(습도)은 일정공기가 함유할 수 있는 절대습도량과 현재 공기 중에 함유되어 있는 포화습도량의 비를 백분율로 나타내는 것으로서, 상대습도(relative humidity) 또는 비교습도라고도 하며, 이때 절

대습도량과 포화습도량의 차이를 포차라고 한다.

③ 기류 : 기류는 바람의 흐름을 말하는데, 주로 기압의 차에 의해서 형성된다. 0.1m/sec 이하를 무풍, 우리가 감각치 못하는 0.5m/sec 이하의 기류를 불감기류(insensible air current)라 한다. 실내에서의 쾌감기류는 0.2~0.5m/sec이고 실외에서의 쾌감기류는 1m/sec이며, 실내의 기류측정은 dry kata thermometer를 주로 사용하며, 실외에서는 anemometer나 풍차속도계를 사용된다.

④ 복사열 : 일반적으로 발열체 주위에 가까이 있을 때는 실제 온도보다 온감을 더 느끼게 되는 것은 복사열 때문이다. 복사열의 영향범위는 거리의 제곱에 비례하여 온도가 감소한다. 인체의 경우 체온과 주위 온도가 같으면 열복사가 일어나지 않으나 주위 온도가 체온보다 낮을수록 열 방산이 증가한다. 복사열의 측정은 온도계 주위를 검은색을 칠한 0.5mm의 동판으로 둘러싼 흑구온도계로 측정한다.

3. 기후의 종합지수

① 지적온도 : 겨울철은 60~70°F이고 여름철은 66~75°F가 적당한 온도로 열의 생산과 발산이 균형을 이루어 가장 적당한 온감과 쾌적감을 느낀다.

② 감각온도 : 여름철 쾌감대는 감각온도 64°F이고, 겨울철은 60~74°F이다. 포화습도(습도 100%), 기류(0m/s- 기류가 Zero(0) 상태)인 상태, 즉 공기가 정지된 상태를 가상한 것으로 의복과 위치에 따라 달라진다.

③ 불쾌지수 : 기후상태로 인간이 느끼는 불쾌감을 나타내는 지수로 경제수준과 연관이 있으며 자꾸 상승하는 추세이다.

㉠ 불쾌지수(D.I)≧70 - 다소 불쾌

㉡ 불쾌지수(D.I)≧75 - 50%의 사람이 불쾌

㉢ 불쾌지수(D.I)≧80 - 거의 모든 사람이 불쾌

㉣ 불쾌지수(D.I)≧85 - 100%의 사람이 매우 불쾌, 매우 견딜 수 없는 정도

④ 카타 냉각력(Kata Cooling Power) : 사람과 환경 간의 온도 연관으로 오늘날 기류측정에 사용된다. Reonard Hill(1916)에 의해 KATA 온도계가 발명이 되었고, 단위는 m·cal/cm^2/s로 사람 체표면적에서 1초당 빼앗기는 열량을 측정한다.

4. 태양광선과 건강

태양은 매초 186,000mile의 속도를 지닌 광선을 발사하는데, 그 파장에 따라 적외선, 가시광선, 자외선으로 구분한다.

1) 자외선

자외선(ultra violet ray)은 10~397nm(3,970Å) 사이의 파장으로 280~320nm(2,800~3,200Å)의 파장은 인체에 유익하여 생명선(vital ray), 일명 건강선, 도르노선(Dorno ray)이라고도 하는데 소독작용과 함께 비타민 D를 형성하기도 하지만 피부의 색소침착 등 강한 생물학적 작용을 초래한다.

2) 가시광선

가시광선(visible ray)은 그 파장이 3,900~7,700Å의 범위로서 망막을 자격하여 물체의 식별은 물론 이들의 색채를 구별할 수 있도록 한다. 광선량은 동공에 의하여 조절되는데, 조명이 불충분할 때는 시력저하의 눈의 피로를 초래 할 수 있으며, 지나치게 강렬할 때는 시력장애나 어두운 곳에서 암순응능력을 저하시키기도 한다.

3) 적외선

적외선(infra red ray)은 파장이 7,800Å 이상인 광선으로서 열작용을 하기 때문에 열선이라고도 한다. 적외선의 인체에 대한 작용은 피부온도의 상승, 혈관확장, 피부홍반 등의 작용이 있으며, 과량 조사 시는 두통, 현기증, 열경련, 열사병의 원인이 되기도 한다.

5. 공기의 정상 성분

공기는 물 및 음식물과 더불어 인간의 생명을 유지하는데 없어서는 안 되는 절대적 3대 요소 중 하나이다. 성인이 하루에 필요한 음용수는 2ℓ, 음식물은 1.5kg이 필요하지만 공기는 13kℓ가

<표 5-2-1> 정상 공기의 화학적 성분

성 분	화학기호	체적백분율(%)	중량백분율(%)
산 소	O_2	20.93	21.01
질 소	N_2	78.10	75.51
아 르 곤	Ar	0.93	1.286
이산화탄소	CO_2	0.03	0.04
네 온	Ne	0.0018	0.0012
헬 륨	He	0.0005	0.0007
크 립 톤	Kr	0.0001	0.0003
키 세 논	Xe	미량	미량
오 존	O_3	미량	미량
수 소	H_2	미량	미량

필요하며, 물 없이는 5일, 물만 있으면 1개월까지도 생존할 수 있지만, 공기가 없는 상태에서는 단 5분도 살아남기가 어렵기 때문에 생명유지의 3대 요소 중에서 공기는 가장 중요한 요소이다. 공기란 지구를 둘러싸고 있는 대기의 하부 층을 구성하고 있는 기체로서, 주로 해발 10km 내의 공기는 99% 전후가 질소와 산소로 구성되어 있으며, 다른 화학성분이 1%를 차지하고 있다.

1) 산소(O_2)

호흡작용에 절대적으로 필요하고 영양소를 연소시키는 데 사용된다. 한 번의 호흡을 통해서 4~5%의 산소가 소비되고 성인의 경우 안정된 상태에서 하루에 약 2,500~3,000ℓ의 산소를 필요로 한다. 공기 중 산소가 15% 이하일 때 저산소증(고산지대의 경우 한냉, 피로 등의 고산병 일명 산악병 발생), 10% 이하일 때 호흡곤란 7% 이하일 때 질식사(고도 7km 이상)등의 임상증상이 나타나기 시작한다.

2) 질소(N_2)

불활성 가스로 공기의 78.1%를 점유하여 기압과 밀접한 관련이 있다. 인체에 직접적인 영향을 주지 않으나, 잠수작업 등의 고압환경에서 중추신경계 마취작용으로 정신기능이 둔화되고 심할 경우 의식상실이 있을 수 있고, 고압환경에서 급격하게 정상적인 압력상태로 이행하는 경우(잠수부, 항공기조정사) 감압병(decom-pression sickness) 또는 잠함병(caisson disease)이 발생한다. 잠함병의 원인은 인체의 체액과 조직에 액체상태로 있던 질소가 급 감압으로 다시 기화되면서 질소 기포가 형성되어 혈류를 방해하고 모세혈관에 혈전을 만들어 전색증을 유발시키기 때문이다.

3) 이산화탄소(CO_2)

무색・무취・무독성의 기체상 물질로 자연 상태의 공기 중에 약 0.03% 함유되어 있고, 실내 공기오염의 지표로 환기상태의 판정기준이 된다. 주로 동물의 호흡작용에 의해 배출되고, 화석연료의 연소로 발생(화석연료의 에너지 사용량 증가로 대기 중의 농도 증가)하게 된다. 이산화탄소는 대기 중에서 지구복사에너지의 적외선을 흡수하는 온실가스이기도 하다. 실내의 허용한계는 0.1%(1000 ppm)이며, 3%이상에서는 불쾌감, 10%가 넘으면 전후 호흡곤란으로 사망하게 된다.

6. 공기의 자정작용

인간의 호흡 및 교통기관이나 공장에서 배출하는 각종 가스, 매연, 방사능 물질 등에 의하여 공기는 오염되지만 대기는 자정작용에 의하여 그 조성 자체는 큰 변화가 없다. 공기의 자정작용에는 다음과 같은 것이 있다.

① 공기 자체의 희석작용
② 자외선에 의한 살균작용
③ 강우, 강설 등에 의한 용해성 가스와 부유분진의 세정작용
④ 산소, 오존 및 과산화수소에 의한 산화작용
⑤ 식물의 탄소동화작용에 의한 이산화탄소와 산소의 교환작용

7. 공기오염

일정한 공간의 실내에 다수인이 모여 있으면 탄산가스의 농도가 증가하고, 기온·습기·냄새·먼지 등 물리적 성상이 달라지며, 실내의 환기가 불량하여 공기의 화학적 조성이 변화한다. 이러한 경우에는 두통, 권태, 현기증, 불쾌감, 구역질, 구토 및 식욕부진 등의 증상이 초래되는데, 이러한 공기상태를 군집독(crowd poison)이라고 한다. 군집독의 예방과 대책으로는 실내공기의 환기 등이 있다.

제2절 대기오염 관리

1. 대기오염의 정의

대기오염이란 공기 중에 정상적으로 존재하지 않는 물질이 자연적·인위적으로 대기중에 방출되어 인간의 건강, 동·식물, 재산에 피해를 주고 쾌적한 생활을 방해하는 상태라 할 수 있다. 세계보건기구(WHO)는 "대기오염이란 대기 중에 인공적으로 오염물질이 혼입되어 그 양, 질, 농도, 지속시간이 상호작용하여 다수의 지역주민에게 불쾌감을 일으키거나 보건상에 위해를 끼치며, 인류의 생활이나 식물의 생장을 방해하는 상태"라고 하였고, 미국의 기술자 총 연합회(The Engineer's Joint Council)에서는 "대기오염이란 먼지, 퓸, 가스, 연무, 냄새 혹은 증기 등의 오염물 중 1개 혹은 그이상의 인체·식물·동물 또는 재산에 피해를 주거나 생활과 즐기고 재산을 늘리는 데 지나치게 방해가 될 정도의 농도·특성·기간 동안 외기 중에 존재하는 것"이라고 정의하였다.

2. 대기오염의 원인

인간의 모든 생활 활동이 곧 대기오염의 원인이 된다. 가장 큰 원인인 주택에서의 취사 및 난

방시설, 교통기관인 자동차·선박·비행기 등의 배기가스 및 각종 산업장과 화력발전소의 배기 등은 에너지 이용의 부산물로서 대기오염의 주범이 된다. 이외에도 직접 화학물질을 다루는 화학공업, 석유공업, 황산공업, 질소공장 등에서 오염물질을 배출한다. 배출된 고농도의 오염물질이 강풍 때문에 국지로 날려 와서 오염을 일으키고, 바람으로 이송되는 도중에 오염물질 사이에서 광화학 반응을 일으켜 광화학 스모그를 생성시키기도 한다.

3. 대기오염 물질

대기오염물질은 자연적 혹은 인위적으로 발생하는 데 전자는 화산폭발, 모래바람, 화분, 산불 등 자연 현상의 변화로 발상하며, 인간의 힘으로 제어하기 어려운 오염물질들이다. 후자는 공장, 발전소, 가정난방, 쓰레기, 교통기관 등 인간의 편익을 위해 발생하는 것들로서 대기오염물질이라고 하면 주로 이들을 말한다. 대기오염물질은 그 발생물질의 형태에 따라서 크게 1차 오염물질과 2차 오염물질 혹은 광화학적 산화물(photochemical oxidants)로 구분한다.

1) 1차 오염물질

각각의 발생원(공장의 굴뚝, 자동차 등)에서 대기로 직접 배출되는 오염물질이다.

(1) 입자상 물질

입자상 물질(Particulate pollutant)은 대기 중에 존재하는 미세한 크기의 고체상이나 액체상의 0.001~500㎛의 입자로 대부분의 입자상물질의 입경이 1.1~10㎛ 정도로 그 물리·화학적 성상에 따라 분진, 매연, 검댕 및 액적 등으로 나누고 있다.

① 분진(dust) : 유기 혹은 무기질이 물리적으로 부서져서 공기 중에 부유되어 있는 고체상의 물질로 입경은 보통 1㎛이상이다.

② 퓸(fume) : 물질이 고온에 의해 응용되었다가 증발, 응축되어 생긴 고체입자로서 입경의 크기는 1㎛이하이며 특히, 금속류의 물질에서 많이 발생한다.

③ 미스트(mist) : 액체물질이 붕괴되거나 화학 반응에 의해 핵 주위에 응축되어 생긴 액체상의 물질로 입경은 보통 10㎛이하이다.

④ 안개(fog) : 고체의 핵을 중심으로 액체가 응축되어 생긴 물방울로 주로 자연 안개를 말한다.

⑤ 매연(smoke) : 연료의 불완전연소에 의해 생긴 0.01~1㎛ 사이의 탄소입자를 말한다.

⑥ 연무질(aerosol) : 미세한 고체나 액체입자가 공기나 가스 내에 부유해 있는 일반적인 상태를 말한다.

(2) 가스상 물질

상온 공기 중에서 액체 상태나 고체 상태의 물질이 기체상태의 물질로 변화된 것으로 대기오염물질의 90% 이상은 가스상의 물질(gas pollutant)이다. 가스상 대기오염물질의 발생원은 화력발전이나 공장, 자동차, 난방 등의 화석연료의 연소이며, 일부는 산업체의 작업공정에서 배출된다. 가스상의 오염물질은 다음과 같다.

① 황산화물(sulfur oxide) : 석탄이나 석유의 연소에 의해 많이 발생하는데 대기오염 물질 중 가장 중요한 물질이다. 특히 아황산가스는 고농도에 노출될 시 호흡기질환을 가져올 수 있으며, 또 산성비, 건물부식, 시정감소와 같은 악영향을 줄 수 있는 물질이다.

② 질소산화물(nitrogen oxide) : 석탄이나 석유 등 연료의 고온연소 과정에서 발생하는 것으로 NO, NO_2, N_2O, N_2O_3, N_2O_5 등 종류가 다양하다. 특히 NO_2는 독성이 강한 기체로 수용성이 적어 폐포에 쉽게 도달함으로써 폐포를 자극하여 호흡기장애를 유발한다.

③ 일산화탄소(CO) : 주요배출원은 연료가 불완전 연소할 때 많이 발생한다. CO는 Hb과 결합하는데 CO는 O_2보다 Hb과의 친화력이 210배 정도 높아 조직 저산소증을 초래하며, 중추신경계 기능을 저하시켜 두통·현기증·의식상실 증상을 일으킨다.

④ 탄화수소(HC) : 탄소와 수소만으로 구성된 화합물의 총칭으로 자동차의 배기가스에서 다량으로 배출된다. 눈과 상기도 점막 자극, 폐 기능 저하의 증상을 일으키며, 방향족 탄화수소 중 발암성 물질을 포함하고 있고, 특히 벤조피렌은 폐암을 유발한다.

2) 2차 오염물질(광화학적 산화물)

1차 오염물질 중 일부가 대기 중의 자외선과 작용하여 광화학반응을 일으켜 생성된 대기 오염물질로 광화학반응에 의해 생성되는 물질인데 광화학 산화물에 의해 대기 중의 산화제 농도가 높아지면 눈과 목에 통증을 일으키며 식물에 해를 주고 고무제품을 손상시키며 냄새가 나고 가시도가 감소한다. 오존(O_3), 케톤(Keton), 질산과산화아세틸(Peroxyacetyl Nitrate, PAN), Peroxybenzoyl Nitrate(PBN), 알데히드(aldehyde), 스모그(smog) 등이 있다.

① 오존(O_3) : 무색의 자극성 기체로 낮은 농도에서 눈과 목의 자극증상이 있으며, 고농도에서는 폐렴·폐충혈·폐부종을 유발하며, 강력한 산화제(oxidant)이다.

② PAN류 : PAN(peroxiacetyl nitrate), PPN, PBN 등이 있으며, 무색의 자극성 액체이다. PAN은 눈에 자극을 주고 식물에 피해를 입으며, 이와 비슷한 화학물질인 PBN은 PAN보다 100배 이상의 자극을 준다.

③ 알데히드(aldehyde)는 강한 자극성이 있는 가스로 지속성 유해성분이다.

④ 스모그(smog) : 대기 중 광화학적 반응에 의해 생성된 가스의 응축과정에서 생성되며, 크기는 1㎛보다 작고, Smoke와 fog의 합성어이다. 광화학 스모그(smog) 생성에는 질소화합물(NOx)과 비메탄계 탄화수소인 올레핀(olefin)계 탄화수소(hydro carbon)가 주로 결합하

여 광화학 산화물이 오존, PAN 등의 생성에 영향을 미치며 자외선은 질소화합물을 1단계 광화학 반응을 유도하는 중요한 영향인자로 작용한다.

<표 5-2-2> 대기환경기준물질의 주요 배출원과 영향

	특성	배출원	영향
SO_2	수용성으로 무색의 자극성 가스	황을 함유하고 있는 화석연료의 연소, 화력발전소의 보일러, 가정난방, 금속제련공장, 기타 산업공정	눈·호흡기 점막 자극, 미세먼지와 상승작용, 호흡기 및 심혈관계질환 초래, 산성비의 주요원인물질로 토양·호소의 산성화, 식물의 성장저해, 구조물의 부식, 시정악화로 스모그 발생
CO	무색·무취의 유독성가스	연료 중 탄소성분의 불완전연소, 수송·산업공정, 쓰레기 소각, 난방, 주방, 담배연기 등	인체에서 산소운반 능력 장애, 고농도 폭로시 후유증 및 사망
NO_2	적갈색의 자극성이 강한 유독성 가스	오염원에서 대기중으로 배출된 NO가 산화 연소과정 중 공기중의 질소가 산화, 연료에 함유된 질소성분이 산화	대기중에서 VOCS와 반응하여 광화학산화물 생성, 눈에 자극이 없다는 것을 제외하고 SO_2와 유사, 기관지염, 폐기종, 폐렴 등 유발, SO_2와 함께 산성비의 주요원인물질
O_3	푸른색의 산화력이 강한 유독성의 가스	대기중에 배출된 NOX와 VOCS 등이 자외선에 의한 광화학반응으로 생성된 2차대기오염물질	광화학스모그 발생으로 시정악화, 가슴의 통증, 기침, 메스꺼음, 목자극, 폐기능장애 초래, 기관지염, 심장질환, 폐기종 및 천식을 악화, 천식, 호흡기환자, 어린이, 노약자 등에 심각, 농작물과 식물의 수확량 감소 및 고사
PM_{10}	입경이10 ㎛ 이하인 입자상 물질	자동차, 산업공정, 난방 등의 배출원에서 배출되거나 대기 중의 가스상 물질에 의해 2차적으로 생성, 황사·토양·해염 등의 자연발생원	천식과 같은 호흡기계질환 악화 및 폐기능 저하 시정악화, 구조물의 부식, 황사시 눈병과 호흡기질환 증가 식물의 성장저해, 전자 및 정밀기계부품 손상
Pb	환경대기중의 중금속	자동차연료첨가제(1986년부터 무연휘발유 사용), 수도관, 피복제, 땜납, 페인트, 베터리제조업체	인체에 축적되어 간장, 신장, 신경계통 및 다른 신체기관에 악영향, 과다 흡입시 발작, 지적능력 저하, 행동장해 등의 신경장애 초래

4. 대기환경기준

1) 대기배출허용기준

대기환경기준을 달성·유지할 수 있도록 대기오염물질의 배출사업장에 대해 배출허용기준이 설정되어 있으며, 환경기준과 달리 법적 구속력을 가진다.

(1) 가스상 물질

배출허용기준의 가스상 물질은 암모니아, 일산화탄소, 염화수소, 염소, 황산화물(SO_2로서), 질소산화물(NO_2로서), 이황화탄소, 포름알데히드, 황화수소, 불소화물(F로서), 시안화수소, 브롬화

<표 5-2-3> 대기환경기준(제2조관련)

(개정 2006. 12. 4)

항목	기준		측정방법
아황산가스 (SO_2)	연간평균치 24시간평균치 1시간평균치	0.02ppm 이하 0.05ppm 이하 0.15ppm 이하	자외선형광법(Pulse U.V. Fluorescence Method)
일산화탄소 (CO)	8시간평균치 1시간평균치	9ppm 이하 25ppm 이하	비분산적외선분석법(Non-Dispersive Infrared Method)
이산화질소 (NO_2)	연간평균치 24시간평균치 1시간평균치	0.03ppm 이하 0.06ppm 이하 0.10ppm 이하	화학발광법(Chemiluminescent Method)
미세먼지 (PM-10)	연간평균치 24시간평균치	50㎍/㎥ 이하 100㎍/㎥ 이하	베타선흡수법(β-Ray Absorption Method)
오존 (O_3)	8시간평균치 1시간평균치	0.06ppm 이하 0.1ppm 이하	자외선광도법(U.V Photometric Method)
납 (Pb)	연간평균치	0.5㎍/㎥ 이하	원자흡광광도법(Atomic Absorption Spectrophotometry)
벤젠	연간평균치	5㎍/㎥ 이하	가스크로마토그래프법(Gas Chromatography)

비고

1. 1시간 평균치는 999천분위수의 값이 그 기준을 초과하여서는 아니되고, 8시간 및 24시간 평균치는 99백분위수의 값이 그 기준을 초과하여서는 아니된다.
2. 미세먼지는 입자의 크기가 10㎛ 이하인 먼지를 말한다.

합물(BR로서), 벤젠화합물(C6H6), 페놀화합물(C6H5OH로서), 수은화합물(Hg로서), 염화비닐, 탄화수소 등으로 배출허용기준은 배출가스의 종류와 배출시설의 규모에 따라 다르게 된다.

(2) 입자상 물질

배출허용기준의 입자상 물질은 먼저, 카드뮴화합물, 납화합물, 크롬화합물, 구리화합물, 나켈 및 그 화합물, 아연화합물, 비산먼지, 매연 등으로 배출허용기준은 입자상 물질의 종류와 그 배출시설규모에 따라 달라진다.

① 매연의 배출허용기준 : 링겔만비탁표 2도이하(매연농도 40% 이하)

② 링겔만비탁표 5도일 때 매연농도 최대(100%)

③ 매연농도(%) = 카드번호(비탁도) × 20

◈ 링겔만비탁표(Ringelmann smoke chart)

굴뚝에서 나오는 매연의 농도를 측정할 때 쓰는 기준표로 표 5-2-4에서 보는 바와 같다. 이것은 보통 가로 14cm, 세로 20cm 의 모조지에 각각 격자형 흑선을 그어 모조지의 흑선부분이 전체면적의 0%, 20%, 40%, 60%, 80%, 100%를 점유하도록 한 것이다. 비탁표는 이 흑선과 굴뚝에서 배출되는 매연의 검은 정도를 비교할 수 있도록 0도에서 5도까지 6종으로 나누어져 있다.

<표 5-2-4> 링겔만 비탁표(Ringelmann smoke chart)

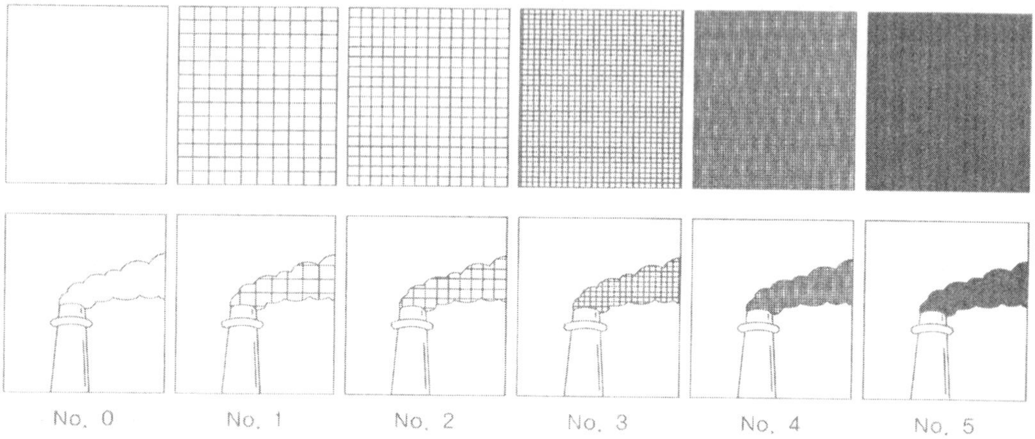

카드번호(비탁도)	흑색의 폭	백색의 폭	백색의 점유율	매연농도
No. 0 (0도)	전체 백색	-	100%	0%
No. 1 (1도)	1.0 mm	9.0 mm	80%	20%
No. 2 (2도)	2.3 mm	7.7 mm	60%	40%
No. 3 (3도)	3.7 mm	6.3 mm	40%	60%
No. 4 (4도)	5.5 mm	4.5 mm	20%	80%
No. 5 (5도)	전체 흑색	-	0%	100%

5. 대기오염과 기상

1) 대기의 안정도

지표면이 일사에 의하여 따뜻해지면 대류가 일어나기 시작하고 일부의 공기가 상승하지만 상공의 기압이 낮기 때문에 상승한 공기는 팽창하며, 팽창한 공기는 주위의 공기를 압박한다. 즉 주위의 공기에 에너지를 가하게 된다.

(1) 건조단열감률(Dry Adiabatic Lapse Rate)

팽창된 공기는 주위의 공기에 에너지를 가한 만큼 그 자체는 에너지를 감소하게 되고 에너지가 감소된 공기의 작은 덩어리인 기괴는 냉각한다. 이러한 과정을 단열팽창에 의한 냉각이라 한다. 만일 습도가 100% 이하로서 구름의 발생을 무시한다면 기괴는 100m 상승함에 따라 약1℃(0.98℃)씩 내려간다.

(2) 습윤단열감률

공기가 상승 도중에 습도가 100% 이상이 되어 구름이 생성되면, 수증기가 응결할 때 잠열을 발생하기 때문에 그 만큼 기온의 저하율이 감소하여 100m 사승함에 따라 약 0.5℃정도 내려간다.

(3) 과단열

일사에 의한 지표의 가열이 심한 날이나, 한랭한 공기가 온난한 지표 위로 이동할 경우에는 기온감률이 -1℃를 넘으며, 보통 지상 200m 이내의 저공층에서 일어난다.

(4) 환경감률

어떤 주어진 시간의 높이에 따라 나타난 기온의 수직분포를 나타낸다. 즉, 실제의 대기 온도의 분포로서 100m당 약 0.65℃ 내려간다.

2) 기온 역전

더운 공기는 찬 공기보다 가볍기 때문에 위로 올라가게 되는데, 상층의 기온이 하층의 기온보다 높을 때는 대기가 매우 안정된 상태가 되어 이동이 없다. 이를 역전(Inversion)이라고 한다.

(1) 복사성 역전(radiative inversion)

주간에 태양복사에 의해 데워졌던 지표가 야간에 기온이 하강하면서 지표면 근처의 기온도 같이 하강하여 상층 공기가 하층 공기보다 더운 상태가 되는데, 태양이 다시 뜨기 전까지 계속 하강하므로 기온역전의 현상은 아침에 가장 심하다. 이런 현상은 여름에는 거의 일어나지 않으며 늦가을이나 겨울철에, 그리고 흐린 날이나 바람 부는 날보다는 맑고 바람이 적은 때에 잘 발생한다. 겨울철에 오염이 심한 주된 원인은 난방연료의 사용이겠으나 복사성 역전이 자주 일어나기 때문이다. 복사성 역전은 지표 부근에서 형성되므로 지표역전(surface inversion)이라고도 한다.

(2) 침강성 역전(subsidence inversion)

침강성 역전은 고기압 하에서 일어난다. 고기압 하에서는 공기의 수직이동이 침강하게 되는데, 침강하는 동안 공기가 단열 압축되면서 온도가 상승하여 지표 근처 공기보다 상대적으로 높은 온도의 공기가 상층부에 형성 된다. 침강성 역전은 오염배출원의 상부에서 발생하므로 단기간의 오염 문제는 야기되지 않지만 장기간 지속될 수 있어 대기오염물질의 장기 축적을 일으킬 수 있다. Los Angeles의 경우, 연중 약 340일 동안 침강성 역전이 일어난 경우도 있다. 역전의 높이가 지상으로부터 1,600m에 달하는 경우도 있으나 150m로 내려갈 때도 있다.

(3) 기 타

지형의 영향을 받아서 일어날 수 있는 역전으로는 Fongus상과 해풍과 육풍으로 인해 발생하는 역전을 지형성 역전(geographical inversion)이라고 하며, 온난전선과 한랭전선으로 인해 생길 수 있는 역전을 전선성 역전(frontal inversion)이라고 한다.

6. 스모그(smog)

스모그는 일반적으로 대기가 오염물질로 인해 aerosol이나 haze와 같은 이상 상태로 변해 있는 상태를 말한다. 스모그는 크게 산업형 스모그(industrial smog)와 광화학적 스모그(photochemical smog)로 나눈다.

1) 산업형 스모그(industrial smog) = 런던형 스모그

복사성 기온역전(=지표성 역전 또는 방사선 역전 또는 접지역전)으로, 야간에는 복사열이 적어 지표의 온도가 위의 공기보다 먼저 냉각되므로 기온역전이 발생하는데, 위의 공기가 따뜻하고 아래 공기가 차가우므로 지표 가까이 공기가 정체되어 발생한다.

① 석탄, 석유 사용 후 공장에서 나온 SO2가 원인

② 겨울철 새벽에 빈발(-1~4℃), 습도 : 85%, 무풍

2) 광화학적 스모그(photochemical smog) = Los-Angeles형 스모그

침강성 기온역전으로, 고기압의 영향으로 고공의 공기가 침강하여 압축을 받아 1,000m 높이

<표 5-2-5> 런던형 스모그와 로스앤젤레스 스모그의 비교

	런던형 스모그(1952년 12월)	로스앤젤레스 스모그(1954년)
발생시의 기온	0~5℃	24~30℃
발생시의 습도	85% 이상(안개)	70% 이하
역전의 종류	방사성 역전(복사형)	침강성 역전(하강형)
시정거리	100m 이하	0.8~1.6km 이하
풍속	무풍	5mile/hr 이하
사용된 주된 연료	석탄 및 석유계 연료	석유계 연료(자동차, 도시)
가장 발생하기 쉬운 때	12월, 1월	8월, 9월(해안분지)
주된 성분	SO_2, 입자상물질, 일산화탄소	질소산화물, 탄화수소, 유기물, 오존 등
반응의 형	열적	광화학적+열적
발생하기 쉬운 시각	아침, 새벽(연무발생, 농무)	낮(회백색의 연무발생)
인체에 대한 주된 영향	기관지의 자극, 즉 호흡기계 질환, 사망률 증가	단시간에 눈의 자극, 고무제품 손상
화학적 작용	환원	산화

에서 따뜻한 공기층을 형성함으로써 기온역전이 발생한다. 이 층이 두껑 작용을 하여 저지대 공기가 정체됨으로 발생한다.

① 자동차 배기 및 석유에서 나온 SO_2, NO_2, 2차 오염물질이 원인

② 자외선에 의해 생기므로 낮 동안 일년 내내 발생하는 경향

7. 열섬 현상

도심은 인위적으로 열 발생량이 증가되어 교외에 비해 온도가 약 5℃정도 높게 되어 특징적인 대기환경을 조성한다. 즉 대기오염물질, 수증기, 열의 발생량이 커진다. 이를 열섬현상이라 하며, 국지적인 기온역전 현상을 일으킨다.

8. 대기오염의 피해

1) 지구에 미치는 영향

(1) 오존층의 파괴 : 염화불화탄소나 질소산화물, 탄화수소 등은 성층권에 있는 오존층을 파괴시켜 심각한 문제를 초래한다.

(2) 산성비 : 일반적으로 pH 5.6 이하의 우수를 산성비라 하며, 인위적으로 발생한 아황산가스와 질소산화물이 수분과 반응하여 발생된다.

(3) 지구 온난화 : 대기 중에 있는 탄산가스는 지표에서 복사되는 적외선을 흡수하여 열의 방출을 막고, 흡수한 열을 다시 지상에 복사하여 온도를 상승시킨다. 이런 현상을 온실현상이라 한다. 지구의 기온상승은 강수량에 커다란 영향을 미쳐 홍수나 가뭄 등의 기상이변을 초래할 수 있다.

2) 인체에 미치는 영향

대기오염으로 인한 인체에 피해를 입히는 대기오염물질은 주로 황산화물(sulfur oxidants : SOx), 일산화탄소(CO), 질소화합물(NOx), 탄화수소(HC)등이 있으며 건강장애는 주로 만성 기관지염, 기관지 천식, 폐기종, 인후두염 등 호흡기계 질환과 시야장애, 악취, 불쾌감, 심리적 영향 등이 있을 수 있다.

3) 동물에 미치는 영향

동물에 미치는 영향은 사람에 대한 것과 비슷하며, 특히 초식동물은 불소화합물에 민감하여 불소에 오염된 풀을 먹은 소나 양은 이가 손상되며 먹이의 섭취가 어려운 경우가 있으며 뽕잎이 불소에 오염된 경우 누에의 사육에 지장을 초래한다.

4) 식물에 미치는 영향

식물에 미치는 영향은 동물에 미치는 영향보다 심각한데 식물이 대기오염에 대하여 사람보다 훨씬 민감하다. 분진은 가용성 화학물질을 함유한 것 외에는 급격한 피해는 없으나, 장기간에 노출된 경우 광합성 작용이나 호흡작용을 저해하여 식물의 성장에 영향을 준다. 오존은 식물의 잎 끝의 검은 반점이 성장을 지연시킨다. SO_2, HF, F 등은 농작물의 잎을 고사시키며 성장을 지연시키며, C_{12}는 채소의 변색이나 위축을 일으킨다. PAN은 잎의 하단이 청동색으로 변하게 하여 생육을 지연시키고, 에틸렌(ethylene)은 잎의 절단을 일으킨다.

5) 재산 및 경제적 손실

세탁물, 금속제품의 부식, 피혁제품의 손상, 페인트의 변질, 건축물의 부식 등이 있다.

① SO_2, SO_3 : 철의 부식, 동의 녹청, 니켈 및 알루미늄의 표면 혼탁 등 금속물질의 변질과 피혁제품의 강도 저하, $CaCO_3$계 건축자재의 손상

② H_2S : 은, 동의 손상 및 염을 함유하는 도료의 변색

③ O_3 : 의류염색의 퇴색, 섬유류의 질 및 강도 저하, 고무제품의 탄성저하 및 손상

④ 입자상 물질 : 금속의 부식, 의류, 도료, 건축자재의 오손 등이 있다.

9. 대기오염의 피해 사례

1) Meuse Valley 사건

1930년 12월 벨기에의 수도 Belgium에서 발생한 스모그 사건으로, 100m의 뮤즈계곡에 위치한 금속·유리·아연·제철의 공장에서 배출되는 SO_2, H_2SO_4와 기온역전으로 연무 등과 같은 현상이 3일간 지속되었다. 3일 동안 평상시 사망 수의 10배인 약 60명이 사망하였으며, 심장이나 폐에 만성병을 가진 노인들의 피해가 컸다.

2) Yokohama

1946년 겨울 공업지대에서 무풍상태 하에 밤과 이른 아침에 농연무가 발생하여 미 주둔군 및 가족에게 심한 천식이 발생하였다. 병인은 밝혀지지 않았으나, 공업 대기오염물질인 것으로 추측된다.

3) Donora 사건

1948년 10월 미국 펜실바니아주의 당시 인구 약 13,000명인 도노라 시에서 발생하였는데, 이 지역은 고기압권에 들어 역전층이 형성되었으며 대기는 매우 안정되고 무풍상태였다. 계곡의 공

정(제철, 아연, 황산공장)에서 배출되는 가스로 오염물질은 SO2 및 H2SO4(mist)의 미세입자였으며, 18명이 사망하였다.

4) Poza Rica 사건

1950년 11월 멕시코의 분지지역인 Poza Rica에서 발생한 사건으로, 기온역전과 공장 작업 중 사고로 대량의 황화수소가스가 누출되었다. 달걀 썩은 냄새를 가진 독가스에 의해 320명이 급성 중독에 걸려 22명이 사망하였으며, 기침・호흡곤란・점막 자극의 증세를 나타내었다.

5) London Smog

1952년 12월 5~9일 영국의 수도 런던에서 주로 60%가 가정난방용, 기타 공장, 발전소의 석탄 연소 시 발생한 매연과 SO_2가 지표면에 추적되어 발생한 사건이다.

사망자 수가 평상시의 약 2.6배인 4,000명 이상 사망했으며, 1953년 2월 중순까지 8,000명의 사망자를 내었으며, 호흡기질환과 심장질환, 만성 기관지염, 천식, 기관확장증, 폐섬유증, 폐렴 등을 유발하였다.

6) LA Smog

1954년 7월 이후 미국 캘리포니아주의 LA에서 자동차 등의 화석 연료연소 시 방출 되는 올레핀계 탄화수소, 질소산화물, 황산화물 등과 태양광선 중 자외선에 의해서 발생한 광화학 스모그 사건이다. 눈, 코, 기도, 점막의 지속적・반복적 자극으로 식물 손상, 고무제품 노화, 건물 손상 등의 피해를 입었다.

10. 대기오염의 관리대책

1) 대기의 환경기준과 배출허용기준의 설정

오염물질의 기준치는 criteria, standard 및 emission standard 등 세 가지로 나눌 수 있다. Criteria는 보통 인체의 건강 장애를 고려해서 만든 건강 기준치로서 물론 법적 구속력을 갖을 수 없으며, 인체를 고려한 것이기 때문에 각 나라마다 다를 수가 없다. Standard는 환경기준치라고 하는데, 그 나라의 정치, 경제, 사회 등을 고려하여 그 나라가 추구하려고 하는 목표치(goal)이며 행정상 중요한 의미를 갖게 된다. 그 자체가 행정상 규제대상이 되거나 법적 구속력을 갖고 있지 않기 때문에 기준치를 초과하였다고 하여도 국민이나 사업자가 직접적으로 책임지는 것은 아니다. 즉, 많은 과학적 근거에 의해 그 나라 사정에 맞도록 환경대책을 수립하고 추진하기 위한 행정 목표치이다. 한편, emission standard는 배출허용기준이라고 하며, 환경기준치를 달성하기 위해 법적인 구속력을 갖는 배출규제이다. 배출을 규제하는 방법에는 배출량을 규제하는 방법, 착지 농도가 어떤 환경 수준을 달성하도록 지상의 농도를 규제하는 방법 등이 있다. 여기에 대한 자세한 사항은 "대기환경보전법 · 시행령 · 시행규칙" 등을 참고하기 바란다.

2) 오염원(sources)의 관리

오염물질의 배출량이 적은 연료 및 원료를 사용하거나 각종 방지장치의 사용, 공정별 오염물질의 배출을 저감시키는 방법 등이 있다.

(1) 연료 및 원료의 변경

연료를 연소하거나 원료를 사용한 후 오염물질을 적게 배출시키는 연료나 원료를 사용하는 것이다. 예를 들면, 고유황유를 저유황유로 바꾼다거나 자동차의 액체연료를 기체연료(LPG, LNG)로 바꾸는 것이다. 또 도시지역 대기 중 납의 대부분이 자동차 내연기관의 anti-knocking제로 tetraethyl lead를 첨가시켰던 휘발유에서 기인한 것이므로 유연휘발유 대신에 무연휘발유로 대치하는 것이다.

(2) 공정 및 시설의 개선

각 공정 및 시설을 면밀히 분석하여 오염물질을 저감시키는 공정으로 변경시키는 것이다. 공정 및 시설의 개선이란, 연속 공정의 일부를 개량하는 것을 의미하며, 단순히 일시적 효과만 기대하는 개선을 의미하는 것은 아니다.

(3) 방지 시설의 설치

오염물질의 대기 내 방출을 줄이기 위하여 집진 시설, 가스의 포집 시설 등을 산업별, 공정별로 설치, 운용한다.

3) 공학적인 방지기술의 개발

(1) 입자상 물질의 제거

입자상 물질의 제거 원리는 중력, 원심력, 관성충돌, 직접 차단, 확산 및 정전기력 등을 이용하여 입자상 물질을 제거하는 데 각 집진기들은 이들 중 한 가지 또는 그 이상의 원리를 적용한 것이다. 집진기를 설치할 경우에는 입자상 물질의 물리화학적 성질, 배출량, 농도, 배출가스의 온도, 압력, 습도, 부식성 및 기기의 효율 등을 고려해야 한다.

(2) 가스상 물질의 제거

가스상물질은 흡수(absorption), 흡착(adsorption), 응축(condensation), 재 연소(recombustion) 등의 원리를 이용하여 제거한다.

흡수는 액체 상태의 세정액에 오염물질을 흡수시킨 후 오염된 세정액으로부터 정화된 가스를 분리시켜 오염물질을 제거한다. 이 흡수법으로는 SO_2, H_2S 그리고 저분자량의 탄화수소류 등의 제거에 주로 쓰이며, 기체와 액체간의 경계 표면적, 난류 그리고 물질 확산계수 등이 클수록 흡수 효과는 가속된다.

흡착법은 기체 혹은 증기상의 오염물질을 고체상으로 표면에 포집하는 것을 말하며, 흡착제로는 활성탄, 실리카겔, 활성알루미나를 사용한다.

응축은 경제적으로 오염물질의 회수 가치가 충분할 때 사용하는 방법으로 고온의 증기를 갑자기 차갑게 하여 액체 상태로 만든 다음 회수하는 방법이다.

재 연소는 가연성 대기오염물질을 제거하기 위하여 사용되는 연소공정으로 유기에어로졸은 재 연소에 의해 효과적으로 분해가 가능한데, 처리 시설로는 특별히 설계된 노(爐)에서 재 연소시킨다.

(3) 자동차 배기가스(moving source)의 저감

가솔린엔진에서는 CO가 많이 배출된 반면 디젤엔진에서는 대기오염의 주범인 SO_2와 TSP의 배출량이 훨씬 많다. 따라서 디젤보다는 가솔린엔진을 사용하는 것이 대기오염을 줄일 수 있다. 미국은 90%이상이 가솔린엔진이나 우리나라는 60~70%가 디젤엔진이다.

지금까지의 자동차 배출가스 저감 기술은 엔진 내의 방지 기술로써 공연비 조절, 흡배기 계통의 엔진 개선 등의 방법이 있는데 예를 들면, 전자제어연료분사장치(electronic fuel injection)가 그것이다. 또 삼원촉매 장치(three way catalyst)는 CO와 탄화수소를 탄산가스와 물로 만들고 (백금을 이용한 산화촉매) 질소산화물을 질소로 환원시키는(리듐을 이용한 환원촉매) 장치인데, 이때 반드시 무연휘발유를 사용해야 촉매의 기능이 저하되지 않는다.

(4) 광화학 스모그(smog)의 대책

광화학 스모그의 전구물질은 1차 오염물질이다. 따라서 광화학스모그를 줄이기 위해서는 먼저 1차 오염물질의 배출을 감소시키는 것이 급선무이다. 특히, 1차 오염물질 중에서도 질소산화물과 탄화수소가 광화학 스모그의 시발 물질이므로 이에 대해 환경 기준을 설정하고 규제하는 방안이 필요하다.

또 광화학 스모그는 1차 오염물질과 여러 기상 조건이 복합적으로 적용하여 오염 발생의 정도가 달라지므로 오염 발생을 예측할 수 있는 모델의 개발과 이들 모델을 computer를 이용하여 해석하고 응용할 수 있는 simulation기법이 필요하다.

(5) 감시측정체제의 강화

환경오염을 관리하는 데 가장 중요한 것 중의 하나가 오염의 상황을 항상 감시하고 기록을 유지하여 상황을 대처할 수 있는 감시망체계(monitoring system)의 구축이다. 대기오염의 감시망체계는 다음과 같이 네 가지 기능을 갖는다. 첫째, 대기오염의 존재, 양, 종류를 나타낸다. 둘째, 오염원을 알 수 있다. 셋째, 경향을 나타낸다. 넷째, 대기오염 비상사태를 경고하는 데 도움을 준다.

감시망은 각 도시나 전국적인 체계로 운영할 수 있으며, 위급한 상황이 발생하면 공고하는 경보체계(alert system)의 확립이 중요하고, 정해진 시나리오에 의한 사전 훈련도 필요하다.

(6) 도시계획의 수립

대기오염물질의 확산과 희석에는 그 지역의 지형, 기상 등이 가장 큰 영향을 미치므로 새로운 도시를 건립하거나 기존 도시를 정비할 때, 대기오염에 대한 영향과 그 피해를 사전에 검토해야 한다. 예를 들면, 인구밀집지역, 공업 시설의 밀집지역, 도로의 교통량 등을 고려하여 배치해야 하고 특히 도로망의 확충, 녹지대 건설, 바람의 방향을 고려한 주택지와 공업지의 구분 등이 필수적이다. 또 호별 난방 시설을 지역난방이나 아파트인 경우에는 중앙난방으로, 난방 시 오염물질이 적게 나오는 연료 사용, 집진시설의 의무화 등도 필요하다.

(7) 법적 규제

현재 우리나라는 1990년 8월 1일에 개정한 대기환경보전법에 의해서 규제하고 있으며, 규제의 내용은 사업장의 대기오염물질 배출규제, 생활환경상의 대기오염물질 배출규제, 자동차 배출가스의 규제 등이 있다. 앞으로 좀 더 구체적인 오염 방지에 대한 시설과 체제의 정비, 그리고 기술연구의 추진 등에 관한 방향의 설정이 필요하며, 법에 의한 제재 조치보다는 계몽적 차원의 감시체제 확립이 바람직 할 것이다.

또 경제적인 동기유발책(financial incentive)을 마련하여 오염물질 배출업에 대해서는 무거운 세금을 부과하고, 오염물질 제어산업에 대해서는 정부에서 보조금을 준다든지 세금을 경감시켜야 한다. 오염물질 배출 전후에 범칙금을 부과하고 오염물질 배출기기의 수입에 대해서는 무거운 관세제도를 실시해야 한다.

제3장 물과 수질오염 관리

제1절 물 관리

1. 물과 인체

인간이 생명을 유지하고 생활하기 위해 가장 필요한 것은 공기이며, 그 다음으로 중요한 것은 물이라고 할 수 있다. 인체는 60~70%가 물로 구성되어 있고, 그 중 40%는 세포내에, 20%는 조직 내에, 5%는 혈액 내에 존재함으로써 신체세포내의 중요한 성분이 되며, 조직에 흡수되어 염류나 기타 분비물을 용해하고 영양분의 소화·흡수 및 운반, 노폐물의 배설, 체온조절 등의 중요한 생리작용을 하는 기능을 갖고 있다.

이러한 물은 인체 중에서 10% 정도만 감소되어도 신체에 이상을 초래하며, 20~30%가 상실되면 생명에 위험을 초래한다. 성인의 경우 하루에 약 2.0~2.5ℓ이상의 물이 필요하다. 물은 생리적 필요성 외에도 조리, 세탁, 목욕, 세척 등의 생활용수와 농업용수, 공업용수, 수력발전용수, 소화용수 등 다양하게 사용되어 인간생활을 돕고 있다.

2. 물의 보건적 문제

오염된 물은 수인성 전염병 및 기생충 질병의 전염원으로서 작용하며, 각종 중금속의 오염으로 공해 질병의 발생원인이 되기도 하고, 수중에 함유되는 무기질의 양에 따라 인간의 건강에 작용을 하기도 한다.

1) 수인성 질병의 전염원

수인성 질병은 소화기계 전염병이 대부분으로 장티푸스, 파라티푸스, 세균성이질, 콜레라, 유행성 간염 등이 있는데, 물에 오염된 세균들이 생존 가능한 음식물을 통해서 인체에 감염되므로 물은 전염원으로 작용하게 된다. 그러나 수인성 질병의 병원체는 물속에서 그 수가 증가하는 것이 아니라 ① 영양원의 부족, ② 잡균과의 생존경쟁, ③ 일광의 살균작용, ④ 온도의 부적당 등에 의하여 그 수는 감소하는 것이 일반적인 현상이다.

2) 수도열의 원인

1926년 독일 Hannover시에서 장티푸스 환자 2,500명이 발생하기 전에 그 10배에 달하는 발열, 설사 환자가 발생했었는데, 이것은 장티푸스와 관계없이 대장균 및 잡균에 의해서 발생한 것으로 보며, 이와 같이 잡균이나 대장균에 의한 발열현상을 수도열(Hannover fever, water fever)이라 하였다. 그러나 물을 여과급수하면 수도열 뿐만 아니라 수인성 질병도 감소하게 되는데, 이러한 현상을 Mills-Reincke의 현상이라 하였다. 즉, Mills는 1893년 Massachusetts에서 물을 여과 급수하여 장티푸스 환자 및 일반인의 사망률을 감소시켰으며, Reincke도 Elbe강의 물을 여과 급수하여 Hamburg 시민에 공급한 결과 동일한 결과를 얻어, 이를 Sedwick와 MacNutt는 Mill-Reincke의 현상이라 불렀다.

3) 기생충 질병의 전염원

물과 관계되는 기생충 질병은 간디스토마, 폐디스토마, 주혈흡충 등과 회충, 편충 등도 수질오염으로 전파될 수 있다.

4) 중금속물질의 오염원

산업장에서 유출되는 유해 유독물질은 시안, 수은, 질산은, 카드뮴, 6가 크롬, 유기인, 아연, 페놀 등이 있으며, 이들이 수질을 오염시켜 각종 중독성 질환의 원인이 되고 있다.

5) 수중 불소량과 우식치

불소가 너무 많은 물의 장기음용은 반상치가 될 수 있으며, 너무 적은 음용수의 장기음용은 우식치 또는 충치가 발생될 수 있는데, 이러한 현상은 주로 8~9세까지의 어린아이에게 많이 발생한다.

6) 기타 수질오염 피해

수질오염은 수인성 질병 이외에 ① 생활환경의 악화, ② 음용수와 공업용수로서 활용에 영향, ③ 악취 및 가스발생, ④ 해충의 서식 및 질병발생원으로 작용하기도 한다.

3. 물의 자정작용

하천이나 호소가 하수, 공장 폐수 등에 오염되어도 상당 기간 동안 방치하면 자연의 치유력, 즉 물리적 · 화학적 · 생물학적인 작용이 서로 밀접하게 관련하여 안정화된 자연수로 환원하는데, 이러한 현상을 자정 작용이라 한다.

① 물리적 작용 : 희석, 확산, 혼합, 여과, 침전, 흡착 등의 물리적 성질에 의해 오염물질의 농도가 감소한다.

② 화학적 작용 : 중화, 응집 외에 산화, 환원 작용이 있으며, 산화-환원 작용도 순수 화학적으로 수행되는 것은 드물고 주로 생물화학적 산화-환원 작용에 의한다.

③ 생물학적 작용 : 주로 호기성 미생물에 의한 유기물질 분해 작용으로 여러 가지 생물은 생존을 위하여 호흡, 섭식을 하는데, 그 결과 수중의 물질이 산화-환원을 받아 안정된 물질이 되고 이것은 다시 생물체에 흡수·제거된다.

4. 먹는 물의 수질관리

한국에서 물의 관리에 관련되는 법률은 먹는 물 관리법, 수도법, 하수도법 등이 있으나 여기서 말하는 "먹는 물"이란 먹는 물 관리법상의 규정에 따른다. 즉, "먹는 물"이란 먹는 데 사용하는 자연 상태의 물을 먹기에 적합하도록 처리한 수돗물과 먹는 샘물 등을 총칭하는 말이다. 여기서 말하는 "샘물"이란 암반대 수층 안의 지하수 또는 용천수 등을 안전성이 계속 유지 될 수 있는 자연 상태로 먹는 용도로 사용하기 위한 원수를 말하며, "먹는 샘물"이란 샘물을 먹는데 적합하도록 물리적 처리 등으로 제조한 물을 말한다.

1) 수질검사 주기

수돗물의 수질검사는 정수장에서 일일검사, 주간검사, 월간검사로 구분하여 실시하고, 수도전에는 월간검사를 실시한다. 간이상수도는 분기별 검사를 실시하고, 공공시설의 먹는 물 검사는 분기별 검사와 연간검사를 실시한다.

① 일일검사 시는 색도, 탁도, 냄새, 맛, pH, 잔류염소 등 6개 항목으로 검사하고, ② 주간검사 시는 대장균군, 일반세균, 암모니아성 질소, 질산성 질소, 과망간산칼륨 소비량, 증발 잔유물 등 6개 항목을 검사하지만, ③ 월간 검사는 시는 기준항목 모두를 검사한다. 그러나 수도전에서 실사하는 월간검사는 일반세균, 대장균군 및 잔류염소 등 3개 항목만을 검사한다.

2) 수질검사 항목

(1) 미생물에 관한 기준

① 일반세균 : 일반세균은 공기 또는 물속에 존재한 병원성 또는 비병원성균을 총칭한다. 멸균여부의 판단기준이 되고 정수과정에서 세균오염과 정수처리 효율의 지표이다.

② 대장균군(Coliform group) : 대장균군은 사람과 동물의 장내에서 기생하는 대장균 및 대장균과 유사한 성질을 가진 균을 총칭한다.

대장균은 저항성이 병원균과 비슷하거나 강해서 병원성 미생물과 공존하기 때문에 대장균 자체의 유해 작용보다 병원성 미생물에 의한 오염 가능성을 파악하기 위한 분변오염의 지표로써 사용된다. 비교적 검출방법이 간편하고 정확하다.

대장균군의 검사는 최적확수(MPN- 검수 100㎖당 대장균군의 수)와 대장균지수(coli index-대장균군을 검출할 수 있는 최소 검수량의 역수)를 이용한다.

⑵ 건강상 유해한 물질 항목

인체에 직접 유해한 무기물질로는 납, 비소, 수은, 시안, 카드뮴, 6가 크롬과 암모니아성 질소 및 질산성 질소, 보론 등이 있으며, 유기물질로는 다이아지논, 마라티온, 파라티온 등의 농약과 페놀, 톨루엔, 클로로포름 등등이 있다.

⑶ 심미적 영향물질 항목

먹는 물에 인간의 심미적 영향을 줄 수 있는 물질의 검사기준은 경도, 냄새, 맛, 색도, 탁도, 과망간산칼륨 소비량 및 수소이온농도 등이 있다.

3) 수질검사 기준

수질검사 기준은 다음과 같다.

<표 5-3-1> 수질검사 기준

구 분	미생물 기준	유해물질 기준	심미적 기준
기 준	- 일반 세균은 검수 1㎖ 중 100 CFU 이하 - 총대장균군・분원성대장균군・대장균 모두 검수 100㎖ 중 검출되지 않을 것	- 수은 0.001 mg/ℓ 이하 - 카드뮴 0.005mg/ℓ 이하 - 시안, 세레늄 0.01mg/ℓ 이하 - 납, 비소, 0.01mg/ℓ 이하 - 유기인, PCB 불검출 - 유리잔류염소 4.0mg/ℓ 이하 - 총트리할로메탄(THMs) 0.1mg/ℓ 이하 - 암모니아성 질소(NH_4^+-N) 0.5 mg/ℓ 이하 - 질산성 질소(NO_3^--N) 10mg/ℓ 이하	- 무미, 무취(소독외의 맛과 냄새) - 색도 5도 이하 - 탁도 0.5 NTU 이하 - pH 5.8~8.5 - 세제(ABS) 0.5mg/ℓ 이하 - 망간0.05mg/ℓ 철 0.3mg/ℓ 이하 - 알루미늄 0.2mg/ℓ 이하 - 과망간산칼륨($KMnO_4$) 소비량(수중의 유기물량 추정) 10mg/ℓ 이하 - 경도(hardness) 300mg/ℓ 이하 - 증발잔류물(total solids) 500mg/ℓ 이하

자료 : 환경부. 환경백서 2016

5. 상수(Drinking water)의 처리

1) 상수도의 구성

상수도는 수원지에서 동수로를 통해 정수장에 유입된 후 정수과정을 거쳐 송수로를 따라 배수지에 공급된다. 배수지에서는 급수관을 따라 가정이나 학교 등의 수요자에게 공급된다.

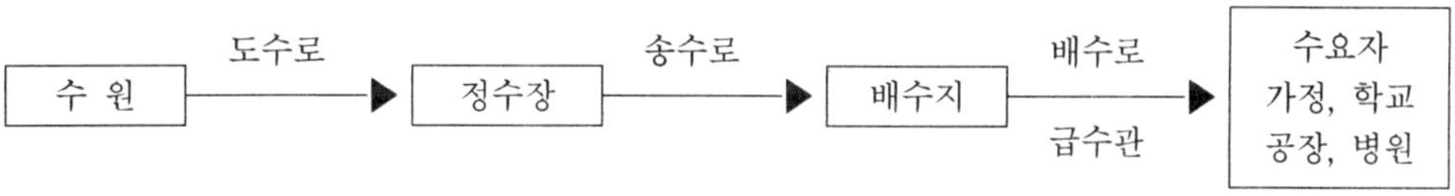

<그림 5-3-1> 상수의 처리과정

2) 수원(Sources of water)

일반적으로 수원은 지표수를 주로 이용하며, 소규모일 경우는 지하수를 쓰기도 한다. 지하수가 부족한 도서지역에서는 천수(빗물)를 이용하기도 하나 특수한 경우 외에는 잘 사용하지 않는다.

① 천수(rain water) : 증류된 물이 비나 눈을 통하여 내려오기 때문에 깨끗하고 연수인 것이 특징이나 지역환경 상태에 영향을 크게 받기 때문에 세균, 먼지 등에 오염되기 쉽다.

② 지표수(surface water) : 하천수나 호수(못, 저수지) 등의 물을 말하는데 수량이 많고 얻기가 쉬워 대부분의 상수원이 되고 있으나 산업장이나 농장으로부터 부단히 오염되기 때문에 확실한 정수가 필요하다.

③ 지하수(ground water) : 황, 철, 탄산의 여러 광물질을 함유하고 있는 물로서 일반적으로 세균, 유기물, 먼지가 적지만 수량이 많지 않고 탁도는 낮고 경도가 높다. 깊이에 따라 수질이 좋은 것이 일반적이지만 최근 지하수 개발의 남발로 안전성에 위협을 받고 있다.

④ 복류수(river bed water) : 하천의 하상을 흐르는 물로 지하수와 지표수의 중간 정도의 수질을 갖는다. 수질이 비교적 양호하나 다량의 수량을 얻기 힘들다.

⑤ 해수(sea water) : 보통 3%의 식염을 함유하고 있는 바닷물을 말한다.

3) 정수법(water purification)

물의 정수는 희석, 침전, 일광소독, 산화작용, 생물의 식균작용 등의 자정작용에 의해서도 일어나지만 음용수로 사용하기 위해서는 다음과 같은 인공적인 정수처리가 필요하게 된다.

① 일반정수법 : 정수처리과정은 다음과 같다.

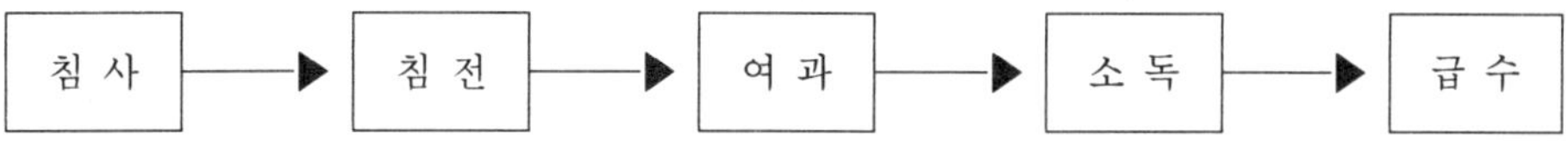

<그림 5-3-2> 정수의 과정

② 특수정수법 : 원수의 수질상태와 처리대상에 따라 추가적인 정수처리가 요구될 때 사용된다.

4) 일반정수법

(1) 침사

가라앉기 쉬운 토사나 모래 등을 제거한다.

(2) 침전

① 보통침전 : 중력에 의한 자연 침강을 이용하여 물보다 비중이 큰 부유물질을 제거하는 것으로, 부유물질의 침전속도가 길어 많은 시간이 소요되고, 침전지내 느린 유속을 유지하여야 한다.

② 약품침전 : 응집제 첨가로 가교작용을 하는 불용성의 플락(floc) 형성으로 침전속도가 증가된다. 응집제의 종류로는 황산알루미늄($Al_2(SO_4)_3$, 황산반토), 알루미늄산소다 ; 황산제일철, 황산제이철 ; 폴리염화알루미늄(PAC) ; 기타 고분자응집제 및 응집보조제가 사용된다. 처리공정상 약품투입 시, 혼화지, 응집지, 침전지가 필요하고 짧은 시간이 소요되며, 대도시에서 이용된다. 알루미늄이 다량 함유된 응집제 사용 시 물의 pH가 감소하고, 고분자응집제 사용 시에는 응집제 사용량 1/10 수준을 사용한다.

(3) 여과

여과법은 크게 완속여과법과 급속여과법으로 나누어지며, 표 2-14는 이들 여과법의 세부적인 차이를 나타낸 것이다.

<표 5-3-2> 완속여과법과 급속여과법의 차이

항목 \ 종류	완속여과법	급속여과법
방법	영국식 방법	미국식 방법
침전법	보통침전	약품침전
소제방법	사면대치	역류세척
1차 사용일수	1~2개월	12시간~2일(1일)
여과속도	3m(3~6m)/일	120m(80~150m)/일
여사유효경(크기)	0.3~0.45mm	0.45~0.70mm
여과막	원수 중 부유물 또는 불순물에 의해 콜로이드상의 막이 형성되며, 이 막에 의해 세균의 99%가 제거되고 기생충알도 제거된다.	주로 무기질로 성립되며, 미생물이 증식할 여유가 없다. 여과수중의 세균이 소화기계 전염병에 영향을 미치기도 한다.

항목 \ 종류	완속여과법	급속여과법
소요면적	넓은 면적	좁은 면적
비용	건설비는 많이 드나 유지·관리비가 적게 든다.	건설비는 적제 드나 유지·관리비가 많이 든다.
세균제거율	98~99%	95~98%
원수의 색도·탁도가 높을 때	-	효과가 좋다
이끼류가 발생되기 쉬운 장소	-	효과가 좋다
수면이 동결되기 쉬운 장소	-	효과가 좋다

(4) 소독

침전이나 여과과정에 의해 세균이 95~99% 제거되지만 병원성미생물 제거를 위해 소독은 필수이다. 원수가 깨끗할 경우 침전이나 여과는 생략할 수 있지만 소독은 필요하며 특히 단일정수과정에서 가장 중요하다. 물의 소독은 물리적인 방법과 화학적인 방법으로 구분된다. 물리적인 소독법은 가열법(75℃에서 15분이면 대부분의 병원균 사멸), 자외선법(강한 살균작용 250~280nm, 햇빛의 경우 280~320nm 이용)이 있으며, 화학적인 소독법에는 활로겐류 산화제(염소, 요소 등), 비활로겐류 산화제(오존, 과망간산칼륨, 과산화수소 등), 이온교환제(이온교환수지, 이온교환막)가 사용되고 있다.

① 염소소독의 정의

우리나라는 정수과정 중 주로 염소 소독법을 사용한다. 염소소독이란, 수질에 따라 차이가 있지만 수원지에서 0.2~1.0ppm 정도 사용하는 것이 보통이다. 염소소독법이 보편적으로 이용되는 이유로는 염소의 독성과 냄새의 단점이 있기는 하지만 염가이고, 조작이 용이하며, 소독력이 강하다는 장점이 훨씬 크기 때문이다.

② 염소소독의 종류

염소 소독에는 액체염소, 차아염소산나트륨, 표백분에 의한 염소소독 등 3종류가 있다. 이 중에서 가장 많이 사용하고 가장 염가인 것은 액체염소(염소를 0℃에서 4기압으로 액화한 것)이다. 이것은 cylinder(bombe)에 넣어서 취급된다.

③ 잔류염소

물에 주입된 염소는 유리잔류염소($HOCl$, OCl^-)와 결합잔류염소(NH_2Cl, $NHCL_2$)로 존재한다. 즉 염소는 물 속에서 다음과 같이 화학변화를 일으킨다.

$$Cl_2+H_2O \rightleftarrows HCl+HOCl \quad \text{차아염소산}$$
$$HOCl \rightleftarrows H^+ + OCl^- \quad \text{차아염소산이온}$$

그러나 염소는 물 속에 암모니아화합물이 함유되어 있을 때는 다음과 같이 Chloramine이 형성이 일어나 결합잔류염소로 변화한다.

$$NH_3+Cl_2 \rightleftarrows NH_2Cl \text{ monochloramine(염화 ammonium)}$$
$$NH_2Cl+Cl_2 \rightleftarrows NHCl_2 \text{ dichloramine(2염화 ammonium)}$$

유리잔류염소에는 HOCl과 OCl^-이 있고, 이것들이 살균역할을 하며, HOCL이 OCl^-보다 살균력이 강하다. HOCl 및 OCl^-의 출혈은 수소이온 농도(pHcl)에 의해 좌우되며, 산성·중성에서 HOCL, 알칼리성에 OCl^-가 많다. 따라서 수돗물의 염소 처리는 중성~미약산성으로 하는 것이 효과적이다. 또한 유리잔류염소는 결합잔류염소보다 살균력이 35~50배 강하다.

④ 불연속점

물속에 산화되기 쉬운 암모니아성 질소와 같은 유기물이 함유되어 있으면 물에 주입한 염소는 소비되므로 잔류염소가 어떤 점에서 하강하기 시작하여 거의 0의 지점까지 내려간다. 여기에서 염소를 더 주입하면 다시 잔류염소가 증가되기 시작하는데, 이곡선의 임계점을 불연속점이라 한다.

⑤ 살균효과

잔류염소가 0.3ppm일 때 E·coli가 순식간에 살균되며 0.2ppm에서 15분 이내, 0.1ppm에서 1시간 이내에 살균된다. 이는 염소의 농도, 반응시간, 온도, pH 및 염소를 소비하는 물질의 양에 따라 좌우되는데, 이 중 가장 크게 영향을 주는 것은 pH이다.

⑥ 부활현상

염소, 표백분 등으로 소독할 때 일단 사멸되었다고 본 세균이 시간의 경과에 따라 재차 증식하는 현상으로, 염소는 아포를 갖는 균에 효력이 없어 아포가 후에 증식하는 것으로 본다. 수도꼭지의 먹는 물에서 유리잔류염소 농도는 항상 0.1mg/ℓ 이상(결합잔류염소 0.4mg/ℓ 이상), 병원성미생물에 오염되었거나 오염될 우려가 있는 경우 0.4mg/ℓ 이상(결합잔류염소 1.8mg/ℓ 이상)을 유지해야 한다.

6. 수영장 및 공공욕장

1) 수영장 위생

수영장은 소화기계, 이빈후계, 피부와 안질환 등의 전염경로이다.

수영장의 수질기준은 수소이온농도 5.8~8.6(pH), 탁도 2.8NTU 이하, 과망간산칼륨소비량 12mg/ℓ 이하, 유리잔류염소 0.4~1.0mg/ℓ 유지(잔류염소일 때 1.0mg/ℓ 이상), 대장균군 검수량이 10mℓ인 시료 5개 중 양성이 2개 이하이다.

수영장의 소독법으로는 주로 염소나 차아염소산나트륨 용액을 사용하는데, 염소 사용에 따른 부작용으로 대안적인 방법이 요구된다.

2) 공중욕장

공중욕장은 피부병, 성병, 질트리코모나스증 등의 전염경로이다.

목욕장 욕수의 수질기준은 원수와 욕조수로 구분된다. 원수의 수질기준은 수소이온농도 5.8~8.6(pH), 색도 5도 이하, 탁도 1 NTU 이하, 과망간산칼륨소비량 10mg/ℓ 이하, 대장균군 검수 50mℓ 중에서 검출되지 않아야 한다. 욕조수의 수질기준은 탁도 1.6 NTU 이하 과망간산칼륨소비량 25mg/ℓ 이하, 대장균군 검수 1mℓ 중에서 1개를 초과하여 검출되지 않아야 한다.

7. 하수처리

하수처리는 하수 중 오염물질의 제거를 목적으로 하며 그 처리방식에 따라 1차 처리, 2차 처리, 3차 처리로 나누어진다(그림 5-3-3). 1차 처리는 하수 중에 부유하는 물질이나 침강성 물질을 물리적으로 제거하는 방법으로 중력침강, 부상분리 등의 시설이 이용되며, 대개 하수처리장에서 최초침전지까지의 공정이 여기에 해당한다. 2차 처리는 1차 처리에서 치리되지 않는 유기성 고형물과 하수중의 유기물 제거를 목적으로 주로 생물학적 처리방법이 사용되고 있다. 3차 처리는 2차 처리에서 제거되지 않은 유기물과 질소, 인 등의 영양물질을 제거하는 고도처리 과정이다.

일반적으로 도시하수처리는 활성슬러지법이라는 생물학적 2차처리가 주가 되는데, 이 경우 하수처리과정에서 슬러지(하수오니)가 발생하게 되어 그 처리가 필요하게 된다. 또한 하수에 유입된 합성세제는 부영양화 현상의 원인이 될 뿐만 아니라 하수처리요율을 저하시키는 등의 문제를 초래하고 있어 이에 대한 대책이 필요하다.

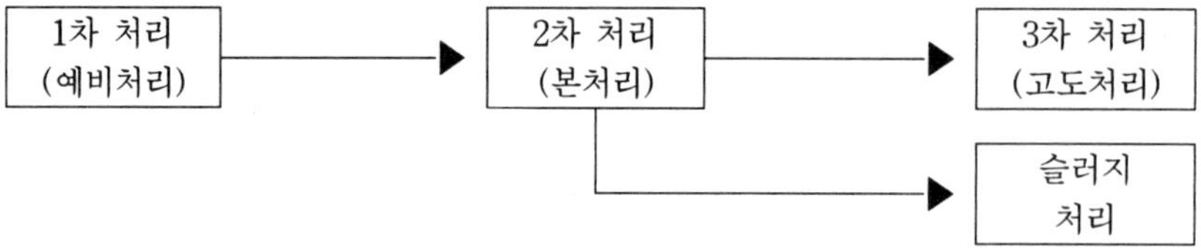

<그림 5-3-3> 하수처리 계통도

1) 1차 처리

예비처리라고도 하며 부유물질이나 침강성 물질을 물리적인 방법으로 제거(물리적 처리)하는 과정이다. 제진망 설치, 침사지, 침전지로 구분된다.

제진망 설치는 스크린을 설치하여 부유물과 고형물을 제거하는 과정이며, 침사지는 토사와 같이 비중이 큰 물질을 침전 시키는 과정이다. 침전지는 부유물을 침전하는 과정으로 보통침전은 중력에 의한 자연적인 침강현상을 이용하는 것이고, 약품침전은 응집제(황산알루미늄이나 황산알루미늄 + 소석회 등)를 주입하는 방식이다.

2) 2차 처리

본 처리에 해당되며 생물학적 및 화학적 처리가 가능하나 하수의 경우 생물학적 처리방법이 주가 된다. 미생물을 이용한 생물학적 처리는 호기성 처리와 혐기성 처리로 나누어진다.

(1) 호기성 처리(aerobic disposal)

수중의 유기물이 호기성 미생물의 산화작용으로 분해하는 것으로 다량의 CO_2 가스가 발생된다. 처리방법은 활성슬러지법, 살수여상법, 회전원판법, 산화지법 등이 있으나 활성슬러지법과 살수여상법이 하수의 대표적인 생물학적 처리법이다.

활성슬러지법은 1914년 영국의 Arden과 Lockett에 의해 개발된 진보적인 하수처리방법으로 가장 많이 이용된다. 호기성 미생물(호기성 세균)이 풍부한 활성슬러지를 하수에 가한 후 폭기로 충분한 산소를 공급하면 호기성균의 활동이 촉진되어 유기물이 산화 분해됨으로써 하수중의 BOD를 제거한다. 살수여상법보다 경제적이고 적은 처리면적이 소요되나 고도의 처리기술이 필요하다.

살수여상법은 여과재 위에 하수를 살포하여 처리하는 방식으로 호기성 처리뿐만 아니라 여과재 내부에서는 혐기도 분해된다. 수량변화에 조치가 가능하다는 장점이 있으나, 높은 수압이 필요하고 파리와 악취가 발생하는 단점이 있다.

회전원판법은 활성슬러지법과 살수여상법의 단점을 보완하고 장점을 최대로 활용한 생물학적 처리방법으로 회전원판에 형성된 생물막을 이용하여 하수를 처리하는 방식이다. 회전축에 많은 원판을 고정하여 원판표면에 미생물을 부착시켜 하수중의 유기물을 처리한다. 부영양화, 적조현상의 주요원인 질소・인 제거가 쉽고 유기물의 제거에 광범위하게 사용된다. 반송슬러지가 불필요하고, 부하변동에 강하여 안정된 처리수를 얻을 수 있고, 조작과 유지 관리가 용이하다는 장점이 있다.

산화지법의 원리는 호기성균이 유기물을 분해하고, 조류는 이들 유기물 분해 시 나오는 이산화탄소와 햇빛을 이용하여 광합성을 하여 산소를 방출하고, 호기성세균은 방출된 산소를 이용하여 유기물을 분해하는 것을 이용한 방법이다. 산화지법은 비용이 적게 들고 생화학적 산수요구량(BOD)의 부하 변동에 강하나 처리효율이 낮고 넓은 부지를 필요로 하는 방법으로서 소도시에서 주로 사용된다.

(2) 혐기성 처리(anaerobic process)

고농도의 하수처리에 적합하며 단독사용보다는 주로 호기성 처리나 슬러지 처리의 전단계로 사용된다. 수중의 유기물을 혐기성 미생물에 의해 분해(부패작용)하는데, 이때 심한 악취가 발생하며, 유기물의 분해로 다량의 메탄가스(CH_4)도 발생된다. 질소화합물은 암모니아(NH_3)로 황화합물은 황화수소(H_2S)와 머캅탄(mercaptan)으로 분해한다. 처리방법은 부패조와 임호프탱크로 나누어진다.

부패조는 단순한 탱크로서 하수의 부유물인 부사를 형성, 무 산소상태로 만들어 혐기성균의 분해작용을 촉진시킴으로써 처리하는 방법인데, 부사를 뚫고 올라온 가스로 냄새가 나는 것이 결점이다.

임호프탱크는 1907년 Karl Imhoff가 고안한 것으로, 부패조의 결점을 보완하여 침전실과 오니소화실로 나누어 처리되도록 한 것인데, 가스 출구에서는 검은 거품이 생기고 불쾌한 냄새가 발생한다.

(3) 3차 처리

수중의 질소, 인 등을 제거하며 고도처리라고도 한다. 부영양화 현상에 의한 수질오염을 방지하기 위해 규제가 강화된다.

(4) 오니처리(sludge disposal)

하수처리 과정 중 최후단계의 처리로서 오니의 종류나 지역의 특성에 따라서 그 처리방법이 다소 다르지만, 일반적으로 육상투기, 해양투기, 소각, 퇴비화, 사상건조법, 소화법 등이 이용된다. 사상건조법이란 모래 위에 말려서 이용하는 방법이고, 소화법이란 소화탱크에 넣어서 혐기성 부패를 일으키게 하여 오니중의 유기물을 분해 안정화시키고, 병원미생물을 사멸시키는 방법이다. 충분히 소화된 오니는 사상건조법과 마찬가지로 건조시켜서 비료화할 수도 있으며, 기타는 해양이나 육상투기를 할 수도 있어서 소화법은 제일 진보된 오니처리방법이라 할 수 있다.

<표 5-3-3> 호기성 처리법의 비교

구분	산화지법	살수여상법	회전원판법	활성오니법
BOD 제거법	70~80%	80%	80~90%	90%
슬러지 발생량	적다.	적다.	적다.	비교적 많다.
소요동력	없다.	반송률에 따라 다르다.	적다.	많다.
유지관리	쉽다.	조금 어렵다.	어렵다.	어렵다.
소요면적	매우 넓다.	보통	작다.	보통
단점	· 자연적인 처리에 의하므로 소요면적이 크고, 적정처리가 어렵다. · 모기 등이 발생한다. · 겨울철 동결문제가 발생한다.	· 여재가 막히고 냄새가 난다. · 체류시간이 짧아 적정처리가 어렵다. · 처리 정도를 결정하기 힘들고 후일 교정하기가 어렵다.	· 13℃ 이상의 보온이 필요하다. · 고농도 폐수는 처리가 힘들다. · 기계의 파열이 생길 수 있다.	· 동력소비가 크다. · 슬러지의 양이 많다. · 운전에 전문적인 지식이 필요하다.

8. 하수오염도 측정

하수의 오염도를 측정하는 데는 생물화학적 산소요구량(Biochemical oxygen demand ; BOD) 측정이나 화학적 산소요구량(Chemical oxygen demand ; COD) 시험법이 주로 사용되는데, 하수 중의 용존산소량(Dissolved oxygen ; DO)으로도 알 수 있다.

1) 생물화학적 산소요구량(BOD)

하수중의 유기물질이 미생물에 의해 분해 산화되어 보다 안정된 무기물질과 가스체로 되는데, 필요한 하수 중 용존산소의 손실량을 측정함으로써 하수의 오염도를 아는 방법이며, 20℃에서 5일간 측정한다. BOD치가 높다는 것은 분해 가능한 유기물질이 많이 함유되어 있다는 것을 의미하며, 이는 하수의 오염도가 높다는 것을 뜻한다. 수질환경 기준에서는 상수원수 1급수는 BOD 1ppm 이하, 상수원수 2급수에는 BOD 3ppm 이하를 유지하도록 규정하고 있다.

2) 용존산소량(DO)

하수 중에 용존된 산소량으로 오염도를 측정하는 방법으로, 용존산소의 부족은 오염도가 높음을 의미한다. 용존산소가 부족하면 혐기성 부패에 의하여 메탄가스가 발생하고 악취가 나는데, 그 정도는 용존산소나 생화학적 산소요구량의 차이에 따라 달라지며, 수중온도가 하강하면 용존산소는 증가하나 생화학적 산소요구량은 저하한다. 수중에서 생물이 생존하기 위한 용존산소량(DO)은 5ppm 이상이어야 하며, BOD는 5ppm 이하이어야 한다.

3) 화학적 산소요구량(COD)

BOD와 마찬가지로 수중의 유기물량을 간접적으로 측정하여 나타낸 것으로 산화제를 이용하여 유기물을 화학적으로 산화시킬 때 소비된 산소량으로부터 측정할 수 있다. 산화제로는 중크롬산칼륨($K_2Cr_2O_7$)이나 과망간산칼륨($KMnO_4$)이 사용되고 있다. COD 값이 적을수록 오염물질이 적게 들어 있어 수질이 좋고, COD 값이 클수록 오염 물질이 많이 들어 있어 수질이 나쁨을 의미한다. 수질환경 기준에서는 상수원수 1급수는 1ppm 이하, 상수원수 2급수에는 3ppm 이하를 유지하도록 규정하고 있다.

제2절 수질오염 관리

1. 수질오염의 정의

수질오염이란, 인위적 요인에 의하여 자연수 자원이 오염되어 이용가치를 저하시키거나 피해를 주는 현상을 말한다. 지표수의 하천수와 호소 및 저수지수, 그리고 지하수와 해수가 비교적 대량으로 이용되고 있으며, 현재 수질오염 문제의 주요 관심대상이 되고 있다.

2. 수질오염원

수질오염원은 수질오염을 초래할 수 있는 원인물질의 생산·보관·이동·배출의 주체가 되는 행위, 시설 및 장소 등을 말한다. 이것은 크게 점오염원과 비점오염원으로 분류할 수 있다.

1) 점오염원

오염원이 고정된 경우를 말한다. 예를 들어 산업폐수, 축산폐수, 생활하수 등 오염원이 고정된 경우이다. 비점오염원(non-point source)의 상대적 개념이다.

① 생활하수는 유기성·무기성 오염물질과 미생물이 함유되어 있어 용존산소를 감소시키고 있으며, 생활하수에 의한 분뇨 혼입은 악취와 부영양화의 원인이 되고, 기생충과 수인성 전염병(water borne disease)의 집단유행의 원인이 될 수 있다.

② 축산폐수는 도시하수의 분뇨와 같이 유기물질 함량이 높아 처리가 어렵고, 오염 부하량이 높아 하천오염을 더욱 심하게 하고 있다.

③ 농업하수는 화학비료, 농약, 살충제 등에 의해 유출된 인과 질소가 부영양화의 원인물질이 된다.

2) 비점오염원

점오염원(point source)의 상대적 개념으로 공장, 생활하수 등 고정된 오염원이 아닌데서 발생되는 오염원을 말한다. 예를 들면, 농약, 비료의 살포 결과 하천유역에 유입되는 오염이 여기에 속한다. 공장 등 점오염원에 대한 관리는 어느 정도 정착되어 가고 있으나, 비점오염원 관리는 농·어촌 하수관 정비 등 보다 많은 노력과 투자가 소요될 수도 있다.

3. 수질오염물질의 종류

1) 분해성 유기물질

유기물질은 탄소를 비롯한 여러 가지 원소로 구성된 물질을 말한다. 이런 물질이 물에 들어가면 미생물에 의해 분해되고 물속의 산소를 소모시키며, 나아가 산소가 없어지면 메탄, 황화수소 등의 냄새나는 가스가 나오기도 한다. 가정하수나 축산폐수가 그 예이다.

2) 합성세제

합성세제는 다른 오염물질과는 달리 물에 녹은 상태에서 미생물에 의한 분해가 어렵고, 물 위에 거품이 생겨 산소가 물속으로 녹아 들어갈 수 없게 될 뿐 아니라, 햇빛을 차단시켜 플랑크톤의 정상적인 번식을 방해하는 등 물을 오염시킨다. 또한 함유된 '인'은 인산염이 되어 부영양화 현상을 일으켜 물을 썩게 한다.

3) 중금속

중금속 가운데 독성이 강한 것으로는 카드뮴·수은·크롬·구리·납·니켈·아연·비소 등을 들 수 있으며, 공장폐수·산업폐기물·쓰레기 매립장 등에서 하천으로 흘러 들어온다. 중금속은 동식물의 체내에 농축되어 있기 때문에 동식물을 섭취하는 인간의 건강에도 크게 영향을 미치는데, 일본에서 발생했던 '이타이이타이병'과 '미나마타병'이 그 예이다.

4) 유독물질

사람이나 가축에 대해 독성이 심하여 아주 적은 양으로도 해를 끼치는 화학물질을 말한다.

5) 유류

석유 등의 유류는 비중이 물보다 낮아 수면에 유막이 만들어지는데, Icc의 기름은 약 1,000의 유막을 형성시킨다. 유막이 형성되면 빛의 투과율을 감소시켜 물속에 녹아 있는 산소의 양을 감소시켜 어패류의 호흡에 지장을 준다.

6) 영양 염류

식물의 생장에 필요한 영양소를 제공해 주는 염류로 암모니아, 질산염, 아질산염, 인산염 등이 있다. 이러한 영양 염료가 적당히 있어야 하나 가정에서 버리는 물이나 논밭의 비료가 섞인 물이 하천이나 호수에 흘러 들어오면 플랑크톤이 번식하여 물을 오염시킨다. 이때는 물의 빛깔이 검붉게 변하고 썩은 냄새가 나는데, 이와 같은 현상을 부영양화 현상이라 한다. 조류(Algae)와 같은 생물을 제거하기 위해서는 ① 황산동($CuSO_4$), ② 염소(Cl_2), ③ 염화동($CuCl_2$) 등이 있으며, 이러한 약제 중 황산동은 가장 염가이고 효과도 좋다. 황산동은 0.1~10 ppm, 염소는 0.3~3 ppm을 물에 섞으면 조류의 번식을 막을 수 있다.

① 적조현상 : 플랑크톤의 폭발적 증식으로 해수가 변색되고 해양생물들이 피해를 입는 수질 오염 현상이다. 육상의 하천으로부터의 질소·인 등의 영양염류가 풍부한 생활하수나 폐수가 바다연안에 유입되어 적조류 번성(플랑크톤의 종류에 따라 다름), 바닷물의 온도가 18~23℃가 되면 플랑크톤이 폭발적으로 번식하는 것을 말한다.

<표 5-3-4> 오염물질의 배출원과 그 영향

오염물질	배출원	피해 및 영향
BOD	주정공장, 식품공장, 피혁공장, 펄프공장, 도살장, 도시하수, 낙농업 등	용존산소 소모로 혐기성 분해가 되어 H_2S, CH4 등 발생
부유물질(SS)	양조장, 펄프, 제지공장, 식품가공공장, 피혁공장 등	탁도, 색도, 조류동화작용 방해, 악취 등
페놀(Phenol)	도로, 석유정제, 약품공장, 화학공장, 금속공장 등	페놀이 함유된 물에 염소소독을 하면 악취가 심하다. 구토, 경련, 간장, 신장장애 등을 유발
n-헥산 추출물질	피혁공장, 섬유공장, 석유화학공장, 사진제판시설 등	수중 식물의 질식, 수산물 냄새 등
시안(CN)	도금공장, 가스공장, 피혁제품공장, 사진제판 등	흡입 시 질식, 호흡계 및 소화계 장애 등
카드뮴(Cd)	아연공장, 카드뮴공장, 도금공장, 석유화학공장 등	골연화증(이타이이타이병), 위장장해, 내분비장해 등
아연(Zn)	아연공장, 광련제련 등	흡입 시 구토, 발열 등
동(Cu)	금속공장, 카드뮴공장, 도금공장, 석유화학공장 등	중독증상이 별로 없음
크롬(Cr)	도금공장, 피혁제품공장, 염료공장, 석유정제 등	피부부식, C_r^{+6}이 C_r^{+3}보다 독성이 강하다.
PCB	전기기기공장, 인쇄잉크, 접착제 등	피부장애, 카네미유증 등 발생
알킬수은	농약공장, 의약공장, 전해소다공장 등	중추신경·말초신경계 이상, 언어장애, 시각장애, 시야협착, 미나마타병 등을 유발

오염물질	배출원	피해 및 영양
납(Pb)	축전지제조공장, 안료제조공장, 인쇄소, 요업공장, 페인트 공장 등	빈혈, 복통, 두통, 구토 등
유기인(P)	농약공장, 유기인 화합물 합성제조공장 등	청력장애, 언어장애, 시력감퇴 등
불소(F)	인산비료공장, 살충제공장, 유리공장 등	충치유발, 골연화증 등
온 배수	발전소 냉각수 등	수중 생태계 변화, 이상번식 등

3. 수질환경기준

1) 하천

(1) 사람의 건강보호 기준

항목	기준값(mg/L)
카드뮴(Cd)	0.005 이하
비소(As)	0.05 이하
시안(CN)	검출되어서는 안 됨(검출한계 0.01)
수은(Hg)	검출되어서는 안 됨(검출한계 0.001)
유기인	검출되어서는 안 됨(검출한계 0.0005)
폴리크로리네이티드비페닐(PCB)	검출되어서는 안 됨(검출한계 0.0005)
납(Pb)	0.05 이하
6가크롬(C_r^{6+})	0.05 이하
음이온계면활성제(ABS)	0.5 이하
사염화탄소	0.004 이하
1,2-디클로로에탄	0.03 이하
테트라클로로에틸렌(PCE)	0.04 이하
디클로로메탄	0.02 이하
벤젠	0.01 이하
클로로포름	0.08 이하
디에틸헥실프탈레이트(DEHP)	0.008 이하
안티몬	0.02 이하

(2) 생활환경 기준

등급		상태 (캐릭터)	기준					
			수소이온 농도 (pH)	생물화학적 산소요구량 (BOD) (mg/L)	부유 물질량 (mg/L)	용존 산소량 (mg/L)	대장균군(군수/100mL) 총 대장균군	분원성 대장균군
매우 좋음	Ia	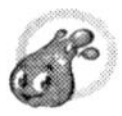	6.5~8.5	1 이하	25 이하	7.5 이상	50 이하	10 이하
좋음	Ib	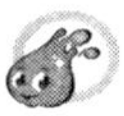	6.5~8.5	2 이하	25 이하	5.0 이상	500 이하	100 이하
약간 좋음	II	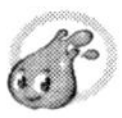	6.5~8.5	3 이하	25 이하	5.0 이상	1,000 이하	200 이하
보통	III	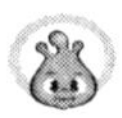	6.5~8.5	5 이하	25 이하	5.0 이상	5,000 이하	1,000 이하
약간 나쁨	IV	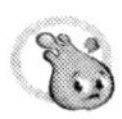	6.0~8.5	8 이하	100 이하	2.0 이상	-	-
나쁨	V	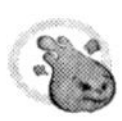	6.0~8.5	10 이하	쓰레기 등이 떠있지 아니할 것	2.0 이상	-	-
매우 나쁨	VI	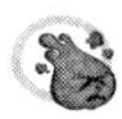	-	10 초과	-	2.0 미만	-	-

비고

1. 등급별 수질 및 수생태계 상태
   가. 매우 좋음 : 용존산소가 풍부하고 오염물질이 없는 청정상태의 생태계로 여과·살균 등 간단한 정수처리 후 생활용수로 사용할 수 있음.
   나. 좋음 : 용존산소가 많은 편이고 오염물질이 거의 없는 청정상태에 근접한 생태계로 여과·침전·살균 등 일반적인 정수처리 후 생활용수로 사용할 수 있음.
   다. 약간 좋음 : 약간의 오염물질은 있으나 용존산소가 많은 상태의 다소 좋은 생태계로 여과·침전·살균 등 일반적인 정수처리 후 생활용수 또는 수영용수로 사용할 수 있음.
   라. 보통 : 보통의 오염물질로 인하여 용존산소가 소모되는 일반 생태계로 여과, 침전, 활성탄 투입, 살균 등 고도의 정수처리 후 생활용수로 이용하거나 일반적 정수처리 후 공업용수로 사용할 수 있음.
   마. 약간 나쁨 : 상당량의 오염물질로 인하여 용존산소가 소모되는 생태계로 농업용수로 사용하거나, 여과, 침전, 활성탄 투입, 살균 등 고도의 정수처리 후 공업용수로 사용할 수 있음.
   바. 나쁨 : 다량의 오염물질로 인하여 용존산소가 소모되는 생태계로 산책 등 국민의 일상생활에 불쾌감을 유발하지 아니하며, 활성탄 투입, 역삼투압 공법 등 특수한 정수처리 후 공업용수로 사용할 수 있음.
   사. 매우 나쁨 : 용존산소가 거의 없는 오염된 물로 물고기가 살기 어려움.
   아. 용수는 당해 등급보다 낮은 등급의 용도로 사용할 수 있음.
   자. 수소이온농도(pH) 등 각 기준항목에 대한 오염도 현황, 용수처리방법 등을 종합적으로 검토하여 그에 맞는 처리방법에 따라 용수를 처리하는 경우에는 당해 등급보다 높은 등급의 용도로도 사용할 수 있음.

2) 호소

(1) 생활환경기준

등급		상태(캐릭터)	기준							대장균군(군수/100mL)	
			수소이온농도(pH)	화학적 산소 요구량(COD)(mg/L)	부유물질량(SS)(mg/L)	용존산소량(DO)(mg/L)	총인(T-P)(mg/L)	총질소(T-N)(mg/L)	클로로필-a(Chl-a)(mg/m³)	총 대장균군	분원성 대장균군
매우 좋음	Ia	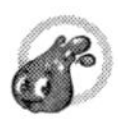	6.5~8.5	2 이하	1 이하	7.5 이상	0.01 이하	0.2 이하	5 이하	50 이하	10 이하
좋음	Ib	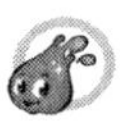	6.5~8.5	3 이하	5 이하	5.0 이상	0.02 이하	0.3 이하	9 이하	500 이하	100 이하
약간 좋음	II	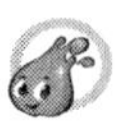	6.5~8.5	4 이하	5 이하	5.0 이상	0.03 이하	0.4 이하	14 이하	1,000 이하	200 이하
보통	III	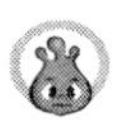	6.5~8.5	5 이하	15 이하	5.0 이상	0.05 이하	0.6 이하	20 이하	5,000 이하	1,000 이하
약간 나쁨	IV	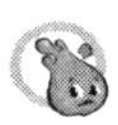	6.0~8.5	8 이하	15 이하	2.0 이상	0.10 이하	1.0 이하	35 이하	-	-
나쁨	V	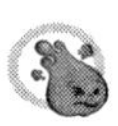	6.0~8.5	10 이하	쓰레기 등이 떠있지 아니할 것	2.0 이상	0.15 이하	1.5 이하	70 이하	-	-
매우 나쁨	VI	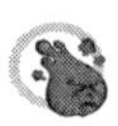	-	10 초과	-	2.0 미만	0.15 초과	1.5 초과	70 초과		

비고

1. 총인, 총질소의 경우 총인에 대한 총질소의 농도비율이 7 미만일 경우에는 총인의 기준을 적용하지 아니하며, 그 비율이 16 이상일 경우에는 총질소의 기준을 적용하지 아니한다.
2. 등급별 수질 및 수생태계 상태는 가목(2) 비고란 제1호와 같다.
3. 상태(캐릭터) 도안 모형 및 도안 요령은 가목(2) 비고란 제2호와 같다.

다. 지하수

및 수질기준은 「먹는물관리법」 제5조 및 「수도법」 제18조의 규정에 의하여 환경부령이 정하는 수질기준을 적용한다. 다만, 환경부장관이 고시하는 지역 및 항목은 적용하지 아니한다.

3) 해역

(1) 생활환경

등급	기준						
	수소이온 농도 (pH)	화학적 산소요구량 (COD) (mg/L)	용존 산소량 (DO) (mg/L)	총대장균군 (총대장균군수/ 100mL)	용매추출유분 (mg/L)	총질소 (mg/L)	총인 (mg/L)
Ⅰ	7.8-8.3	1 이하	7.5 이상	1,000 이하	0.01 이하	0.3 이하	0.03 이하
Ⅱ	6.5-8.5	2 이하	5 이상	1,000 이하	0.01 이하	0.6 이하	0.05 이하
Ⅲ	6.5-8.5	4 이하	2 이상			1.0 이하	0.09 이하

(2) 사람의 건강보호

등급	항목	기준(mg/L)
전수역	6가크롬(Cr^{6+})	0.05
	비소(As)	0.05
	카드뮴(Cd)	0.01
	납(Pb)	0.05
	아연(Zn)	0.1
	구리(Cu)	0.02
	시안(CN)	0.01
	수은(Hg)	0.0005
	폴리로클리네이티드비페닐(PCB)	0.0005
	다이아지논	0.02
	파라티온	0.06
	말라티온	0.25
	1.1.1-트리클로로에탄	0.1
	테트라클로로에틸렌	0.01
	트리클로로에틸렌	0.03
	디클로로메탄	0.02
	벤젠	0.01
	페놀	0.005
	음이온계면활성제(ABS)	0.5

비고
1. 등급Ⅰ은 참돔·방어 및 미역 등 수산생물의 서식·양식 및 해수욕에 적합한 수질을 말한다.
2. 등급Ⅱ는 해양에서의 관광 및 여가선용과 숭어 및 김 등 등급Ⅰ의 해역에서 서식·양식에 적합한 수산생물 외의 수산생물의 서식·양식에 적합한 수질을 말한다.
3. 등급Ⅲ은 공업용 냉각수, 선박의 정박 등 기타 용도로 이용되는 수질을 말한다.

4. 환경오염의 영향

1) 인체에 미치는 영향

직접적인 영향은 오염된 물을 음료수로 사용해서 영향을 받는 것이다.

간접적인 영향은 수중의 오염물이 어패류나 농작물에 흡수되어 먹이사슬을 따라 동·식물에 축적된 것을 인간이 섭취함으로써 피해를 받는 경우로, 미나마타병(Hg), 이타이이타이병(Cd), 카네미 유증(PCB)등이 있다.

2) 경제적 손실

① 수산업 피해 : 산업폐수가 처리되지 않고 방류됨으로써 하천의 용존산소를 감소시키며, 어패류에 직접 어독을 일으키거나 수산업에 피해를 주는 등 경제적 손실을 가져온다. 물고기의 서식을 위해서는 BOD 5 ppm 이하, DO 5 ppm 이상이 바람직하며, 연어나 송어 등 산란기는 BOD 2~3 ppm 이하, DO 6~7 ppm 이상이 필요하다.

② 농업피해 : 농작물의 고사에 의한 농업피해 등 경제적 손실을 가져온다.

3) 자연환경의 악화와 생태계 파괴

자정작용의 장애는 펄프공장, 양조장, 도축장 등에서 유출되는 다량의 유기폐수는 수중의 용존산소를 감소시키고, 부영양화를 촉진하여 자정작용을 저해하고, 자연환경 및 생태계를 파괴시키며, 악취발생으로 생활환경을 악화시킨다.

4) 상수원의 오염

시안, 카드뮴, 수은, 유기인, 납, 크롬 등과 유기폐수 등 상수원의 오염은 각종 공업중도의 원인이 되며, 병원생물의 오염은 수인성 전염병의 원인이 되는 등 보건상 크나큰 문제이다. 그 밖에 생활용수 오염, 공장용수 오염 등으로 각종 직·간접의 피해가 발생할 수 있다.

5. 수질오염의 사례

1) 미나마타병

1953~1959년에 걸쳐 일본 미나마따에서 손발마비, 언어장애, 시야협착 등의 괴질이 발생하였으며, 수십 명의 사망자와 수백 명의 중환자가 발생하였다. 나중에 수은중독에 의한 것으로 밝혀졌는데, 미나마따시의 신일본질소비료공장의 아세트알데히드의 제조공정에서 발생하는 메틸수은화합물이 함유된 공장폐수가 미나마따만 해역으로 배출되었으며, 이곳에 서식하는 어패류에 축적되어 이를 먹은 주민들의 몸에 축적되어 발병한 것으로 밝혀졌다.

2) 이따이 이따이병

1968년 일본 도야마현에서 골다공증·전신통증이 수반된 괴질이 발생하였는데, 이것은 카드뮴 중독에 의한 대표적 사례로 지적되고 있다. 일본 도야마현에 있는 미쯔이 아연제련공장에서 버린 폐광석에서 카드뮴이 흘러나와 지하수와 지표수가 오염되었으며, 지하수·농작물·어패류 등에 축적되어 이를 먹은 주민들에게 발병하였다. 증상으로는 전신권태·피로감·신장 기능장애·요통·골연화증·보행곤란 증상이 있었으며, 심할 경우 전신통증이 수반되었다. 또한 약 130여 명의 환자 중 대부분이 65세 이상이고, 어린이 중에는 여자아이가 압도적으로 많았다. 병명은 중독자가 심한 통증으로 아프다는 의미의 "이따이"를 반복한데서 유래되었다고 한다.

3) 러브캐널사건(Love Canal)

1977년 미국의 뉴욕주 팰스시에서 복합 화학물질에 의한 러브캐널(Love Canal) 사건이 발생하였다. 후크케미칼이라는 화학회사가 러브캐널이라는 미완성된 운하를 1940대에 화학공장에서 발생한 폐기물의 매립장으로 사용하였는데 나중에 인근 지역의 토양과 지하수를 오염시키게 되었다. 각종 독극물과 발암성 물질이 토양과 지하수에서 발견되었으며, 이 지역에서는 유산율이 타 지역보다 높고 선천성 기형아가 많이 출생하였다. 1978년 미국정부는 펄스시의 일부 주택단지를 환경재난지역으로 선포하고 인접지역의 주민 283가구에 대하여 영구 강제이주 대책을 수립하였다.

4) 낙동강 오염 사고사례

1991년 3~4월에는 구미공단 내 두산전자에서 페놀 원액 30톤이 누출되어 낙동강으로 유입되었고, 9월에는 황산 2톤을 실은 유조선 트럭이 낙동강 상류 일대에 추락하여 물고기가 떼죽음을 당하였다. 1994년 1월에는 발암성 물질인 벤젠, 톨루엔 및 암모니아성 질소, 폐 압연유 등에 오염된 수돗물로 공급이 되었고, 6월에는 디클로로 메탄이 기준 0.002ppm의 5,300배 초과인 106ppm이 검출되어 낙동강 수계 12개 정수장이 취수를 중단하였고, 성서공단 내 폐수수탁 처리업체에서 폐유 20톤을 무단 방류하였다.

6. 수질오염의 예방대책

1) 오염원 관리

(1) 생활하수 처리

수질오염의 70% 정도가 생활하수와 쓰레기에 의한 것이다. 폐수(유기물·세제·화공약품)의 정수 처리(여과·침전), 쓰레기 양 줄이기와 제대로 버리기를 철저히 시행해야 한다.

⑵ 산업폐수와 쓰레기 처리

전국의 산업장 및 병원, 연구기관에서는 자체적으로 폐수 정화시설을 설치하고 오염물질(유기물・약품・약병・중금속류 등)을 하수로 무단 방류하지 않도록 해야 한다.

⑶ 농축산 사육장, 골프장, 농축산물 가공업소의 정수시설

분뇨, 소독・살균, 약품 등의 폐수를 무단 방류하지 않도록 해야 한다.

2) 수질오염의 정책적 관리

⑴ 계획과 정비

국토계획, 도시계획, 공업단지를 설치할 때에는 수질오염 방지에 대하여 충분한 배려가 있어야 하며 동시에 하수도의 정비와 폐수처리장을 완비해야 한다.

⑵ 실태의 파악과 폐수처리시설

사업장 및 공장에서 배출되는 폐수는 그 양과 질에 있어서 다양하므로 시간적 변화에도 유의하여 폐수의 오염실태를 정확히 파악한다.

생산 공정, 관리방법 등을 개선하여 오염물질을 최대한으로 억제하고 산업폐수의 처리시설은 개별적인 처리보다 다수 공장의 공동처리 시설을 갖추는 것이 더 바람직하다.

⑶ 폐수처리방법의 연구

폐수처리방법은 물리적, 화학적, 생물학적 방법이 있는데 최근 많이 이용되는 방법으로는 활성오니법(Activated sludge method)이 있다.

또 살수여상법(Tricking filter)을 병용하기도 하는데, 폐수중의 유용물질의 회수, 폐수의 재사용, 폐수의 수집, 폐수의 저류 등을 계속 연구해야 한다.

제4장 폐기물오염 관리

제1절 폐기물의 개념

1. 폐기물의 정의

일반적으로 폐기물이라 함은, 소유자 혹은 관리자가 경제성이 없다고 판단하거나 소유 또는 관리할 욕구가 없어서 자연계로 버리는 물질 중 특히, 고형상의 물질을 말한다. 한편, 이러한 폐기물 중에는 재활용 또는 재생가치가 있어 다시 자원으로 이용할 수 있는 부분이 포함되어 있어 주목된다. 배출되는 폐기물의 양적 증가와 질적 유해성은 자연계가 가지고 있는 자정능력을 초과하고 있어 환경오염의 주요 원인이 되고 있다.

따라서 일상생활이나 생산 과정에서 배출되는 폐기물을 그대로 방치하거나 처리가 적정하지 않으면 우리 생활환경을 오염시키는 것 이외에 중금속등이 함유된 폐기물인 경우에는 우리 건강에 직접 중대한 영향을 주게 된다.

2. 폐기물의 분류

쓰레기는 생활쓰레기와 산업폐기물로 대별할 수 있으며, 산업폐기물은 일반폐기물과 지정폐기물로 구분한다. 산업폐기물은 산업장에서 배출되는 모든 폐기물을 총칭하며, 생활쓰레기는 산업장 이외에서 발생되는 모든 쓰레기를 총칭한다.

쓰레기의 분류는 어떤 목적으로 어떻게 처리할 것이냐에 따라 다르지만, 쓰레기 자원의 재활용이나 위생적이고 효율적인 처리를 위해서 쓰레기의 분리처리는 대단히 중요하다.

1) 쓰레기의 출처에 따른 분류

① 주개(garbage) : 부엌에서 나오는 동·식물성 유기물

② 잡개(rubbish) : 잡개는 가연성 및 불연성 진개로 구분되며, 주개와 잡개가 혼합된 것은 혼합진개라고 한다.

③ 재(ash), ④ 가로 진개(street refuse), ⑤ 공장 진개(industrial refuse), ⑥ 시장 진개(market

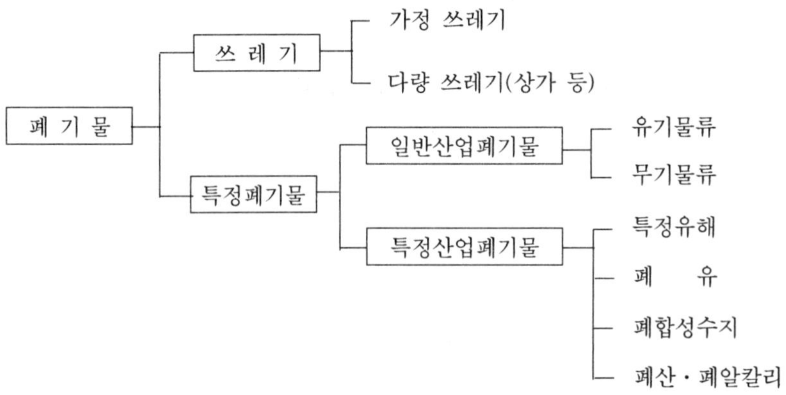

<그림 5-4-1> 폐기물의 분류

refuse), ⑦ 동물 사체(dead animals)

2) 소각 가능성에 따른 분류

① 가연성 진개(combustible refuse)

② 불연성 진개(non-combustible refuse)

3) 생활쓰레기의 품목별 분류

① 주개(제1류) : 동물성 및 식물성 주개 ; 제1류의 주개는 양돈 사료로 가능하며, 제1, 2류의 일부는 유기성 진개로서 퇴비로 가능하다.

② 가연성 진개(제2류) : 종이, 나무, 풀, 포면류, 고무류, 피혁류 등 ; 제2류는 가연물로 소각로에서 발생하는 열 energy를 이용할 수 있다.

③ 불연성 진개(제3류) : 금속, 도기, 석기, 초자, 토사류 등의 제3류는 환원 가능 물질을 제외하고는 토지매립을 해야 한다.

④ 재활용성 진개(제4류) : 병류, 초자류, 종이류, 플라스틱류 등의 제4류는 쓰레기의 양을 줄인다는 의미와 자원절약이라는 의미에서 분리처리 종류를 확대해 가야 한다.

3. 쓰레기의 수집

쓰레기는 위생적으로 수집해서 처리장까지 운반해야 한다. 쓰레기의 수집과 운반은 주로 새벽이나 밤에 하는 것이 좋다. 우리나라의 경우 몇 년 전부터 쓰레기 분리수거를 해오고 있는데 이는 쓰레기의 처분 방법을 용이하게 하나 별도의 시설이 요구되고 인건비가 추가되고 수집비가 비싸다는 단점이 있다.

쓰레기를 수집하는 방법에는 민간업자에게 위탁하는 방법과 공공기관에서 직접 운영하는 방법이 있다.

민간업자에게 위탁하는 경우의 정치적 영향을 받지 않고 수집 작업을 기업적으로 할 수 있고, 전문가가 담당함으로써 효율적인 운영이 가능하다. 또한 소규모 아파트단지나 시장에 유용하게 적용되고, 값이 비교적 싸다는 장점이 있다. 반면 단점으로는 경제적인 이익만 추구하여 국민보건을 소홀히 할 가능성이 크고, 쓰레기의 위생관리가 잘 이루어지지 않을 수 있으며, 위험한 상태에 대한 대책이 느리다.

공공기관에서 직영으로 하는 경우 공중보건에 신경을 많이 쓰고, 장기계획이 가능 하는 장점이 있는 반면, 감독이 자주 바뀌면 일관성이 없고, 무능력하고 비전문가가 감독할 가능성이 있으며, 정치에 민감하다는 단점이 있다.

4. 일반폐기물 처리

수집된 폐기물의 처리방법에는 매립법, 소각법, 퇴비법, 투기법 등이 있다.

1) 매립법(landfill)

우리나라에서는 대부분이 이 방법에 의해서 처리하고 있다. 저지대에서 폐기물을 버린 후 복토를 하는 방법으로 면매립법(area - fill method : 저지매립법), 구매립법(tranch method), 경사매립법(area - ramp method)이 있다. 어느 매립법이든지 매립경사는 30°의 경사가 좋으며, 그날 매립한 후에는 반드시 흙 등으로 15~20cm 이상의 복토를 실시하며, 최종 복토는 0.6~1m(폐기물관리법 50cm 이상) 두께로 복토한다. 매립장소는 인가와 떨어져 있는 장소이어야 하며, 저지대, 산골짜기 등이 적당하다. 매립장소는 특히 수질오염이나 화재의 발생이 없도록 하여야 하고 악취발생으로 쥐나 위생해충의 서식이 없도록 복토 등 완벽한 처리를 하여야 한다.

매립지의 이용은 도로, 운동장 또는 농장 등으로 사용하는 것이 바람직하며, 주택으로 사용할 경우 복토 후 10년 이상 경과한 후에 이용하여야 하나, 주택지로는 쥐나 해충의 서식 및 지반이 약하므로 적당치 않다.

2) 소각법(incineration)

폐기물을 소각하여 처리하는 방법으로 가장 위생적인 방법으로 현지 소각법과 소각로에 의한 방법이 있다.

① 현지 소각법 : 폐기물 처리 현장에서 소각하는 방법으로 가정, 공장, 아파트, 상가, 병원 등에서 소형 간이 소각로를 만들어 소각하거나 소각장을 만들어 소각하는 방법이다.

② 소각로 : 소각로에 의한 소각방법으로 영국에서 1847년에 처음으로 시작한 후 각국에서

개량된 소각로가 많이 사용되고 있다. 소각로에 의한 소각은 가장 이상적인 방법이다. 소각로에 의한 소각방법의 장점은 설치 면적이 적으며 위생적으로 처리가 된다. 잔유물이 적고 유기물이 없으므로 매립에 적당하고 기후 및 기상에 영향을 받지 않는다. 또한 폐열을 이용할 수 있고, 시 중심에 설치로 운송시간 및 운송비를 절약할 수 있다. 반면 단점으로는 건설비가 많이 들고 대기오염의 우려가 있다. 소각시설 건설부지의 취득에 어려움이 있으며, 숙련공이 필요하다. 소각방법에는 전체 조건으로 폐기물의 가연성과 불연성의 분리수거가 선행되어야 하며, 일반적으로 강제통풍식 고온로(800~980℃)가 사용되고 있다.

3) 퇴비법(compositing)

폐기물 중 플라스틱, 고무 등을 제외한 유기물질을 호기성 또는 혐기성균을 이용 처리하여 퇴비로 만드는 방법이다. 퇴비법은 크게 야적 퇴비법 및 고속 퇴비법의 두 종류로 분류할 수 있다. 야적 퇴비법은 4~5개월 기간의 발효과정을 거쳐야 하며, 고속 퇴비법은 2~3일 정도의 기간이 필요하다. 그리고 발효 과정 중에서 발생하는 60~70℃의 열은 병원미생물이나 기생충을 사멸시킬 수 있다.

4) 투기법(dumping)

가장 오래된 처리법인 투기는 가장 비위생적인 방법이다. 특히 부엌쓰레기 또는 혼합쓰레기를 투기처분하면 악취가 발생하고, 쥐나 파리의 서식처가 되어 전염병 전파의 매개체 역할을 하게 된다. 또한 투기는 도시 미관상 불쾌감을 초래한다. 투기처분 장소는 지역주민의 불평불만이 없는 곳으로 선정해야 하며 생석회 등으로 자주 소독해야 한다. 공공적인 투기 처분은 오늘날 거의 하지 않는다.

5) 재활용법

쓰레기를 재생 후 다시 사용하는 것으로 부존자원이 부족한 나라의 경우 고려할 가치는 충분한 방법이다. 그러나 생활이 향상될수록 재이용 가능성은 높지만 반면에 회수 자체는 그다지 높지 못하다. 또한 운송비 등으로 인해 가격경쟁에서 뒤떨어지며 재생물질은 원물질보다 질이 떨어지므로 사용상의 제한, 소비자의 선호도가 떨어지는 큰 문제점을 가지고 있다.

5. 특정폐기물 처리

특정폐기물배출자는 그의 사업장에서 발생하는 특정폐기물을 스스로 처리하거나 특정폐기물 처리업자, 재활용을 목적으로 특정폐기물을 처리하는 자 또는 특정폐기물 처리시설을 설치 운영하는 자에게 위탁하여 처리하여야 한다.

특정폐기물은 특정폐기물 처리시설에서 안전하게 처리되어야 한다. 특정폐기물처리시설은 중간처리시설과 최종처리시설로 구분된다.

중간처리시설은 소각시설, 파쇄·절단시설, 용융시설, 증발·농축시설, 정제시설, 반응시설(중화·산화·환원 등 화학 반응 시설), 유수분리시설, 응집·침전시설, 탈수시설, 건조시설, 고형화시설, 안정화시설(퇴비시설 포함)을 갖추어야 한다.

최종시설은 차단형 매립시설, 관리형 매립시설, 침전형 매립시설 및 안정형 매립시설을 말한다.

① 차단형 매립시설 : 매립가능면적 $50m^2$ 이상 또는 $250m^3$ 이상의 매립지로 15층 철근콘크리트 또는 이와 동등한 차단효과가 있는 구조물을 설치하여야 하며, 방수처리와 우수를 차단할 수 있는 덮개를 설치하여야 한다.

② 관리형 매립시설 : 침출수가 매립시설에 유출되는 것이 방지할 수 있는 점토나 고밀도 폴리레칠렌 등으로 차수처리 하여야 하며 발생하는 가스를 처리할 수 있는 시설로 매립가능면적 $1,000m^2$ 이상 또는 매립가능용적 $3,000m^3$ 이상이어야 한다.

③ 침전형 매립시설 : 침전지 면적이 $1,000m^2$ 이상 또는 침전지용적 $3,000m^3$ 이상으로 매립시설에서 넘쳐흐르는 침출수를 적정하게 처리할 수 있는 시설을 말한다.

④ 안정형 매립시설 : 매립가능면적 $1,000m^3$ 이상 또는 매립가능용적 $3,000m^3$ 이상의 매립지로 특정폐기물이 유실되지 않도록 안전성을 고려하여 제방을 축조하여야 한다.

6. 향후 대책

인류의 역사와 더불어 시작되었다고도 할 수 있는 폐기물의 발생은 그 양이 미미하여 자연에 투기되어도 자정 능력 범위 내에 들 수 있었던 과거에는 폐기물의 처리가 인류의 관심사가 될 수 없었다. 그러나 금세기의 급격한 인구의 증가, 경제적 발전 및 산업의 고도화 등에 따라 질적, 양적으로 급격히 팽창하고 있는 생활 및 산업폐기물의 발생은 그 처리 과정 및 방법에 따라 심각한 환경오염 및 사회 문제를 야기 시켜 왔다. 따라서 폐기물의 적정 처리에 대한 많은 관심과 노력이 전 세계적으로 경주되게 되었으며, 우리나라에서도 최근 이에 대한 사회적인 관심이 고조되고 있을 뿐 아니라 정치적인 사안으로까지 대두되고 있다. 이에 따른 몇 가지 추친 되어야 할 향후 대책에 대하여 살펴보면 다음과 같다.

1) 폐기물 감량화 추진

(1) 분리수거체제 확립

① 쓰레기 소각 시설 확충과 연계하여 분리수거 정착

② 공동 주택 더스트슈트의 규격 표준화, 하부 또는 주변에 저장용기 비치

(2) 포장재, 1회용품 사용 규제
① 발생원에서부터 쓰레기 감량 및 선별 보관
② 회수 및 처리비의 사전 예치제 실시

2) 폐기물 재활용 추진

(1) 폐기물 자원화 장려기금 설치
① 쓰레기 분리수집 방법의 개선과 재생제품 시장의 육성
② 폐기물 자원화 정보센터 운영

(2) 폐자원 재활용 시설 확충
① 폐비닐 재생처리 시설 설치
② 폐윤활유 재정제 시설 설치
③ 폐타이어 수집처리 시설 설치

3) 폐기물 처리 시설 확충

(1) 폐기물 적환장 및 수거 운반 장비의 현대화
① 쓰레기 중계처리장 건설
② 농・어촌 쓰레기 집하장 건설

(2) 폐기물 위생처리장 확충
① 광역 위생매립장 건설
② 시・군 단위 소규모 매립지 조성
③ 폐기물 소각 시설 확충
④ 특정 유해산업폐기물 처리 시설 확충

4) 폐기물 관리체계 개선

(1) 재생용 폐기물 수입규제 강화
(2) 산업폐기물 처리업체 육성 지원
(3) 폐기물의 발생량, 성상 및 처리 현황에 대한 정밀 조사

제2절 분뇨처리

1. 분뇨의 성질 및 배출량

분뇨의 성분은 수분이 대부분이고 질소, 인산, 황 등으로 구성되어 있으며, 수분의 함유량은 약 96%이다. 분뇨는 부패하기 쉬운 유기물과 많은 세균으로 악취가 나며, BOD 측정치가 8,000~15,000mg/ℓ, COD 측정치가 3,000~5,000mg/ℓ이다.

1인 1일당 분뇨배출량은 연령, 성별, 계절별 음식물 등에 따라 다소 다르긴 하지만 보통 평균적으로 대변 약 100~250g, 소변 1.5ℓ 정도이다.

2. 분뇨와 질병

① 분뇨와 전염병 : 분뇨에 의해 전염되는 전염병은 콜레라, 장티푸스, 파라티푸스, 이질 등이 있는데, 이 중 장티푸스는 현재 우리나라에서는 발병률이 가장 많은 법정 전염병이다. 또한 이질은 아메바성 이질과 세균성 이질이 있는데, 아메바성 이질은 발병률이 적으나 세균성 이질은 이질균 속의 시겔라(shigella)에 의한 것으로 발병률도 높고 사망자 수도 높으므로 철저한 방역대책이 필요하다. 분뇨를 위생적으로 처리하지 않으면 환자, 보균자에서 배설된 병균이 분뇨를 통하여 음료수나 음식물을 오염시키기 때문에 종말처리장 시설을 이용하여 분뇨를 처리하여야 한다.

② 분뇨와 기생충 : 사람의 분변을 통하여 충란이 체외로 배설되는데, 이 충란은 회충란, 구충란, 편충란, 동양모양, 선모충란, 조충란 등이 있다. 또한 혈관 내에 기생하는 기생충인 일본주혈 흡충란도 분변에 섞여 배설된다. 우리나라를 비롯한 동남아시아 지역에서는 분뇨를 비료로 사용하고 있으므로 미처리 생분은 전염병, 기생충감염뿐만 아니라 환경위생상과 도시미관상 해를 끼친다. 그러므로 분뇨를 위생적으로 처리하여 분뇨내의 기생충란을 사멸시키고 충란 또는 자충이 인체에 직접 침입되는 것을 방지하는 대책을 강구하는 동시에, 인체 내의 기생충의 성충을 집단적으로 구충하여 기생충을 예방하여야 한다.

3. 화장실의 유형

1) 대소변 분리식 화장실

대변은 병원성 세균이나 기생충을 내포하기 때문에 부숙과정이 필요하지만 소변은 그렇지 않으며, 비료로서의 효과도 크기 때문에 분리수거하여 비료로 직접 사용되지만 농촌에서는 실용적이지는 못하다.

2) 메탄가스 발생식 화장실

부패조에서 가스가 휘발되지 못하도록 밀폐시켜 플라스틱관을 통하여 가스를 뽑아내어 연료로 쓸 수 있도록 한 것이다. 이 방법은 부패 가능한 유기물이 많아야 하므로 가축의 분뇨도 함께 넣는 것이 좋으며, 가스발생은 온도가 높을수록 많이 발생되므로 추운 겨울에는 보온조치가 필요하다.

3) 수조 화장실

분뇨정화조를 갖추 수세식 화장실을 말하며, 우리나라 도시는 수조 화장실을 가장 많이 이용하고 있는데, 정화조의 일반적인 구조는 ① 부패조, ② 예비여과조, ③ 산화조, ④ 소독조로 구분되어 만들어 진다

① 부패조(septic tank) : 부유물은 공기를 차단하는 부사(scum)가 되고, 고형물은 침전되어 침사(sludge)가 된다. 부사는 혐기성 세균의 작용을 촉진하여 유기물을 부패발효 시키며, 액상물질은 예비여과조에 흘러 들어가도록 되어 있다.

② 예비여과조 : 예비여과조는 돌을 쌓아 올린 것으로, 밑으로부터 흘러 들어온 오수는 돌틈을 통과하는 동안 여과되어 산화조로 흘러 들어가도록 되어 있다.

③ 산화조 : 산화조는 거친 돌로 쌓여 있는데, 여기에 공기를 유통시켜 호기성균의 증식으로 산화작용이 이루어지도록 하여 안정화하는 곳이다.

④ 소독조 : 이상의 과정에서 세균이 일부 제거되지만 염소, 표백분 등으로 소독하여 방류하는 곳이다.

4) 수세식 화장실

수세식 화장실이란 하수처리시설이 잘 되어 있는 도시에서 이용되는 화장실로서, 하수도를 거쳐 분뇨를 하수처리장에서 안전하게 처리하여 방류하는 것으로, 수세식 화장실은 가장 위생적이며, 안전하고 청결한 처리방법이라 할 수 있다.

4. 분뇨의 처리

1) 분뇨처리 유의사항

분뇨처리 시에 유의해야 할 사항은 ① 수원이 되는 원수나 지하수 및 지표수를 오염시키지

않아야 하고, ② 방서관리가 되어야 한다. ③ 토양에 병원체의 오염이 없도록 하여야 하며, ④ 불쾌한 냄새의 발생이 없도록 해야 한다. ⑤ 처리방법이 경제적이고 간편하며, 도시미관을 해치지 않도록 하여야 하고, ⑥ 변조는 수밀이어야 한다. ⑦ 분변의 비료화로 인한 토양오염을 줄이기 위해서는 완전부숙(겨울 3개월, 여름 1개월 이상)후에 사용하도록 하여야 한다.

2) 분뇨처리 방법

① 저류법(storage method) : 정화변소, 급취변소 내에서 일정기간 동안 분뇨를 저장하여 부패・소화시키는 방법으로 여름에 100일 이상, 겨울에 250일 이상이 되면 병균, 기생충란이 사멸한다.

② 퇴비화법(composting) : 퇴비 위에 분뇨를 뿌리는 일종으로 가온처리법이다. 퇴비 내 온도가 부패열로 60~70℃ 내외로 수일간 계속되면 병균은 완전 사멸된다. 분뇨를 퇴비로 사용시 토양오염을 줄이기 위해 겨울은 3개월 이상, 여름은 1개월 이상 완전 부수한 뒤에 사용해야 한다.

③ 소화처리법(digestion) : 급취변소(cesspool)의 2단계 정화조에서 완전히 소화시켜 버리는 방법으로 긴 소화일수를 필요로 한다. 정화조의 오수를 오수류에 저류시켰다가 액체는 하수도, 해상, 하천에 방류하고 오니는 매몰하거나 비료로 이용하기도 한다. 소화처리법은 넓은 장소가 필요하며 소화에 소요되는 일수가 길고 고비용의 처리시설 등이 필요하다.

④ 화학처리법(chemical treatment) : 전염병원에서 사용되는 화학변소의 경우 병원소독은 쉬우나 기생충란은 곤란하므로 유화탄소(CS_2)를 사용한다. 예비처리, 본 처리, 종말처리의 과정을 거쳐 침전, 소독 후 방류해야 한다.

⑤ 소각 : 병원 등에서 처분하는 특수한 처리법으로, 모든 미생물 사멸의 최선책이다. 특수 처리법에는 습식 연소법이 이용되는데, 분뇨나 하수 중의 유기물질을 자연조건하에서는 연소시킬 수가 업으나, 100기압하의 270~280℃에서는 연소되는 원리를 이용한 처리법이다.

⑥ 온열처리 : 분뇨에 55~60℃의 열을 가하여 병균과 기생충란을 사멸시킨 후 퇴비로 살포하는 방법으로, 위생적으로 좋은 방법이기는 하나 연료비 문제가 뒤따른다.

⑦ 투기 : 해상・육상 및 하천에 그대로 버리는 방법으로, 가장 원시적인 처리법이다. 오물 청소법에 의한 투기금지구역은 채소밭, 하수도, 하천, 항만 및 해안이다.

⑧ 매몰법 : 일정한 지역에 땅을 파고 묻는 방법이다. 이 방법은 토지의 넓이가 문제되고 지하수와 인근 하천수의 오염에 주의하여야 한다.

⑨ 분뇨분리처리법(Separate Method) : 대변과 소변을 분리하여 저류시키는 방법으로, 병균함유 가능성이 적은 소변의 비료효과가 큰 점을 고려하여 처리하는 방법이다.

⑩ 하수처리법(Sewage Treatment) : 정화변소와 수세식 변소의 부패조를 통해 배출되는 오수를 배수관을 통해 하수도에 버리는 방법이다.

제5장 소음 · 진동관리

제1절 소음관리

1. 소음의 개념

소음(noise disturbance)이란 듣기 싫은 음, 불쾌한 음, 일상생활을 방해하는 음, 생리적 변화를 주는 음, 청력을 장애하는 음 등을 총칭하는 말로서 소음, 진동규제법에서도 기계, 기구, 시설 기타 물체의 사용으로 발생되는 강한 소리를 소음이라고 규정하고 있다.

2. 소음의 종류

1) 공장 소음

공장에 설치되는 시설은 이동 소음원이 아니고, 한번 설치되면 반영구적으로 사용하게 되므로 인근 지역에 지속적으로 피해를 줄 수 있어 관리의 강화가 시급하다.

2) 교통 소음

교통 소음은 그 배출원이 자동차, 기차, 항공기 등으로서 발생 소음도가 매우 클 뿐만 아니라 그 피해지역도 광범위하다. 특히 자동차 도로망이 확장되고 차량 보유 대수가 급격히 증가하고 있어 대도시 소음원 으로서 가장 중요한 위치를 차지하고 있다. 특히 최근 항공기의 운항 항로 신설 및 운항 횟수의 급격한 증가에 따라 항공기 소음 피해는 사회적 문제로 대두되고 있다.

3) 생활 소음

생활 소음 배출원은 확성기 소음, 건설 공사장의 작업 소음, 소규모 공장의 작업 소음, 유흥업소 심야 소음 등 매우 다양하다. 최근 인구 증가와 더불어 도시화·상업화 등에 따라 생활 소음 배출원은 급격히 증가하고 있으며, 국민들의 생활수준이 향상되어감에 따라 조용한 생활환경에 대한 욕구가 날로 증대되고 가고 있어 이에 대한 대책이 절실히 요구된다.

3. 소음의 척도

1) 진동수, 주파수

음(소리)은 어떤 물체가 진동할 때 발생되며 기체 액체 또는 고체와 같은 매개체를 통하여 매개체의 내의 분자들의 압축과 팽창에 의한 연속적인 싸이클(cycle)로 전달된다. 음의 낮고 높음은 파장이 짧고 길고에 따라 결정되는데 이것은 진동횟수이며, 진동횟수는 진동수 또는 주파수(frequency)라고도 하며, 보통 1초당 진동횟수(cycle/sec) 또는 Hz(hertz)로 표현한다. 인간이 들을 수 있는 음의 영역은 일반적으로 20~20,000Hz로 알려져 있다.

2) 데시벨(dB : decible)

데시벨(dB : decible)은 인간이 들을 수 있는 음압의 범위와 음의 강도의 범위를 상용대수를 사용하여 만든 단위이다. 음압도 밀도가 높은 부분과 낮은 부분의 압력의 변화를 말하고, 음의 세기(강도)는 음파의 진행방향으로 수직면의 단위면적에 대하여 단위시간에 통과하는 평균 에너지를 말하는데, 음압의 기준량을 이용해 구하여지는 dB값을 음압도라고 하며, 음의 세기의 기준량을 이용해 구하여지는 dB값을 음의 강도라고 한다.

3) phon

phon은 음의 감각량에 대한 상대적인 척도로 1,000Hz 의 순음의 크기와 평균적으로 같은 크기로 느끼는 음의 크기를 말한다.

4) sone

sone은 음의 감각량에 대한 절대적인 척도 치로서 음의 크기가 2배가 되면 귀로 듣는 크기도 2배가 되도록 만든 척도로서 40phon을 1 sone이라 한다.

4. 소음의 영향

소음의 발생으로 인하여 인체에 미치는 영향은 크게 생리적, 심리적, 청력에 대한 영향으로 나눌 수 있다.

1) 생리적 영향

교감신경과 내분비계를 흥분시켜 근육의 긴장, 타액과 위액분비 억제, 위장기능 감퇴, 맥박 및 호흡수의 증가, 혈액성분이나 오줌의 변화, 부신 호르몬의 이상분비 등이 있다.

2) 심리적 영향

불쾌감, 소음으로 인한 수면방해, 사고나 집중력 방해, 대화 방해, 불안 등을 일으키게 된다.

3) 청력에 대한 영향

일상생활에서 발생하는 환경소음에 의해 청력에 분명한 악영향이 나타나는 일은 극히 드물고, 소음에 의한 청력손실은 주로 소음이 심하게 발생하는 작업장에서 일어난다. 강력한 소음에 노출되면 일시적 청력손실(일시적 난청) 및 영구적 청력손실(영구적 난청) 등이 올 수 있다.

(1) C^5 dip 현상

주파수에 따른 청력손실은 주로 3000~6000Hz에서 일어나게 된다. 특히, 4000Hz를 중심으로 청력손실이 현저하게 되는데 이것을 C^5 dip 현상이라 한다. 이것은 노인성 난청과 구별되는 소음성 난청의 가장 큰 특징으로 알려져 있으나, 약의 부작용 등의 다른 원인에 의해서도 일어날 수 있다.

(2) 노인성 난청

사람의 귀는 특별한 소음에 노출되지 않더라도 나이가 들수록 생리적인 노화현상에 의한 청신경의 퇴화로 청력손실을 겪게 된다. 이를 노인성 난청(presbycusis)라 하는데, 청력손실이 주로 저주파 영역에 비해 고주파 영역에서 일어난다. 이러한 주파수 특징은 소음성 난청의 유무를 판단할 때 청력손실이 업무상의 소음폭로에 의한 것인지 노화현상에 의한 것인지 구별해야 하는 경우에 중요하게 된다.

5. 소음의 기준

<표 5-5-1> 공장소음 배출허용기준

공장소음·진동 배출허용기준(제8조 관련)

1. 공장소음 배출허용기준 <소음·진동규제법 시행규칙 일부개정 2009. 1.>

[단위 : dB(A)]

대 상 지 역	시간대별		
	낮 (06 : 00~18 : 00)	저녁 (18 : 00~24 : 00)	밤 (24 : 00~06 : 00)
가. 도시지역 중 전용주거지역·녹지지역, 관리지역 중 취락지구·주거개발진흥지구 및 관광·휴양개발진흥지구, 자연환경보전지역 중 수산자원보호구역 외의 지역	50 이하	45 이하	40 이하
나. 도시지역 중 일반주거지역 및 준주거지역	55 이하	50 이하	45 이하
다. 농림지역, 자연환경보전지역 중 수산자원보호구역, 관리지역 중 가목과 라목을 제외한 그 밖의 지역	60 이하	55 이하	50 이하
라. 도시지역 중 상업지역·준 공업지역, 관리지역 중 산업개발진흥지구	65 이하	60 이하	55 이하
마. 도시지역 중 일반 공업지역 및 전용공업지역	70 이하	65 이하	60 이하

비고

1. 소음의 측정 및 평가기준은 「환경분야 시험·검사 등에 관한 법률」 제6조제1항제2호에 해당하는 분야에 대한 환경오염공정시험기준에서 정하는 바에 따른다.
2. 대상 지역의 구분은 「국토의 계획 및 이용에 관한 법률」에 따른다.
3. 허용 기준치는 해당 공장이 입지한 대상 지역을 기준으로 하여 적용한다.
4. 충격음 성분이 있는 경우 허용 기준치에 -5dB을 보정한다.
5. 관련시간대(낮은 8시간, 저녁은 4시간, 밤은 2시간)에 대한 측정소음발생시간의 백분율이 12.5% 미만인 경우 +15dB, 12.5% 이상 25% 미만인 경우 +10dB, 25% 이상 50% 미만인 경우 +5dB을 허용 기준치에 보정한다.
6. 위 표의 지역별 기준에도 불구하고 다음 사항에 해당하는 경우에는 배출허용기준을 다음과 같이 적용한다.
   가. 「산업입지 및 개발에 관한 법률」에 따른 산업단지에 대하여는 마목의 허용 기준치를 적용한다.
   나. 「의료법」에 따른 종합병원, 「초·중등교육법」 및 「고등교육법」에 따른 학교, 「도서관법」에 따른 공공도서관의 부지경계선으로부터 50미터 이내의 지역에 대하여는 해당 종합병원, 학교, 공공도서관의 부지경계선에서 측정한 소음도를 기준으로 가목의 허용 기준치를 적용한다.

<표 5-5-2> 생활소음 규제기준

생활소음 · 진동의 규제기준(제20조제3항 관련)

1. 생활소음 규제기준 <소음 · 진동규제법 시행규칙 일부개정 2009. 1.>

[단위 : dB(A)]

대상 지역	소음원 \ 시간대별		아침, 저녁 (05 : 00~07 : 00, 18 : 00~22 : 00)	주간 (07 : 00~18 : 00)	야간 (22 : 00~05 : 00)
주거지역, 녹지지역, 관리지역 중 취락지구 및 관광 · 휴양개발진흥지구, 자연환경보전지역, 그 밖의 지역에 있는 학교 · 병원 · 공공도서관	확성기	옥외설치	70 이하	80 이하	60 이하
	확성기	옥내에서 옥외로 소음이 나오는 경우	50 이하	55 이하	45 이하
	공 장		50 이하	55 이하	45 이하
	사업장	동일 건물	45 이하	50 이하	40 이하
	사업장	기 타	50 이하	55 이하	45 이하
	공사장		60 이하	65 이하	50 이하
그 밖의 지역	확성기	옥외설치	70 이하	80 이하	60 이하
	확성기	옥내에서 옥외로 소음이 나오는 경우	60 이하	65 이하	55 이하
	공 장		60 이하	65 이하	55 이하
	사업장	동일 건물	50 이하	55 이하	45 이하
	사업장	기 타	60 이하	65 이하	55 이하
	공사장		65 이하	70 이하	50 이하

비고

1. 소음의 측정 및 평가기준은 「환경분야 시험 · 검사 등에 관한 법률」 제6조제1항제2호에 해당하는 분야에 대한 환경오염공정시험기준에서 정하는 바에 따른다.
2. 대상 지역의 구분은 「국토의 계획 및 이용에 관한 법률」에 따른다.
3. 규제 기준치는 생활소음의 영향이 미치는 대상 지역을 기준으로 하여 적용한다.
4. 옥외에 설치한 확성기의 사용은 1회 3분 이내로 하여야 하고, 15분 이상의 간격을 두어야 한다.
5. 공사장의 소음 규제기준은 주간의 경우 특정공사의 사전신고 대상 기계 · 장비를 사용하는 작업시간이 1일 3시간 이하일 때는 +10dB을, 3시간 초과 6시간 이하일 때는 +5dB을 규제기준치에 보정한다.
6. 발파소음의 경우 주간에만 규제기준치(광산의 경우 사업장 규제기준)에 +10dB을 보정한다.
7. 2010년 12월 31일까지는 발파작업 및 브레이커 · 항타기 · 항발기 · 천공기 · 굴삭기(브레이커 작업에 한한다)를 사용하는 공사작업이 있는 공사장에 대하여는 주간에만 규제기준치(발파소음의 경우 비고 제6호에 따라 보정된 규제기준치)에 +3dB을 보정한다.
8. 공사장의 규제기준 중 다음 지역은 공휴일에만 -5dB를 규제기준치에 보정한다.
   가. 주거지역
   나. 「의료법」에 따른 종합병원, 「초 · 중등교육법」 및 「고등교육법」에 따른 학교, 「도서관법」에 따른 공공도서관의 부지경계로부터 직선거리 50m 이내의 지역
9. "동일 건물"이란 「건축법」 제2조에 따른 건축물로서 지붕과 기둥 또는 벽이 일체로 되어 있는 건물을 말하며, 동일 건물에 대한 생활소음 규제기준은 다음 각 목에 해당하는 영업을 행하는 사업장에만 적용한다.
   가. 「체육시설의 설치 · 이용에 관한 법률」 제10조에 따른 체력단련장업 · 체육도장업 · 무도학원업 · 무도장업
   나. 「학원의 설립 · 운영 및 과외교습에 관한 법률」 제2조에 따른 음악교습을 위한 학원 · 교습소
   다. 「식품위생법 시행령」 제7조에 따른 단란주점영업 · 유흥주점영업
   라. 「음악산업진흥에 관한 법률」 제2조에 따른 노래연습장업

6. 소음방지 대책

1) 소음원 대책

소음원 대책은 공장소음, 건설장 소음, 교통수단에 의한 소음 등의 대책이 필요하다. 공장소음은 소음발생이 적은 기계의 사용 및 소음기 부착 등의 대책이 필요하며, 건설장 소음은 무음 해머의 사용이나 방음시설 등의 대책이 필요하다. 교통소음은 소음기의 부착, 경적사용의 제한 등이 필요하다.

2) 소음의 확산방지 대책

공장단지의 입지 선택에 있어서 주거지역과의 단절이나 차음벽의 설치 및 소음 발생시설 이전 등의 조치가 필요하다. 그리고 도시계획의 정비로서 주거지의 안락한 생활을 영위할 수 있도록 하여야 하며, 소음에 대한 법적 기준의 제정 및 철저한 이행이 필요하다.

3) 소음에 대한 국민의식 제고

감각공해인 소음의 근원적 저감은 국민 모두가 소음발생을 억제하는 것인데 이를 위해 교육·홍보의 확대를 통한 성숙한 시민의식의 고취가 주요한 과제이다.

제2절 진동관리

1. 진동의 개념

진동(vibration)이란, 20Hz미만의 진동수를 가진 물체가 전후 운동(back-and-forth motion)을 하는 것을 말한다. 진동의 주파수는 1초당 그 주기현상을 가리키는 것으로 단위는 헤르츠(Hertz, Hz)이다. 참고로 철도차량은 진동수가 10~13cyle/초(Hz), 전동차는 7~13cyle/초(Hz)이며 진동가속도로는 0.1~0.3gal 정도, 좌우 진동은 0.04~0.2gal정도라고 한다. 진동자극의 수용체는 피하, 골막, 내장에 분포되어 있는 파치니(Pacini)소체로 보고 있으며 압각 과는 다른 기계적 감각이다. 진동은 소음과 마찬가지로 매개체를 통해 전달되지만, 진동은 주로 지반을 통해 전달된다. 진동은 자연적인 현상 또는 인위적인 작업으로 발생되며, 공해에서 언급되는 진동은 인위적인 발생의 진동을 말한다. 인위적으로 발생하는 진동에는 폭발, 타격 등에 의한 충격진동과 산업장의 기계 등에서 발생하는 지속적인 정상진동 그리고 충격 및 정상진동의 중첩하는 진동 등이 있다.

2. 진동의 종류

진동은 생체에 작용하는 방식에 따라 전신진동(whole body vibration)과 국소진동(segmental vibration)으로 구분한다.

(1) 전신진동

전신진동(whole body vibration)은 지지구조물을 통해서 전신에 전파되는 진동이고 교통차량, 선박, 항공기를 타거나 기중기, 분쇄기 등을 운전할 때 다리 등을 통해서 전신에 퍼진다. 전신진동의 경우에는 2~100Hz 정도의 것이 주로 문제가 된다.

(2) 국소진동

국소진동(segmental vibration)은 국소적으로 손과 발 등 특정부위에 전파되는 진동이고 병타기, 착암기, 연마기, 자동식 톱 등의 진동공구를 사용할 때에 일어날 수 있는데 국소진동의 경우에는 8~1,00Hz의 것이 주로 문제가 된다.

3. 진동의 척도

진동은 기계적인 에너지로 단위는 국제적으로 통일되어 있지 않으며 진동은 변위, 가속도, 속도 등의 크기로 나타낸다.

변위(displacement)는 물체가 정상 정지 위치에서 일정 시간 내에 도달하는 위치까지의 거리이며 정상적 위치로부터의 최대변위를 진동의 강도라고 부른다. 속도(velocity)는 변위의 시간변화율이며 진동체가 진동의 상한 또는 하한에 도달하면 속도는 0이 된다. 가속도(acceleration)는 속도의 시간 변화율이며 측정이 간편하고 변위와 속도로 산출할 수 있기 때문에 진동의 크기를 나타내는 데에 흔히 사용된다. 가속도는 중력단위 meter/second^{2}로 표시하며 1g은 9.8m/S^{2}에 해당한다.

진동레벨(vibration level)은 소음에 대한 귀의 청감이 다르듯이 인체의 진동에 대한 감각도 진동수에 따라 다른데, 일반적으로 수직 보정된 레벨을 많이 사용하는데 이를 수직 진동레벨 이라하며 dB(V)로 표시한다.

4. 진동의 영향

진동의 영향은 크게 가옥피해 등 재산상의 피해와 신체건강 상의 피해를 들 수 있다.

재산상 피해는 건설 현장 부근의 가옥이 금이 가거나 하는 등의 피해를 들 수 있다. 또한 수면, 작업, 독서, 회화방해, 정신적 피로 및 각종 일상생활에 피해가 크며 인체에 미치는 피해는 6Hz에서는 허리, 가슴 및 등 쪽에 가장 심한 통증을 느끼며, 주로 직업에 기인하는 것으로 다음과 같은 것이다.

① 전신 진동증 : 차량과 같은 탈 것을 운전하는 사람이나 공장 근로자들이 받는 진동으로 압박감과 동통감을 느끼며, 심하면 공포감과 오한을 느낀다.

② 국소 진동증 : 자동톱, 공기해머, 전동식 연마기를 사용할 때에, 특히 한랭 환경에서 Raynud 현상이 일어난다. 이 현상은 수지의 감각마비 및 창백 등을 증상으로 한다. 이것은 손가락에 있는 말초 현관운동의 장애로 인하여, 혈액순환이 저해되어 손가락이 창백해지고 동통을 느끼게 되는 것이다. 추위에 폭로되면 이러한 현상은 더욱 악화된다. 이것을 dead finger 또는 white finger라고 부른다. 발생 요인으로서는 공구의 사용법, 진동수, 진폭, 폭로시간, 개인의 감수성 등이 관계된다. 또한 뼈, 관절, 근육의 이상을 가져온다. 즉, 팔목, 팔꿈치, 요골척골에 장애가 오며, 계속되면 기능장애가 일어난다. X-선 소견에서도 이 부위의 관절증이 관찰되며, 관절 주위의 근육도 역시 포함된다.

5. 진동의 기준

<표 5-5-3> 공장진동 배출허용기준

공장소음 · 진동 배출허용기준(제8조 관련)

2. 공장진동 배출허용기준 <소음 · 진동규제법 시행규칙 일부개정 2009. 1.>

[단위 : dB(V)]

대상 지역	시간대별	
	낮 (06 : 00~22 : 00)	밤 (22 : 00~06 : 00)
가. 도시지역 중 전용주거지역 · 녹지지역, 관리지역 중 취락지구 · 주거개발진흥지구 및 관광 · 휴양개발진흥지구, 자연환경보전지역 중 수산자원보호구역 외의 지역	60 이하	55 이하
나. 도시지역 중 일반주거지역 · 준주거지역, 농림지역, 자연환경보전지역 중 수산자원보호구역, 관리지역 중 가목과 다목을 제외한 그 밖의 지역	65 이하	60 이하
다. 도시지역 중 상업지역 · 준공업지역, 관리지역 중 산업개발진흥지구	70 이하	65 이하
라. 도시지역 중 일반공업지역 및 전용공업지역	75 이하	70 이하

비고
1. 진동의 측정 및 평가기준은 「환경분야 시험 · 검사 등에 관한 법률」 제6조제1항제2호에 해당하는 분야에 대한 환경오염공정시험기준에서 정하는 바에 따른다.
2. 대상 지역의 구분은 「국토의 계획 및 이용에 관한 법률」에 따른다.
3. 허용 기준치는 해당 공장이 입지한 대상 지역을 기준으로 하여 적용한다.

4. 관련시간대(낮은 8시간, 밤은 3시간)에 대한 측정진동발생시간의 백분율이 25% 미만인 경우 +10dB, 25% 이상 50% 미만인 경우 +5dB을 허용 기준치에 보정한다.
5. 위 표의 지역별 기준에도 불구하고 다음 사항에 해당하는 경우에는 배출허용기준을 다음과 같이 적용한다.
   가. 「산업입지 및 개발에 관한 법률」에 따른 산업단지에 대하여는 라목의 허용 기준치를 적용한다.
   나. 「의료법」에 따른 종합병원, 「초 · 중등교육법」 및 「고등교육법」에 따른 학교, 「도서관법」에 따른 공공도서관의 부지경계선으로부터 50미터 이내의 지역에 대하여는 해당 종합병원, 학교, 공공도서관의 부지경계선에서 측정한 진동레벨을 기준으로 가목의 허용 기준치를 적용한다.

<표 5-5-4> 생활진동 규제기준

생활소음 · 진동의 규제기준(제20조제3항 관련)

2. 생활진동 규제기준 <소음 · 진동규제법 시행규칙 일부개정 2009. 1.>

[단위 : dB(V)]

시간대별 / 대상 지역	주간 (06 : 00~22 : 00)	심야 (22 : 00~06 : 00)
주거지역, 녹지지역, 관리지역 중 취락지구 및 관광 · 휴양개발진흥지구, 자연환경보전지역, 그 밖의 지역에 소재한 학교 · 병원 · 공공도서관	65 이하	60 이하
그 밖의 지역	70 이하	65 이하

비고
1. 진동의 측정 및 평가기준은 「환경분야 시험 · 검사 등에 관한 법률」 제6조제1항제2호에 해당하는 분야에 대한 환경오염공정시험기준에서 정하는 바에 따른다.
2. 대상 지역의 구분은 「국토의 계획 및 이용에 관한 법률」에 따른다.
3. 규제기준치는 생활진동의 영향이 미치는 대상 지역을 기준으로 하여 적용한다.
4. 공사장의 진동 규제기준은 주간의 경우 특정공사의 사전신고 대상 기계 · 장비를 사용하는 작업시간이 1일 2시간 이하일 때는 +10dB을, 2시간 초과 4시간 이하일 때는 +5dB을 규제기준치에 보정한다.
5. 발파진동의 경우 주간에만 규제기준치에 +10dB을 보정한다.

6. 진동의 대책

방지 대책으로는 발생원, 전파경로, 진동공구 작업자에 대한 대책을 들 수 있다.

(1) 발생원에 대한 대책

동일 생산품을 만드는데 진동이 작은 기계나 작업 방법으로 교체하여 진동원을 제거하는 것이 좋다. 기계에서 발생하는 진동력은 보수, 개선 등을 통하여 감소시키고 가진력의 지향성도 고려하여야 한다. 기계가 정상적으로 움직이는 경우도 복잡한 여타의 기계에 의한 영향으로 진도의 강약이 발생하므로 복합적으로 진동원을 고려하여야 한다. 음의 흡음에 상당하는 방법으로서 진동방지에 가장 많이 사용되는 것인데 탄성체로 받혀주고 그 공진 주기를 저하시키는 것이다. 탄성 받침대로 코일 스프링, 공기 스프링, 방진고무, 고무패드 등이 사용된다.

⑵ 전파경로 대책

진동원 위치를 멀리하여 거리 감쇄를 크게 하거나 수진점 근방에 방지구를 파든지, 진동의 전파경로를 차단하기 위하여 완충물을 두어 진동을 없애고 충격을 적게 하며 필요시에는 보호용 장갑을 사용하고 직업 시간을 단축시킨다. 전신 진동에 있어서는 의복과 자세에 대한 검토 및 개선이 필요하다. 진동공구는 쥐는 요령(진동 발생부위보다 근위를 잡도록 한다)을 교육시키고 쿠션을 사용 하며 손의 보온에 유의한다.

⑶ 진동공구에 대한 대책

진동을 가능한 한 적게 하여야 한다는 것은 누구나가 쉽게 생각할 수 있는 일이지만 쉽지 않다. 따라서 공구의 진동이 손잡이로 전파되는 것을 방지하는 대책이 흔히 쓰인다. 또 체인톱(chain saw)과 같이 발동기가 부착되어 있는 것을 전동기로 바꿈으로써 진동을 줄일 수 있다고 한다. 이외에 진동공구의 질량을 작게 한다든가, 공구로부터의 바람이 손에 닿지 않도록 개조하는 방법 등이 쓰이고 있다. 그러나 아직 진동공구에 대한 효과적인 방지대책은 어려운 것으로 풀이되고 있어서 작업자와 작업시간 등에 대책을 세우고 있다.

⑷ 작업자에 대한 대책

작업방법에 대한 지도가 필요하다. 진동공구는 가능한 한 공구를 기계적으로 지지하여 주어야 하며, 공구의 손잡이를 너무 세게 잡지 말도록 주의시켜야 한다. 작업자를 보온하여 주어야 한다. 이것은 난방시설이 되어 있지 않은 작업장이나 겨울철 옥외작업장에 적용되는 것으로 14℃ 이하에서는 보온대책이 필요하다. 작업시간 단축을 필요로 할 때가 많은데 진동공구를 사용하는 경우 1일 2시간을 초과하지 않도록 하여야 한다.

제6장 위생해충 및 방제관리

제1절 위생해충

1. 위생해충의 개념

위생해충이란 사람의 건강에 피해를 주는 곤충군으로 질병의 매개 및 정신적 피해, 혐오감을 유발하는 것인데, 여기에서 말하는 정신적 피해 및 혐오감은 주관적인 것으로 문명의 정도와 지역사회의 인식에 따라 다르다, 후진국에서는 무서운 전염병을 일으키거나 재산상의 피해를 끼치는 해충 이외에는 관심이 적으나 선진국에서는 정신적 피해 또한 중시하는 경향이 있다.

매개충이 실제로 전염병을 유발하고 해충의 구제목적이 전염병을 근절하는 것이지만, 혐오감을 주는 해충은 사람의 주관적 불쾌감이나 불결감을 유발하는 것으로, 구제목적은 해충의 완전한 근절을 뜻한다.

2. 위생해충의 종류와 피해

1) 위생해충의 종류

해충이란 인간에게 직접·간접으로 피해를 주는 모든 곤충을 총칭한다. 위생절지동물(Arthropoda)에는 곤충강, 거미강, 게새우강, 지네강, 노래기강 등이 있으며, 곤충강에는 바퀴목, 파리목, 이목, 벼룩목, 나비목, 벌목 등이 있다. 거미강의 진드기목도 위생해충의 일종인데, 우리나라에서 가장 문제시 되고 있는 해충은 모기, 파리, 바퀴 종류이고 그 밖에 벼룩, 이, 빈대, 진드기, 독나방 등이 있다.

2) 위생해충의 피해

(1) 질병의 매개체 역할

해충에 의해서 매개되는 질병은 그 종류가 많고 널리 분포되어 있으며, 이 환자의 수와 치명률의 점에서 중요한 질병이 많다. 즉 모기에 의해 매개되는 말라리아, 황열, 사상충증 등은 오늘날 열대, 아열대지방에 많아서 중요한 전염병으로 알려져 있다. 이와 같은 질병을 절족동물 매개성 질병이라 부르기도 하는데, 이 질병의 병원균은 대부분 바이러스로서 이것을 아보바이러스(arbovirus)라고도 한다. 그 중에서도 세계적으로 유명한 것은 말라리아, 수면병, 흑사병, 황열, 사상충증 등이 있다. 이러한 질병의 매개는 해충의 피해 중 간접피해에 해당된다.

(2) 곤충공포증

곤충공포증은 벌레, 거리, 개미 등을 심히 혐오하여 감각적 현상을 느끼는 정신증상이다. 정신분열증 환자에 동반되는 경우가 있다.

(3) 피부염

피부염은 이, 벼룩, 빈대 등에 물렸을 경우 소양감이 심하여 긁을 때 이차감염이 발생되는 것이다.

(4) 알레르기 반응

알레르기 반응은 독나방의 가루가 피부에 닿았을 때 일어난다. 이 가루에 의한 항원작용으로 기관지 천식이 발생되기도 하는데, 해충에 의한 알레르기성 피해는 민족과 개인의 차에 따라 그 감수성이 다르다.

(5) 식품의 오염

파리, 쥐, 벼룩 등이 식품에 이물질을 혼입시키거나 분뇨, 오물 등을 옮겨서 피해를 준다. 특히 식품에 더러운 것들을 옮겨서 불결함을 유발시키며 경제적인 손실을 가져온다.

3. 질병의 전파양식

위생해충은 기계적 전파와 생물학적 전파에 의해 매개된다. 기계적 전파란 곤충이나 사람에 의해 음식이나 식기오염을 통해 질병이 발생하는 것을 뜻하며, 생물학적 전파란 병원체를 곤충이 받아들인 후 증식 발육을 거쳐 사람의 몸으로 삽입되는 것을 뜻한다. 생물학적 전파의 종류는 다음과 같다.

① 증식형 : 병원체가 곤충의 몸 속에 들어와 증식하여 옮겨 주는 것(페스트, 뇌염, 황열, 발진열, 발진티푸스, 유행성 재귀열 등)

② 발육형 : 발육만 해서 옮겨 주는 것(사상충증)

③ 발육 증식형 : 곤충이 병원균 감염시 발육과 증식을 함께 함(말라리아)

④ 배설형 : 배설물을 통해 전파(발진티푸스, 발진열, 페스트)
⑤ 경란형 : 곤충 모체의 유전에 의한 것(록키산홍반열, 쯔쯔가무시병, 진드기 매개질병)

제2절 방제관리

1. 구충구서의 일반원칙

위생해충 구제나 가주성 설치류를 효율적이고 능률적으로 구제하기 위해서는 구충・구서의 4가지 원칙이 적용되어야 한다.

① 구제 대상 동물의 발생원 및 서식처를 제거하는 것이 가장 근본적인 대책이며, 가장 중요한 대책이다. 쓰레기장이나 화장실의 구데기, 하수구나 방화수통의 장구벌레, 집안의 쥐 서식처 등을 방치함으로써, 서식이나 발생을 조장하면서도 집안의 파리, 모기, 쥐를 구제하기 위하여 노력하는 것은 이율배반적인 행위이다.
② 구충・구서는 발생초기에 실시하여야 한다. 해충은 증식은 기하급수적이므로 발생초기에 구제하는 것은 성충을 구제하는 것의 수십 배의 효과를 기대할 수 있다.
③ 대상 동물의 생태, 습성에 따라서 실시하여야 한다. 구제효과는 대상 동물의 생태, 습성을 정확히 파악함으로써 효과적인 구제책이 강구될 수 있다.
④ 구충, 구서는 광범위하게 동시에 실시하여야 한다. 이웃집 모기나 피리가 날아오지 않는다는 보장이 없는 한, 어느 한 가정의 노력만으로 효과를 기대할 수 없으므로, 정부에서도 쥐 잡는 날을 정하고 일정한 시각에 동시에 시작하는 것도 이 원친에 의한 것이라 할 수 있다.

2. 위생해충의 일반적 구제법

1) 환경적 방법 : 대부분의 위생해충은 인간 활동의 부산물이므로 해충이 발생될 만한 곳의 환경을 정비 또는 개선하여 그 발생을 억제하는 방법이다. 즉, 모기가 발생하기 쉬운 곳의 하수시설을 정비하든가 풀이나 덤불을 제거한다. 바퀴의 발생을 막기 위해 음식찌꺼기의 처치 및 주방환경을 개선한다.
2) 물리적 방법 : 가장 간편한 방법으로 파리채, 파리잡이 리본, 파리잡이병 등의 도구에 의한다. 최근 대량 포집장치로 광포집식 장치를 공원, 야산 등에서 볼 수 있는데, 이것은 형광등이나 파장이 짧은 전등을 사용하여 벌레가 모이게 한 후 팬(fan)으로 모으는 장치이다.

바퀴에는 버터트랩(butter trap)을 사용한다.

3) 화학적 방법 : 1,700여종의 살충제가 있으나 방역용으로 사용가능한 것은 그리 많지 않다. 과거 20여 년간 위생해충을 방제하기 위해 주로 유기인제와 유기염소계 살충제 등이 사용되었으나, 1907년 후반부터 피레스로이드제가 방역용으로 증가하는 추세이다.

4) 생물학적 방법 : 천적에 의한 구제법으로 해충의 천적을 보호하거나 다른 지역에서 이주시켜서 해충의 세력을 억제하는 방법이다. 천적에는 해충을 포식하는 것과 기생하는 것이 있으나 실제 적용하기는 어려운 점이 많다. 무질서한 살충제 살포는 천적을 격감시켜 생태계를 파괴하므로 주의해야 한다.

제3절 주요 위생해충의 생태와 구제방법

1) 파리(house fly)

파리는 이, 벼룩, 모기 등과는 달리 체내에서 병원체가 증식하거나 발육하지는 않고 다만 기계적으로 병원체를 옮긴다.

파리의 종류도 여러 가지지만 국내에서 흔히 볼 수 있는 것은 집파리, 큰집파리, 공주집파리, 쇠파리, 검정공주파리, 큰 검정파리 등이 있다.

파리는 주간 활동성이며 일반적으로 밝은 장소를 좋아한다. 특히, 오전 10시경부터 오후 2시 사이에 잘 활동한다. 그리고 파리가 좋아하는 색과 싫어하는 색이 있는데, 일반적으로 백색, 녹색은 좋아하고 색이 적색, 흑색 등을 싫어하며, 비상 거리는 8~20km나 이동한다.

파리 중에는 인축위생상 유해한 것이 많으며, 파리에 의한 피해는 전염병의 전파 작용, 흡혈 작용, 정신적인 피해, 승저증 등이 있다.

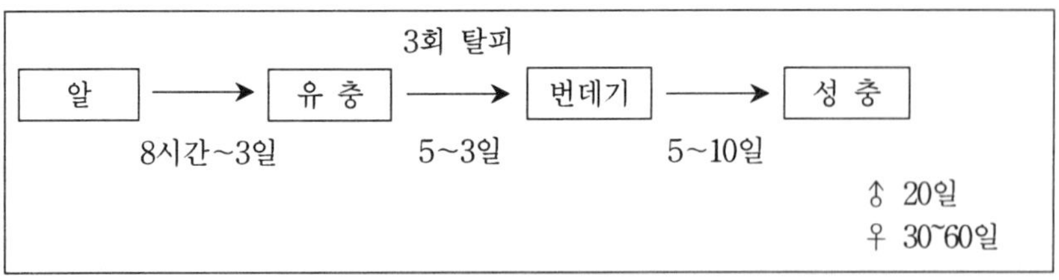

<그림 5-6-1> 파리의 생태

▣ 구제방법 : 파리는 종류에 따라서 생태나 습성이 다르기 때문에 일률적으로 이야기하는

곤란하나 일반적인 구제방법으로는 다음과 같다.

① 환경적 방법(서식처 및 발생원 제거) : 근본적인 방법으로 부엌(취사실)의 청결, 화장실의 관리, 쓰레기장 관리, 퇴비장 관리, 하수구의 청결 등이 필요하다.

② 유충구제법 : 발생초기에 구제한다는 뜻으로 볼 때 의미가 크며, 살충제 및 생석회 등이 이용된다.

③ 기계적 방법(이화학 방법) : 성충구제법으로 파리통, 파리채, 끈끈이 테이프법 등이 있다.

④ 성충구제법(화학적 방법) : 속효성 살충제 분무법이 있다.

2) 모기(mosquitos)

모기는 종류에 따라서 상태가 다르고, 매개하는 질환이 다르다. 사람의 건강과 깊은 관계가 있는 것은 얼룩날개모기, 집모기, 숲 모기의 3종이다.

① 얼룩날개모기 : 중국 얼룩날개모기를 비롯하여 국내에는 7종이다. malaria를 전파하며, filaria도 매개할 것으로 생각되고 있다.

② 집모기 : 국내에서 10여종이 보고되고 있으며, 빨간 집모기가 가장 많은 모기이다. 작은 빨간 집모기는 일본뇌염을 매개하는 중요한 모기로서 유명하다.

③ 숲 모기 : 황열, 댕기열 등을 매개하는 모기로서 국내에서 10여종이 보고되고 있으나, 근래에는 이러한 질환이 없으므로 비교적 등한시 되고 있다.

토고숲모기는 우리나라 제주도 및 해안지방에 주로 분포하며 내륙에도 있다.

해안의 염분이 있는 물과 용기 중에서 잘 발생하며, 흑갈색에 황백색 색깔의 반점이 있는 약간 대형 모기이다.

유충은 물속에 살고 있지만 얼룩날개모기는 호흡관이 없어서 수면에 평형으로 떠서 숨을 쉬고, 집모기와 숲 모기는 호흡관이 있으므로 수면과는 비스듬한 각도로 쉬면서 호흡을 한다.

일본뇌염 매개 모기는 특히, 돼지피를 좋아하며 때로는 돼지 1마리에 하루 저녁에 달려드는 모기가 500마리 내외라고 하니 일본뇌염 증폭숙주인 돼지로부터 얼마나 많은 모기가 감염되는지 알만하다.

모기에 따라서 피를 흡혈하는 시간이 다르며, 집모기, 얼룩날개모기는 주로 야간에 흡혈하고 숲 모기는 낮에 흡혈하는 수가 많다.

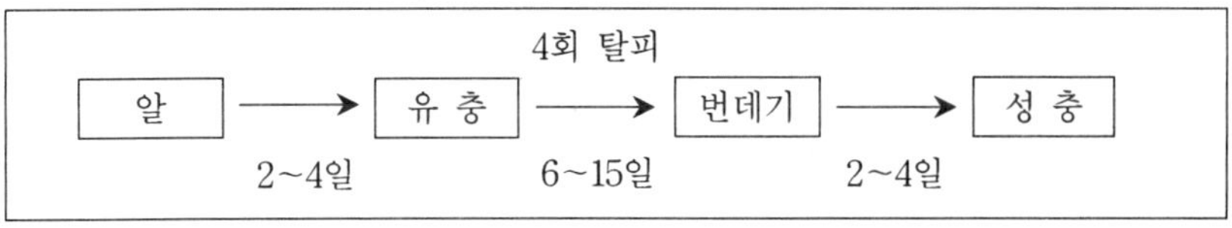

<그림 5-6-2> 모기의 생태

▣ 구제방법 : 모기의 구제와 관리방법에는 다음과 같다.

① 환경적 방법 : 발생지의 제거가 가장 중요한데 방화수통, 하수구, 고인물 등이 장기간 정체하지 않도록 해야 한다.

② 유충 구제방법 : 학질모기, 뇌염모기는 논과 같은 대수역에 산란하므로 그 제거가 곤란하나, 숲 모기는 소수역에 발생하므로 관리가 쉽다. 일반적으로 흐르는 물에는 산란하지 않고 정체되어 있는 수역에 산란한다.

유충구제는 석유를 수표면에 도포함으로써 유충의 호흡장애를 일으키게 하는 방법과 유충의 충체에 침투시키는 살충제로 permethrin, S-biollin, fenitrothion, dieldrin 등이 사용된다.

③ 성충 구제법 : 속효성 살충제 공간 살포법으로 분무기 사용이나 연무법 등이 사용되는데, 주로 속효성 살충제인 pyrethrin, allethrin, DDVP, lindane 등이 사용된다. 또한 잔효성 살충제의 잔류분무로 DDT(2gm/cm^2)나 dieldrin(0.2mg/cm^2) 등이 사용되었으나, DDT는 사용을 금하고 있으며, 최근에는 permethrin 등 피레스로이드계 살충제를 사용하는 것이 좋다.

④ 기타 : 기피제로 몸에 바르는 것이나 모기향 등이 사용된다.

3) 이(lice)

이는 숙주 선책성이 강하며 사람에게 기생하는 이는 사람에게만 기생할 수 있고, 다른 사람의 이는 사람에게 기생할 수 없다.

사람에게 기생하는 이는 몸이, 머릿니, 사면 발이 등이 있다.

그러나 전염병을 매개하는 이는 몸이 이고 다른 것은 중요하지 않으나 머릿니의 경우 초등학교 학생에서 문제가 되기도 한다. 몸이는 다음과 같은 특성이 있다.

① 저항력은 낮은 온도에 강하고 고온에서는 약하다. 34℃가 가장 적당하며, 80℃ 이상에서는 성충 및 알은 15분이면 죽고, 60℃에서는 30분이면 죽는다.

② 하루에 5~6회, 1~2mg의 피를 빨고, 흡혈하지 못하면 겨울에는 4일, 여름에는 2일이면 죽는다.

③ 흡혈할 때만 피부에 붙고 그 이외의 시간에는 옷솔기에 붙어 있으며 흡혈시에 대변을 본다.

④ 발진티푸스는 이의 대변과 rickettsia가 섞여 나와서 전파되지만, 재귀열은 자연적으로는 체외로 배설되는 방법이 없고, 이를 터뜨려야 비로서 몸 밖에 나와서 전파되므로 전염 방법이 서로 다르다.

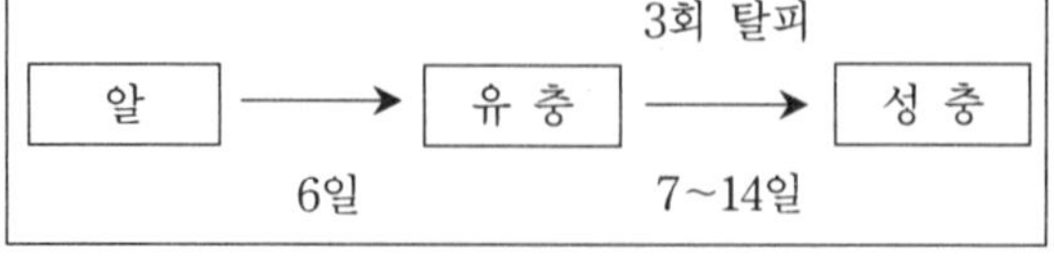

<그림 5-6-3> 이의 생태

▣ 구재방법 : 머릿이와 털이의 구제법에는 수은연고를 바르고 문지르거나, 20% 백강농연고를 바르고 문지르는 방법이 있고, pyrethrin, 초산비누 및 유성 DDT로 씻는 방법이 있다. 옷이 구제법에는 의류의 증기 소독으로 100℃에서 15분, 또는 60℃에서 30분이면 알도 사멸한다. DDT 분말 또는 유제를 살포한다. 단, 알은 DDT의 분말로는 사멸하지 않는다.

4) 벼룩(flea)

벼룩은 숙주 선택성이 약해서 쥐벼룩이 사람에게 올 수도 있고, 사람벼룩이 쥐에 갈 수도 있다. 따라서 동물의 질병을 사람에게 옮길 수 있으나, 의학상 문제가 되는 것은 흑사병을 전염시키는 쥐벼룩이다.

벼룩은 온도에 예민하여 숙주인 동물이 죽어서 체온이 떨어지면 곧 새로운 숙주를 찾아간다. 또한 흡혈하지 않아도 오랫동안(수백일간) 살 수 있다.

벼룩은 성충이 된 다음에도 한 숙주에 계속하여 기생하지 않는다. 특히, 사람에게는 잠시 흡혈할 때만 기생한다.

발신열은 쥐벼룩의 대변으로 rickettsia가 배설되고 전파되고, 페스트는 쥐벼룩이 토할 때에 외부로 나와서 페스트균이 전파되는 데, 두 질환에 전파 방법이 각각 다르다.

벼룩은 발진열의 병원체인 rickettsia에 감염되더라도 자신의 생명에는 아무런 위험도 없고, 일생 동안 rickettsia를 배설하지만, 페스트의 경우는 굶어 죽는다.

벼룩은 인축에 흡혈하며 페스트와 발진열을 매개 전파한다.

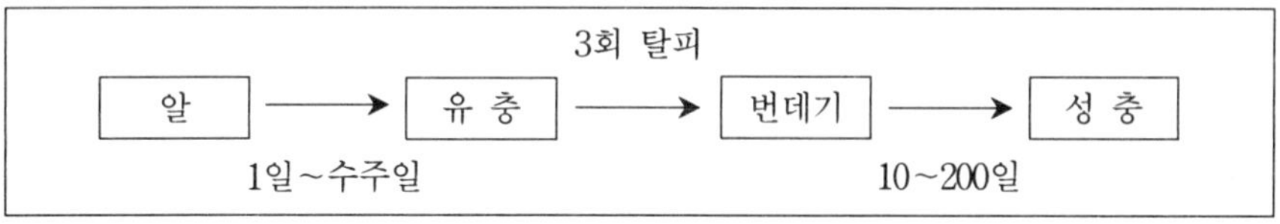

<그림 5-6-4> 벼룩의 생태

▣ 구제방법 : 벼룩은 환경개선으로 서식처를 없애야 하고, 특히 유충이 서식하는 장소의 청소와 쥐의 구제가 중요하다. 돗자리, 마루 틈, 벽 틈의 구석 사이와 의복, 침구류를 청결히 한다. lindane(0.5~1%), diazinone(5~10%), malathion(1%), DDT(5~10%) 분말을 분무한다. 또 훈증법도 사용된다.

5) 바퀴(cockroach)

바퀴가 blattidae에는 1,200종 이상의 곤충이 알려져 있고, 이중에는 인가나 선내에 많이 번식하여 식품이나 서책을 갉아먹고, 또한 마른 분면을 먹기 때문에 기계적으로 병균을 전파하므로 위생상 중요하다.

우리나라에 많은 종류는 주로 독일바퀴이며, 일본바퀴도 다소 서식한다.

바퀴는 잡식성이고 야간 활동성이며 질주성 곤충으로서 불결한 장소에 군거하는 습성이 있으며, 다른 위생곤충에 비해 불량한 환경 조건에도 저항성이 강하다.

바퀴에 의한 피해는 옥내성 바퀴의 대부분이 잡식성으로, 음식물에 피해를 준다. 특히, 마른 분변, 객담, 불결한 장소를 질주하고 다니므로 각종 세균을 전파할 수 있다. 즉, 전파할 수 있는 질병은 이질, 콜레라, 장티푸스, 살모넬라증, 소아마비 등이며, 이 밖에 회충, 결핵 등이 있다.

알 → 유충(2령) → 유충(6령) → 성 충

<그림 5-6-5> 바퀴의 생태

▣ 구제방법 : 바퀴는 대형 해충으로 야간 활동성이어서 구제가 잘 되지 않으며, 번식력이 강해서 성충은 물론 난협까지 완전히 박멸하지 않으면 빨리 번식한다.

① 유인제에 의한 접착제 사용

② 독제에 의한 독이법 : 붕산(40%) 또는 아비산석회(5%), 불화소다(20%) 등과 찐감자 및 설탕을 혼합하여 독제로 사용한다.

③ 서식처 제거나 공장 등에서는 열탕수 분무법이 사용된다.

④ 살충제분무에 의한 구제방법이 있다.

6) 쥐(Rats)

(1) 쥐의 생태

쥐는 집단생활을 하며 생명은 보통 1~3년이다. 쥐는 출생 후 4개월이 되면 임신이 가능하다. 식습성은 잡식성으로 고형물 섭취 후 반드시 물을 먹는 특징이 있으며 1년에 앞니가 13cm자라므로 갉는 습성을 가지고 있다. 냄새는 사람보다 40배 정도 발달되어 있다.

쥐는 주로 야간에 활동하며 시궁쥐는 경계심이 강하고, 지붕쥐는 경계심이 약하며, 생쥐는 호기심이 많다.

(2) 질병

가주성 쥐는 먹을 것이 없을 경우 난폭해져 취침 중에 있는 사람을 물어 입의 virus에 의해 서교열을 일으키기도 한다. 쥐가 일으키는 질병의 전파 작용을 살펴보면 다음과 같다.

① 세균성 질병 : 페스트, 서교증, 이질, weil's 병, 살모넬라 등

② 리케차 질병 : 발진열, 양충병, 리케차, 두창 등

③ 바이러스 질병 : 유행성 출열열, 천열 등을 매개
④ 기생충 질병 ; 선모충, 조충증, 흡충중, 선충증
⑤ 기타 : 아메바성 이질, 장티푸스, 파라티푸스

▣ 구제방법 : 쥐의 일반적인 구제방법은 다음과 같다.
① 환경적 방법 : 서식처의 제거방법이나 방서장치를 하는 것이 최선의 방법으로 식당, 식량 창고, 쓰레기장 등의 환경개선으로 쥐가 서식할 수 없도록 하는 것이 선행되어야 한다.
② 포서기 이용법 : 압살법, 포서망법 등 쥐덫을 이용하여 구제한다.
③ 천적 이용법 : 고양이의 사육법
④ 살서제 이용법 : 곡물, 생선 등 미끼먹이에 기름, 설탕 등을 첨가하고 살서제인 황인 8%, 비소화합물, ANTU, 불화질산소다, warfrin 등을 첨가하여 미끼로 사용하거나, 훈연제로 아황산가스, 이황화탄소, 일산화탄소, 청산, 수소가스 등을 이용하여 구제한다.

<표 5-6-1> 위생충이 전파하는 전염병 등 피해

매개해충/동물	전염병	전파방식
작은 빨간 집모기	일본 B형 뇌염	증식형 전파
중국 얼룩날개모기	말라리아	발육증식형 전파
토고 숲 모기	사상충병	발육형 전파
집파리	장티푸스, 파라티푸스, 세균성 이질, 아메바성 이질, 콜레라, 폴리오	기계적 전파
체체파리	수면병(아프리카형)	발육증식형 전파
이	발진티푸스, 재귀열, 참호열	증식형 전파
벼룩(열대 쥐벼룩/유럽 쥐벼룩)	페스트, 발진열	증식형 전파
생쥐벼룩	리케차폭스	
등에	튜라레미아, 로아사상충병	
곱추파리	회선사상충병	
모래파리	레이수마니아, 모래파리열, 오로아열	
등에모기	오자디사상충, Virus병	
트리아토민노린재	샤가스(아메리카수면병)	
참진드기	록키산홍반열, Q열, 튜라레미아, 라임병	
공주진드기	진드기매개재귀열	
털진드기	양충(쓰쓰가무시)병	경란형 전파
여드름진드기	여드름	
옴진드기	옴	
시궁쥐/곰쥐	페스트, 발진열, 서교열, 랩토스피라시증, 살모렐라	병원소
생쥐	리케차폭스	병원소
들쥐(동물쥐)	유행성 출혈혈(신증후군 출혈열)	병원소

제7장 산업보건

제1절 산업보건학의 개념

1. 산업보건의 정의

인류의 역사는 인간의 노동을 통하여 자연환경을 유용하게 활용하고 좀더 나은 삶을 영위하기 위한 끊임없는 노력의 연속이라고 하겠다.

그리고 이 같은 노동의 형태는 그 시대의 경제와 기술의 발달에 따라 사회와 밀접한 관계를 갖고 변천되어 왔다. 근로자의 노동환경과 작업 조건이 인간의 적응 범위에 벗어나게 되면 근로자에게 건강 문제가 제기되고 산업 보건학적 관점에서 해결해야 할 문제들이 생기게 된다. 따라서 산업보건학에서는 "노동"을 자연과학과 사회과학적 견지에서 고찰해 보고자 하는 포괄적 접근이 필요하다.

산업보건에 대해 국제노동기구(ILO)와 세계보건기구(WHO) 공동위원회(Joint Committee on Occupational Health, 1950)에서는 다음과 같이 정의하였다.

즉, 산업이란 "모든 직업의 근로자들이 신체적, 정신적, 사회적으로 최상의 안녕 상태를 유지, 증진하기 위하여 작업 조건으로 인한 질병을 예방하고, 건강에 유해한 작업 조건으로부터 근로자들을 보호하며, 그들을 정서적으로나 생리적으로 알맞은 작업 조건에서 일하도록 배치하는 것으로 요약하면 사람에게 적합한 일을, 그리고 여러 사람이 그들의 직무에 적합하도록 하는 것"이다. 따라서 산업보건의 목표는 모든 작업을 인간에게 더욱 알맞도록 조성해 나아가는 것이다.

2. 산업보건의 중요성

산업보건의 대상은 산업장에서 일하는 근로자들로서 일반적으로 전체 인구의 50% 내외를 차지하게 되며, 이들의 대부분은 자신의 일생에서 가장 중요한 30~40년을 취업하게 되므로 공중보건학적 견지에서도 산업보건의 중요성이 인식되어지고 있으며, 산업사회로 변천되어 가면서 노동인구의 급격한 증가와 함께 기업주의 개념이 바뀌어져서 노동력을 하나의 자산으로 생각하게 됨에 따라 산업보건의 중요성도 커지게 되었다. 또한 근로자 자신의 권리에 대한 인식과 산업장에서 그들의 위치에 대한 자각에 따라 산업보건의 중요성이 강조되었다.

3. 산업보건의 영역

산업보건은 여러 분야의 학문이 서로 참여해야 하는데, 공학(engineering), 화학(chemistry), 의학(medicine), 생리학)(physiology), 독물학(toxicology), 물리학(physics), 건강교육(health education)과 이외에 인간공학(ergonomics), 역학과 통계학(epidemiology and biostatics) 등의 학문이 서로 관련되어 연구되어져야 한다.

4. 산업보건의 역사

직업이 인간의 건강이나 질병에 심각한 영향을 준다고 Hippocrates와 Gallen은 지적하였으며, 이탈리아의 Georgius Agricola는 16세기에 오늘날의 규폐에 관해 과학적인 설명을 한 바 있다. 또한 Samuel Stockhausen은 연 중독에 관한 보고서를 낸 바 있고 1533년에 Paracelsus는 광산병에 관하여 관찰한 바 있다.

그러나 이들의 관찰은 단편적인 것이었으며 근대적 학문으로서 산업의학(보건)의 기반을 논하게 된 것은 Bernardino Ramazzini(1633~1714)의 "근로자의 질병(De morbis artificum diatriba, 1700)"이라는 저서를 통해서 직업과 직업병과의 관계를 분명히 함으로써 직업병에 관한 과학적인 체계가 확립되었다. 그는 직업병의 원인으로 유해물질, 불규칙적인 작업동작, 부자연스러운 작업자세를 지적하였다.

산업혁명이 일어난 후 1833년 영국에서 공장법(English Factory Act)이 만들어짐으로써 근로자 보호의 기틀이 마련되었으며 이어서 프랑스, 독일, 이탈리아 등 여러 나라에서 근로자 보호에 관한 입법을 서두르게 되었다. 즉, 산업혁명은 근로자들이 사업장에서 근무할 수 있는 직업을 가져다준 반면에 직업병이라는 새로운 질병을 인류에게 선물하였다. 산업혁명 직후에는 대다수의 근로자가 20세 이전에 사망하고 부녀자와 청소년들이 혹독한 작업조건에서 종사하게 됨으로써 유럽의 많은 나라들은 근로자들의 건강을 보호하기 위해 국가적 차원에서 접근하기 시작하였다.

오늘날에는 각종 산업이 급속도로 발달하고, 산업장에 종사하는 근로인구가 국민의 대부분을 차지하게 되고, 노동생산성에 대해 모두가 지대한 관심을 보이고, 또한 근로자들의 인권을 옹호하는 시대적 조류는 산업보건의 새로운 장을 요구하게 되었다.

우리나라는 근로기준법이 1953년에 노동법이 공포되어 16명 이상의 근로자를 고용하는 산업장에 적용되었고 1961년에는 근로기준법이 제정되어 5인 이상 근로자가 있는 사업장에서까지 확대 적용하고 있다. 근로자의 권리 선언인 근로기준법은 8시간 노동 1시간 휴식과 같은 국제노동기구의 결의와 권고를 받아들이고 있다. 그 후 1981년에 산업안전보건법이 제정・공포되어 근로기준법에서 분리되어 시행되고 있다. 산업안전보건법은 근로자의 안정과 보건을 확보하기 위해 사업주에게 근로자의 안전과 보건을 책임 지어주고 유해, 위험 방지기준을 구체화하고 있다.

제2절 건강진단

근로자들의 건강을 유지 증진시키기 위하여 우리나라에서는 5인 이상의 근로자를 가진 사업체에 대하여는 건강진단을 의무화하고 있다. 사업장에서 근로자 건강진단을 실시해야 하는 목적은 첫째, 근로자의 건강 상태가 업무에 적합한지 여부를 확인하고 둘째, 직업성 질환을 조기발견하며 셋째, 일반 건강 장애를 조기에 발견하고자 하는 것이다.

1. 건강진단의 종류

1) 실시 시기에 따른 분류

(1) 채용 시 신체검사(Preplacement examination)

채용 시 신체검사는 그 직업에 종사함에 알맞은 신체적, 정신적 조건을 갖춘 자를 선발하고 그 특징에 따라 직장 내의 가장 적합한 부서에 배치함으로써 건강장애를 예방하려는데 목적이 있다.

연소자의 근로보호를 위해서 근로기준법을 취업최저연령, 보호연령, 위해연령, 근로자의 제한, 근로시간의 제한 취급물의 취급중량 제한 등을 한다. 그 밖에도 채용 시 건강상태를 파악하여 앞으로 유해 작업에 종사함으로써 일어날 신체적 변화를 판단하는 기본적 자료를 얻는 데 있다.

(2) 정기 신체검사(Periodic examination)

정기 신체검사는 1년에 한번 씩 하지만 유해 작업장에서의 조사에 대해서는 1년에 2회 혹은 더 자주 실시할 필요가 있으며 이때는 채용 시 신체검사의 결과를 토대로 하여 종업원의 건강상태를 조사하며 질병을 조기에 발견하기 위한 것이기 때문에 중요한 의미를 갖는다. 조기발견과 조기치료는 신체적 손상을 최소한으로 예방하고 치료비를 절감할 수 있는 효과를 가져다준다.

(3) 특수건강진단(Special examination)

근로자 전원에 대해서 실시하는 것을 제1차 건강진단이라 하고 제1차 진단에서 발견된 건강이상자에 대하여 실시하여 직업병 여부에 대한 최종 판정을 내리는 것을 제2차 건강진단 또는 정밀검사라고 한다.

또한 모든 사업장에서는 그 업종의 특유한 작업환경과 작업조건이 있기 마련이며 여기서 일하는 근로자들은 유해인자의 작용으로 특정 질환이 발생할 수 있는데 이때에 실사하는 것을 특수건강진단이라고 한다.

2) 색출 대상 질병에 따른 분류

(1) 일반 건강진단

상시근로자 5인 이상을 사용하는 사업장 중 유해 업무 작업장이 아닌 업종에서 보통 1년에 1회 실시한다.

(2) 특수 건강진단

업무에 기인해서 발생하는 질병을 조기에 발견하기 위하여, 다음의 유해업무에 종사하는 근로자에 대하여 1년에 1회 실시한다.

① 분진 발생장소의 업무
② 소음장소에서의 업무
③ 이상기압에서의 업무
④ 유기용제 제조 및 취급 업무
⑤ 착암기 등의 사용 업무
⑥ 특정 화학물질의 제조 및 취급 업무
⑦ 연등 제조 및 취급 업무
⑧ 유해광선에 노출되는 업무

3) 실시 절차에 따른 분류

(1) 1차 건강진단

집단의 건강 수준을 파악하여 집단 건강관리의 자료로 사용하며, 직업병에 의심 있는 자를 색출하여 2차 정밀 검사를 받도록 하기 위하여 실시한다. 1차 건강진단의 항목은 체력 검사(신장, 색신, 혈액형, 체중), 체능 검사(시력, 청력, 혈압), 요검사(요단백, 요당), 혈액 검사(간기능 검사 : 30세 이상에 한함, 빈혈), 흉부 X-선 검사, 진찰소견 등으로 한다.

(2) 2차 건강진단

직업병 의심자에 대한 정밀 검사를 실시하여 직업병 여부에 대한 최종 판정을 한다. 2차 건강진단의 항목은 폐결핵 및 기타 흉부 질환(흉부 X-선 직접 촬영, 결핵균 농축 도말 검사), 순환기계 질환(혈압 측정, 정밀안저 검사), 심전도 검사, 총콜레스테롤치 검사, 간장 질환(총단백검사, 혈청알부민치 검사, 총빌리루빈치 검사), 신장 질환(요검사, 요질소 검사, 크레아틴치 검사), 빈혈증(혈색소, 백혈구소, 적혈구수 검사), 당뇨 질환(혈당, 요당), 피부 검사 등을 실시한다.

2. 건강관리의 구분

건강진단을 실시한 결과는 다음에 따라 분류한다.

A : 1차 건강진단에서 각 항목 검사에 이상이 없는 자

B : 1차 건강진단에서 경미한 결함이 있기는 하나 건강하다고 판정된 자

C : 요주의자(직업 전환 또는 치료를 요하지는 않으나 건강하지는 않은 자)

D : 유소견자(치료를 요한다고 인정되는 자) D1 : 직업병, D2 : 일반 질환

R : 정밀검사를 요구하는 자

3. 건강진단의 사후조치

건강관리 구분 A, B에 해당하는 자는 취업에 제한이 없으며, C에 해당하는 자는 의사의 의견에 따라 부분적으로 제한을 받을 수 있고, D에 해당하는 자는 의사가 허가할 때까지 취업을 금지시켜야 한다.

제3절 산업재해

1. 산업재해의 정의

재해란, 뜻하지 않은 우발사건으로 정도의 차이는 있지만 사망이나 인명손상 또한 재산상의 손해를 주는 예기치 못한 사건으로서, 우리나라 산업 안전보건법에 의하면 산업재해란, 근로자가 업무에 관계되는 건설물, 설비, 원재료, 가스, 증기, 분진 등에 의하거나 작업 기타 업무에 기인하여 사망 또는 부상하거나 질병에 이환되는 것이라고 정의하고 있다.

2. 산업재해의 발생원인

하인릿히(Heinrich, 1980)의 학설에 의하면 사고의 88%는 인적 요인에 의하여 기인되며, 나머

지 10%가 불완전한 물적 요인에 의한 것이고, 불가항력으로 인한 것은 단지 2%에 불과하다고 한다. 이와 같이 산업재해는 단순히 발생하는 사고로만 돌려버릴 수 없는 보건학적 문제로서 그 예방이 가능하다고 재해를 보는 관점이 오늘날은 변화되고 있다.

(1) 인적 요인(80%)

① 관리적 결함 : 감독기관의 소홀, 산업장의 자체관리에 의한 태만성, 보건교육의 미실시 등이다.

② 작업적 결함 : 작업의 미숙, 작업지시의 부족, 불량한 작업방법, 복장 불량, 작업속도의 부적합 등이다.

③ 생리적 결함 : 체력부족, 신체적·정신적 결함, 수면부족, 월경관계 및 임신, 음주, 약물 중독, 심신의 피로, 부주의 등이다.

(2) 환경적 요인(20%)

① 20℃에서 가장 적게 발생한다.

② 조명의 불량, 조도의 불균형, 분진, 가스발생으로 생긴다.

③ 소음이 80dB 이상이면 소음증대 만큼이나 작업착오도 많다.

④ 시설물의 미비와 불량, 작업환경의 불량, 작업장의 정리·정돈의 태만, 부적절한 공구 사용 및 부적합, 노동시간의 과대, 휴식시간의 부족, 재료·취급품 등의 부족 등으로 발생한다.

3. 재해발생 지표

국제노동기구(ILO)가 권장하는 재해지수는 도수율(frequency rate)과 강도율(severity rate)로서, 도수율은 발생 빈도를 나타내고 강도율은 재해 결과의 정도를 나타내며, 그 수식은 다음과 같다.

① $도수율 = \frac{재해건수}{연간총근로시간} \times 1{,}000{,}000$

② $강도율 = \frac{근로손실일수}{연간총근로시간} \times 1{,}000$

③ $건수율 = \frac{재해건수}{총근로자수} \times 1{,}000$

이때 연간 근로시간 수는 정확히 파악하는 데 어려움이 있으나 실적에 따라 산출해야 하며 추정으로 구해서는 안 된다.

강도율을 구할 때 사망 또는 영구적으로 노동이 불가능한 경우에는 작업 손실 일수를 7,500일로 계산한다.

4. 재해발생 현황

1) 발생현황

① 시간별 : 오전은 업무시작 3시간 후, 오후는 업무시작 2시간 후에 많이 발생한다.

② 주일별 : 목·금요일에 가장 많고, 토요일에는 감소하는 경향이 있다.

③ 계절별 : 1·7·8·12월경에 가장 많고, 10·11월경에는 가장 적게 발생한다.

④ 작업자별 : 연소자, 미숙련자, 재해빈발 소지자(시각·청력이상, 결핵 등)에게서 많이 발생한다.

⑤ 산업별 : 광업, 건설업, 임업에서 빈발한다.

⑥ 신체상해 종류별 : 주로 사지에 많이 발생하며 타박상, 화상, 좌상, 절상 등을 입는다.

2) 우리나라의 산업재해 현황

① 계절별로는 봄과 가을, 시간별로는 오전 11~12시, 오후 2~3시경에 많다.

② 산업별로는 주로 광업 및 동력운전기에서 많이 발생하며, 사업장의 규모가 작을수록 많다.

③ 타박상과 개방 창상이 많고, 손·요부·흉부에 많다.

5. 산업재해의 보상

1964년 7월 1일에 시행된 산업재해보상보험제도는 종래의 구휼적 시책에서 탈피하여 사업주에게 무과실 배상책임을 지도록 함으로써 업무수행 중 그 업무상 재해에 대한 보상은 근로자의 권리에 해당하는 것임을 명확히 한 사건이었다. 현행 산재보상보험의 적용 사업장은 상시근로자 1인 이상의 사업장이며, 업무상 재해인정 범위를 업무상 사유에 의한 부상, 질병, 신체장애 또는 사망의 범위로 확대하였다. 산업재해보상보험법에 의하면 급여(보상)의 종류에는 요양급여, 휴업급여, 장해급여, 간병급여, 유족급여, 상병보상연금, 장의비의 일곱 가지가 있다.

① 요양급여 : 4일 이상의 요양을 요하는 경우가 해당되며 지정된 의료기관에서 요양을 하여야 하며 요양비는 전액 급여하게 된다. 요양급여의 범위는 건강보험과 비슷하다.

② 휴업급여 : 요양으로 인하여 취업하지 못한 경우 평균임금의 70%를 지급하는 것을 말하며 요양급여와 마찬가지로 3일 이내인 경우에는 지급하지 않는다.

③ 장해급여 : 완치 후에도 신체에 장해가 있을 때에는 그 장해등급(14등급)에 따라 장해보상연금 또는 장해보상일시금(55일~1,474일분)을 지급한다.

④ 간병급여 : 요양급여를 받은 자가 치유 후 의학적으로 상시 또는 수시로 간병이 필요하여

실제로 간병을 받은 자에게 지급한다.

⑤ 유족급여 : 근로자가 사망하였을 경우 평균임금의 1,300일 분을 유족보상금으로 받게 된다. 만약 재해가 사용자의 고의 또는 중대과실에 의하여 발생하여 사망한 경우에는 평균임금의 1,000일분을 유족특별급여로 지불한다.

⑥ 장의비 : 사망 시 평균임금의 120일 분을 장의비로 지급받는다.

⑦ 상병보상연금 : 요양개시 후 2년이 경과하여도 상병이 완치되지 않을 경우에는 요양급여 외에 상병보상연금을 수급권자에게 지급한다.

6. 산업재해 대책

재해예방대책으로는 우선 법적인 밑바탕이 잘되어 있어야 하므로 기존법을 강화하고 필요시에는 새로운 법을 신설하여야 한다. 그리고 시설이나 장비가 표준화되어 있으면 재해를 예방하는 데 도움이 되므로 재해가 자주 일어나는 공정에 대해서는 동작에 대한 검토를 통하여 인체공학적으로 규격화하여야 한다. 또한 근로감독관의 수를 늘려서 감독을 철저히 하는 것 등의 방법과 함께 근로자 개인에 대한 정규적인 신체 심리 검사를 통한 관리와 대책을 마련해 주며, 끊임없는 보건교육과 건강 상담으로 그들이 최적의 건강 상태에서 안정된 마음으로 작업에 임할 수 있도록 하여야 한다.

제4절 직업병

1. 직업병의 개념

직업병이란, 어떤 직업에 종사함으로써 발생하는 질병으로 업무와 인과관계가 확실한 질병을 일컫는다. 그러나 산업이 발달함에 따라 새로운 물질과 생산 공정에 의한 새로운 신체장애가 발견되기도 하고, 현대의 발달된 의학적 기술로도 찾아내기 어려운 직업병이 대두되고 있으므로 인과 관계의 규명이 어렵거나 모호한 경우도 많다.

2. 직업병의 발생원인

직업병을 발생시킬 수 있는 특정한 요인이 되는 것은 작업장의 환경 불량, 부적당한 근로조건, 작업환경 불량과 불량 근로조건이 함께 있는 경우로 구분할 수 있다.

불량환경으로는 작업장내의 온도, 습도, 조명, 환기, 소음, 진동, 기압, 분진, 유해가스 등이 불량할 경우에 건강장애나 직업병을 유발한다. 또한 부적당한 근로조건에는 근로시간, 근로강도, 작업자세, 작업과중, 휴식의 배분, 운동부족 등이 인체에 적당하지 못할 때 건강장애나 직업병을 유발할 수 있다.

작업환경의 불량으로 발생되는 직업병은 온열조건, 유해광선, 소음과 진동, 이상기압, 전리방사선 등의 물리적 요인이 있고, 중금속, 유해가스, 유기용제 등의 화학적 요인으로 분류할 수 있으며, 그 외에 분진에 의한 것과 생물학적 요인에 의한 직업병이 있다.

3. 물리적 요인에 의한 건강 장애

1) 고온, 저온환경에 기인하는 직업병

(1) 고온 환경에 기인하는 직업병

온도, 습도, 기류, 복사열 등에 의하여 피부표면 온도가 상승하게 되면 체열방산이 이루어진다. 그러나 이것만으로 체온의 방열이 충분히 이루어지지 못한 때는 발한에 의한 열방산으로 체온을 조절하여 항온을 유지하려고 하나 이러한 생리적 적응에 파탄이 생기면 체온의 항상성이 파괴되고 열중증 즉, 열경련이나 열허탈, 열사병 등과 같은 현상이 나타나게 된다.

① 열경련증 : 주원인은 체내수분 및 염분의 결핍이다. 전구증상으로서 사지의 경한 경련을 나타내는 수가 많으며, 주 증상은 사용하는 근육의 경련이 특징이다. 이명, 현기증, 구토, 동공 산대, 맥박상승 등이 있으나, 체온이나 혈압의 심한 상승은 없다. 구급치료로서는 1~2ℓ의 생리식염수를 정맥주사하고, 경증에는 2~3ℓ의 식염수의 경구투여가 유효하다.

② 열허탈증(열피로) : 주원인은 말초혈관 운동신경의 조절장애와 순환부전으로 온다. 전신권태, 현기증, 두통, 구토, 이명 등의 전구증상이 있고 탈력감이 강하며, 의식이 상실된다. 혈압강하 및 맥박이 미약하고 빠르며 체온은 정상이거나 오히려 하강한다. 구급치료로서 더운 커피나 강심제가 유효할 수 있다. 또한 시원한 방에서 안정을 취하며, 포도당, 생리식염수를 정맥 주사한다.

③ 일사병(열사병) : 주 원인은 체온조절의 부조화이다. 주로 고온, 고습, 고열로 인한 체온조절의 부조화가 일어나며, 체온 또는 뇌온 상승에 의한 중추신경장애의 증상이 현저하다. 현기증, 두통, 이명, 복시가 나타나고 혼수를 초래하며, 동공반응의 소실을 일으키는 경우도 있다. 구급치료로서는 체온을 빨리 떨어뜨려야 하므로 얼음물에 담궈서 체온을 하강시키고 시원한 실내에서 안정시키며 두부를 냉각시키고, 울열방지와 체열이동을 돕기 위하여 사지를 마찰시키는 것이 필요하다. 그 후 생리식염수, 냉수를 투여한다.

④ 열쇠약증 : 주원인은 고온작업 시 비타민B1과 만성적 체열소모로 발생되며 전신권태, 식욕부진, 위장장애, 빈혈을 초래한다. 비타민 B1의 투여 및 일반적으로 충분한 영양과 휴식

등이 필요하다.

고열환경 작업장에서 열중증의 일반적인 예방대책은 다음과 같다.

① 시설물과 작업공정 중 열차단의 위생공학적 개산이 근본대책이며, 환기나 냉풍송기 설비가 필요하다.

② 적정배치, 근로와 휴식시간의 적정배분과 고온작업 부적자(비만자, 순화기 장애자)의 제외 및 충분한 휴식과 수면이 필요하다.

③ 혈액농축 방지를 위하여 음료수를 충분히 공급하고, 발한방지를 위하여 보호크림의 도포가 필요하다.

④ 식염, 소다, 인산소다의 투여와 비타민 B 및 C의 투여가 좋다.

2) 저온환경에 기인하는 직업병

기온이 10℃ 이하가 되면 한랭에 의한 영향을 받기 때문에 피부 혈관은 수축하게 된다. 피부 혈관의 수축 작용으로 피부 온도가 감소하게 되면 외계로 열방출이 감소하게 되고, 근육의 수축 운동으로 열생산이 증가하게 된다. 한랭 노출이 계속되면 한랭 장애를 가져오게 되는데 여기에는 전신 장애와 국소 장애가 있다.

① 전신 장애 : 장시간의 한냉한 온도에 폭로와 체열상실에 따라 발생하는 급성 중증장해로서 급격한 혈관확장이 일어나고 체열상실도 급속하게 이루어져 중증전신냉각상태가 뒤따르게 되는 것을 말한다. 진정제 복용과 음주는 체온하강의 위험을 증대시키는 위험요소이다.

② 국소 장애

㉠ 참호족, 침수족 : 직접 동결상태에 이르지 않더라도 한냉에 계속해서 장기간 폭로되고, 동시에 지속적으로 습기나 물에 잠기게 되면 참호족이 발생한다. 이것은 지속적인 국소의 산소결핍과 한냉으로 모세혈관이 손상되는 것이다. 부종, 작열통, 소양감, 심한 동통이 오며 수포, 표층피부의 괴사 및 궤양이 형성되기도 한다.

㉡ 동상 : 동상은 실제로 조직이 동결돼서 세표구조에 기계적 파탄이 일어나기 때문에 발생한다. 피부의 빙점은 -10℃이지만 풍속이 늘면 체열방산이 커져서 신속하게 동상이 일어날 수 있는데, 기류가 1초에 1m 이상이면 평균 3℃가 하강한다. 특히 동상은 적은 사지부분에 잘 발생하는데, 그 진행정도에 따라 1도, 2도, 3도 동상으로 구분한다.

1도 동상은 발적, 종창이 일어난 상태를 말하고, 2도 동상은 수포형성에 의한 삼출성 염증 상태를 말하며, 3도 동상은 국소 조직의 괴사상태를 말한다.

③ 기타 증상 : 사람에 따라 한냉에 폭로되면 알레르기반응, 상기도 손상, 피로증상 및 작업능률의 저하를 가져오기도 한다.

고온, 저온환경에 기인하는 직업병에 대한 대책으로는 고혈압, 심장혈관 질환, 흡연, 음주를 많이 하는 사람은 한랭작업에 제외시켜 배치한다. 보온, 방습, 방풍으로 작업환경을 관리하고, 지방이 풍부한 식사를 제공하며, 적당한 운동을 권장한다. 의복은 여유 있고 청결한 것으로 입을 수 있도록 교육하고 필요에 따라서는 방한을 위한 보호구를 착용하게 된다.

2) 고압 · 저압환경에 기인하는 직업병

지구 표면의 대기압은 1기압으로서 일반적으로 우리는 1기압 전후의 압력에서 생활하게 된다. 그러나 잠수를 하거나 잠함작업, 지하작업을 할 때에는 고기압 상태에 폭로되며, 고산 등산이나 고공비행 시에는 저기압 상태에 폭로된다.

(1) 고압환경에 기인하는 직업병

고압환경에서 작업 시 생체반응은 호흡수, 맥박수, 혈압의 감소가 있는데 가장 중요한 것은 기압의 상승과 함께 호기 중에 O_2, CO_2, N_2의 분압이 높아져 인체의 가스농도가 증가하는 것이다.

CO_2는 잠수작업, 갱내, 터널작업 등에서 문제되는데 3% 이하일 때는 증상이 없다.

O_2는 3~4기압 하에서는 폐의 충혈을 일으켜 산소중독증으로 사망하는데 중추신경계 침입으로 시야 협소, 의식상실 등을 일으킨다.

N_2는 기압의 상승과 함께 체내에 섭취 · 용입되는 양이 증가한다. 1기압 증가할 때마다 10L의 질소가 체내에 침입되는데 급격히 감압할 경우 N_2는 O_2, CO_2와 같이 체외로 배출되지 않고 혈중에 녹아들어 잠함병을 일으킨다.

잠함병(Caision disease)의 원인은 이상 고압하에서 작업하는 잠수작업, 터널공사, 해저작업 등인데 사지와 전신에 잘 발생하고 비만자와 고령자에게 잘 발생되는데, 척수에 공기전색이 있을 때는 반신불수 또는 전신불수가 나타날 수 있다.

잠함병에 대한 예방대책으로는 고압하의 작업시간을 단축하며, 반드시 서서히 시간을 두고 감압하며, 감압 후 적당한 운동으로 혈액순환을 왕성케 하고 휴식시간을 자주 분배하여 체내에 용입되는 가스량을 감소시키는 것 등이 필요하다.

(2) 저압환경에 기인하는 직업병

고공비행을 하거나 높은 산에 오를 때 혹은 산소탱크 청소 시에 산소결핍증(hypoxia)을 초래할 수 있으며, 이로 인하여 귀속의 고실내압이 외압보다 커져서 고막이 외이도 쪽으로 밀림으로 통증이나 항공성 중이염, 난청 등을 호소하기도 한다. 그러나 산소결핍증에는 뇌가 가장 예민하게 영향을 받으므로 어지럼증이나 근력의 저하를 가져올 수 있고, 작업장에서와 같이 고압산소에 노출될 경우에는 순간적으로 의식불명이나 사망에 이를 수도 있으므로 각별한 보건교육이 요구된다.

이에 대한 예방책으로서 작업장에서는 자주 산소 농도를 측정하고 환기를 시키며, 필요할 때에는 보호구를 착용하도록 한다. 또한 저산소증에는 안정을 취하도록 신속히 인공호흡을 실시하는 응급조치가 필요하다.

3) 자외선과 적외선에 기인하는 직업병

일상생활에 있어서 인공조명, 태양복사선, 난방기후로부터의 자외선, 가시광선, 적외선 등에 폭로되는 경우가 많이 있기 때문에 그 유해성으로부터 안전한 생활을 영위하도록 세심한 관리가 필요하다.

(1) 자외선에 기인하는 직업병

자외선은 100~400nm 파장을 갖으며 소독 작용, vitamin D 형성, 피부의 색소침착 등 생물학적 작용력이 강하다. 자외선이 피부에 흡수되면 2~5시간 후에 홍반 작용을 일으키며 특히, 2,600~2,900Å 사이의 파장이 강한 홍반 작용을 나타낸다. 때로는 2,800~3200Å에 의해서 피부암이 발생되기도 한다. 눈에는 동통과 이물감을 동반한 결막염, 안검경련, 부종이 발생할 수 있으며, 과도한 조사가 장기간 계속되면 백내장을 일으킬 수 있다.

이를 예방하기 위해서는 보호안경을 착용하여야 하며 차폐물을 설치한다.

(2) 적외선에 기인하는 직업병

적외선은 750~1,200nm의 파장을 갖으면 열선이라고도 부른다. 절대온도 이상의 모든 물체는 온도에 비례해서 적외선을 복사하므로 광물, 금속 등을 용해하는 용광로 작업에서도 그 영향을 받는다. 이와 같은 작업은 제강, 유리제조, 제철 등 여러 분야의 사업장이 이에 속한다. 적외선이 피부에 흡수되면 홍반, 피부 확장에 이어 괴사를 일으키며, 장기간 노출되면 습진과 함께 심부조직에 화상을 일으킨다. 눈에는 각막 손상을 가져오며, 만성 폭로는 적외선 백내장을 일으킨다.

이를 예방하기 위해서는 보호안경과 보호구를 착용한다.

4) 전리방사선에 기인한 직업병

X-선, α선, β선, γ선, 중성자 등으로 대표되는 전리방사선은 의료계에서 우리에게 지대한 공헌을 하고 있으나 생체에 대하여는 본래 파괴적으로 작용하여 염색체와 세포, 그리고 조직의 파괴와 사멸을 초래하므로 그 사용량이나 취급에 있어서 각별한 주의를 기울여야 한다.

방사선 물질이 경구적, 혹은 경피적인 방법이나 호흡기 계통을 통하여 침입된 경우가 있는데 대부분의 방사선원은 체외에 있어서 작용한다. α선, β선은 투과력은 작으나 전리작용은 강하고

X선, γ선은 전리작용은 없지만 투과력은 강하다.

방사선 장애는 개인차가 크고 장기에 따라서도 세포 감수성이 다르다. 림프조직, 골조직, 조혈장기, 생식기능의 장애가 크며 근육, 신경세포 등은 약하다. 전신증상으로서 혈구수가 감소하고 백혈병이나 악성종양 발생의 우려가 있으며 유전적 돌연변이도 가능하고 장시간 조사 시에는 피부건조, 지문손실 등이 있을 수 있다. 또한 염색체와 유전자에 축적 작용이 있다.

이에 대한 대책으로는 정기적 검진으로 환경관리와 인간관리를 엄격히 실시해야하며, 차폐물을 이용하고, 방사선 취급자는 film badge · 포켓 선량계 등을 휴대시키고 작업자의 신체이상 유무를 항상 관찰하여야 한다.

5) 분진에 기인한 직업병

(1) 진폐증

진폐증이란, 분진의 폐내 축적으로 인하여 조직의 반응이 일어나는 질병으로서 진폐증의 역사는 광산의 역사와 그 시간을 같이 한다고 할 수 있으며, 1867년 Zenker에 의하여 Pneumoconiosis라고 명명되었다.

진폐증을 일으키는 먼지는 유리규산(SiO_2)과 석면이 대표적 이다. 먼지는 일반적으로 7μ 이하이면 흡입이 가능한 데, 이중에서 $0.5\sim5.0\mu$ 정도의 먼지는 폐포에 축적되므로 가장 문제가 된다. 진폐증 발생에 관여하는 인자로는 분진에 폭로된 기간, 분진의 화학적 조성, 입자의 크기, 분진의 농도, 개인의 감수성 등이 관여한다.

진폐증은 흡입한 먼지의 종류에 따라 크게 비활성 먼지에 의한 진폐증, 섬유화 먼지에 의한 진폐증, 유기먼지에 의한 진폐증으로 분류할 수 있다.

(2) 규폐증

규폐증은 유리규산(SiO_2)의 분진 흡입으로 폐에 만성 섬유 증식을 일으키는 질환인데, 초기에는 무증상이었다가 호흡곤란 증세가 생기면서 발병되는 진폐증의 일종이다. 폐결핵이 합병되는 경우가 자주 있으며, 이때는 예후가 불량하여 근로자에게 매우 치명적이다. 규폐발생가능 산업장은 첫째, 광산관계 산업으로 금속광산 · 금속제련소 · 탄광 · 토석채취업 등이며 둘째, 주물업 · 기계공업 · 요업 등의 산업과 셋째, 암석분쇄 · 채광 · 선광 · 금속이나 암석을 연마하는 작업장 등에서 발생한다.

이에 대한 대책으로, 환경관리 측면에서는 진원을 완전히 밀폐하고 배기하며, 국소백, 환기, 습식작업을 하고 정기적인 환경 조사로 먼지의 성분, 농도, 발진량의 변화 등을 측정한다. 건강관리 측면에서는 방진마스크, 송풍마스크를 착용하며 건강진단 수진의 권장한다. 일반관리 측면에서는 작업 방볍, 작업 시간, 작업 강도를 적절히 배분하고, 마스크의 정기적인 교환과 청소로 관리와 교육을 철저히 한다.

(3) 석면폐증

석면은 소화용제, 절연체, 내화 직물 등에 쓰이는데, 이들을 다루는 근로자에게 잘 발생하는 직업병으로, 석면을 취급하는 작업에 4~5년 종사하면 폐포의 간질에 섬유증식이 발생한다.

가장 유해한 크기는 2~5μ의 석면섬유로서, 흡입된 석면섬유가 세소기관지에 부착하여 그 부위의 섬유증식이 생기는 것으로, 기계적인 자극으로 형성된다고 보고하고 있다. 석면폐는 흉부가 야위는 것이 규폐증과 다르며, 객담에 석면소체가 배출되는데, 심하면 호흡곤란, 기침, 객담, 흉통을 호소하며, 체중감소가 초기에 나타나지만 대체로 규폐증과 비슷한 증세가 나타난다.

(4) 탄폐증

직업 경력 10~20년의 광부에서 많이 발생한다. 탄가루에 의한 단순한 진폐증은 심한 조직반응을 일으키지 않으나 폐결핵 등 기존의 염증이나, 자가 면역, 흡연 등 여러 가지 요소가 복합적으로 작용하면 진행성인 미만성 섬유증식과 때로는 공동(cavity)을 형성하여 폐동맥압의 증가로 우심부전을 일으킬 수 있다.

(5) 면폐증

솜에서 발생하는 먼지로 만성 호흡기 질환이다. 일종의 allergy 반응으로 기관지 수축이 일어나고 기침, 흉부의 긴박감, 천식성 호흡장애, 폐기능의 저하가 생기며, 만성 기관지염, 폐기종으로 발전하기도 한다. 월요열(monday fever)이라하며, 월요일 아침에 작업을 시작할 때, 또는 얼마동안 작업을 쉬었다가 다시 취업할 때, 호흡곤란이 생긴다. 처음에는 이런 증상은 바로 없어지지만, 몇 년 후에 호흡장애는 계속적으로 일어나고 20년 이내에는 완전한 기능장애를 초래한다.

6) 소음 · 진동에 기인한 직업병

(1) 소음에 기인한 직업병

소음은 시끄러운 소리를 말하는데 작업성 난청을 발생시킬 수 있는 것은 산업장 소음이다. 난청을 발생시킬 수 있는 작업은 조선공, 착암공, 주물공, 기계공, 광부 등이다.

소음에 의한 장애는 소음의 크기(sound level), 소음의 주파수 구성, 소음 폭로의 시간, 소음의 시간적 변동(연속적 소음, 간헐성 소음)등에 관계가 있다.

일반적으로 압축공기를 이용한 진동공구 소음은 고주파 성분이 많고, 또한 연속성 소음인데 병타, 제관, 판금 등의 소음은 충격적이며 시간적으로는 간헐성의 소음이다.

일반적으로 90dB(A) 이상의 직장에서 1일 8시간 작업할 경우에는 난청자가 발생하며 근속연수가 많을수록 장애가 심하다. 과거에는 sound level이 90phon 정도에서 고주파에 주 세력이 있는 조선작업에서는 10~15년 만에 난청이 발생했다는 보고가 있다. 고주파역에 주 세력이 있는 소음은 불쾌하며, 청력손실이 심하고 진행도 비교적 빠르다.

소음성 난청은 감음계의 장애로서 코르티 기관이나 청신경 말초세포에 변성을 나타낸다. 화성음 및 그 밖의 일상생활에 필요한 음역은 주파수 300~3,000Hz인데, 소음성 난청은 일반적으로 3,000~6,000Hz에서부터 청력 저하가 심하다.

자각증상은 이명이 가장 빈도가 높은 증상이며 작업 후에 청력저하와 이통이 있다. 그 밖에 두통, 현기증, 초조감, 불면증이 있을 수 있다.

직업성 난청은 발생 후의 치료방법이 별로 없으므로 환경 및 작업관리로 예방에 힘써야 하며 조기발견이 필요하다.

일반적인 대책은 발생원에 대한 대책, 소음 전파저지에 관한 대책, 소음에 폭로되는 개체방어에 대한 대책 등이 있으며 발생원에 대한 위생공학적 관리가 근본적인 대책이라고 할 수 있다.

▣ 건강인이 들을 수 있는 음역의 범위 : 20~20,000 cycle
직업성 난청과 관계있는 C5-dip : 4,000 cycle
소음성 난청을 발생시키는 소음의 범위 : 90~120dB

(2) 진동에 기인한 직업병

직업성 진동 장애에는 국소적인 장애와 전신장애로 나누어 볼 수가 있는데 교통기관에 종사하는 승무원, 발전기 취급자, 전동기 취급자 등은 전신장애자이며 국소적인 장애를 일으키는 사람들은 grinder 연마공, 진동기구 사용자 등이다.

전신적으로 진동이 작용한 경우에는 소화기계 이상을 호소하며, 위하수 및 내장하수가 나타나는 수가 있으며 여자에게 생리이상이 올 수 있다. 자동차 바퀴의 진동에서는 일반적으로 상하진동 보다는 좌우 진동이 영향이 큰 경우가 있다.

진동에 의한 장애로는 수지의 간헐적인 창백, 청색증(cyanosis)을 주 증상으로 하는데 특히 손가락의 국소성 혈관경련에 의한 발작으로 동통과 지각이상을 초래하는 Raynaud's disease와 골, 관절에 장애를 가져올 수 있다. 이러한 현상은 개인차는 있지만 발증까지의 기간은 약 5년간 진동 작업에 종사할 때에 나타날 수 있다.

진동관리 대책으로는 차체의 스프링 개량, 도로포장, 기계장치의 기초와 위치 등을 고려하여 진동자체를 적게 하는 방법과 스폰지, 고무 등 완충물을 사용하여 진동 전파경로를 차단하는 방법 등이 있다. 진동에 대한 특별한 보호 장비는 많지 않다.

4. 화학적 요인에 의한 건강 장애

각종 유해가스, 중금속, 유기용제류 및 화학물질이 여기에 속한다. 화학적 유해물질은 성상의 성질에 따라 분류하면 다음과 같다.

(1) 기체(gas)와 증기(vapor)

① 기체 : 상온(25℃), 상압(1기압)에서 일정한 형태를 갖지 않는 물질(예 : CO, O_2)

② 증기 : 상온, 상압 하에서 액체 또는 고체인 물질이 기체로 된 것(예 : 물, 수은, 벤젠)

(2) 액체(liquid) 및 미스트(mist)와 안개(fog)

① 액체 : 상온, 상압 하에서 분자운동은 자유롭지만 기체와 같이 분리되지 않은 물질

② 미스트 : 액상물질이던 것이 미립자가 되어 공기 중에 분산된 것

③ 안개 : 가스 상태의 물질이 응결하여 액체 상태의 미립자로 된 것

(3) 먼지(dust)와 흄(fume)

① 먼지 : 고형물질이 분쇄되어 공기 중에 비산되는 미립자(예 : 암석, 금속, 석탄, 양털)

② 흄 : 기체 상태로 있던 무기질이 화학적 변화를 일으켜 고형의 미립자가 된 것(예 : 금속 산화물)

(4) 연무질(aerosol)

기체에 액체와 고체의 미세한 입자가 섞여 있는 혼합체

(5) 스모그(smog)

연기(smoke)가 안개(fog) 속에 섞여 있는 상태

1) 유해가스 및 유기용제

① 단순자극제 : 이것은 눈, 점막 등에 단순한 자극증상을 일으키는 것으로써 우리가 흔히 메니큐어를 지울 때 쓰는 아세톤 같은 것이 여기에 속한다. 알콜류, 트리클로로아세톤 등이 있다.

② 폐 자극제 : 기관지 점막이나 폐에 염증 반응을 일으켜 손상을 주는 것으로 오존의 산화 - 환원반응, 암모니아의 산염기 상태의 연화로 야기될 수 있다. 이외 자극물질로 포스겐, 황하수소, 불소, 이산화질소, 아황산가스 등이 있으며 경한 자극을 타내는 것으로는 곡물 분진, 목재 분진 등이 있다.

③ 화학적 질식제 : 혈액의 헤모글로빈과 결합하여 메트헤모글로빈을 형성, 연탄가스 중독과 같은 증상을 보여주는 것으로써 아닐린, 니트로톨루엔이 있다. 혈액 내의 헤모글로빈이 아닌 세포 내의 호흡효소와 작용하여 세포호흡을 억제하는 물질로써 시안화수소가 있는데 이것은 미량으로써 맹독성을 보여주는 것이다.

④ 폐암 발생물질 : 폐암을 일으킬 수 있는 대표적인 물질로 석면을 들 수 있다. 석면으로 인해 폐암은 하엽에 잘 생기며 후유증으로 종피종(Mesothelioma)이 생긴다. 이외 비소, 크롬산염, 니켈, 클로로메틸 에테르(Chloromethyl ether)등의 물질이 알려져 있다.

⑤ 단순 질식제 : 공기 중에 과다히 존재하는 상대적으로 산소농도가 낮아져 질식상태를 유발하는 가스인데 아세틸렌, 알곤, 네온, 메탄, 질소가스가 그것이다.

⑥ Cholinesterase억제제 : 말초신경 인접부위에 있는 코린테스테레이즈를 억제시킴으로써 아세틸콜린이 축적되어 과도한 반응을 보이는 경우인데 농약 중의 말라치온, 파라치온류가 이에 속한다.

⑦ 중추신경 억제제 : 중추신경 억제제는 아세톤, 에칠 알코올, 나프타, 스티렌 등이 있는데 중추신경의 기능을 억제하여 심한 경우 혼수상태를 유발한다.

⑧ 경련제 : DDT, 페놀, 스트리키닌, 테트라에칠 납 등이 이에 속하는데 신체에 경련을 일으키는 것으로 알려져 있다.

⑨ 말초신경 장애물질 : Segmental demyelination이나 축색돌기(axon)의 손상으로 초기에는 손과 발이 저리고 아픈 증세가 나타나며 보행 등 운동장애로 진행된다. 유발 물질로는 납, 아크릴아마이드(acrylamide), 비소, 이황화탄소, 일산화탄소, DDT, 수은 등이 있다.

⑩ 1차적 피부자극제 : 대부분의 유지 및 무기화학 물질이 포함되며 가장 빈번히 발생하는 직업성 질환이다.

⑪ 간장 장애 물질 : 급성 간세포 손상이나 아급성괴사성간경화 혹은 간장혈류 순환장애를 유발하여 간의 독작용을 나타내는 물질로 사염화탄소, 클로르포름, 이황화탄소, 비닐 클로라이드, 비소 등을 들 수 있다.

⑫ 용혈제 : 비소, 나프탈렌 등이 있는데 혈구를 용해시킨다.

⑬ 신장독성 유발 물질 : 수은, 납 카드뮴 등이 세뇨관 세포 손상 및 괴사를 일으키며 이황화탄소, 클로르포름 등의 유기 물질 흡입으로 신사구체염을 일으켜 신장의 독작용을 나타낸다.

⑭ 골수 억제제 : 혈구세포 생성을 억제하는 물질로 벤젠이 대표적이며 이외 lindane, trinitrc-toluene이 재생 불량성 빈혈을 일으킨다고 알려져 있다.

2) 중금속

(1) 납

납은 무기화합물과 유기화합물이 있는데 금속 납부터 기술한다. 납은 페인트의 성분으로 쓰이고 축전지의 제조 시에, 납땜 작업 시, 인쇄소 활판작업 시에 문제가 된다. 분진의 형태로 흡입되기도 하고 작업자의 손, 음식물을 통해 구강으로 흡수되기도 하며 어린이의 경우엔 벽에 칠한 페인트를 먹게 되는 경우 중독증상이 나타난다. 그 증상으로는 만성중독에 의한 증상인데 중추신경계, 말초신경계에 모두 장애를 보이는데 하지에 힘이 없다거나 손목의 운동이 부자연스러워지는 증상을 보이고 혈액의 생성을 억제하여 빈혈을 나타낸다. 때로는 복부에 심한 통증을 호소할 수도 있다. 그 외에 소화기 계통의 이상, 신장의 이상을 나타내기도 한다.

유기연에 의한 중독은 증기의 흡입(휘발성이 강하다)에 의해서 증상이 나타나는데 정서 불안, 흥분, 환각 등의 특이한 증상을 보이고 때로는 사망에 이르기도 한다.

(2) 수은

수은은 그 특이한 휘발성 때문에 상당히 문제시 된다. 각종 계측기에 사용되고 금속의 아말감 제조에 사용된다. 예전에는 중절모 제조공장에서 수은은 취급하였는데 수은에 중독된 근로자들에게서 특이한 떨림 증상을 볼 수 있으며 “Hatter’s shake”란 별명이 붙을 정도로 사지의 떨림이 특징적으로 나타나고 때로는 정신흥분증을 보여주기도 한다.

(3) 아연

아연은 금속 그 자체로 존재한 때에는 별 문제가 없으나 이것이 가열로에서 가열하여 증기상태(fume)로 변하면 문제를 일으키는 특이한 금속이다. 작업자는 아연의 증기를 흡입하면 당시에는 별 증상이 없으나 퇴근 후에 자려고 누우면 그때부터 기침, 오한이 발생하여 감기가 걸린 것 같은 증상을 나타낸다. 이것을 금속증기열(Metal fums fever)이라고 부르는데 주초에 잘 생기고 주말에는 잘 나타나지 않는다.

(4) 기타 금속

그 외에 형광등 제조 시 사용되는 베릴륨은 진폐증과 비슷한 베릴륨폐증을 보여 주며 피부에 특이적인 궤양을 형성한다.

비소에 폭로되면 피부에 특징적인 색소 침착을 볼 수 있고, 크롬은 비중격부위에 궤양을 형성한다. 망간에 의한 독성은 신경장애를 보여서 파킨슨씨 증후를 보여준다.

5. 생물학적 요인에 의한 건강 장애

생물학적 원인에 의한 직업병이라면 병원균의 감염에 의해 발생되는 전염성질환을 말하는데 환자를 직접 대하는 병원, 의료기관 종사자라던가, 가축, 가축의 생산품을 다루는 이들, 또는 가축의 부산물 - 털, 가죽 - 을 다루는 이들에게서 가축에 존재하던 병원균이 옮겨져 질병이 발생하는 경우가 해당된다.

① 브르셀로시스(Brucellosis) : 소, 돼지 또는 쇠고기, 돼지고기를 다루는 이들에게서 문제가 된다. 육류 가공과정에서 충분히 익히지 않은 경우 균의 감염이 발생할 수 있다.

② 야토병(Tularemia) : 노르웨이, 미국, 시베리아, 일본 등지에서 문제되는 질환이다. 이것은 원래 들짐승의 질환인데 피를 빨아 먹는 기생물에 의하여 동물에 전파된다. 사냥꾼이나 상점 종업원들이 산토끼의 가죽을 벗기는 과정에서 전염될 수도 있다. 사람에게 전파되는 것은 흡혈기생충에 의한 전파보다는 감염된 동물의 내장등이 피부와 접촉하면서 피부를 통해 감염되던가 결막에 들어간 균에 의해서 감염된다.

③ 큐열(Q fever) : 미국, 영국 등지에서 발생된 보고가 있다. 농부, 도살장 근무자, 수의사에게서 문제가 되며 병원균은 소, 양에 있다.

④ 앵무병 : 앵무새, 잉꼬새로부터 인간에게 전파되는 질환으로써 애완동물 사육자, 정원사, 가정부, 수의사, 조류질병 연구가들에게 문제가 된다.

⑤ 탄저병(Anthrax) : 18세기 말경에 발견된 질병으로 말, 소, 낙타, 양, 염소, 아메리가들소, 돼지 등에서 사람에게 전파된다. 영국, 오스트레일리아, 뉴질랜드, 미국에서는 비교적 발생이 드물게 나타나나 주의를 잘하지 않는 지방에선 발생이 보고되며 가끔 감염된 축산물이 수출되는 경우도 있다. 감염된 동물의 시체는 해체하지 않고 매장을 할 경우엔 균이 일주일 이내에 죽기 때문에 감염의 위험은 없으나 감염균이 공기에 노출되면 포자를 형성하여 상당기간 감염의 위험을 줄 수 있다. 감염된 동물의 털, 가죽도 주요한 전염원이 될 수 있다. 사람은 균을 흡입하거나, 피부의 작은 상처를 통해서 인체에 침입하게 된다. 이러한 감염의 가능성이 있는 직업은 동물제품을 취급하는 이들로서 털, 가죽, 육류 취급자, 부두하역부, 푸줏간 종사자, 정원사, 도살장 근무자, 동물의 털을 가공하는 자, 모피상인, 카펫트 제조자들이 해당된다.

탄저병은 그 질병이 발현양상에 따라 피부질환을 보이는 경우와 폐에 질환을 보이는 두가지 경우가 있다.

⑥ 비저병(Glanders) : 말, 당나귀, 노새의 질병이다. 육식동물은 감염된 말고기를 먹었을 때 감염된다. 그러나 감염된 말고기를 먹어서 사람에게 발병했다는 보고는 없다. 이 질환은 주로 마부나 말을 취급하는 사람에게서 문제가 된다. 감염된 말의 배설물이나 콧물 등을 호흡할 때에 들이마시거나, 먹거나, 피부 점막의 상처를 통해서 감염이 된다. 간혹 드물게

감염된 사람의 의복으로부터 감염되기도 한다.

⑦ 렙토스피로스스(Weil's disease) : 요사이 한국에서 많이 문제시되는 질환이다. 일차 대전 시에는 독일, 불란서, 이태리, 영국의 군대에서 발생되어 보고하였다.

고열과 황달이 특징인 이 질병은 쥐가 그 병원균을 갖고 있으며 쥐의 오줌을 통해 균이 배설된다. 쥐의 배설물이 병원소가 되며 균은 인체에 정상적인 피부를 통해서 침입할 수 있다. 따라서 쥐가 살고 있는 곳에 직업상 일해야 하는 직종 즉, 농부, 광부, 뱃사공, 사탕수수 농장 근로자, 생선을 가공하는 곳의 근로자, 도살장 근로자들이 문제시 된다. 현재 한국에서 보고된 바로는 농부들에게 발생한 보고는 있으나 광산에서의 보고는 없다.

6. 직업성 질환의 대책

직업성 질환의 예방대책으로는 작업환경 개선과 인적인 요소로 나누어 생각해 볼 수 있는데 작업환경 개선에는 직업성 질환의 발생 방지를 위한 시설의 개선이 근본적이며 환자시설, 집애시설 등이 필요하고 탈의장, 세면장 등의 설비와 식당, 휴게실 등의 후생시설을 근로자들이 충분하게 활용할 수 있도록 설비하여 유해물질이 폭로되는 시간을 최소화시킬 수 있도록 작업 방법의 개선이 필요하고, 작업 시에는 반드시 보호구를 사용하도록 교육시켜야 한다.

인적 요소로는 근로자들을 성별 또는 연령별로 구분하여 적정배치를 하고 정기적인 건강진단에 의하여 질병의 조기 발견과 치료를 하며, 근로자들에게 Vitamin 등의 영양을 충분히 공급하고 보건 안전교육을 철저히 시킨다.

작업병 발생인자와 그 대책을 표로 나타내면 표 5-7-1과 같다.

<표 5-7-1> 직업병 발생의 인자와 대책

	직업병발생인자	대 책
작업조건	물리적 조건(온습도, 기압, 소음, 조명, 진동)	해당 위생조건으로 처리
	화학적 조건(각종 공업 중독)	독물 농도를 서한도 이하로 한다.
	작업강도, 시간, 속도, 양, 휴식시간	작업의 적정화
	작업방법	작업공정의 합리화 및 안전화
	노동관리	건강관리, 적정배치 및 위생설비
인적조건	성별, 연령별	연소자, 부녀자에게 유해 작업 금지
	직업병 이외의 질병	조기 발견 및 철저한 치료
	체질	적재 적소에 배치
	근속연한	정기 검진으로 환자 발견
	지식수준	보건교육 보급
	예방법	보호구 착용 및 예방법 교육
	일상생활	규칙적인 생활습관
	경제수준	근로자의 경제수준을 향상

직업병 질환을 예방하기 위해서는 생산기술 및 작업 환경을 철저히 관리하여 유해물질이 발산하는 것을 막아 안전하고 건강한 노동환경을 확립하고 개인 위생관리를 잘 함으로써 유해물질에 폭로되어 그 영향을 받지 않도록 하여야 하며 근로자를 채용할 때부터 의학적으로 관리하고 유해물질로 인한 이상을 조기 발견하여 적절한 조치를 취하는 것이 필요하다.

제5절 산업안전 관리

1. 개념

산업재해란, "근로자가 업무에 관계되는 건설물, 설비, 원재료, 가스, 증기, 분진 등에 의하거나 작업, 기타 업무에 기인하여 사망 또는 부상하거나 질병에 이환되는 것을 말 한다"라고 산업안전보건법에 정의하고 있으며, 일반적으로 재해 통계에서는 4일 이상의 요양을 요하는 것으로만 산정하고 있다.

다음으로 산업재해의 발생 단계를 간단히 설펴보면, 대표적으로 하인릿히의 도미노 이론을 들 수 있다. 하인릿히는 사고 발생 과정을 5단계로 정리하고 있다.

① 제1단계 : 사회적 환경 및 유전적 요소

② 제2단계 : 개인적인 결함(유전적 요소)

③ 제3단계 : 불안전한 행동과 불안전한 상태(인적 원인과 물적 원인)

④ 제4단계 : 사고

⑤ 제 5단계 : 재해(상해 또는 손실)

이들 5가지 단계는 상호 연계성을 가지고 있으며, 이중 하나의 골패(5단계 중 1)가 쓰러지면 연쇄적으로 골패가 쓰러지게 되어 재해를 동반하게 된다는 이론이다. 이 5단계 중 3번째 단계인 불안전한 행동과 불안전한 상태를 제거하게 되면 재해는 예방될 수 있다는 이론이며, 그 외에도 버드, 웨브, 아담스 등의 사고연쇄성 이론들이 있으나 이와 비슷한 맥락을 가지고 있다. 현재 많은 산업체의 현장에서 이 불안전한 행동과 불안전한 상태를 제거하기 위한 방향으로 진행된다고 볼 수 있다. 다시 말하면, 총재해의 건수 중 인재에 의한 재해가 98%를 차지하며, 천재지변에 의한 재해는 불과 2%에 불과하므로 행동과 불안전한 상태를 제거함으로써 98%를 차지하는 인재를 막을 수 있다는 것이다.

재해의 발생원인은 직접 원인과 간접 원인으로 크게 나룰 수 있고 직접 원인에는 인적 원인(불안전한 행동)과 물적 원인(불안전한 상태)으로 나누어지며, 간접 원인은 관리적 원인으로 생각할 수 있다.

이러한 원인에 의해 나타나는 재해의 형태는 크게 3가지로 나눌 수 있다. 재해의 요소가 독립적으로 작용하는 집중형이 있고, 어느 요소가 원인이 되어 다음 요소를 생성시키고, 이것이 또 다른 요소를 발생시켜 재해를 일으키는 연쇄형이 있으며, 마지막으로 집중형과 연쇄형이 혼합되어 재해가 발생되는 복합형이 있다.

그러나 재해의 원인은 여러 가지 요인이 복합적으로 작용하여 재해를 일으키는 경향이 높으며, 형태도 복합형이 많이 차지한다고 되어 있다.

또한 재해의 발생 비율을 보면, 하인릿히의 1:29:300의 빈도법칙과 버드의 재해 발생 비율을 대표적으로 들 수 있으며, 하인릿히의 빈도법칙의 경우 총 330건의 재해건수 중 중상해 또는 사망이 1회, 경상해가 29회, 무상해 사고는 300회의 비율로 나타난다는 이론이다.

즉 재해의 발생 = 물적 불안전한 상태 + 인적 불안전한 행동 + α

α = 1/(1+29+300)으로 설명할 수 있고, 여기서 α는 잠재된 위험의 상태

곧 재해로 볼 수 있으며, 버드의 재해 발생 비율도 이와 비슷하다 1:20:30:600의 4단계로 나누었으며, 차례로 중상 : 경상 : 무상해 사고(물적 손실): 무상해, 무사고(위험순간)이며 이를 비교하면 다음과 같다.

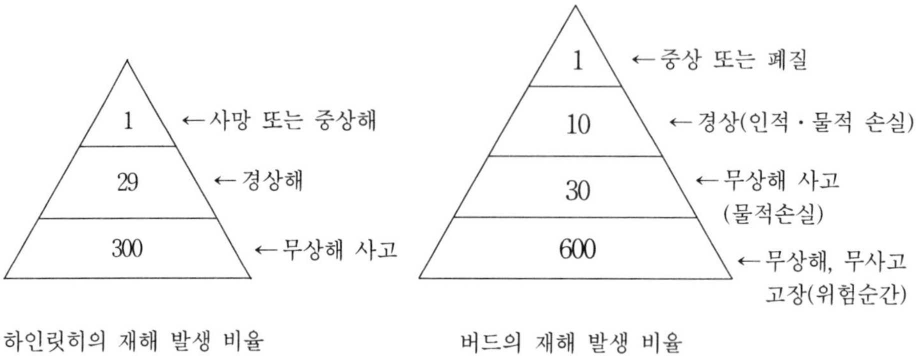

<그림 5-7-1> 하인릿히와 버드의 재해 발생 비율

위의 재해발생 비율에서 1에 해당하는 것을 중대재해에 해당한다고 볼 수 있다.

산업재해 중 다음과 같은 경우를 중대재해라 한다.

① 사망자가 1인 이상 발생한 재해

② 3개월 이상의 요양을 요하는 부상자가 동시에 2인 이상 발생한 재해

③ 부상자 또는 질병자가 동시에 10인 이상 발생한 재해

지금까지를 요약하면, 사고의 발생 단계의 모든 요소는 상호 밀접한 관계를 가지고 있어서 도미노게임의 골패로 설명하였고, 이들 골패 중 하나의 단계에 속하는 불안전한 행동과 불안전한 상태를 제거함으로써 사고는 예방될 수 있으며, 재해의 형태도 여러 가지가 있으므로 재해의 발생 빈도는 어떤 일정한 비율로 발생된다는 것이다.

지금까지는 재해의 발생단계와 형태 및 원인에 대해 간단히 기술하였다. 다음으로는 이러한 재해의 예방대책에 관하여 앞의 내용을 바탕으로 서술하려고 한다. 즉,

① 손실은 사고 발생 시의 조건 및 상황에 따라 달라지므로 손실은 우연성에 의해 결정된다는 손실우연의 원칙

② 앞에서 설명한 인재가 98%, 천재가 2%를 차지하므로 재해는 원칙적으로 예방이 가능하다는 예방가능의 원칙

③ 재해의 원인은 요소들이 복합적으로 작용한다는 원인연계의 원칙

④ 재해의 원인은 각기 다르므로 원인을 정확히 규명하여 대책을 선정, 적용하여야 한다는 대책선정의 원칙

이 4가지 원칙이 재해예방에 대한 대책의 수립에 있어서 기본이 되는 재해예방의 기본 4원칙이다. 재해예방의 계획에 관한 계획도는 다음과 같다.

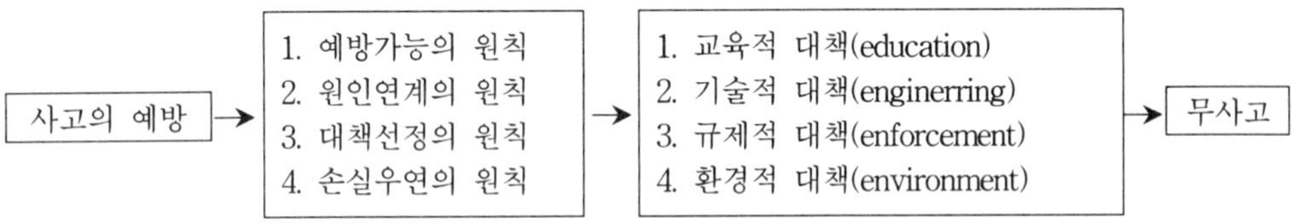

<그림 5-7-2> 재해예방 계획도

출처 : 전국대학보건관리학 교육협의회. 보건학 원론. 계축문화사. 2006.

여기에서 education, engineering, enforcement, environment는 하베이가 주장한 것으로 재해예방의 4E 대책이라 한다.

이러한 재해예방에 관한 대책에도 불구하고 현재 사업장에서는 뜻밖의 재해가 발생되고 있으며, 이러한 상황에서 대부분의 사람들은 이성을 잃게 되고, 그로 인하여 2차, 3차의 재해를 불러들이는 상황이 자주 벌어지고 있다. 이렇게 뜻밖의 사고가 발생되었을 경우 우선적으로 조치하여야 할 순서에 대해 기술하려고 한다. 사고가 발생했을 경우 조치 순서는 크게 7단계로 나누어지며, 첫 단계는 응급조치로 1단계에 해당한다. 응급조치의 순서는 사고가 발생한 피재 기계를 정지시키는 것이 첫 순서이고, 다음으로 피재자를 치료하여야 하며, 관계자에게 통보하여야 하고, 2차, 3차의 재해를 방지하도록 하여야 하며, 마지막으로 재해 조사를 위하여 현장을 그대로

보존하야야 한다. 이때 자신의 안전을 확보한 다음 조치를 취하여야 하며(1단계), 위 5가지의 응급조치는 관리감독자의 임무이며, 관리감독자가 없을 경우, 가장 먼저 사고를 목격한 자가 이를 수행하여야 한다. 다음으로 안전관리자는 5W 1H(who, when, where, what, why, how)의 원칙에 의거 재해를 조사하여야 하며(2단계), 재해 조사의 결과에 의해 원인을 강구하여야 한다(3단계). 이때 사람, 물체 그리고 관리를 중심으로 분석하여야 하고, 대책을 수립(4단계)하여야 하며, 대책 실시 계획(5단계)의 작성과 이의실시(6단계), 마지막 7단계로 평가를 거쳐야 한다. 이러한 조치를 취하는 것이 피해를 줄이고 합리적으로 수습하는 방법이라 할 수 있다.

2. 정책대안

1) 산업안전보건법

(1) 산업안전보건관리가 사업주의 자율관리만 아닌 노동자의 권리 측면이 보장되어야 한다.

① 산업안전보건위원회가 단지 사업장내 안전보건업무만 심의하는 기구가 아닌 의결권과 집행권을 갖는 기구가 되어야 한다.

안전보건업무라는 포괄적 내용이 아닌 최소한 작업과정의 변화나 작업과정에서 사용되는 물질의 변화에 대한 정보를 받을 권한 같은 알 권리의 보장과 작업 환경측정, 건강진단을 할 때에는 이 위원회에서 시일과 구체적 장소를 결정하여 정상적인 측정과 진단이 될 수 있도록 하는 등 구체적인 내용에 대한 규정을 두어야 한다. 또한 작업환경측정, 특수건강검진기관 선정에 노동조합의 참여권이 보장되어야 하며, 결과통보를 받을 권리와 함께 사후조치에 참여할 권한이 부여되어야 한다.

② 알 권리의 적극적 의미로 ILO에서는 사업주가 최소한 작업공정에 대한 내용을 알릴 의무를 규정하고 있으며, 노동과정의 변화, 즉 신기술, 신물질, 노동 강도의 강화를 위한 새로운 작업과정의 도입 등 작업공정의 변화에 대한 내용을 알릴 의무가 규정되어 있는데, 이 조항이 반드시 규정되어야 한다. 그 밖에 작업장내 시설이나 작업과정 등의 제반 사항 중 작업장에서 사용하는 화학물질과 유해요인에 대한 정보, 노동자가 폭로되었을 물질에 대한 독성학적 연구자료, 회사에 의해 추적된 오염물의 목록 등 중요한 사안은 반드시 알려야 하는 세부규정이 필요한 것이다.

(2) 늘어나는 중대재해를 줄이기 위한 방안

① 위험작업에 대한 거부권이 보장되어야 한다.

1차적으로 명백히 산업재해의 발생우려가 있는 작업이나 산업재해발생 후 개선되지 않은 작업장의 반복성 재해가 우려될 때에는 노동자에게 최소한 방지권리, 즉 생명에 위험을 줄 수 있는 작업을 거부할 권한이 부여되어야 한다.

아울러 노동자가 근로감독관을 부를 권리와 근로감독관이 위험한 작업을 중지할 권한을 실질적으로 가져야 하며, 근로감독관, 노동자대표, 안전관리자가 협의하여 작업중지를 결정할 권한을 규정하여야 한다.

② 유해위험 기계, 기구에 관한 관리

반복적인 절단사고를 줄이기 위해서는 개정된 산안법시행규칙에 자체 검사대상 기계, 기구의 검사항목을 조정하여 '방호장치 이상유무'가 추가되었는데 이를 현실적으로 실효성을 가지게 하는 것이 중요하다. 작업이 방호장치를 제거한 상태에서 이루어지는 관행을 시정하기 위해서는 자체 검사로 방호장치를 제거한 상태에서 이루어지는 관행을 시정하기 위해서는 자체 검사로 실효성을 거두기 어려우므로 근로감독관에 의한 수시점검, 불시점검 등으로 이런 관행에 제동을 거는 방안을 구체적으로 실행하여야 한다. 만일 기계설비의 불합리성으로 방호장치를 제거해야 작업을 할 수 있을 정도로 기존 설비에서 결함이 있는 기계의 경우 대체를 유도할 수 있어야 한다. 결국 기계, 기구의 위해성이 사후에 관리되는 것이 아니라 기계, 기구를 제작하거나 수입하는 자가 재해예방대책을 제공할 책임을 지게 하고 이와 관련된 규정을 준수하지 않아 발생된 재해나 손실에 대해서는 제조 및 수입업자가 배상하도록 함으로써 근원적으로 안전을 고려하여 제작 수입하도록 유도해야한다.

(3) 작업환경관리방안

① 작업환경측정 결과 자체에 대한 신뢰도를 높이는 방안

우선 현재 시행되는 정도관리는 분석능력에 대한 것인데, 보다 중요한 것은 측정 자체에서 신뢰성을 확보해야 한다. 이를 위해 측정기관의 양적, 질적 양성방안이 고려되어야 하며, 앞으로 이를 충분히 확보하는 시점까지 자체 작업환경측정관리방안이 모색되어야 하리라 보인다. 아울러 측정방법에 대한 정도관리와 함께 분석의 정도관리에서 공정성을 확보할 수 있는 감시체계의 도입이 필요하다.

② 작업환경측정 결과와 측정 수 연동제의 고려점

연동제는 사업의 작업환경개선 활동이 전무한 상태에서 예방으로 투자를 유인할 수 있는 조치이지만 시행과정에서 악용될 우려가 많다. 1차적으로 측정 자체의 신뢰도가 확보되지 않은 상태에서 대책 없는 측정 수의 축소로 결과가 나타날 가능성이 있다. 또한 외국처럼 연동제를 적용하더라도 생산량의 변화, 작업공정의 변화, 작업환경 및 작업자의 변화와 노동자 측의 요구가 있을 때는 반드시 특정하게 되어 있어 사업주에 의한 악용을 방지하는 장치를 마련하는 조치의 신설이 필요하다.

2) 산재보상보험법

현재 사보험적 성격이야말로 이 제도가 사회보장제도로서 자리 잡지 못하는 근본원인이므로 사회보장적 성격을 강화시켜야 한다.

(1) 인정범위 - 업무상 재해인정기준

① 1991년 11월 1일에 이 기준이 개정되면서 "업무에 기인하여 발병한 것이 의학적으로 명백한 경우" 등이 "업무와 질병 사이에 상당한 인과관계가 있음이 인정되는 경우" 등으로 개정되었다고는 하나 "재해의 원인이 불명확한 경우, 순수한 사적 행위 때문이라는 증거가 없는 한 업무상 재해로 인정 한다"는 조항이 삭제되어 오히려 업무상 재해인정의 폭을 좁히는 결과를 초래하였으므로 원상회복조치가 필요하다.

② 통근 때 재해 등은 ILO의 조약 - 64년에 제정된 '업무상 재해의 경우 급여에 관한 조약(제121호)' - 처럼 정기통근사고를 업무상 재해에 포함시켜야 한다.

③ 인정주체는 대개 노동부이므로 ILO조약처럼 인정결정과정에 피보호자대표가 참가할 것을 인정하도록 정해야 한다.

④ 산재보상보험이 한방에도 적용되어야 한다.

⑤ 재원조달 및 급여수준의 현실화
대부분의 국가에서 변화되고 있는 추세를 따라 현행 산재보험의 사회보장적 성격을 강화하기 위해서는 국가의 재정담당비율을 대폭 높여 현실적인 보상이 가능하도록 해야 할 것이며, 최선의 치료를 실현하기 위해서는 산재보험 의료수가의 인상과 함께 급여수준을 현실화해야 한다. 또한 중소규모 영세기업의 부담을 줄이는 방안이 모색되어야 한다.

3) 직업병관리 개선방안

(1) 특수검진대상자 누락방지 대안

실효성이 있는 건강진단을 위해서는 검진대상자와 검사항목의 선정에 반드시 노조가 참여하도록 하고 검진기관의 특수검진 실시계획서를 노조가 사전에 검사하거나 수정, 추가 및 변경사항을 요구하거나 협의할 수 있는 권한을 법적으로 보장해야 한다.

(2) 특수건강검진기관 양성방안

검진기관의 양적 부족현상을 해결하기 위해서는 검진기관의 수를 늘리는 것과 종합적인 인력수급방안이 마련되어야 할 것이다. 의료법에 근거해 노동부에서 정하는 특수검진수기를 현실화하거나 이들 기관에 대한 세제혜택 등 각종 정부의 지원이 있어야 할 것으로 보인다.

(3) 특수건강검진 효율화방안

직업병을 조기에 발견하기 위해서는 1차와 2차로 나누어져 있는 것을 통합하여 특수검진검사 항목을 내실화한 후 - 1, 2차 검사항목 모두 포함 - 1회에 실시하는 방안을 모색하여야 한다.

(4) 산재요양신청의 간소화

직업병 판정이 법적인 지정요건을 갖춘 전문기관에서 판정된 것이라면 본인의 신청여부와 무관하게 산재보험의 보호대상자로 규정되어야 하며, 이렇게 규정되면 치료를 우선적으로 실시하고 난 후 최종판정을 위한 후속조치를 밟아야 한다.

사업주가 날인을 기피하는 경우 노동부는 그 사유서만 첨부하면 날인이 없더라도 요양 승인서를 접수하고 해당 사업장의 사업주를 법적으로 처벌하는 규정을 마련해야 한다. 또 사업주가 아니라 노조에서 그 직업력을 확인하도록 하는 방안도 검토해 보아야 한다.

(5) 직업병 판정에서 의사의 자율권한 확대 및 공정성 확보방안

의학적으로 직업병유소견자로 진단된 사람은 의무적으로 등록되어야 하며, 등록이 되면 자동적으로 산재요양신청이 되도록 해야 할 것이다. 최종적인 직업병 판정은 전문가인 의사가 해야 하며, 공정성 확보를 위하여 노조측 추천의사가 포함될 수 있도록 해야 할 것이다.

따라서 원칙적으로는 직업병의 판정은 노동부가 아니라 의사의 권한으로 인정해야 하고 노동부는 이 판정을 등록하고 보상하는 행정절차만 수행하도록 해야 한다. 이를 위해서는 지방노동사무소 산하의 자문위원회 - 노동부 훈령 제251호(88년 8월 25일) - 를 지역 내 노조가 추천하는 의사가 참여한 직업병판정위원회로 변화시키는 것이 필요하다.

4) 단위사업장 안정보건관리 내실화방안

현재와 같이 산업보건인력이 양적, 질적으로 부족한 상황에서 임기응변식의 단기대책보다는 적절한 투자를 통해 중・장기적으로 의사, 간호사, 위생사 양성 대책이 마련되어야 한다.

(1) 산업보건관리체계의 방향 - 공장의 양성방안

사업장에서 상주하면서 노동자의 건강관리를 담당할 공장의의 양성이 시급히 필요하다. 현재 의사인력의 공급확대로 적절한 유인장치가 존재한다면 공장으로 의사인력의 배치가 가능하리라 보여 진다. 공장의 자격은 단기간의 교육을 받은 의사를 의미하며, 1년 미만이나 그보다 더 단기간의 수련으로 자격을 부여하는 것이 비용 효과적 측면에서 바람직하다. 이를 위해서 단기 산업보건교육수련기관의 신설이 필요하다.

(2) 산업안전 보건관리 인력의 양성

① 학부교육의 강화

현재 안전보건관리자를 체계적으로 양성할 수 있는 학부과정이 거의 없는 실정이다. 학부과정의 증원 및 신설을 통하여 이론과 실무를 겸한 훈련된 인자의 배출이 필요하다. 또 의대나 간호대의 경우 산업보건을 독자적인 과목으로 격상시켜 교육의 내실화를 기해야 한다.

② 산업 간호사 양성, 산업위생사 양성

현재 현장 안에서 기초적인 건강관리를 담당하고 있는 간호사를 적절한 수련을 통해 산업간호사로 양성하며, 특히 보건관리의 내용을 건강관리와 작업환경 관리로 나누어 산업위생의 독자적 영역을 보장하면서 상호 업무수행의 긴밀성을 강화하는 방향으로 나가야 한다.

③ 보건관리 위탁관리사업장을 영세규모로 국한하고 중소규모 이상의 사업장은 전임자의 선임으로 유도해야 한다.

영세규모 중소기업의 경우 대행기관을 통한 안전보건관리를 강화하고 그 이상의 규모 사업장은 자체 선임하도록 규정하고 현재 문제가 되는 단서조항-공단밀집지역 허용-은 폐지되어야 한다. 또 노동부지정으로만 보건관리기관이 인정되는 제도를 법적 인력 및 시설을 갖춘 경우 인정하는 방향으로 개선되어야 하며, 대행한계사업장과 인원을 감시하는 제도적 장치가 마련되어야 한다. 또 보건관리대행기관의 업무에 대한 구체적인 기준의 마련이 필요하다.

(3) 안전보건관리자의 업무에서 자율성 확대 및 업무수행능력이 고양방안

① 안전보건관리자의 업무에서 자율성을 확대하기 위해 산업안전보건법에 안전보건관리자의 업무수행에서 독립성을 명시하는 규정과 일정한 규모 이상의 사업장에서는 안전보건관리를 담당하는 독립부서 설치규정을 신설하여야 한다.

② 안전보건관리자의 업무수행에서 공정성을 확보하기 위해 산업안전보건위원회나 노사위원회를 통하여 안전보건관리자에 대한 임면동의권이 확보되어야 한다.

③ 안전보건관리자의 안전보건관리업무의 내실화를 위해 현재 진행 중인 보수교육을 강화하고 업무수행능력을 높여야 한다.

(4) 산업보건과 일반보건의료의 연계강화

산업보건이 제대로 정착하기 위해서는 일반보건의료서비스, 특히 1차 보건의료와 산업 보건서비스가 서로 긴밀히 연계되어야 하며, 보건관리도 산업장과 지역사회를 포괄하는 통합적인 보건관리를 지향해야 할 것이다.

대부분의 선진산업국가에서는 1차 진료의사가 직업성 질환이 의심되는 환자를 반드시 노동부나 공장의에게 보고하도록 하여 그 직장동료를 산업보건사업 안에서 지속적인 추후관리를 하도

록 하는 것이 제도화되어 있다. 좀 더 발전된 형태로는 특정지역에서 1차 진료기관과 산업보건사업이 통합되어 운영되기도 하며, 최소한 1차 진료의사와 공장의 사이의 정보교환이 강조되고 있다. 우리나라에서도 산업보건서비스 안의 각 사업을 기능적으로 통합하는 것과 동시에 일반보건의료서비스와 유기적인 연계의 확보가 필요하다.

참고문헌

가톨릭대학교. 산업보건학. 2003

강공언 외. 공중보건학. 고려의학. 2008

강공언 외. 환경보건학. 고려의학. 2007

강병우 외. 공중보건학. 현문사. 2005

강병우 외. 의료관계법규. 청구문화사. 2008

강복수 외. 예방의학과 공중보건. 계축문화사. 1993

강성례 외. 공중보건학. 보문사. 2006

강신묵 외. 건강보험의 이론과 실제. 계축문화사. 2016

강회양 외. 현대보건학. 형설출판사. 1984

고관용 외. 의료관계법규. 현문사. 2008

고성진 외. 현대공중보건학. 지구문화사. 1994

고한철 외. 공중보건학의 이해. 신광출판사. 2003

구성회 외. 공중보건학. 고문사. 2008

권숙표 외. 환경공해와 대책. 연세대학교 공해연구소. 1979

권이혁. 인구와 보건. 동명사. 1982

권이혁. 최신보건학. 신광출판사. 1985

권태환 외. 인구의 이해. 서울대학교 출판부. 1990

김 명 외. 보건교육 이론과 적용. 계축문화사. 1997

김광종 외. 산업위생관리. 신광출판사. 1987

김기훈 외. 공중보건학. 정문각. 2007

김동석 외. 공중보건학. 수문사. 2006

김두희. 보건학총론. 학문사. 1987

김명호. 보건교육. 수문사. 1985

김병환 외. 건강보험의 이론과 실제. 계축문화사. 2008

김성미 외. 공중보건학. 현문사. 2006

김승희 외. 건강보험기초이론. 현문사. 2009

김양호 외. 공중보건학. 현문사. 2007

김영주. 공중보건. 태광. 2003
김인숙. 지역사회영양학. 효일문화사. 1997
김일순. 역학적 연구방법. 민음사. 1986
김정순. 역학각론. 신광출판사. 1992
김정순. 역학원론 증보4판. 신광출판사. 1990
김종오 외. 공중보건학. 청구문화사. 2007
김종인 외, 보건학원론. 원광대학교출판국. 1993
김종인 외. 지역사회보건 및 일차보건의료. 지구문화사. 1992
김종인. 병원관리학원론. 계축문화사. 2008
김종인. 보건의료행정의 사회과학적 접근방법에 따른 모형연구. 원광대 논문집 제25집. 1991
김좌관. 수질오염개론. 동화기술. 1993
김주성. 학교보건개론. 형설출판사. 1983
김주영 외. 보건의료통계분석. 고문사. 2008
김주영 외. 환경위생학. 고문사. 1994
김창휘. 예방접종의 기본원칙. 대한의학협회지 36(2). 1993
남철현. 보건교육 및 건강증진. 계축문화사. 1998
노재식 외. 대기오염. 녹원출판사. 1985
도갑수. 폐기물 처리공학. 신광문화사. 1993
모수미 외. 보건영양. UNICEF. 1982
문옥륜 외. 현대의료경제학. 신광출판사. 1992
문옥륜. 보건기획의 과정과 방법(총론), 보건기획. 대하인쇄사. 1978
문재우 외. 보건행정학. 계축문화사. 2006
문창진. 보건의료사회학. 신광출판사. 1993
박남영. 보건행정학. 고문사. 1993
박노예. 보건교육. 수문사. 1993
배성일 외. 국제 통계로 본 한국의 보건의료 현황과 전망. 국민건강보험공단. 2007
서광석. 신공중보건학. 대학서림. 1991
서부갑 외. 신환경위생학. 대학서림. 1992
손대현 외. 단체급식관리. 고문사. 1988
송형익 외. 식품위생학. 지구문화사. 1992
신상만. 예방접종의 안전성. 대한의학협회지 37(11). 1994
신영수. 병원기획. 경영전략 운영목표. 대한기독병원협회 학술대회연제집. 대한기독병원협회. 3. 1987

신현국 외. 환경과학총람. 동화기술. 1993
신효선 외. 최신식품위생학. 신광출판사. 1984
아산사회복지사업재단. 현대산업사회와 환경문제. 1994
안승요 외. 식품학. 한국방송통신대학. 1989
양용석. 인체기생충학. 대학서림. 1985
양재모 외. 국민의료총론. 수문사. 1984
양재모. 공중보건학 강의. 수문사. 1986
예민해 외. 공중보건학. 계축문화사. 1998
예방의학과 공중보건 편집위원회. 예방의학과 공중보건학. 계축문화사. 1997
예방의학편찬위원회. 예방의학. 계축문화사. 2007
오승희 외. 최신식품위생학. 문운당. 1994
유영근 외. 식품위생학. 대학서림. 1993
유태종. 식품위생학. 보성문화사. 1982
윤치근 외. 보건통계학. 계축문화사. 2000
이규식. 의료보장과 의료체계. 계축문화사. 2002
이무환. 생활주기 영양학. 동명사. 1987
이상준 외. 임상기생충학. 고려의학. 1988
이수희. 학교보건 교육론. 교육출판사. 1986
이시백 외. 보건교육 이론과 실제. 신광출판사. 1998
이영근 외. 뉴 밀레니엄 공중보건학. 청구문화사. 2006
이한일. 위생곤충학. 고문사. 1988
이홍탁. 인구학. 법문사. 1987
전국대학보건관리학교육협의회. 보건학원론. 계축문화사. 2006
전국대학보건관리학교육협의회. 생활과 건강증진. 계축문화사. 2007
전국대학보건관리학교육협의회. 보건학. 한미의학. 2015
정문식 외. 환경위생학. 신광출판사. 1991
정희곤 외. 최신식품위생학. 광문각. 1992
조규상. 산업보건학. 수문사. 1991
채범석. 사람의 영양학. 아카데미서적. 1988
최삼섭 외. 예방의학과 공중보건. 계축문화사. 1992
최인덕 외. 2007 외국의 보건의료체계와 의료보장제도 연구. 국민건강보험공단. 2008
한국식품영양과교수협의회. 기초영양학. 광문각. 1992
한달선. 일차보건의료의 개념. 일차보건의료에 관한 세미나 결과보고. 한국보건개발연구원. 1977

한명규. 환경위생학개론. 형설출판사. 1991
허정. 보건행정학원론. 신광출판사. 1992
현순영. 영양학. 학문사. 1989
홍순원. 조선보건사. 청년시대. 1989
황보선 외. 보건학 강좌. 수문사. 1989

국민건강보험공단. 건강보험제도 개요. 2004
국민건강보험공단. 건강보험통계연보. 2015
국민건강보험공단. 주요수술통계연보. 2015
국민건강보험공단. 국민생활밀착형 통계100선. 2016
노동부, 한국산업안전보건공단. 뇌심혈관질환 예방 교육 매뉴얼. 2008
노동부. 산업재해 발생현황. 2006~2008
대한민국정부. 저출산고령사회기본계획(보완판). 2008
보건복지가족부. 구강보건사업안내. 2009
보건복지가족부. 노인보건복지사업안내. 2009
보건복지가족부. 모자보건사업안내. 2009
보건복지가족부. 의료급여사업안내. 2009
보건복지부. 보건복지백서. 2015
보건복지부. 국가 건강증진사업. 2008
보건복지부. 모자보건사업안내. 2010
보건복지부. 정신보건사업안내. 2010
보건복지부. 주요 만성질환관리사업 안내. 2010
질병관리본부. 연도별 식중독발생통계. 2008
질병관리본부. 예방접종 정보. 2009
질병관리본부. 전염병 정보. 2009
질병관리본부. 영양부족 및 과잉섭취 현황실태. 2014
통계청. 고령자 통계. 2008
환경부. 2006년 전국폐기물 발생 및 처리량. 2007
환경부. 2007 상수도통계. 2009
환경부. 2007 소음측정망 운영결과. 2008
환경부. 2007 지하수 수질측정망 운영결과. 2008
환경부. 2007 하수도통계. 2008
환경부. 폐기물에너지화 종합대책. 2008

환경부. 환경백서. 2008

Allan Dever G.E. Community Health Analysis-A Holistic Approach, Aspen System Corporation. England. 43. 1980

Anspaugh, David J and G.O. Ezell. Teaching Today's Health. Columbus : Merril Publishing Company. 1990

Asha A. Bhede. Tara Kara Kanitkar, Principles of Population Studies. Himalaya publishing House. 1982

Bernard J. Turnock. Public Health : what it is and how it works. Aspen Publishers. 1997

David S. Gochman. Health Behavior, Emerging Research Perspectives. Plenum press, New York. 1988

Girdano D.A.. Occupational Health Promotion. New York. Macmillian. 1986

Guthrie, H.A. and M. Frances. Human Nutrition. Mosby. St. Louis. 1995

Hasenfeld, Y. and R. English. Human Services Organization : A Guide to Research and Assessment, in Kaluzny, et. al., Management of Health services. Prentice-Hall, Inc. New Jersey. 1977

ILO. Encyclopedia of Ocuupational Health and Safety, 3rd ed.. Geneva. ILO. 1983

Kaluzny, A. et. al. Management of Health Service. Prentice-Hall, Englwood Cliffs. New Jersey. 1982

Klezkowski, BM et. al.. National Health Systems and Their Reorientation Towards Health for All. WHO. 1984

Lee KS, Kean B.. Health for all by the year 2000 through the Primary Health Care. WPRO/World Health Organization. 1990

Levey S. and Loomba L.P.. Health Care Administration-A Managerial Aspective. J.B. Lippincott Company. Philadelphia. 1984

Longest, B.. Management Practices for the Health Profession. Reston Publishing Co.. Reston. Virginia

Mintzberg, H.. The Nature of Managerial Work. Harper and Row. New York. 1973

OECD. Environmental Compendium. 2004

Philip M. Hauser. World Population and Development. Syracuse University Press. 1979

Robin M., Randall S.. Community Care : policy and practice. Macmillan press. 1998

Spiller, G.A.. Handbook of Lipids in Human Nutrition. CRC Press. Boca Raton. 1996

Stober, H.S. and S.L. Seager. Environmental Chemistry ; Air and Water Pollution. Scott.

Foresman and Company. 1972

Torrens P.R.. Management Science and Planning Studies, in W.W. Holland, et. al.. Oxford Text Books of Public Health(2nd ed), Oxford University Press. Oxford. 1991

Waldon H.A.. Occupational Health Practice(3th ed). Great Brain Butterworths & Co. Ltd. 1989

WHO. Alma-Ata 1978, Primary Health Care "Health for All" Series No. 1. Geneva. 1978

WHO. Primary Health Care, Report of the International Conference on Primary Health Care, Alma-Ata. USSR. 6~12 September. 1978

WHO. World Health Report. 2002

Willians, V.R.. Basic Physical for the Life Science(2nd ed). W.H. Freeman and Company. 1973

건강보험심사평가원. http://www.hira.or.kr. 2016

국가암정보센터. http://cancer.go.kr. 2016

국립독성연구원. http://kntp.nitr.go.kr. 2016

국민건강보험공단. http://www.nhic.or.kr. 2016

법제처종합법령정보센터. http://www.klaw.go.kr. 2016

보건복지가족부. http://www.mw.go.kr. 2016

세계보건기구. http://www.who.int. 2016

질병관리본부. http://www.cdc.go.kr. 2016

통계청. KOSIS 국가통계포털. http://kosis.kr. 2016

환경부. http://www.me.go.kr. 2016

찾아보기

(ㄴ)

(ㄷ)

(ㅊ)

보건학원론 값 23,000원

2009년 3월 5일 1판 1쇄 발행
2017년 2월 28일 2판 1쇄 발행

공 저 자 : 김 종 인 · 윤 치 근
고 민 석 · 조 백 현
발 행 인 : 주 영 일
발 행 처 : **계 축 문 화 사**

서울특별시 종로구 통일로12길 16-17
우편번호 03029
TEL : 735-2257 · 738-9746
FAX : 723-9025
E-mail : gyechuk@hanmail.net
홈페이지 : http://gyechuk.co.kr
1973. 10. 31 등록번호 제300-1973-8호
ISBN 978-89-5629-463-6 93510